高等教育医药类院校信息技术类“十二五”规划教材

医学信息技术基础教程

刘　燕　冯天亮　主编

邹赛德　主审

科学出版社

北　京

内 容 简 介

本书是高等医药院校各医学专业的计算机基础课程教材。全书分 6 章，在 Windows 7、Office 2010、SQL Server 2008、Visual Basic 2010 的平台上，通过案例展开介绍“计算机和网络的知识与软件技术”、“电子文稿和电子演示文稿的编辑应用”、“数据处理与数据存储、管理和利用”和“信息化环境下应用系统的开发——程序技术”四个主题的内容。本书配套教材《医学信息技术基础实验指导》（刘燕、冯天亮，科学出版社）提供了基于本书的实践内容、上机指导、习题、参考答案以及相关附录资料。

本书可供高等医药院校各医学专业本科、成人教育各层次学生作为教材使用，也可用作继续教育和职称考试的参考用书。

图书在版编目(CIP)数据

医学信息技术基础教程/刘燕，冯天亮主编. —北京：科学出版社，2013

ISBN 978-7-03-036571-2

Ⅰ. ①医… Ⅱ. ①刘…②冯… Ⅲ. ①医学-情报检索-医学院校-教材 Ⅳ. ①G252.7

中国版本图书馆 CIP 数据核字（2013）第 018411 号

责任编辑：陈晓萍　吕燕新　文　戈 / 责任校对：柏连海

责任印制：吕春珉 / 封面设计：东方人华

科学出版社出版

北京东黄城根北街 16 号

邮政编码：100717

http://www.sciencep.com

三河市骏杰印刷有限公司印刷

科学出版社发行　各地新华书店经销

*

2013 年 2 月第 一 版　开本：787 × 1092 1/16

2019 年 8 月第十四次印刷　印张：20

字数：459 000

定价：46.00 元

（如有印装质量问题，我社负责调换〈骏杰〉）

销售部电话 010-62142126　编辑部电话 010-62135397-2038

本书编写人员

主　审　邹赛德

主　编　刘　燕　冯天亮

副主编　王　清　练　伟　韦立军

编　者（按姓氏笔画排序）

王　龙（广东医学院）	王　清（南方医科大学）
韦立军（广东医学院）	冯天亮（广东医学院）
刘　燕（中山大学）	张　英（广东药学院）
练　伟（中山大学）	胡　珊（中山大学）
姜迪刚（中山大学）	黄茂胜（广东药学院）
彭　洁（南方医科大学）	傅　蓉（南方医科大学）

前　　言

随着计算机与网络技术在各行各业的深入应用，信息技术使传统的业务流程可以及时、全面、高效地利用信息，向业务流程提供全方位的信息服务。特别是医院信息系统和区域医疗卫生信息网络的普及，使医院的医疗业务和各层面的卫生管理业务，实现了业务流程新的实施形式。为了满足信息社会的数字化环境对人才提出的信息素质要求，全国中小学教育已经面向计算机应用，设置了相当层次水平的计算机应用基础课程。因此，医学院校计算机教育理念有必要从“计算机应用能力的学习训练”转变为“学习训练信息处理方法与能力，培养建立医学信息观念与计算思维”。这就需要在教材设置和教学过程中，让医学生认识到医疗卫生业务流程在专业信息系统支撑的业务运转数字化平台上是如何运行的，医学数据、信息是如何被汇集到专业系统中的，它们又是如何被存储、管理和利用的。新的计算机教育理念和教学设计要让医学生不仅掌握信息处理技术，同时还要建立系统层面的信息处理思想方法。

《医学信息技术基础教程》就是配合医学院校计算机教育理念转变的需求，根据 2012 年 5 月 5 日在广州由科学出版社组织召开的“高等教育医药类院校信息技术教育教学研讨会暨教材建设会议”的讨论精神和 2012 年 9 月在广州召开的《医学信息技术基础教程》编委会会议精神编写的。

本书将计算机应用基础技术梳理为 4 层结构。第一层为“计算机和网络的知识与软件技术”；第二层为“电子文稿和电子演示文稿的编辑应用”；第三层为“数据处理与数据存储、管理和利用”；第四层为“信息化环境下应用系统的开发——程序设计”。面向医学生介绍计算机在生物医学领域应用的前期基础技术，为后期开设医学信息学和医院信息系统等课程铺垫必要的技术基础知识。

围绕这 4 层主题，本书第 1 章从信息时代的信息设施和工具角度，在 Windows 7 操作系统平台上介绍计算机与网络技术，通过应用引出概念和软件工具的使用介绍；强调计算机和网络的应用性和操作性。第 2～3 章主要以案例为引线，构造顺序的系列任务主题，形成相应知识模块来介绍 Word 2010、PowerPoint 2010、Excel 2010 和 Access 2010 软件的使用。其中，第 2 章介绍数字化环境下与学生息息相关且必须运用的文稿编辑和电子演示的处理技术，第 3 章介绍个人办公和科研的实用数据处理技术。第 4 章数据的存储管理和共享，在 SQL Server 2008 管理平台上介绍计算机如何通过数据库技术来实现数据存储、管理和共享的应用目标。第 5 章针对医学生的特点，围绕一个小的医院信息应用系统实例，在 Visual Studio 2010 的集成开发平台上，将系统设计分解为信息采集交互模块、信息显示交互模块、信息传递控制模块和信息分析模块；对应上述 4 个任务，利用 Visual Basic 2010 程序设计语言分别构建面向对象的程序组件，在相应的篇幅中介绍它们的设计方法，在菜单设计一节中，将程序组件装配成一个完整实例，最后在数据库应用编程一节中，实现数据库数据的存储和管理。第 6 章的内容是程序设计应用的拓展提升，以网络应用的小系统案例的介绍与实现来贯穿这一章的知识。

本书采用4层主题模块，使教材每个主题内容可以随着技术更新而变换软件平台，十分方便设置调整计算机基础课程的内容。对医学本科生的教学安排，本书可分为两大部分。第1～3章为第1部分（计算机基础知识、Windows 7操作系统、Internet应用基础、中文Word 2010的使用、中文PowerPoint 2010的使用、中文Excel 2010的使用和中文Access 2010的使用），主要介绍了计算机、网络是什么和如何使用计算机、网络（含互联网）、常用的办公自动化工具的基本操作。该部分教学内容包含了全国非计算机专业计算机水平考试的一级要求，建议安排36个学时（含实验课）。第4～6章为第2部分（SQL Server 2008、Visual Basic 2010），主要介绍数据库管理技术和程序设计开发技术。该部分教学内容包含了全国非计算机专业计算机水平考试的二级要求，建议安排60～72个学时。

为了提高教学的总体水平，同时出版了与本书配套的《医学信息技术基础实验指导》（刘燕、冯天亮，科学出版社），为教学提供实用和丰富的案例内容。

本书由刘燕、冯天亮负责总体策划、统稿与定稿，邹赛德负责全书的主审。各章节编写分工如下：第1章由王龙、冯天亮编写，第2章由王清、彭洁编写，第3章由黄茂胜、张英编写，第4章由胡珊、姜迪刚编写，第5章由韦立军、刘燕编写，第6章由傅蓉、练伟编写。本书第2章的案例素材由南方医科大学的孙宇千、雷一鸣、吴玉玲同学负责提供和协助制作。

由于我们的水平有限，本书的缺点和错误在所难免，恳切希望各位老师、读者提出宝贵的意见与建议，以帮助我们改正错漏。

最后，向所有关心、支持和帮助本书编写、出版的领导、老师和朋友们表示衷心的感谢。

编　者

2012年12月30日

目　录

第 1 章　计算机与网络技术

计算机和网络是能够对各种信息进行自动存储、处理和传输的电子设备装置。它们的出现为人类社会进入信息时代奠定了基础，有力地推动了其他科学技术的发展，对人类社会的发展产生了极其深刻的影响。本章通过介绍计算机和网络的相关原理及其应用，让学生认识计算机与网络是信息社会工作、学习和生活的必备设施和工具，掌握计算机与网络的基础知识、概念，熟练使用和操作架构于它们之上的软件工具是本课程的目标。

1.1　计算机与网络

当你要外出旅行时，你需要订购往返的交通旅程票，需要预订酒店住宿，需要为这些业务支付货币。然而你却可以足不出户就完成上述一系列的业务操作。无论是办理银行业务、出行购票还是去医院看病，信息时代各式各样的应用给人们带来了快捷、方便和舒适的服务。是什么样的基础技术支撑了上述的应用服务？计算机如同人的大脑，网络如同人的神经脉络，它们共同架构的信息系统使传统的业务流程以崭新的形式展现在你的面前，为你提供服务。

1.1.1　信息时空的中枢——计算机

计算机为计算而诞生，却出乎意料地成为信息社会无所不用的智能工具。它以强大的生命力飞速发展，从最初的军事科研应用扩展到目前社会的各个领域，形成规模巨大的计算机产业，带动了全球范围的技术进步，由此引发了深刻的社会变革。

1. 计算机基本结构与工作原理

（1）存储程序控制原理和计算机的硬件结构

1946 年美籍匈牙利数学家冯•诺伊曼提出了存储程序控制原理，又称为冯•诺伊曼原理。它确立了现代计算机的基本组成和工作方式。

存储程序控制原理包括 3 点：①采用二进制形式表示数据和指令；②将数据和指令存放在存储器中；③计算机硬件由运算器、控制器、存储器、输入设备和输出设备五大部分组成。冯•诺伊曼原理实际上是电子计算机设计的基本思想，奠定了现代电子计算机的基本结构，开创了程序设计的时代。按照冯•诺伊曼原理体系，计算机由运算器、控制器、存储器、输入设备和输出设备五大功能部件构成，基本结构如图 1.1 所示。

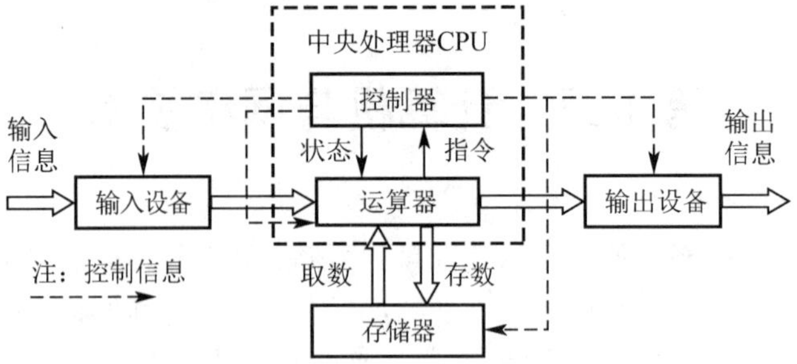

图 1.1 计算机的基本结构

微处理器 CPU（central processing unit）是将控制器和运算器集成在一起的电子芯片。其中控制器是计算机的控制中心，向其他部件发出控制信号，指挥所有部件协调工作。运算器是进行算术运算、逻辑运算的部件，运算器中的一个运算单元能进行一位二进制数运算，运算单元的个数表示运算器的位数（即计算机的字长），现代的计算机一般使用 16 位、32 位或 64 位运算器。存储器（memory）是用来存放程序和数据的，亦称主存或内存。输入设备和输出设备由外围设备和输入/输出接口电路组成，输入设备（input device）用于输入程序或数据，输出设备（output device）用于输出结果，而兼有输入和输出的功能的设备，称为输入输出设备（input/output devices，简称 I/O 设备）。

（2）计算机的工作原理

依照“存储程序控制”的原理，人们首先把一个问题的求解过程编制成计算机运行的程序，通过输入设备将程序和数据转换为二进制代码存放到主存储器（也称内存）中。然后处理器根据指令顺序由控制器发出相应的控制命令逐条从内存中取出指令并执行，如此重复“取指-执行”，直至结束指令才停止执行。如果需要显示或打印结果，由控制器发出控制命令，从存储器中取出结果，经输出设备将计算机内部的二进制数转换成人们习惯的十进制数输出。计算机的工作过程就是不断地取指令和执行指令的过程。

（3）指令、算法和程序

指令是规定计算机执行一个基本操作的二进制序列命令码。一个计算机所能识别的一组不同指令的集合，称为计算机的指令集合或指令系统。

算法是使计算机完成某一问题的解题步骤。也可以认为是满足输入和输出之间关系的计算过程。

人们根据预定的任务，设计一个算法，用某种计算机语言按照设计好的算法来编写的指令、语句和数据的序列就是程序。简单地说，程序就是对解题对象和解题步骤用计算机语言进行的一种描述。

有关指令、算法和程序的详细介绍可参考程序设计或计算方法的教科书。

2. 计算机中信息表示与编码

计算机需要处理的信息包括数值、文字、声音、图形和图像等。在计算机内部各种信息都必须经过数字化编码后才能被传送、存储和处理。所谓编码就是采用少量的基本符号，选用一定的组合原则，以表示大量复杂、多样的信息。基本符号的集合和这些符号的组合规则是一切信息编码的两大要素。例如，用 10 个阿拉伯数字及进位制表示数，用 26 个英文字母表示英文词汇等。

（1）进位计数制与数制转换

1）进位计数制。按照一定进位规则进行计数的方法称为进位计数制，简称进制。任何一种进位计数制都可以写成：

$$N = \pm(a_{n-1} \times b^{n-1} + \cdots + a_0 \times b^0 + a_{-1} \times b^{-1} + \cdots + a_{-m} \times b^{-m}) = \sum_{i=n-1}^{-m} a_i \times b^i \qquad (1.1)$$

其中，b 是基数；a_i 是第 i 位上的数字符号；b^i 代表位权；n 和 m 分别是数的整数部分和小数部分的位数。在这里，基数是进位计数制中所用的数字符号的个数；位权是进位计数制中基数的若干次幂。

人们习惯使用的十进制（decimal），是用 0、1、2、3、4、5、6、7、8、9 十个数字符号来表示一个数，其基数是 10。对整数部分，每一位的权从右到左依次为 10^0、10^1、10^2、10^3、10^4 等，即平常所说的“个、十、百、千、万”等。对小数部分，每一位的权从左到右依次为 10^{-1}，10^{-2}，10^{-3}，10^{-4} 等，即平常所说的“十分之一、百分之一、千分之一、万分之一”等。它的计数规则是“逢十进一”。对任意一个十进制数都可以用式（1.1）的多项形式来表示，其中每一项表示相应数位代表的数值。例如：十进制数 321.5 可以表示成：$321.5 = 3\times10^2 + 2\times10^1 + 1\times10^0 + 5\times10^{-1}$。

计算机内部采用二进制（binary）来表示数。之所以采用二进制形式表示计算机内部数据，是因为计算机中二态逻辑器件在物理上容易实现，运算规则简单，适合逻辑运算，可靠性高。但由于用二进制表示的数，其位数长，不便于书写和记忆，所以通常会采用八进制（octal）和十六进制（hexadecimal）作为中间进制。

按照上面进位计数制的定义，二进制数只有 0 和 1 二个记数符，其进位的基数是 2，遵循“逢二进一”的进位规则。八进制的基数为 8（$=2^3$），共有 8 个记数符：0、1、2、3、4、5、6、7，运算遵循“逢八进一”的规则。一位八进制数正好用三个连续的二进制数表达。十六进制的基数为 16（$=2^4$），共有 16 个标记符号：0、1、2、3、4、5、6、7、8、9、A、B、C、D、E、F，运算遵循“逢十六进一”的规则。一位十六进制数正好用四个连续的二进制数表达。常用进制的基数和所用的数字符号如表 1.1 所示。

表 1.1　常用进制的基数和所用的数字符号

十进制	二进制	八进制	十六进制	十进制	二进制	八进制	十六进制
0	0	0	0	8	1000	10	8
1	1	1	1	9	1001	11	9
2	10	2	2	10	1010	12	A
3	11	3	3	11	1011	13	B
4	100	4	4	12	1100	14	C
5	101	5	5	13	1101	15	D
6	110	6	6	14	1110	16	E
7	111	7	7	15	1111	17	F

2）十进制数与二进制数间可以采用以下方法进行转换。

① 二进制、八进制、十六进制数转换成十进制数的方法是按权展开求和。具体做法是二进制数、八进制数和十六进制数分别在各自进位计数制的基数基础上依照公式（1.1），按权展开，然后分别计算十进制求和，结果就是所要的十进制数。

例如，二进制数 1011 可表示为

$$\begin{aligned}(1011)_2 &= 1\times 2^3+0\times 2^2+1\times 2^1+1\times 2^0\\ &= 8+0+2+1\\ &= (11)_{10}\end{aligned}$$

② 十进制数转换成二进制数时，整数和小数的转换方法是不一样的。所以，对于一个十进制数，若既有整数部分又有小数部分，则要分别进行转换，然后再把两部分拼起来。

- 整数部分转换采用“除 2 取余”法：十进制数整数部分除以 2，余数作为相应二进制数整数部分的最低位；用上步的商再除以 2，余数作为二进制数的次低位；……；一直除到商为 0，最后一步的余数作为二进制数的最高位。例如：将十进制数 34 转换为二进制数，如图 1.2 所示。转换结果为 $(34)_{10}=(100010)_2$。
- 小数部分转换采用“乘 2 取整”法：十进制小数部分乘 2，积的整数部分为相应二进制数小数部分的最高位；用上步积的小数部分再乘 2，同样取积的整数部分作为相应二进制数小数部分的次高位；……；一直乘到积的小数部分为 0 或达到所要求的精度为止。例如：将十进制小数 0.625 化为二进制小数，如图 1.3 所示。转换结果为 $(0.625)_{10}=(0.101)_2$。

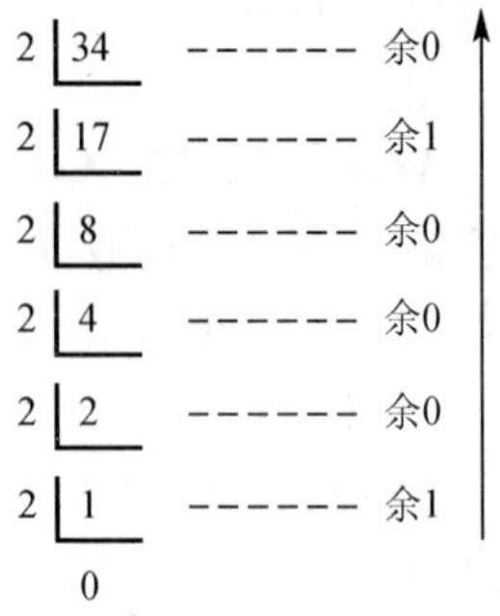
2 | 34 ------ 余0
2 | 17 ------ 余1
2 | 8 ------ 余0
2 | 4 ------ 余0
2 | 2 ------ 余0
2 | 1 ------ 余1
0

图 1.2 除 2 取余法

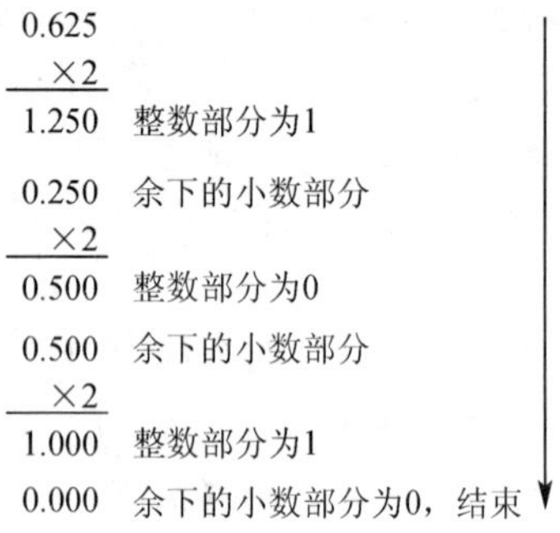

图 1.3 乘 2 取整法

3）二进制、八进制、十六进制间的转换。由 $2^3=8$ 和 $2^4=16$ 的数学等式关系，可以看到，八进制和十六进制可以通过上述两个等式从二进制衍生而来，即用三位二进制数表示一位八进制数，用四位二进制数表示一位十六进制数。所以，二进制数、八进制数、十六进制数可以采用下面的方法转换。

① 二进制数转换为八进制数的方法：取三合一法。从二进制的小数点为分界点，向左（向右）每三位取成一位，接着将这三位二进制按权相加，得到的数就是一位八进制数，然后，按顺序进行排列，小数点的位置不变，得到的数字就是我们所求的八进制

数。如果向左（向右）取三位后，取到最高（最低）位时候，如果无法凑足三位，可以在小数点最左边（最右边），即整数的最高位（或小数的最低位）添 0，凑足三位。例如，将二进制数 101110.101 转换为八进制为 $(56.5)_8$。

② 二进制数转换为十六进制数的方法：取四合一法。从二进制数的小数点为分界点，向左（向右）每四位取成一位，接着将这四位二进制数按权相加，得到的数就是一位十六进制数，然后，按顺序进行排列，小数点的位置不变，得到的数字就是我们所求的十六进制数。如果向左（向右）取四位后，取到最高（最低）位时候，如果无法凑足四位，可以在小数点最左边（最右边），即整数的最高位（或小数的最低位）添 0，凑足四位。例如，将二进制数 11101001.1011 转换成十六进制数为 $(E9.B)_{16}$。

（2）计算机中数值数据的表示

各种数据在计算机中表示的形式称为机器数，其特点是数的符号用 0、1 表示，如“0”表示正号，“1”表示负号，小数点则隐含表示而不占位置。机器数对应的实际数值称为该数的真值。

机器数有无符号数和带符号数两种。无符号数表示正数，在机器数中没有符号位。对于无符号数，若约定小数点的位置在机器数的最低位之后，则是纯整数；若约定小数点的位置在机器数的最高位之前，则是纯小数。对于带符号数，机器数的最高位是表示正、负的符号位，其余二进制位表示数值。若约定小数点的位置在机器数的最低数值位之后，则是纯整数；若约定小数点的位置在机器数的最高数值位之前（符号位之后），则是纯小数。

（3）计算机中字符数据的表示

在计算机中使用的字符也是以二进制数的形式表示的，但是和数值不一样，字符与二进制之间没有必然的对应关系。这些字符的二进制编码是人为编制的。用来表示字母、符号的二进制码，称为编码。对于计算机的字符在编码表示中又分为西文字符编码和汉字字符编码两类。

1）西文字符的表示。西文字符包括英文字母、数字、标点符号以及一些特殊符号，一套字符的集合称为字符集。字符集中的每一个字符都用一个特别规定的二进制数来表示，称为字符集的编码。目前使用最普遍的是美国国家标准信息交换码（American National Standard Code for Information Interchange，ASCII）。ASCII 码是用 7 位二进制数进行编码的，能表示 2^7＝128 个字符，这些字符包括 26 个英文字母（大小写）、0～9 十个阿拉伯数字、32 个专用符号（!、#、$、%、^、*、（、）、<、>等）及 34 个控制字符。

2）汉字字符的表示。汉字处理包括汉字的编码输入、汉字的存储和汉字的输出等环节。也就是说计算机处理汉字，首先必须先将汉字代码化，即对汉字进行编码。

- 输入码是为便于将汉字送入中文处理终端或系统，用预先设计好的方法，将汉字音、形、义有关要素变成数字、字母或键位名称的转换方法。汉字输入编码是人到机（计算机）交换汉字特征信息的界面，分为数字编码、拼音编码、字形编码三种编码方式。常见有国标区位码、全拼输入码、五笔字型编码等。

- 汉字内部码（简称汉字内码）是汉字在设备或信息处理系统内部最基本的表达形式，是在设备和信息处理系统内部存储、处理、传输汉字用的代码。汉字数量多，用一个字节无法区分，通常用两个字节表示一个汉字。国家标准 GB 2312-80 定义了国标码（区位码）。但必须注意，由 GB 2312-80 给出的国标码是按区与位排列，从区位码表中获得的是四位十进制数，而国标码是四位十六进制数。例如："啊"字在第 16 区第 01 位上，十进制数"1601"并不是"啊"字的国标码。因此，国标码是将某字的区位码之区、位分别转换成十六进制数，分别加上十六进制数"20"所得。故"啊"字的国标码为"3021"。每一个汉字或符号在区位码代码集或国标码代码集中都有唯一的代码。将汉字的国标码分别加上 80H，即为汉字的内码。以汉字"啊"为例，国标码为 3021H，汉字内码为 B0A1H。
- 汉字字形码是表示汉字字形的字模数据，通常用点阵、矢量函数等方式表示。用点阵表示字形时，汉字字形码指的就是这个汉字字形点阵的代码。字形码也称字模码，用点阵表示汉字。字形码是汉字的输出方式，常见的有简易型 16×16 点阵，高精度型汉字为 24×24 点阵、32×32 点阵、48×48 点阵等。

（4）多媒体信息的表示

多媒体信息包括了文字、音频、图像、图形、视频、动画等多种信息形式。在计算机中多媒体信息具有数据量巨大、数据类型多、数据类型间区别大、输入和输出复杂的特点。

音频（audio）指的是在 20Hz～20kHz 的频率范围内的声音。数字音频是指音频信号用一系列的数字表示，其特点是保真度好，动态范围大。把连续的模拟音频信号转换成有限个数字表示的离散序列，即实现音频数字化。一个音频信号转换成在计算机中的表示过程通常包括：选择采样频率，进行采样；选择分辨率，进行量化；形成声音文件保存。存储音频信息的文件格式主要有 WAV 文件、VOC 文件和 MP3 文件等。

存储图像信息的位图文件，一般称为图像。存储图形信息的矢量图文件，简称为图形。一幅模拟连续的图像在输入计算机时，必须通过输入设备（扫描仪、摄像机等）将其转换为数字图像才能存储和处理。图像的数字化包括采样、量化和编码三个步骤。空间坐标的数字化称为图像采样，幅度的数字化称为图像的量化。

视频数字化是将模拟视频信号经模数转换和彩色空间变换为计算机可处理的数字信号，与音频信号数字化类似，计算机也要对输入的模拟视频信息进行采样与量化，并经编码使其变成数字化图像。

动画是指运动的画面，动画在多媒体中是一种非常有用的信息交换工具。采用与图像相似的数字化技术进行表达。

3. 计算机系统与多媒体计算机

一个完整的计算机系统必须包含硬件系统和软件系统两部分。只有硬件系统而没有软件系统的机器称为裸机。安装了操作系统和应用软件的机器才是一台实用的计算机。

（1）计算机硬件系统组成

现代计算机的硬件组成依然遵循冯·诺伊曼的结构体系，它由微处理器、存储器、系统总线（system bus）、输入/输出接口（I/O interface）及其连接的输入设备/输出设备（I/O device）构成，如图 1.4 所示。由于超大规模集成电路芯片制造技术的发展，计算机的器件在高度集成的同时器件功能相对独立，各器件之间的信息交互利用总线实现，从而使计算机产品实现了标准化、系列化，并具有通用性。

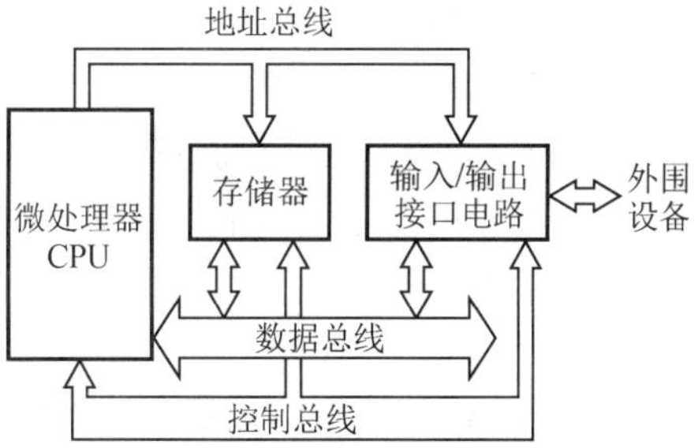

图 1.4　计算机硬件系统结构

通常一台计算机的裸机由主机和输入输出设备组成。其中主机由 CPU、主板、内存、硬盘、显卡、声卡、光驱、电源、机箱、散热器等组成；输入输出设备一般包括键盘、鼠标、显示器、话筒、音箱等，如图 1.5 所示。CPU 与内存、硬盘、显卡、网卡、声卡及输入输出接口通常连接在主板上，并和电源、光驱、散热器等一起装配在主机箱中，称为主机部分。

- 硬件系统
  - 主机
    - CPU（控制器、运算器、寄存器）
    - 内存储器（只读存储器、随机存储器、调整缓冲存储器）
    - 输入输出接口（显卡、声卡、网卡、视频卡……）
    - 硬盘（外存储器）、光驱、电源、散热器
  - 外部设备
    - 输入设备（键盘、鼠标、话筒、扫描仪等）
    - 输出设备（显示器、音箱、打印机、绘图仪等）
    - 外存储器（光盘、U盘、软盘）

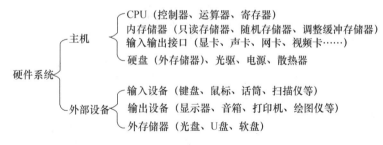

图 1.5　计算机硬件各部件分类

计算机硬件系统主要部件功能如下：

1）CPU 中央处理器单元是计算机的核心部件，其性能直接影响整个计算机的关键指标。CPU 包括运算器和控制器，其中运算器是执行算术运算和逻辑运算的部件，它的任务是对信息进行加工处理；控制器是计算机的神经中枢，由它产生各种控制信号以指挥整个计算机有条不紊地自动执行程序。

2）存储器的主要功能是保存各种信息。存储器分为内存储器和外存储器两大类。此外，为了提高计算机的处理运算的速度，在 CPU 中还封装了高速缓存（cache），它是

一类高速度的缓冲存储器，主要用于在 CPU 处理运算时存放当前数据和指令。

① 内存储器。通过系统总线与 CPU 直接相连的存储器称为内存储器，简称内存。CPU 直接处理的信息必须放在内存中。内存中有一小部分用于永久存放特殊的专用数据，CPU 对它们只能读不能写，这部分内存储器称为只读存储器（read only memory，ROM），其一旦写入内容后，就不会消失；可读可写的内存称为随机存储器（random access memory，RAM）。计算机工作时，RAM 能够准确地保存数据，但这种保存功能需要电源支持，一旦脱离电源，其中的所有数据立即完全消失。

② 外存储器。为了较长时间地存储大量的信息，就需要采用价格便宜、存储量大又便于长期保存的辅助存储器来作为内存储器的补充和后援。它们设置在主机板外部，又称外存。常用的外存储器有硬盘、光盘和 U 盘（闪存）等。

③ 存储器容量单位。在计算机中，无论是数值型数据，还是字符（包括英文字符、汉字或其他符号）都是存储在一个个称为字节的单元中。因此，描述存储器容量的常用单位有位（也称比特，bit）、字节（byte，B）、千字节（kilobyte，KB）、兆字节（megabyte，MB）、吉字节（gigabyte，GB）和太字节（terabyte，TB）。

一个二进制位称为位（bit），是存储容量的最小单位；8 个二进制位组成一个字节（byte），是计算机中最常用和最基本的存储容量单位。存储器容量更大的度量单位是：KB、MB、GB、TB。它们之间的换算关系为：1KB＝1024B，1MB＝1024KB，1GB＝1024MB，1TB＝1024GB。计算机信息处理的最小单位是位，而计算机寻址的单位是字节。

3）输入/输出（I/O）接口电路用于连接外部设备的电路器件，目前大多集成在计算机主机的主板上。例如：COM 串行口、PS2 鼠标键盘接口、LPT 并行口、USB 接口、声卡、显卡、调制解调器（modem）等接口卡，少数主板上集成了 IEEE 1394 接口。按照数据传输的方式，输入/输出接口可分为并行接口和串行接口两类。

4）系统总线包括数据总线（data bus，DB）、地址总线（address bus，AB）和控制总线（control bus，CB）。它们是计算机内部传送数据的公用通道，处理器和其他部件之间通过它们传输地址、数据及控制信号。现在大多数的计算机将中央处理器 CPU、存储器和 I/O 接口安装在主机箱的主机板上，它们之间通过数据总线、地址总线和控制总线连接。

5）外部输入输出设备是人（或外部环境）与计算机进行信息交流的部件。计算机的常用输入输出设备有键盘（keyboard）、鼠标（mouse）、显示器（monitor）、软磁盘驱动器（floppy disk driver）、硬盘（hard disk）、光盘驱动器（CD-ROM driver）、打印机（printer）、扫描仪（scanner）、调制解调器等。

（2）软件系统

计算机软件系统指在计算机硬件设备上运行的程序及相关文档和数据。软件是计算机的灵魂，用来扩大计算机系统的功能和提高计算机系统的效率，通常承担着计算机运行服务的全部技术支持。计算机是依靠硬件和软件的协同工作来完成某一给定任务的。软件系统由系统软件和应用软件两大部分构成，如图 1.6 所示。

- 软件系统
  - 系统软件
    - 操作系统（如DOS、Windows、Unix、Linux）
    - 语言编译和解释系统
    - 程序设计语言（汇编语言、C、VB、Java等）
    - 网络软件、数据库管理软件（如MySQL、MS SQL Server）
    - 系统服务程序
  - 应用软件
    - 信息管理软件（如工资管理、人事管理）
    - 科学计算程序
    - 文字和表格处理软件（如Word、WPS、Excel）
    - 图形与图像处理软件（如Photoshop、3ds Max）
    - 辅助设计软件（CAD、CAI、CAT等）

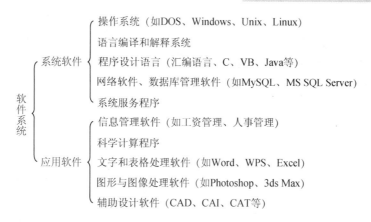

图 1.6 软件的分类

系统软件是管理、监控和维护计算机硬件资源和软件资源的软件，主要包括操作系统、系统服务软件、网络软件、各种语言的处理程序、数据库管理系统等。

应用软件是针对某一专门目的而开发的软件。文字处理软件、图形处理软件、财务管理系统、辅助教学软件、数据统计软件包和某专用设备上的控制程序等都是应用软件，如办公自动化软件 Office 2003、图形处理软件 Photoshop、多媒体创作软件 Authorware、网页制作软件 Dreamweaver 和 Fireworks、统计分析软件包 SAS 和 SPSS 等。

（3）计算机主要技术指标

衡量一台计算机性能的优劣需要根据多项技术指标来综合确定。其中，既包含硬件的各种性能指标，又包括软件的各种功能。下面列出硬件的主要技术指标。

1）CPU 类型：指微机系统所采用的 CPU 芯片型号，它决定了微机系统的档次。

2）机器字长：指 CPU 一次能能处理的二进制数据的位数，通常与 CPU 的寄存器位数有关。字长越长，数的表示范围也越大，精度也越高。机器字长也会影响机器的运算速度。倘若 CPU 字长较短，又要运算位数较多的数据，那么需要经过两次或多次的运算才能完成，这样势必影响整机的运行速度。如 Pentium 是 64 位字长的微处理器，即数据位数是 64 位，而它的寻址位数是 32 位。

3）时钟频率和机器周期：时钟频率又称主频，它是指 CPU 内部晶振的频率，常用单位为兆（MHz），它反映了 CPU 的基本工作节拍。一个机器周期由若干个时钟周期组成，在机器语言中，采用执行一条指令所需要的机器周期数来说明指令执行的速度。一般使用 CPU 类型和时钟频率来说明计算机的档次。如 Pentium III 500 等。

4）运算速度：指计算机每秒能执行的指令数。单位有 MIPS（百万条指令/秒，million instruction per second）、MFLOPS（百万条浮点指令/秒，million floating-point operations per second）。一般说来，主频越高，运算速度就越快。

5）存取速度：指存储器完成一次读或写操作所需的时间称为存储器的存取时间或访问时间。连续启动两次写操作所需间隔的最小时间称为存储周期。对于半导体存储器来说，存取周期为几十至几百毫秒。它的快慢会影响到计算机的速度。

6）存储器容量：指存储器中存放二进制信息的总位数，即存储容量＝存储单元个数×存储字长。现代计算机中常以字节数描述容量的大小。

（4）多媒体计算机与多媒体技术

媒体是信息表达的载体，如文字、图形图像、声音、视频信号、动画。多媒体（multimedia）是集多种数字化媒体以交互方式表示的技术。多媒体计算机（multimedia personal computer，MPC）则是具有多媒体处理功能的计算机。计算机配以多媒体部件就构成了多媒体计算机。多媒体计算机所增加的最基本硬件是声卡、话筒、音箱和光驱等。目前的个人计算机都具有这些部件。

多媒体技术的实现涉及数据压缩与解压、多媒体网络、超媒体等关键技术，我们最常接触到的有声音、图像和视频数据的压缩与解压技术。图像通常采用 JPEG 标准和 MPEG 标准进行数据的压缩与解压。其中，JPEG（joint photographic experts group）是主要针对静止图像的标准，分为有损和无损两种方案，其压缩比为 10∶1～15∶1。MPEG（moving picture experts group）是主要针对运动图像的标准。其压缩比平均为 50∶1。用于可视电话、视频会议等的有 H.261、H.263、MPEG4 标准。

概而言之，多媒体技术以计算机技术为核心，依赖计算机高速处理能力和大容量的存储能力，将现代声像技术和通信技术融为一体，以追求自然、生动、形象、丰富的接口界面为目标，使其应用领域变得十分广泛，而且不断地开拓新的应用领域。

4. 计算机发展与应用

（1）计算机的发展

计算机从 1946 年诞生至今大致经历 4 个发展阶段，每个阶段的计算机性能水平取决于同时期的微电子技术和大规模集成电路芯片技术。第一代（1946～1958 年）的电子管计算机以电子管构造核心部件，存储器采用磁鼓、磁芯和磁带，软件使用机器语言、汇编语言，速度为 1 万次/秒，仅有 2KB 的存储器。第二代（1958～1964 年）晶体管计算机的核心部件由晶体管构造，存储器是磁芯和磁盘，速度达 300 万次/秒，有 32KB 的存储器，计算机采用以批处理为主的操作系统软件，使用高级语言及其编译程序。第三代（60 年代中后期～80 年代初期）集成电路计算机以中、小规模集成电路构成核心部件，速度达 1～10 亿次浮点运算/秒；仍采用磁芯存储器，容量为 8MB～256MB；计算机软件方面引入了分时操作系统、结构化程序设计语言、并行算法、数据库等，计算机产品走向了通用化、系列化和标准化，其应用开始进入文字处理和图形图像处理领域。从 80 年代初期开始，第四代计算机迈入大规模和超大规模集成电路的时代，其核心部件由大规模和超大规模集成电路构造，由于引入并行处理技术，速度可达 10 亿次以上浮点运算/秒，有 256MB～4TB 存储器；软件方面出现了数据库管理系统、网络管理系统、面向对象语言、专家系统、软件工具和支撑环境等，计算机的应用领域从科学计算、事务管理、过程控制逐步走向家庭。

目前计算机正在向面向人工智能、神经元网络计算机和生物芯片方向发展。面向人工智能应用计算机的硬件有超大规模集成电路、GAAS、HEMT、半导体存储器、大规模并行计算机系统；软件有逻辑型语言、函数型语言、面向对象语言和智能软件等。典型计算机有 LISP 机、PROLOG 机等。神经元网络计算机的硬件有超大规模集成电路、GAAS、HEMT、JJ、光计算机和生物计算机。典型计算机有 MARK V、NX_16、NX_1/16 等。

未来计算机随着应用领域的拓展，在功能、体积等方面将分别朝着巨型化、微型化、网络化、智能化和多媒体化的方向发展。 一方面，巨型化的计算机将以超高速度、超大存储容量和超强功能广泛应用于军事、天文、气象、地震、核反应堆等各个领域，成为尖端科学技术发展必不可少的工具。另一方面，微型化的计算机在微纳米级的芯片技术支撑下，将以微型体积、大容量和极强功能的单片芯片嵌入手机、电视、冰箱、空调等家用电器和小型设备中，甚至在医疗领域也使用可植入人体内的计算机芯片进行病理的诊断和手术的实施。 信息时代的计算机不再是孤立意义上的计算机，它是网络化、智能化和多媒体化的计算机。它将以超快的速度、超强的记忆力、严密的逻辑推理模拟人脑的思维过程；将以多媒体技术集图形、图像、音频、视频、文字为一体，创造图文并茂、绘声绘色、生动逼真的虚拟现实环境；通过规模巨大遍及全球的网络云，给人们提供实时交互的视频点播、数字图书馆、远程教育、远程医疗、远程购物等服务，让人们完全实现无纸、无距离的移动办公与生活。

（2）计算机的分类

计算机种类很多，可以从不同的角度对计算机进行分类。按用途划分，计算机可分为专用计算机和通用计算机；按性能特点和机器规模分类，计算机大体上可分为巨型计算机、大型通用计算机、小型通用计算机和微型计算机四类；按照新型用途分类，计算机可分为分子计算机、量子计算机、光子计算机、纳米计算机、生物计算机、神经计算机等。

（3）计算机的应用领域

计算机的应用已渗透到社会的各个领域，正在日益改变着传统的工作、学习和生活的方式，推动着社会的发展。主要应用领域如下：

1）科学计算。科学计算是指利用计算机来完成科学研究和工程技术中提出的数值计算问题。利用计算机的高运算速度、大存储容量和连续运算的能力，可以解决人工无法完成的各种科学计算问题。例如，工程设计、地震预测、气象预报、火箭发射等都需要由计算机承担庞大而复杂的计算量。

2）信息管理。信息管理是以数据库管理系统为基础，辅助管理者提高决策水平，改善运营策略的计算机技术。信息处理具体包括数据的采集、存储、加工、分类、排序、检索和发布等一系列工作。信息处理已成为当代计算机的主要任务。据统计，80%以上的计算机主要应用于信息管理，成为计算机应用的主导方向。目前信息管理已广泛应用于办公自动化、企事业计算机辅助管理与决策、情报检索、图书馆、电影电视动画设计、会计电算化等各行各业。

3）过程控制。过程控制是利用计算机实时采集数据、分析数据，按最优值自动调节和控制对象。采用计算机进行过程控制，不仅可以大大提高控制的自动化水平，而且可以提高控制的时效性和准确性，从而改善劳动条件、提高产量及合格率。因此，计算机过程控制已在机械、冶金、石油、化工、电力等部门得到广泛的应用。

4）辅助设计。计算机辅助技术包括计算机辅助设计（computer aided design，CAD）、计算机辅助制造(computer aided manufacturing,CAM)和计算机辅助教学(computer aided instruction，CAI)。

CAD 是利用计算机系统辅助设计人员进行工程或产品设计，以实现最佳设计效果的一种技术。目前 CAD 技术已应用于飞机设计、船舶设计、建筑设计、机械设计、大规模集成电路设计等。采用计算机辅助设计，可缩短设计时间，提高工作效率，节省人力、物力和财力，更重要的是提高了设计质量。

CAM 是利用计算机系统进行产品的加工控制过程，输入的信息是零件的工艺路线和工程内容，输出的信息是刀具的运动轨迹。将 CAD 和 CAM 技术集成可以实现设计和生产产品的自动化。有些国家已把计算机辅助设计、计算机辅助制造、计算机辅助测试及计算机辅助工程组成一个集成系统，使设计、制造、测试和管理有机地结合起来，形成高度的自动化系统，称为自动化生产线和“无人工厂”。

CAI 是利用计算机系统进行课堂教学。CAI 不仅能减轻教师的负担，还能使教学内容生动、形象逼真，其动态演示实验原理或操作的过程可以激发学生的学习兴趣，提高教学质量，为培养现代化高质量人才提供了有效方法。

5）人工智能。人工智能（artificial intelligence，AI）是指计算机模拟人类某些智力行为的理论、技术和应用，诸如感知、判断、理解、学习、问题的求解及图像识别等。人工智能在医疗诊断、定理证明、模式识别、智能检索、语言翻译、机器人等方面的应用已有显著的成效。例如，我国成功开发的一些中医专家诊断系统，可以模拟名医给患者诊病开方。

6）多媒体应用。随着电子技术特别是通信和计算机技术的发展，人们已经有能力把文本、音频、视频、动画、图形和图像等各种媒体综合起来，构成一种全新的概念——“多媒体”。在医疗、教育、商业、银行、保险、行政管理、军事、工业、广播和出版等领域中，多媒体的应用发展很快。

7）计算机网络。计算机在网络方面的应用使人类之间的交流跨越了时间和空间障碍。计算机网络已成为人类建立信息社会的物质基础，它给我们的工作带来极大的方便和快捷，如在全国范围内的银行信用卡的使用，火车和飞机票系统的使用等。可以在全球最大的互联网络 Internet 上进行浏览、检索信息、收发电子邮件、阅读书报、玩游戏、选购商品、参与众多问题的讨论、实现远程医疗服务等。

1.1.2 信息时空的神经网络

计算机网络是计算机技术和通信技术密切结合的产物，它代表了当代计算机体系结构发展的一个极其重要的方向。计算机网络技术包括了硬件、软件、网络体系结构和通信等多种技术。

1. 计算机网络的概念和分类

(1）计算机网络及其发展

计算机网络（computer network）是利用通信设备和通信线路将地理上分散的、具有独立功能的计算机系统按不同的拓扑结构形式连接起来，在网络操作系统，网络管理软件及网络通信协议管理和协调下，实现资源共享和信息传递的系统。

构建一个计算机网络必须具备三个组成要素：多台独立自主工作的计算机、连接计算机的传输介质和通信协议（protocol)。一个基本的计算机网络结构如图 1.7 所示，其中，若干个主机（host）可以是各种类型的计算机，如巨型机、服务器、PC 机、智能手机，用来向用户提供信息服务；通信子网是由一些通信链路和节点交换机组成，用于进行数据通信；一系列的通信协议是确保计算机之间进行互联和交换信息而制定的一组规则或标准，实现这些通信协议的软件和硬件是计算机网络不可缺少的组成部分。

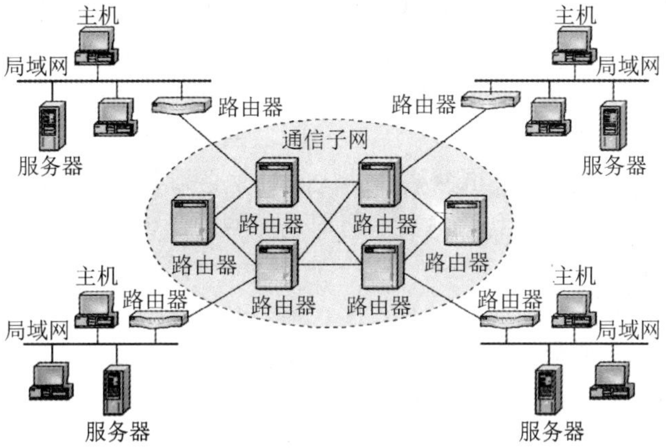

图 1.7　计算机网络基本结构

计算机网络最基本的功能是共享网络资源，提供计算机之间和计算机用户之间相互通信的传输通道，其次是均衡负荷、实现综合信息服务。

从 20 世纪 50 年代中期至 60 年代末期，计算机技术与通信技术初步结合，形成面向终端的计算机网络。随后由于通信技术的发展需求，发展了初级计算机网络，以通信子网为中心，用户共享的资源子网作为通信子网的外围网。到 20 世纪 70 年代初期，国际标准化组织（ISO）提出了开放系统互连参考模型（open system interconnect，OSI)，发展了开放式的标准化计算机网络。从 20 世纪 90 年代中期至 21 世纪初期，计算机网络与互联网（Internet）向着全面互连、高速、智能化发展，形成综合性、智能化和宽带化且融入有线和无线连接的高速网络。

（2）计算机网络的分类

计算机网络的分类方法多，可按网络规模、距离远近、连接方式等分类。按使用的传输介质，可分为有线网和无线网；按网络的拓扑结构，可分为星形网、环形网、总线网、树形网、网状网、混合网（如总线 / 星形网）等；按使用的协议，可分为 TCP/IP 网、SNA 网、IPX 网等；按网络使用的性质，可分为公用网和专用网；按网络使用的对象，可分为政府网、企业网、金融网、校园网等。更多的情况下，人们从网络所覆盖的地域范围把计算机网络分为局域网（local area network，LAN）和广域网（wide area network，WAN）。将作用范围在局域网和广域网之间的，如一个城市的网络叫做城域网

（metropolitan area network，MAN）。LAN 规模小，范围也小，一般在几百米到 10 公里范围内，适合建立大学校园内、办公楼内等小范围的内部网络；目前该类型的网络应用最多的是“共享式局域网”和“交换式局域网”。WAN 规模大，覆盖的地理范围可以从几十公里到上千公里，甚至上万公里，是跨地区的、由各种网络互连而成的大型网络，最典型的如 Internet。MAN 覆盖的地理范围可以从几十公里到几百公里。人们通常使用 WAN 的技术去构建与 MAN 目标范围、大小相当的网络。

2. 计算机网络拓扑结构

（1）拓扑结构的概念

网络的拓扑结构是指网络中通信线路和节点的几何形状，用以表示整个网络的结构外貌，反映各节点之间的结构关系。它影响着整个网络的设计、功能、可靠性和通信费用等。但实际应用中，局域网的拓扑结构通常是指局域网的传输介质和连接到网络上的任意设备之间在物理上的一种布线结构。由于局域网主要采用“共享介质”和“交换”两种工作方式。因此，在选择局域网拓扑结构的时候必须要考虑该拓扑结构是否适合当前局域网的工作方式和信息的传输方式。目前局域网广泛使用的拓扑结构有星形拓扑、树形拓扑、环形拓扑等。

（2）常见拓扑结构

1）星形拓扑。星形拓扑结构是指位于网络中央的主站点通过点对点的连接方式与工作站通信的组网方式，如图 1.8 所示。按照星形拓扑结构构建的网络称为星形网。

星形拓扑结构的优点是组网方式简单，管理容易，对工作站点的扩充性强；网络中某个工作站点发生故障时对网络的整体不会造成任何影响。星形网的这一优势使得网络易于检测并且对故障机的隔离和维修都很方便。但是工作站点与主站点之间的连接往往需要大量的电缆，使得组网的费用较贵；以及当主站点发生故障时使整个网络将面临瘫痪的局面。

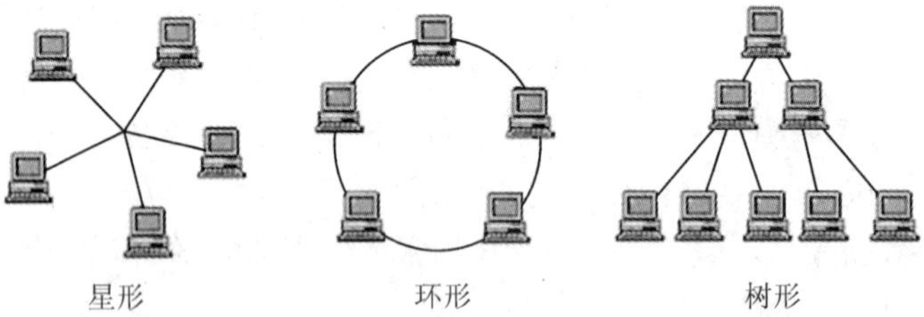

图 1.8 常见网络拓扑结构

2）环形拓扑。环形拓扑结构是指站点之间通过中继器的点对点连接而形成一个闭合的环形网络结构，如图 1.8 所示。按照环形拓扑结构构建的网络称为环形网。

环形拓扑结构具有的优点是这种网络结构可以避免网络中站点之间的冲突，但是建设环形结构所需要的通信设备通常比其他网络结构贵，并且网络建设好后管理也比其他网络复杂。虽然环形拓扑在费用方面较高，但实际应用中常用环形拓扑作为高速宽带网络的基本结构。

3）树形拓扑。树形拓扑结构是星形拓扑的扩展，用于形成层次化的网络。形状像一棵倒置的树，顶端是树根，树根以下带分支，每个分支还可再带子分支。一般采用全双工以太网交换机作为级联设备，易于扩展、故障隔离较容易，但各个节点对根的依赖性太大。

此外还有总线拓扑等几种拓扑结构，由于局域网中信息传输量增多，无法承担大数据量的传输，所以这几种网络结构正在逐渐被淘汰。

3. 小型网络的组网

计算机局域网是使用专用的高速通信线路把许多计算机相互连接而成的网络，其在地域上仅能覆盖 1 公里或几公里之内的范围。局域网常用于公司、学校和政府机构，是计算机网络中最流行的一种形式，其主要特点是：为一个单位所拥有，地理范围有限；使用多台计算机共享传输介质，数据传输速率在 10Mb/s～1Gb/s 范围内；通信延迟时间较短，可靠性较好。

（1）局域网的组成设备

局域网由网络工作站、网络服务器、网络打印机、网络接口卡、网络传输介质和网络互联设备组成。

1）网络工作站。当一台计算机使用电缆或其他通信介质与一个局域网进行连接时，它就成为网络上的一个工作站。工作站本身所具有的程序、数据、硬盘、打印机等都是该用户的本地资源，网络上其他工作站和服务器的资源称为网络资源。

2）网络服务器。网络上为所有工作站提供软件、数据、外设及存储空间的计算机称为网络服务器。据其提供的服务可分为文件服务器、应用服务器、打印服务器，有些网络服务器不仅为网络用户提供共享的网络资源，而且还具有网络的管理功能。

3）网络打印机。为所有网络用户提供打印服务的共享打印机。

4）网络接口卡。网络上的每一台设备（包括工作站、服务器、打印机等）都称为网络上的一个节点。网络上的每一个节点都有一块网络接口卡（NIC，简称网卡），网卡通过电缆把节点与网络连接起来，以实现设备之间的数据双向传输。

5）传输介质和网络互联设备：局域网一般通过铺设专门的电缆把服务器、工作站、打印机等连接在一起。一个网络可以使用几种不同的传输介质，如光缆、同轴电缆和双绞线等。局域网还可以通过无线电或者红外线进行数据传输。

（2）以太网

按照传输介质所使用的访问控制方法，可以将局域网分为以太网（Ethernet）、令牌环网、FDDI 网和交换式局域网。以太网是最常用的一种局域网，它采用总线结构，所有的节点通过以太网卡连接到一条总线上。为了实现总线上任意两个节点之间的通信，局域网中的每个节点都有一个唯一的地址，称为介质访问地址（MAC）。当一发送节点发送一帧信息时，这个帧必须包含该节点的 MAC 地址和接收节点的 MAC 地址。每次通信时，连接在总线上的所有节点，都要检测信息帧中的 MAC 地址，决定是否应该接收该信息帧，这个任务也是由每个节点的网卡完成的。信息帧的接收方可以是一个节点，也可以是一组节点（称为组播），甚至是网络上所有其他的节点（称为广播）。

（3）交换式局域网

交换式局域网是一种星形拓扑结构的网络，其基本组成部件是一个电子交换器，许多计算机都连接在交换器上，并通过交换器进行相互通信。与总线网不同的是交换器从发送节点接收数据后，直接传送给指定的接收节点，不向任何其他节点传送数据。因此，交换式局域网与总线式局域网的最大区别是：前者连接到交换器上的每一个节点独享一定的带宽，而后者却是网上所有节点共享一定的带宽。最常用的交换式局域网是使用交换式集线器（switch hub）构成的交换式以太网；另外一种交换式局域网是使用 ATM 交换机构建的 ATM 局域网。

（4）无线局域网

无线局域网（wireless local-area network，WLAN）是局域网与无线通信技术相结合的产物。它采用红外线（IR）或者无线电波（RF）进行数据通信，能提供有线局域网的所有功能，同时还能按照用户的需要方便地移动或改变网络。无线局域网通过无线网卡、无线 hub、无线网桥等设备使无线通信得以实现，其最大通信范围可以达到几十公里。无线局域网采用的协议主要有 IEEE 802.11 及蓝牙（Bluetooth）等标准。

4. 计算机网络安全与病毒防范

（1）计算机网络安全

在网络环境下使用计算机，信息安全是一个非常突出的问题。这是因为信息在传输过程中，其安全有可能受到多种威胁，如传输中断（通信线路切断、文件系统瘫痪等）会影响数据的可用性，信息被窃听（包括文件或程序的非法拷贝）将危及数据的机密性，信息被篡改将破坏数据的完整性，而伪造信息则失去了数据（包括用户身份）的真实性。

1）网络安全性就是用一组规则约束所有的网络活动，只有被允许的活动才能正常进行，所有不允许的互动都被禁止。简单地说，网络安全性就是保护用户在网络上的程序、数据以及设备免遭别人在非授权的情况下使用或访问。

2）网络安全具有三个基本特征：保密性、完整性和可用性。网络安全的具体内容分为以下几个方面：

① 运行系统的安全：即保证信息处理和传输系统的安全。

② 网络上系统信息的安全：包括用户口令鉴别，用户存取权限控制，数据存取权限方式控制，安全审计，安全问题跟踪，计算机病毒防治，数据加密。

③ 网络上信息传播的安全：即信息传播后果的安全，包括信息过滤等。

④ 网络上信息内容的安全：它侧重于保护信息的保密性、真实性和完整性。

为了保证网络信息安全，首先需要正确评估系统信息的价值，确定相应的安全要求与措施，其次是制定的安全措施必须能够覆盖数据在计算机网络中存储、传输和处理等各个环节。由于没有绝对安全的网络，所以考虑安全问题时必须在安全性和实用性（成本）之间采取一个折中的方案，在系统设计与实施时着重考虑如下的一种、几种或全部安全措施：①真实性鉴别；②访问控制；③数据加密；④数据完整性；⑤数据可用性；⑥防止否认；⑦审计管理。

3）网络安全技术。网络安全技术主要有两类，即主动防御技术和被动防御技术。主动防御技术包括数据加密技术。身份验证、访问控制、访问授权、虚拟网络技术。被动防御技术包括网络防火墙、安全扫描器、密码检查器、审计、路由过滤、物理及管理安全。

（2）计算机病毒的基本知识

计算机病毒（以下简称病毒）是人为制造的能够侵入计算机系统并破坏计算机软件的程序。它像生物界的病毒一样可以潜伏和寄生在存储介质上，具有自我复制的能力，一旦触发，它使计算机系统内的信息受到不同程度的破坏，甚至摧毁计算机系统或整个计算机网络。

病毒具有传染性、隐蔽性、潜伏性、可触发性、破坏性等特征。根据病毒存在的媒体，病毒可以划分为网络病毒，文件病毒，引导型病毒。根据病毒传染的方法可分为驻留型病毒和非驻留型病毒。按病毒破坏的能力可分为无害型、无危险型、危险型和非常危险型。按病毒的算法可分为伴随型病毒、“蠕虫”病毒、寄生型病毒。

计算机病毒随时都有可能入侵计算机系统。因此，首先应提高用户对计算机病毒的防范意识，不给病毒以可乘之机。在计算机的具体使用中应做到：建立一个系统恢复盘，定期备份重要的用户文件，定期升级杀毒软件，经常性地对操作系统打补丁，从外部获取数据前先进行检查，综合使用各种杀毒技术。

（3）防火墙技术

Internet 的迅速发展为人们发布和检索信息提供了方便，但同时它也使污染和破坏信息变得更容易。人们为了保护数据和资源的安全，创建了防火墙。

防火墙（firewall）是一个位于计算机（或内网）和它所连接的网络之间的软件或硬件。它使计算机流入流出的所有网络通信均要经过此防火墙，从而保护计算机或内网免受非法用户的侵入，防火墙主要由服务访问规则、验证工具、包过滤和应用网关 4 个部分组成。防火墙对流经它的网络通信进行扫描，过滤掉一些攻击程序；防火墙还可以关闭不使用的端口，禁止特定端口的流出通信，封锁计算机病毒；它还可以禁止来自特殊站点的访问，从而防止来自不明入侵者的所有通信。更通俗地讲，防火墙是指一种将计算机或内部网和公众访问网（如 Internet）隔离的设施。它有助于建立一个比较广泛的网络安全性策略，并通过网络配置、主机系统、路由器以及诸如身份证等手段来实现安全策略，以便确定允许提供的服务和访问。

目前常见的防火墙产品有奇虎 360、金山、瑞星等计算机安全软件公司的产品，用户可以将防火墙配置成许多不同保护级别，实现对系统乃至个人计算机的各级保护。

5. 互联网的基础概念

互联网是世界上最大的计算机网络，它将世界各地的计算机网络互联成为一个超级计算机网络。在这一巨大统一的网络中，任意两台计算机如何进行通信呢?这就必须解决诸如计算机统一编址、数据包格式转换、工作模式等一系列问题。

（1）TCP/IP 协议

TCP/IP 协议是为不同类型的网络实现网络互联而共同遵守的一个协议标准。TCP/IP

协议标准将计算机网络中的通信问题划分为 4 个层次，即应用层、传输层、网络互联层、网络接口和硬件层，规定了各个层次的功能和目的，其主要的 4 个特点是：适用于多种异构网络的互联；确保可靠的端对端通信；与操作系统紧密配合；既支持面向连接服务，也支持无连接服务。

网际协议（Internet Protocol，IP）是 Internet 上使用的一个关键低层协议，其目的是在全球范围的互联网上唯一标识一块网卡地址，实现不同类型、不同操作系统的计算机之间的网络通信。它定义了 Internet 上计算机之间的路由选择，把各种不同网络的物理地址转换为 Internet 的地址。实现该操作的软件称为 IP 软件。

传输控制协议（Transmission Control Protocol，TCP）位于 IP 协议的上层，是为了解决 IP 数据包在传输过程中可能出现丢失或顺序错乱等问题的一种端对端协议，提供可靠的、无差错的通信服务。它规定了传输信息怎样分层、分组和在线路上传输。

随着 Internet 的应用扩展，现在将 TCP/IP 视为互联网络信息交换规则、规范的协议集合，包括了 FTP、TCP、IP、HTTP 等协议。

（2）IP 地址

要确认网络上的每一台计算机，需要有唯一标识该计算机的网络地址，这个地址称为 IP（Internet Protocol）地址。每一个 IP 地址由类型号、网络号（net-ID）和主机号（host-ID）三部分构成。任何用户的计算机要进入互联网，都必须事先获得 IP 地址授权机构分配的 IP 地址。

IP 地址是在 IP 协议中用来唯一标识一台计算机的网络地址。人们将 32 位的 IPv4 地址按 8 位一组分成 4 组，每组数值用十进制数表示，组与组之间用小数点隔开，每组的数值范围是 0～255。

IPv4 地址分为网络标识和主机标识两部分，处于同一个物理网络上的所有主机都用同一个网络标识，所有主机都有一个主机标识。

例如：210.47.247.10 为连在网络上一台计算机的 IP 地址。

IPv4 地址的设计者将 IPv4 地址空间划分为五个不同地址类别，如表 1.2 所示，其中 A、B、C 三类很常用。

表 1.2 IPv4 地址分类

类　型	最低地址	最高地址
A	0.1.0.0	126.255.255.255
B	128.0.0.0	191.255.255.255
C	192.0.0.0	223.255.255.255
D 组播地址	224.0.0.0	239.255.255.255
E 实验用保留地址	240.0.0.0	247.255.255.255

（3）域名地址

域名地址的信息存放在一个叫做域名服务器（Domain Name Server，DNS）的主机内。域名的层次结构为：计算机主机名.机构名.网络名.最高层域名。

例如，中国科学院高能物理研究所的一台主机的域名为

bepca.ihep.ac.cn

其中，bepca 表示这台主机的名称，ihep 表示高能所，ac 表示中科院的网络，cn 表示中国。

最高层域名按网络组织的性质划分为：COM（商业）、EDU（教育）、MIL（军队）、GOV（政府）、NET（网络组织）、INT（国际机构，主要指北约）、ORG（其他非营利组织）等。按国家地区的地理位置划分为：CN（中国）、AU（澳大利亚）、JP（日本）、UK（英国）等。

（4）统一资源定位器

URL（Uniform Resource Locator）是标识 Internet 网上资源位置的一种编址方式，由三部分组成：传输协议://主机 IP 地址或域名地址/资源所在路径和文件名。

例如，当前中华人民共和国教育部高教司的 URL 为

http://www.moe.edu.cn/edoas/website18/siju_gaojiao.jsp

其中，http 指超文本传输协议，www.moe.edu.cn 是教育部 Web 服务器域名地址，edoas/website18/是网页所在路径，siju_gaojiao.jsp 是相应的网页文件。

标识 Internet 网上资源位置的三种方式为：IP 地址、域名地址、URL。

常见的 URL 中定位和标识的服务或文件有以下几种。

- http：文件在 Web 服务器上。
- file：文件在您自己的局部系统或匿名服务器上。
- ftp：文件在 FTP 服务器上。
- gopher：文件在 gopher 服务器上。
- wais：文件在 wais 服务器上。
- news：文件在 Usenet 服务器上。
- telnet：连接到一个支持 Telnet 远程登录的服务器上。

（5）路由器（router）

路由器是一台用于完成各种类型网络互联工作的专用计算机。它可以把同构或异构的局域网与局域网、局域网与广域网或者两个广域网互相连接起来。路由器的任务是将一个网络中源计算机发出的 IP 数据报转发到另一个网络中的目标计算机，并根据路由表选择最佳的传送路径。

（6）IP 数据报

相互连接的一些物理网络，它们使用的数据包或信息帧的格式可能是互不兼容的，因此不能直接将一个网络送来的包传送给另一个网络。为了克服这种异构性，IP 协议定义了一种独立于物理网的数据包格式，称为 IP 数据报。IP 数据报由两部分组成，即报头和数据区。报头的信息是确定数据传输的路由，内容包括发送数据报的计算机 IP 地址、接收数据报的计算机 IP 地址、IP 协议的版本号（如 IPv4 或 IPv6）、报头长度、数据报长度和服务类型。

（7）Internet 的数据交换工作原理

Internet 采用分组交换的方式进行数据通讯。所谓分组交换是将通讯报文分割为一个一个小的数据单位，然后依次将它们逐个发送。每次传送的数据单位称为一个分组（也称数据报）。简而言之就是分割总量、轮流服务。

当一个用户想给其他用户发送一个文件时，TCP 先把该文件分成一个个小数据包，

并加上一些特定的信息，以便接收方的机器确认传输是正确无误的，然后 IP 再在数据包上标上地址信息，形成可在 Internet 上传输的 TCP/IP 数据包。当 TCP/IP 数据包到达目的地后，计算机首先去掉地址标记，利用 TCP 的装箱单检查数据在传输中是否有损失，如果接收方发现有损坏的数据包，就要求发送端重新发送被损坏的数据包，确认无误后再将各个数据包重新组合成原文件。

（8）Internet 提供的服务及其服务模式

互联网由大量的计算机和信息资源组成，它为用户提供了非常丰富的功能，也称为网络服务，主要包括有电子邮件（e-mail）、远程文件传输（FTP）、远程登录（telnet）、信息服务（WWW）、BBS、专题讨论、在线交谈、游戏等。

Internet 采用以下两种工作模式提供上述服务。

1）客户机/服务器系统（client/server system）是一种分布式计算机处理技术。在客户端和服务器端都必须安装各自的程序。特点：请求与提供服务是平等的，网上数据流少。

2）浏览器/服务器（browser/server）是另一种服务模式。程序只需安装、配置和运行在服务器上。具有分布性、开发维护简单性。特点：以 Web 为核心，对信息及应用系统可自由访问，网上数据流多。

（9）下一代互联网

随着第一代互联网的迅速普及，互联网的用户快速增加，互联网的 IP 地址、安全等方面的局限及问题也逐渐凸显出来，并对互联网的发展形成了严重制约，促使人们加快研制突破瓶颈的新技术。下一代互联网将具有以下特点：

1）采用 IPv6（互联网协议第 6 版）地址协议，在地址空间设计上采用 128 位长度，其地址容量约为 3.4×10^{38} 个，可充分解决地址空间不够的问题。

2）互联网的速度在任何一个端与端之间都有可能达到 100 Mb/s 以上。

3）互联网不仅要管到哪里去，而且要管从哪里来，将从体系上解决安全问题。

4）互联网将突出以人的便捷使用为原则，使网上服务将更加快捷方便。

1.2 操作系统与计算机资源管理

1.2.1 计算机操作系统概述

1. 操作系统定义、功能和分类

（1）操作系统的定义

操作系统（Operating System，OS）是控制和管理整个计算机系统硬件和软件资源的程序集合。操作系统是计算机系统软件必不可少的组成部分，处于软件系统的最底层。它直接构建在硬件接口上，为硬件和用户程序之间提供连接。

（2）操作系统的功能

操作系统的主要任务是管理和调度系统资源，为用户提供友好易用的操作界面，因此，开机后操作系统的主体部分驻留在内存中，通常称为系统的内核。操作系统提供了

处理机管理、存储管理、文件管理、设备管理和接口管理五大功能。所有的操作系统都具有并发性、共享性、虚拟性和不确定性四个基本特征。

1）处理机管理。处理机管理又称 CPU 管理。在多任务操作系统中，宏观上计算机系统内允许有多个任务同时并发运行，比如前台编辑文档，后台播放音乐，但微观上在某一时刻 CPU 只能处理一个任务。处理机管理是负责实现对处理机资源的有效分配。

许多现代操作系统是以进程为单位来分配所有的系统资源（硬件和软件），因此，对处理器的管理也可以认为是对进程的管理。进程是一个程序及其数据在处理机上顺序执行时发生的活动。程序仅仅是一组静态的指令序列，当一个程序被执行时，系统要将它加载入内存，为它创建一个进程。程序执行完毕，该进程也随之消亡。当一个程序同时被多次执行，系统会相应地创建多个进程。可见，一个程序可同时被多个进程执行，一个进程也可同时执行一个或多个程序。在进程的创建、撤销和切换过程中，系统必须为之付出时间和空间方面的资源开销。因此，在系统中所进行的进程数目不宜过多，进程切换的频率也不宜过高，以免消耗太多的系统资源。随着计算机技术的不断发展，在现代操作系统引入了线程的概念。线程是由进程派生出来的一组指令代码的执行过程。线程具有许多传统进程所具有的特征，因此线程又称为轻量级进程，一个进程可以派生多个线程；传统的进程则称为重量级进程，它相当于只有一个线程的进程。

在 Unix 操作系统中，进程仍是 CPU 的分配单位，而在 Windows 操作系统中，线程是 CPU 的分配单位。目前大部分应用程序是基于多线程的。

2）存储管理。存储器分为内存储器（内存）和外存储器（外存）两大类。由于 CPU 只能直接访问内存，要执行的程序，必须先存入内存才能被 CPU 读取和执行。所以当要用的程序和数据存放在外存时，必须先将它们装入内存。存储管理主要负责内存各种资源的组织，如为程序和数据分配、回收存取空间，确保各个程序在执行过程中互不干扰。存储管理的主要功能具体体现在以下三个方面：

① 内存分配。合理地为系统及其他进程分配有限的内存空间，提高存储器的利用率。

② 虚拟内存建立与管理。在计算机系统中，当进程所需的内存空间超出系统所能提供的容量时，通常把内存和外存结合起来，用外存（如硬盘）的部分空间模拟内存，进程信息以交换文件的形式保存在硬盘的系统分区中，从而为用户提供一个比实际内存大得多的虚拟内存空间。

③ 存储保护。当内存中有许多进程在执行时，要确保任一进程在执行过程中不会占用破坏其他进程的存储空间，存储保护功能就是提供一定的保护措施进行存储的保护。

3）文件管理。数据信息在计算机中是以文件的形式存储在外存储器中。由此带来诸如系统和用户文件存储空间的组织、分配和回收，文件内容的存取、编辑，文件的共享、保密和保护等一系列问题，这些由操作系统的文件管理功能来解决。

4）设备管理。计算机的外部设备（简称外设）品种和型号较多，外设与 CPU 以及外设之间存在着共享和速度匹配等问题，操作系统的设备管理功能就是接受用户对外设的请求并进行统一调度，对设备进行有效的管理。

驱动程序是操作系统识别、管理以及驱动设备工作的程序。实际上，所有的硬件设备都需要安装相应的驱动程序才能正常工作。由于计算机设计人员将 CPU、主板、内存、键盘、软驱、显示器等硬件设备的通用驱动程序固化在主板 BIOS 中，所以一般无需另外安装驱动程序。但是 BIOS 提供给硬件的支持是非常基本的，主板的芯片组以及显示器等设备往往还是要装上相应的驱动程序才能充分发挥其性能。

5）接口管理。操作系统为用户提供了一个友好的用户界面，用户通过操作界面可以方便简捷地使用计算机。

（3）操作系统的分类

操作系统形成过程大致经历了手工操作、管理程序和操作系统 3 个阶段。从第三代计算机开始，随着批处理、分时、实时操作系统的相继出现，标志着操作系统正式形成。

操作系统的分类主要有：①按与用户交互的界面可分为命令界面操作系统（如 DOS、Netware）和图形界面操作系统（如 Macintosh、Windows）。②按支持的用户数量可分为单用户操作系统（如 DOS、Windows）和多用户操作系统（如 Unix、Linux）。③按能否同时执行的任务数量可分为单任务操作系统（如早期版本的 DOS）和多任务操作系统（如 Unix、Windows、Android）。④按工作环境可分为批处理系统、实时操作系统、分时操作系统。⑤按面向的设备可分为服务器操作系统（如 Unix、Linux 等）、个人计算机操作系统（Windows、iOS 等）、个人电子助理（PDA）操作系统（Palm OS、Windows CE、Linux）、智能手机操作系统（iOS、Windows Mobile、Symbian OS、Android）。⑥按硬件结构可分为网络操作系统、嵌入式操作系统和分布式操作系统。

（4）个人计算机操作系统和网络操作系统

个人计算机操作系统是一种联机交互的单用户操作系统。分单任务、多任务两种。只支持一个任务，即内存中只有一个程序运行的，称为单任务操作系统，如 DOS 系统等。可支持多个任务，即内存中同时存在多个程序并发运行的，称为多任务操作系统，如 Windows XP 系统等。个人计算机操作系统的特点：一是单用户个人专用，重视方便友好的用户界面和比较完善的文件管理功能；二是联机操作，人机交互与分时系统类似。

网络操作系统适合多用户、多任务环境，支持网间通信和网络计算，又有很强的文件管理、数据保护、系统容错和系统安全保护功能，如 Windows XP Server 系统。网络操作系统一般由 4 部分软件组成：工作站操作系统、通信协议软件、服务器操作系统和网络实用程序。工作站系统使工作站成为一个独立的计算机系统；通信协议软件提供运行在工作站的操作系统与运行在服务器上的操作系统之间的通信连接；服务器操作系统用于处理网络请求，并发运行各工作站上的用户程序，并将运行结果发到工作站上；网络实用程序则为工作站和服务器提供开发工具和各种应用服务。

2. Windows 操作系统

Windows 操作系统是美国微软（Microsoft）公司开发的图形界面操作系统，它是世界上使用最广泛的操作系统，产品覆盖了服务器、个人计算机、PDA、智能手机等平台。经过近 30 多个版本的更新，目前最新且用的较多的版本是 Windows 7。Windows 7 在用户界面、应用程序和功能、安全、网络、管理等方面作出大幅度改善的同时，其性能也有大幅度提升，为用户提供了更加友好的使用界面和卓越性能。

（1）Windows 管理窗口布局

Windows 操作系统是通过窗口的形式来对资源使用进行管理展示的，在打开文件夹或库时，可以在窗口中看到它。窗口的各个不同部分旨在帮助用户围绕 Windows 进行导航，或更轻松地使用文件、文件夹和库。图 1.9 给出了 Windows 操作系统的一个典型窗口及其所有组成部分，各部分的用途含义见表 1.3 所列。

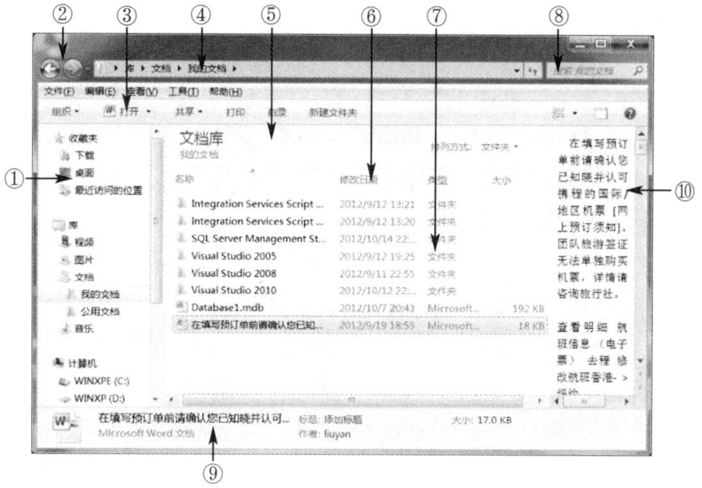

图 1.9　Windows 7 窗口构成

表 1.3　Windows 7 窗口部件及用途

窗口部件	用　途
①导航窗格	使用导航窗格可以访问库、文件夹、保存的搜索结果，甚至可以访问整个硬盘。使用“收藏夹”部分可以打开最常用的文件夹和搜索；使用“库”部分可以访问库。还可以使用“计算机”文件夹浏览文件夹和子文件夹
②“后退”和“前进”按钮	使用[后退]按钮和[前进]按钮可以导航至已打开的其他文件夹或库，而无需关闭当前窗口
③工具栏	使用工具栏可以执行一些常见任务，如更改文件和文件夹的外观、将文件刻录到 CD 或启动数字图片的幻灯片放映。工具栏的按钮可更改为仅显示相关的任务
④地址栏	使用地址栏可以导航至不同的文件夹或库，或返回上一文件夹或库
⑤库窗格	仅当在某个库（例如文档库）中时，库窗格才会出现。使用库窗格可自定义库或按不同的属性排列文件
⑥列标题	使用列标题可以更改文件列表中文件的整理方式。例如，您可以单击列标题的左侧以更改显示文件和文件夹的顺序，也可以单击右侧以采用不同的方法筛选文件
⑦文件列表	此为显示当前文件夹或库内容的位置。如果您通过在搜索框中键入内容来查找文件，则仅显示与当前视图相匹配的文件（包括子文件夹中的文件）
⑧搜索框	在搜索框中键入词或短语可查找当前文件夹或库中的项。一开始键入内容，搜索就开始了
⑨细节窗格	使用细节窗格可以查看与选定文件关联的最常见属性。文件属性是关于文件的信息
⑩预览窗格	使用预览窗格可以查看选中的文件的内容。大多数文件的内容是可以被预览的

（2）Windows 管理窗口操作特点

Windows 7 的管理窗口除了沿袭 Windows 早期版本的资源管理器窗口的风格外，还提供了更便捷的菜单操作和自动根据导航窗格中选中的对象将常用的快捷工具加载在工具栏上。例如：当在导航窗格中选择“计算机”，此时工具栏将呈现工具“组织、系统属性、卸载或更改程序、映射网络驱动器、打开控制面板”。Windows 7 对窗口管理增加的许多便捷操作，可阅读 Windows 7 的帮助获取详细介绍。此处，针对库窗格，介绍文档库的设置和使用。

Windows 7 可利用文档库功能来跟踪指定的文档。默认情况下，文档库会显示“我的文档”和“公用文档”文件夹中的所有文档，但是也可以在文档库中包含其他文件夹，使得用户能快速便捷地处理自己的文档。要使用文档库功能，首先要在文档库中包含文件夹，这可以通过包含文件夹来更改显示在文档库中的项目。具体操作如下：

① 在导航窗格单击打开“文档库”。

② 在库窗格（文件列表上方）中，在“包含”旁边，单击“位置”。

③ 在“文档库位置”对话框中，单击[添加]按钮。

④ 在“将文件包括在‘文档’中”对话框中，单击需要管理文档所在的文件夹或驱动器，单击[包括文件夹]按钮，然后单击[确定]按钮。

完成设置后，就可以使用文档库功能来快速定位指定的文件夹，进行各种文件编辑操作。

（3）鼠标操作的一些约定

鼠标器的左右两个按钮称为左键和右键。基本的鼠标操作约定：

① 指向：将鼠标移到某一对象上。一般用于激活对象或显示工具提示信息。

② 单击：单击左键，用于选择某个对象、按钮等。

③ 右击：单击右键，弹出对象快捷菜单或帮助提示。

④ 双击：快速连击鼠标左键两次（连续两次单击），用于启动程序、打开文件或者打开窗口。

⑤ 拖动对象：按住鼠标左键移动鼠标，在另一个地方释放按键。

1.2.2 计算机资源配置与管理操作

1. 文件与软件资源管理

计算机内的文件是有名称的一组相关信息集合；任何程序和数据都是以文件的形式存放在计算机的外存储器（如磁盘）上。任何一个文件都有自己的名字，称为文件名，文件名是存取文件的标识。一个文件的属性包括文件的名字、大小、类型、创建和修改时间等，关于文件描述的各类信息可在 Windows 7 的帮助信息内获取。在 Windows 中通常用图标表示文件，这样便于通过查看其图标来识别文件类型。

文件夹是可以在其中存储文件的容器。文件夹还可以存储其他文件夹。文件夹中包含的文件夹通常称为“子文件夹”。可以创建任何数量的子文件夹，每个子文件夹中又可以容纳任何数量的文件和其他子文件夹。

Windows 使用长文件名表示文件名和文件夹名，最长可达 255 个字符，其中可以包含空格，分隔符“.”，扩展文件名为 3 个字符，以分隔符“.”和文件名分隔。如果在长文件名中有多个分隔符“.”，则最后一个分隔符的右端字符串为该长文件名的扩展名。一个完整的文件标识组成规则为：<存储设备名>:<路径>\<文件名>.<扩展名>。

（1）使用文件和文件夹

在计算机内使用文件和文件夹的操作包括访问、查找、创建、打开编辑、复制、移动、改名、删除。这些操作可用菜单、快捷菜单和鼠标完成，与早期操作系统的操作方法一致，此处仅介绍 Windows 7 的特色操作。

1）使用库访问文件和文件夹。库是 Windows 7 的一项新功能，可以使用库来访问文件和文件夹，并且可以采用不同的方式组织它们。以下是四个默认库的介绍。

① 文档库用于组织和排列字处理文档、电子表格、演示文稿以及其他与文本有关的文件。默认情况下，移动、复制或保存到文档库的文件都存储在“我的文档”文件夹中。

② 图片库用于组织和排列数字图片，图片可从照相机、扫描仪或者从其他人的电子邮件中获取。默认情况下，移动、复制或保存到图片库的文件都存储在“我的图片”文件夹中。

③ 音乐库用于组织和排列数字音乐，如从音频 CD 翻录或从 Internet 下载的歌曲。默认情况下，移动、复制或保存到音乐库的文件都存储在“我的音乐”文件夹中。

④ 视频库用于组织和排列视频，例如取自数字相机、摄像机的剪辑，或者从 Internet 下载的视频文件。默认情况下，移动、复制或保存到视频库的文件都存储在“我的视频”文件夹中。

在默认的“开始”菜单设置下，若要打开文档、图片或音乐库，单击[开始]按钮，然后分别单击“文档”、“图片”或“音乐”。

2）查看、排列文件和文件夹。在打开文件夹或库时，可以更改文件在窗口中的显示方式。例如，要选较大（或较小）图标或者选允许查看每个文件的不同种类信息的视图时，可单击窗口工具栏中的[视图]按钮，或“查看”菜单的各列表选项。

① 每次单击[视图]按钮时都会更改显示文件和文件夹的方式，在“超大图标、大图标、中等图标、小图标、列表、详细信息、平铺、内容”的八个不同视图间循环切换。

② 如果单击[视图]按钮右侧的下拉箭头，则还有更多选项。通过向上或向下移动滑块可以微调文件和文件夹图标的大小，增加以图标显示文件和文件夹的视图选项。

③ 在库中，可以通过采用不同方法排列文件更深入地执行某个步骤。例如，假如希望按流派（如爵士和古典）排列音乐库中的文件：单击[开始]按钮，然后单击“音乐”。然后在库窗格（文件列表上方）中，单击“排列方式”列表中的项目（如单击“流派”）。

3）查找文件。

① 使用搜索框查找文件。搜索框位于每个窗口的顶部右侧。若要查找文件，可打开最有意义的文件夹或库作为搜索的起点，然后单击搜索框并开始键入文本。搜索框基于所键入文本筛选当前视图。如果搜索字词与文件的名称、标记或其他属性，甚至文本

文档内的文本相匹配，则将文件作为搜索结果显示出来。

② 使用搜索筛选器辅助查找文件。如果基于属性（如文件类型）搜索文件，可以在开始键入文本前，通过单击搜索框，然后单击搜索框正下方的某一属性来缩小搜索范围。这样会在搜索文本中添加一条“搜索筛选器”（如“类型”），它将为您提供更准确的结果。

③ 扩展搜索范围。如果没有看到查找的文件，则可以通过单击搜索结果底部的某一选项来更改整个搜索范围。例如，如果在文档库中搜索文件，但无法找到该文件，则可以单击“库”以将搜索范围扩展到其余的库。

4）复制、移动文件和文件夹。在导航窗格中将文件从文件列表拖动至文件夹或库进行复制或移动文件。在这些操作中，如果在同一个硬盘上的两个文件夹之间拖动某个项目，是移动操作；如要进行复制，必须按住【Ctrl】键的同时进行拖放操作。如果将项目拖动到不同硬盘等其他位置（如网络位置）中的文件夹或 CD 之类的可移动媒体中，则是复制该项目。如果将文件或文件夹复制或移动到某个库，该文件或文件夹将存储在库的“默认保存位置”。

5）创建和删除文件。

① 创建新文件的最常见方式是使用程序。例如，可以在字处理程序中创建文本文档或者在视频编辑程序中创建电影文件。

② 删除某个文件，首先打开包含该文件的文件夹或库，然后选中该文件，按键盘上的【Delete】键，然后在“删除文件”对话框中，单击[是]按钮。按这样的方法操作，删除的文件会被临时存储在“回收站”中。从存储介质的角度理解，“回收站”是硬盘上的一块存储区域，从软件的角度理解，它是 Windows 内嵌的管理程序，它可恢复意外删除的文件或文件夹。对于没有使用价值的文件，应使用“清空回收站”的操作回收它们所占用的所有硬盘空间。

（2）使用程序

Windows 操作系统提供了许多实用的管理和应用程序，例如，如果想要绘图，可使用画图程序。若要写信，可使用写字板程序或记事本程序。若要浏览 Internet，可使用称为 Web 浏览器的程序。要整理硬盘空间资源，可以使用磁盘碎片整理程序，等等。

1）启动程序。通过“开始”菜单可以访问计算机上的所有程序。

① 若要打开“开始”菜单，单击[开始]按钮。“开始”菜单的左侧窗格中列出了最近使用过的程序。若要打开某个程序，直接单击它。

② 利用菜单的搜索功能可以辅助快速打开程序。在“开始”菜单左侧窗格底部的搜索框中键入程序的全部或部分名称，在搜索结果的列表上单击一个程序即可打开它。

③ 若要浏览程序的完整列表，单击[开始]按钮，然后单击“所有程序”，在菜单列表框内的各程序组里逐一浏览。附件程序组内的常用应用程序有：资源管理器、记事本、画图、计算器、截图工具、录音机、远程桌面连接、运行、系统工具组等。

2）使用程序中的命令。Windows 7 中，大多数程序包含几十个甚至几百个完成程序功能的命令（操作）。许多命令按某种功能命令组结构分类，以工具按钮的形式组织在程序窗口的“功能区”中，功能区位于标题栏的下面，如图 1.10 所示的画图程序窗口。若要选择功能区中列出的一个命令，可单击该命令。当命令执行时显示对话框，则用户可以在其中选择其他选项。如果命令不可用且无法单击，则该命令以灰色显示。

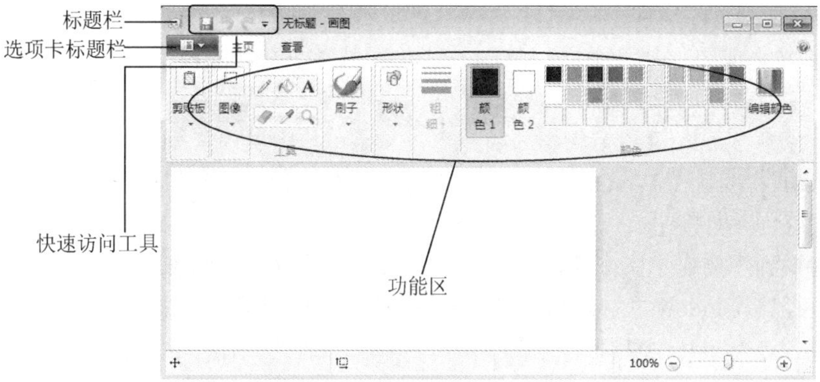

图 1.10　“画图”中的“功能区”

在有些程序中，命令可能位于“菜单”的列表内。为了使屏幕整齐，会隐藏这些菜单命令。只有在标题栏下的菜单栏中单击菜单标题之后才会显示菜单列表，然后单击其即可执行。有些程序通过“工具栏”，用按钮或图标的形式提供常用命令。这些命令通常也显示在程序的菜单中，但通过工具栏则只需单击一下即可选择一个命令。工具栏通常就显示在菜单栏的下方。

3）创建新文档。许多程序允许用户创建、编辑、保存和打印文档。在计算机中文档是可以编辑的任意类型的文件。例如，字处理文件、电子表格、电子邮件、演示文稿都是文档。有些程序（包括“写字板”、“记事本”和“画图”程序）在打开时就自动创建一个空白的无标题文档，用户可以空白文档中进行编辑操作。如果程序未在打开时自动创建新文档，则可以通过以下操作来创建新文档。

① 在经典 Windows 风格的程序窗口内，从菜单栏中单击“文件 | 新建”的菜单命令，如果程序能够打开多种类型的文档，则从列表中选择要新建的文件类型。

② 在 Windows 7 风格的程序窗口内，单击[程序名]按钮（如图 1.10 所示的画图程序窗口中的按钮），在展开的菜单列表中单击“新建”命令，如果程序能够打开多种类型的文档，则从列表中选择要新建的文件类型。

4）保存文档。可以通过以下操作保存文档。

① 在经典 Windows 风格的程序窗口内，从菜单栏中单击“文件 | 保存”菜单命令，或者单击工具栏的[保存]按钮。

② 在 Windows 7 风格的程序窗口内，单击[程序名]按钮（如图 1.10 所示的画图程序窗口中的按钮），在展开的菜单列表中单击“保存”命令；或者单击标题栏上的快捷工具[保存]按钮。

注意：如果第一次保存文档或者是执行“另存为”命令，系统将要求提供文档名以及文档在计算机上的保存位置。

5）在文件之间传递信息。大多数程序允许在它们之间通过 Windows 的“剪贴板”来共享文本和图像。从存储介质的角度理解，“剪贴板”是一块临时的内存储区域，从软件的角度理解，它是 Windows 内嵌的管理程序。它用于临时保存不同程序之间进行复制和移动的信息。

① 将文本或图片从一个文档复制或移动到另一个文档的操作。

- 在某一打开的文档中，选择要复制或移动的文本或图片。
- 在经典 Windows 风格的程序窗口内，从菜单栏中单击“编辑 | 复制”或“复制 | 剪切”；或者在 Windows 7 风格的程序窗口内，从“主页”选项卡上单击[复制]按钮或[剪切]按钮。
- 切换到想要显示文本或图片的文档，然后单击文档中的某一位置。
- 在经典 Windows 风格的程序窗口内，从菜单栏中单击“编辑 | 粘贴”菜单命令；或者在 Windows 7 风格的程序窗口内，从“主页”选项卡上单击[粘贴]按钮。可以多次粘贴文本或图片。

② 将图片从网页复制到文档的操作。

- 在网页上右击要复制的图片，从快捷菜单中单击“复制”命令。
- 切换到想要显示图片的文档，然后单击文档中的某一位置。
- 在经典 Windows 风格的程序窗口内，从菜单栏中单击“编辑 | 粘贴”菜单命令；或者在 Windows 7 风格的程序窗口内，从“主页”选项卡上单击[粘贴]按钮。可以多次粘贴图片。

6）撤销操作与重复操作。大多数程序有记忆操作功能，允许撤销当次编辑做过的操作或重复放弃了的操作。

7）获得程序帮助。几乎所有程序都带有内置帮助系统，解答有关程序工作方面的疑惑。访问程序帮助系统的步骤：单击“帮助”菜单，然后单击列表中的第一项。除了程序的帮助之外，有些对话框还包含指向有关其特定功能的“帮助”链接。如果看到圆形或正方形内有一个问号，或者带下划线的彩色文本链接，单击它可以打开帮助主题。

8）结束程序运行。若要退出程序，单击程序窗口右上角的[关闭]按钮；或者单击“文件 | 退出”菜单命令。切记在退出程序之前保存文档。如果试图在有未保存的工作时退出程序，则程序将询问是否保存文档。此时，若要保存文档并退出程序，单击[保存]按钮。若要退出程序而不保存文档，单击[不保存]按钮。若要返回程序而不退出，单击[取消]按钮。

（3）安装或卸载程序

通常安装程序是一个 exe 文件（如 install.exe、setup.exe），双击即可直接安装。若应用程序是以安装光盘形式存在，一般光盘上有 Autorun.inf 文件，当光盘插入光驱后会自动运行安装程序。

删除应用程序通常要避免直接从文件夹中删除，因为有些应用程序用到的 dll 文件安装在 Windows 的目录中，还会将有关信息注册到 Windows 的注册表中。上述的操作方法有可能删除不干净要卸载的程序，还有可能删除其他程序也需要的 dll 文件，导致其他依赖这些 dll 文件的程序不能正常运行。一般删除程序可以通过控制面板中的“程序和功能”的管理程序中的“卸载”功能完成。

2. 计算机常用基本硬件组态的设置

Windows 7 提供的控制面板程序组（如图 1.11 所示）可以协助用户设置计算机的工作环境，快速、方便地对系统进行配置、维护和管理，从而营造一种方便、舒适的工作平台来使用 Windows 操作系统。通过控制面板程序组的设备管理器功能可以浏览和更改计算机的所有硬件参数和更新驱动程序；通过显示功能可以改变桌面的颜色、屏幕保护程序和屏幕显示分辨率；通过设备和打印机功能可以添加新硬件和管理设置打印机等设备参数；通过鼠标功能设置它的操作速度；通过键盘功能设置键盘的重复速度；通过网络和共享中心功能可以配置网络连接等。关于控制面板程序组各功能程序的使用介绍可参看 Windows 7 的帮助信息。

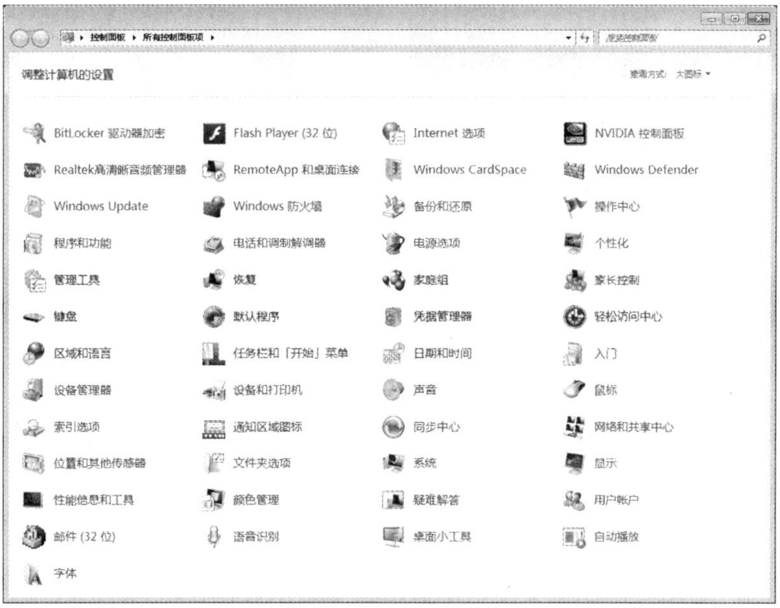

图 1.11　Windows 7 控制面板

1.2.3　计算机网络使用配置操作

1. 计算机网络的接入方式

（1）DSL 数字用户线接入

数字用户线 DSL（Digital Subscriber Line）技术是采用较先进的数字编码技术和调制解调技术在常规的电话线上传送宽带信号。目前比较成熟并且投入使用的的数字用户线方案有 ADSL、HDSL、SDSL 和 VDSL 等，它们都是通过一对调制解调器来实现网络连接，其中一个调制解调器放置在电信局，另一个调制解调器放置在用户端。采用这些方案上网只占用 PSTN 线路资源和宽带网络资源而无需使用电话交换网。

国内目前主流宽带接入方式是非对称数字用户线 ADSL（Asymmetric Digital Subscriber Line）。ADSL 中心局到用户端的传送带宽是下行宽上行窄，其下行速率从512Kb/s 到 8Mb/s，上行速率从 64Kb/s 到 640Kb/s。ADSL 接入 Internet 有虚拟拨号和专线接入两种方式。通过虚拟拨号方式接入的用户需要使用 modem 和 ISDN 的拨号程序。通过专线接入的用户开机即可接入 Internet。

更高速度的数字用户线 VDSL 是 ADSL 的发展方向。VDSL 采用 DMT 调制方式，利用铜双绞线实现数字传输，其下行速率可达 13～52Mb/s，上行速率可达 1.5～7Mb/s，传输距离约为 300 米～1.3 公里。利用 VDSL 可以传输高清晰度电视（HDTV）信号。

（2）局域网接入

通过局域网接入 Internet 是指将用户的计算机连接到一个已经接入 Internet 的计算机局域网，该局域网的服务器是 Internet 上的一台固定主机，用户计算机通过该局域网的服务器访问 Internet。一般大单位都拥有自己的局域网，他们只需向电信部门或 ISP 租用一条 DDN 或光纤专线，并配置路由器等设备，同时申请 IP 地址和注册域名，即可将整个局域网接入 Internet。这种方式访问 Internet 的速度较快，但费用相对较大。目前我国教育和科研计算机网 CERNET 上的各高等院校均采用这种方式将校园网接入 Internet。对于公司、机关、院校等单位用户或者智能住宅小区的住户来说，通过局域网接入 Internet 也是一种行之有效的方法。

（3）无线局域网

无线局域网是计算机局域网络与无线通信技术相结合的产物。无线局域网同样可提供以太网或者令牌网络的功能。与有线网络相比，无线局域网具有安装便捷、使用灵活、易于扩展的特点。无线局域网主要有两种：802.11b/a/g 系列无线局域网标准和蓝牙。

（4）移动手机接入

移动手机接入网包括蜂窝区移动电话网、卫星全球移动通信网直至个人通信网等等。移动接入可分为高速和低速两种，其中，高速移动接入系统可用蜂窝系统、卫星移动通信系统、集群系统等。

（5）其他网络接入方式

有线电视线缆接入方式是通过电缆调制解调器（cable modem）接入网络，它是近几年随着网络应用的扩大而发展起来的，主要用于有线电视网进行数据传输。

电力线通信技术是指利用电力线传输数据和话音信号的一种通信方式。电力线高速数据通信实际上是利用目前已有的宽带骨干和城域网，使用特殊的转换设备，将因特网运营商提供的宽带网络中的信息信号接入小区局端电力线，用户电脑只要通过电力调制解调器连接到室内日用交流电源插座即可上网。

2. 有线网络的连接操作

（1）ADSL 宽带接入设置操作

1）确认已安装网络适配器（即网卡）。

2）连接信号分离器（又称滤波器）、ADSL modem 和计算机。将电信公司接入的电话线插入信号分离器的 Line 口，然后用一条电话线将信号分离器的 Phone 口与电话机相连，接着用另一条电话线将信号分离器的 modem 口与 ADSL modem 的 Line 口相连，然后用网线将 ADSL modem 的 Ethernet 口与计算机的网卡相连，最后接通 ADSL modem 的电源。

3）在 Windows 上进行 PPPoE 的拨号设置。设置方法如下：单击[开始]按钮，选择“控制面板”菜单命令，在控制面板窗口选择“网络和共享中心”管理程序功能，打开网络和共享中心设置窗口（如图 1.12 所示），选择“设置新的连接或网络”，然后按操作提示选择连接类型、输入上网帐号和口令密码，直至完成设置连接。

例如：经过中国电信 ADSL 宽带网运营商的服务器接入 Internet 的设置。在网络和共享中心窗口内，单击“设置新的连接或网络”，在“设置连接或网络”对话框中选择“连接到 Internet”，单击[下一步]按钮；在“连接到 Internet”对话框中选择“宽带(PPPoE)”；接着输入用户名和密码（如图 1.13 所示），然后单击[连接]按钮，连接到 Internet。

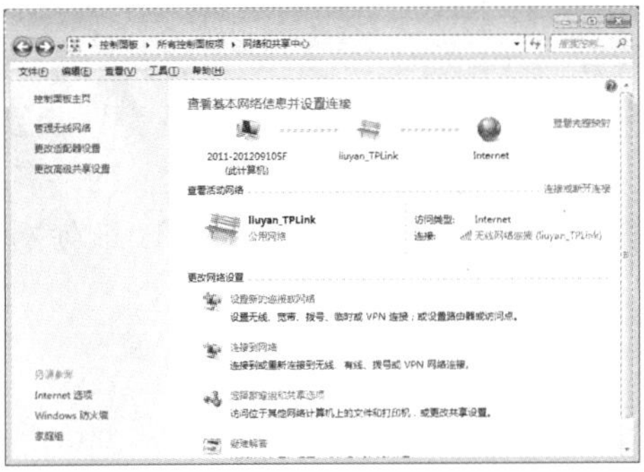

图 1.12　Windows 7 网络和共享中心

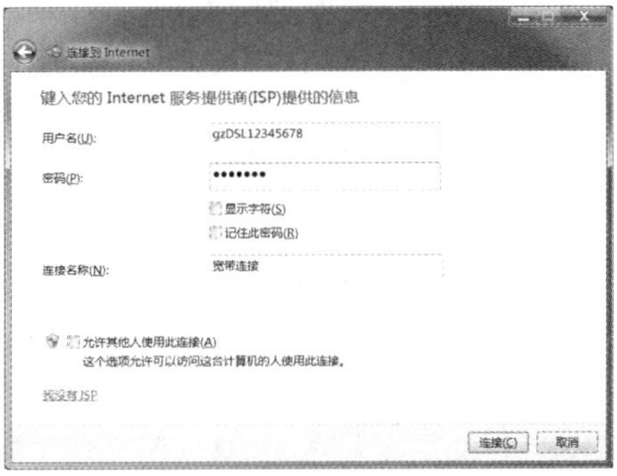

图 1.13　输入用户名、密码

如果通过路由器接入网络，在完成上述步骤 1)、2) 后，直接启动 IE，在 URL 栏中输入“192.168.1.1”，打开路由器设置窗口（如图 1.14 所示），按设置向导提示逐步输入网络参数等信息，直至完成设置。此后，一旦连接该路由器的计算机启动后，计算机自动接入互联网。

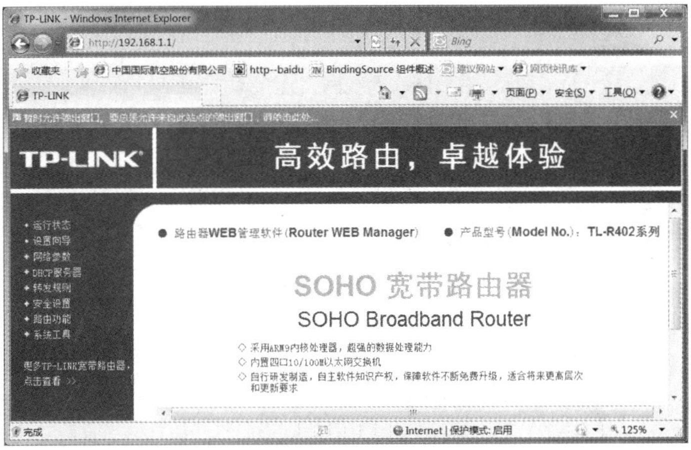

图 1.14　经路由器连网设置界面

（2）局域网接入配置

在 Windows 上进行局域网连接设置，设置方法如下：单击[开始]按钮，选择“控制面板”菜单命令，在控制面板窗口选择“网络和共享中心”管理程序功能，打开网络和共享中心设置窗口，选择“查看活动网络｜本地连接”，单击本地连接，在弹出的窗口属性标签中，双击“Internet 协议版本（TCP/IPv4）”，打开配置窗口。用户可根据网络管理员提供的 IP 地址、网关、子网掩码、DNS 对 TCP/IP 协议进行设置。如果网络管理员提供的是自动分配 IP 服务，则只须配置 IP 地址、DNS 服务器地址为自动获取，就完成了配置。这一步完成之后就可以上网了。

3. 无线网络的连接操作

Windows 7 系统手动配置添加无线网络连接方法如下：

单击[开始]按钮，选择“控制面板”菜单命令，在控制面板窗口选择“网络和共享中心”管理程序功能，打开网络和共享中心设置窗口（如图 1.12 所示），选择“管理无线网络”，打开“管理无线网络”窗口，在此界面下单击[添加]按钮，打开“手动连接到无线网络”对话框，选择“手动创建网络配置文件”，然后按操作提示输入网络名、安全类型、加密类型和安全密码等信息，如图 1.15 所示。必须注意，要选择“即使网络未进行广播也链接”；安全类型建议使用“WPA2 - 个人”。

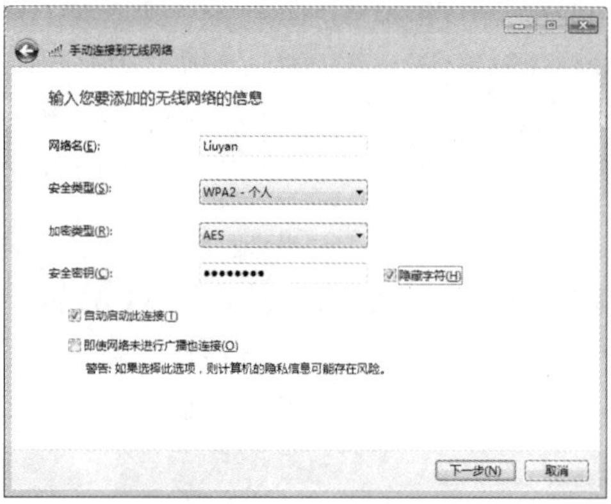

图 1.15　无线网络连接设置

4. 网络连接测试方法

当线路物理连接并完成网络连接参数配置后，可以测试网络的实际连通状态。可以通过 Windows 操作系统的内核命令工作环境来进行测试操作。单击“开始｜所有程序｜附件｜命令行提示符”菜单命令，在命令行提示符窗口里，采用如下方法进行测试诊断，方便分区域排除故障。

1）测试本机 TCP/IP 协议栈工作状态。在命令行提示符下输入“ping 127.0.0.1”并观察结果，如响应结果连通，则说明本机上 TCP/IP 协议软件正常运行。

2）测试本机网卡工作状态。在命令行提示符下输入“ping 本机 IP 地址”并观察结果，如响应结果连通，则说明本机网卡设备工作正常。

3）测试本机到网关设备的连通状态。在命令行提示符下输入“ping 网关设备接口 IP”，如响应结果连通，则说明本机到网关设备网络连接是通的。

4）测试本机到 Web 服务器的连通状态。在命令行提示符下输入“ping Web 服务器 IP”，如响应结果连通，则说明本机到该 Web 服务器是连通的。

1.3　互联网技术的应用

Internet 是迄今为止人类所拥有的信息资源最为丰富的信息库，在 Internet 中，你可以轻松地得到你所需要的各种信息。

1.3.1　Internet 的服务功能

（1）信息的获取与发布

Internet 是一个涵盖内容极广的信息库，通过它可以得到无穷无尽的信息，其中有各种不同类型的书库和图书馆，杂志期刊和报纸。网络还提供了政府、学校和公司企业等机构的详细信息和各种不同的社会信息。通过网络就可以实时了解全世界发生的事情，也可以将自己的信息发布到 Internet 上。

（2）电子邮件

电子邮件（E-mail）是 Internet 应用很广的服务之一，通过网络的电子邮件系统，可以用非常低廉的价格（甚至免费），以非常快速的方式（可以用秒作为计算单位）,与世界上任何一个角落的网络用户联络，电子邮件可以是文字、图像、声音等各种方式。同时，用户可以得到大量免费的新闻、专题邮件，并实现轻松的信息搜索。

（3）网上交际

网络可以看成是一个虚拟的社会空间，每个人都可以在这个网络社会上充当一个角色。Internet 已经渗透到日常生活中，人们可以在网上与别人聊天、交朋友、玩网络游戏。

（4）电子商务

在网上进行贸易已经成为现实，而且发展得如火如荼，例如可以开展网上购物、网上商品销售、网上拍卖、网上货币支付等。它已经在海关、外贸、金融、税收、销售、运输等方面得到了应用。电子商务现在正向一个更加纵深的方向发展，随着社会金融基础设施及网络安全设施的进一步健全，电子商务将在世界上引起一轮新的革命。

（5）网络电话

现在 IP 电话以其便宜话费的优势成为一种很流行的电信产品。IP 电话凭什么能够做到这一点呢？原因就在于它采用了 Internet 技术，是一种网络电话。现在市场上已经出现了很多种类型的网络电话，还有一种网络电话，它不仅能够听到对方的声音，而且能够看到对方，还可以是几个人同时进行对话，这种模式也称为“视频会议”。Internet 在电信市场上的应用将越来越广泛。

（6）网上事务处理

Internet 的出现将改变传统的办公模式：你可以在家里上班，然后通过网络将工作的结果传回单位；出差的时候，你不用带上很多的资料，因为随时都可以通过网络从单位提取需要的信息，Internet 使世界各地都可以成为你的办公地点。实际上，网上事务处理的范围还不只包括这些。

（7）网上科研

Internet 是信息的海洋，通过 Internet，科学研究工作者可以从各种数据库中检索数据，从世界各地的图书馆中查找资料，在某个专题中就某个观点发表不同的看法；并且使得各学科能够紧跟国际最新动态，避免了选题陈旧、重复劳动等许多问题。

（8）发布电子广告

鉴于在 Internet 上发布信息具有宣传范围广、形式生动活泼、交互方式灵活、用户检索方便、无时间限制、无地域限制、更改方便、反馈信息获取及时等优点，使得 Internet 上的电子广告这种新兴的广告形式正随着 Internet 的发展悄然兴起并呈蓬勃发展之势，从而 Internet 也变成了全球最大的广告市场。

（9）电子银行

1996 年 5 月 23 日，全球首家 Internet 电子银行——美国安全第一网络银行（简称 SFNB）正式开通。Internet 电子银行可令你足不出户即可办理存款、转账、付账等业务，而且它一年 365 天、每天 24 小时开放，你无需排队等候。

（10）远程医疗、教学

利用网络会议技术，实现异地专家会诊、远程手术指导，可大大缓解由于医护人员缺少或者分布不均衡引起的就医困难。通过计算机网络，将远程教师的教学情况与现场听课的情况进行双向传输交流，可形成远程的“面对面”教学环境，充分利用辅导方的师资，并节省大量的人力、物力。

Internet 还有很多很多其他的应用，例如远程主机登录、远程文件传输等。总而言之，随着 Internet 不断发展，能够给我们提供越来越多的服务。

1.3.2 网页浏览器与网络搜索引擎

万维网（World Wide Web，WWW）又称 Web，它是以 Internet 为依托，并以超文本标记语言 HTML（Hyper Text Markup Language）、超文本传输协议 HTTP（Hyper Text Transport Protocol）为基础，以超链接的形式向用户提供统一访问界面的互联网信息服务。通过它可以存取 Internet 上的超媒体文件，内容包括文字、图形、声音、动画、视频、资料库以及各式各样的软件。大部分的浏览器除了支持图像、视频、音频、动画、文档等多种格式外，还扩展支持众多的插件，支持 FTP、Gopher、HTTPS（HTTP 协议的加密版本）等协议。

1. 浏览器的工作原理

WWW 服务采用基于客户机/服务器（又称 C/S 结构）的工作模式，由客户机（Client），服务器（server）和超文本传输协议 HTTP（hyper text transport protocol）三部分组成。客户端运行 Web 客户端程序，它提供良好的用户界面，负责将用户的查询请求送给服务器。Web 服务器存储大量的网页文件并连接后台数据库，随时等待响应客户端发来的请求，并在执行查询后将结果返回给客户机，由客户机转换成所需要的形式显示给用户。客户端与 Web 服务器的交互是通过超文本传输协议 HTTP 来完成的，用户要查询的某一台 Web 服务器是通过统一资源定位器 URL 来指定的。URL 既可以指向本地计算机硬盘上的某个文件，也可以指向 Internet 上的某一个网页。

网页浏览器的工作原理可以分以下几步来理解（见图 1.16）。

1）浏览器通过 HTML 表单或超链接请求指向一个应用程序的 URL。

2）服务器收发到用户的请求。

3）服务器执行已接受创建的指定应用程序，应用程序通常是基于用户输入的内容，执行所需要的操作。

4）应用程序把结果格式化为网络服务器和浏览器能够理解的文档，即 HTML 网页。

5）网络服务器将结果返回到浏览器中。

6）浏览器按照 HTML 语法规范格式化显示返回结果内容。

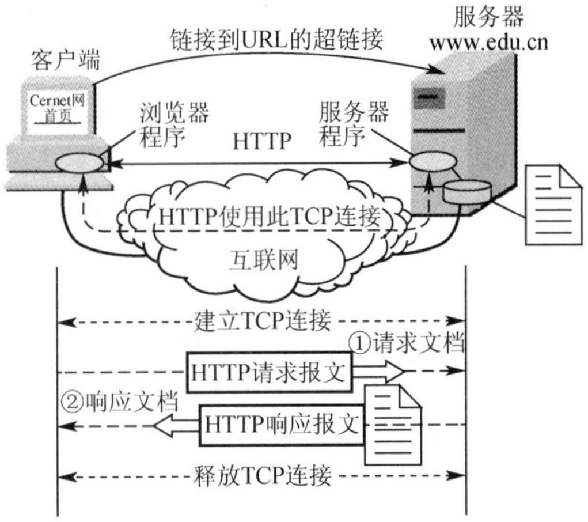

图 1.16　浏览器的工作原理流程

2. 常用浏览器与使用的基本参数配置

（1）常用浏览器

WWW 浏览器的使用很直观，用户只需在客户端的浏览器上单击超链接或输入搜索关键字，WWW 服务器就可以按照信息链提供的线索，为用户寻找有关信息，并把结果回送到客户端的浏览器，显示给用户。

目前 WWW 环境中的主流网页浏览器产品有 Internet Explorer（IE）、Mozilla Firefox、Google Chrome、Maxthon 等。手机等移动设备上常用的浏览器产品有 Opera、UC、Apple Safari 等。它们基于不同的内核，各有特色。其中，Internet Explorer 是微软公司推出的、与 Windows 操作系统捆绑的一款网页浏览器，也是目前使用最广泛的网页浏览器。

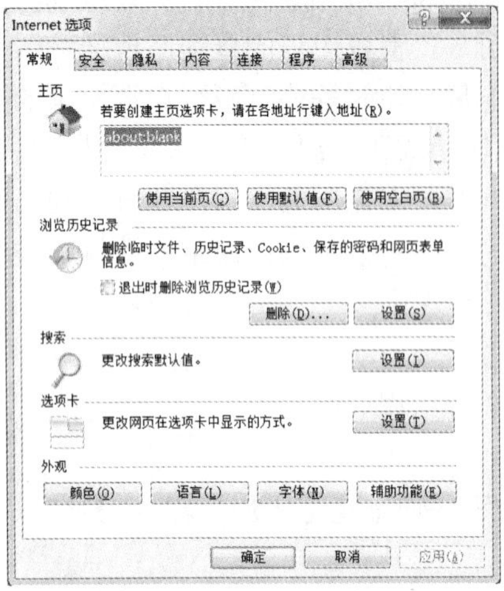

图 1.17　Internet 选项设置窗口

Mozilla Firefox 是由 Mozilla 公司开发的一个自由的、开放源码的浏览器。这款浏览器有效地支持 W3C 各项国际标准，有 Windows、Linux 等多个平台的版本，其特点是轻便、安全、分栏浏览，第三方扩展非常多，可以极大地提高浏览的乐趣。此外，Maxthon、360、搜狐、百度等多种浏览器也以其个性化设置和不同的用户体验吸引了众多爱好者。用户在使用时可以根据需求选择不同的浏览器查看设计的页面效果。

（2）浏览器基本参数配置

以 Windows 7 自带的 Internet Explorer 8 为例简要说明浏览器基本参数的配置方法。

打开 IE 程序后，从菜单“工具 | Internet 选项”中打开设置页面，如图 1.17 所示。

1）常规设置选项卡。在此选项卡中可以完成主页、浏览历史记录、选项卡等常用设置。其中，主页功能帮助设置启动 IE 后将首先显示的主页内容。Internet 临时文件与浏览历史记录设置功能可对在浏览网页过程中产生的缓存文件和历史记录进行管理。选项卡设置功能可以设置 IE 浏览器使用多选项卡方式在一个窗口里浏览多个网页。

2）隐私设置选项卡。在此选项卡中可以完成 IE 阻止弹出窗口的管理策略设置。

3）内容设置选项卡。在此选项卡中可对自动完成功能进行设置，设置存储用户在网页上填写的内容，并向用户建议匹配项，加快用户访问效率。

4）高级设置选项卡。在此选项卡中可以完成多种高级功能设置以及 IE 状态重置。当 IE 浏览器无法使用时，用户可以使用重置按钮恢复状态，清除第三方加载项，确保 IE 正常运行。

随着操作系统的更新换代，IE 8 较之早期的 IE 6 和 IE 7 有较大变化，尤其 CSS 渲染引擎导致早期开发的大量网页在 IE 8 显示时出现错位现象。微软增加了“兼容视图”功能，让 IE 8 可以使用兼容模式来显示这些页面。用户可以在 IE 中单击 “工具 | 兼容性视图设置”菜单命令来完成设置。此外，用户还可以通过菜单和系统界面完成 IE 浏览器的显示比例、收藏夹等设置操作。

3. 网络搜索引擎与使用技巧

（1）搜索引擎的工作原理

搜索引擎是指根据一定的策略、运用特定的计算机程序从互联网上搜集信息，并对信息进行组织和处理，形成索引数据库，为用户提供检索服务的系统。目前 Internet 上的搜索引擎已近千种，根据实现原理的不同可分为全文搜索引擎、目录索引、元搜索引擎、垂直搜索引擎、集合式搜索引擎、门户搜索引擎与免费链接列表等类别。由于不同的搜索引擎使用的搜索方法不尽相同，因此搜索的结果往往并不一样。

搜索引擎的基本工作原理包括三个过程：①首先在互联网中发现、搜集网页信息；②对信息进行提取和组织建立索引库；③由检索器根据用户输入的查询关键字，在索引库中快速检出文档，进行文档与查询的相关度评价，对将要输出的结果进行排序，并将查询结果返回给用户。

每个搜索引擎利用自动索引技术（如 spider 或 robot）定期从 Internet 上数以亿计的站点采集各种信息。这些自动搜索工具以现有的 URL 或人工收集的 URL 集合为起点，通过网页上的链接在网上进行自动搜索，找到某个文件后再分析其链接点，并以此作为寻找新 URL 的起点，如此反复循环。检索到网页的数据经过排序、分类处理、建立索引数据库后才能被使用。

每个搜索引擎都有自己独特的查询系统，有的通过输入关键词查询，有些则使用菜单进行查询，但大多数搜索引擎同时提供上述两种查询方式。此外，有的搜索引擎如雅虎、Infoseek、搜狐等，既可以进行主题查询，也可以通过分类浏览来查找信息。

（2）搜索引擎使用技巧

全文搜索引擎是目前广泛应用的主流搜索引擎，国外代表有 Google，国内则有著名的百度（Baidu，http://www.baidu.com）。它们从互联网提取各个网站的信息（以网页文字为主），建立起数据库，并能检索与用户查询条件相匹配的记录，按一定的排列顺序返回结果。

百度包括网页搜索、音乐搜索、图片搜索、视频搜索、贴吧、知道、地图、百科等一系列产品。百度搜索引擎操作简单方便，只需要在搜索框内输入需要查询的内容，敲回车键，或者单击搜索框右侧的[百度一下]按钮，就可以得到最符合查询需求的网页内容。其信息搜索操作方式如下：

1）输入多个词语搜索（不同字词之间用一个空格隔开），进行更精确的搜索。

2）把搜索范围限定在网页标题中——intitle。网页标题通常是对网页内容提纲挈领式的归纳。把查询内容范围限定在网页标题中，有时能获得良好的效果。使用的方法是把“intitle:”放在查询内容中特别关键部分的前面。

3）把搜索范围限定在特定站点中——site。如果知道某个站点中有自己需要找的东西，就可以把搜索范围限定在这个站点中，提高查询效率。使用的方法是在查询内容的后面加上“site:站点域名”。

4）把搜索范围限定在 url 链接中——inurl。网页 url 中的某些信息，常常有某种有价值的含义。于是，如果对搜索结果的 url 做某种限定，就可以获得良好的效果。实现的方法是用“inurl:”后跟需要在 url 中出现的关键词。

5）精确匹配——双引号和书名号。如果输入的查询词很长，百度在经过分析后，给出的搜索结果中的查询词可能是拆分的。如果对这种情况不满意，可以尝试让百度不拆分查询词。给查询词加上双引号，就可以达到这种效果。

书名号是百度独有的一个特殊查询语法。在其他搜索引擎中，书名号会被忽略，而在百度中文书名号是可被查询的。加上书名号的查询词有两层特殊功能：一是书名号会出现在搜索结果中；二是被书名号括起来的内容不会被拆分。书名号在某些情况下特别有效果，比如，查电影“手机”，如果不加书名号，很多情况下查询结果是通讯工具——

手机，而加上书名号后，查询结果就都与电影《手机》有关了。

6）要求搜索结果中不含特定查询词。如果发现搜索结果中，有某一类网页是不希望看见的，而且这些网页都包含特定的关键词，那么用减号语法，就可以去除所有这些含有特定关键词的网页。

7）如果需要更加精细的搜索结果，也可以使用百度的高级搜索集成界面 http://www.baidu.com/gaoji/advanced.html 来进一步查询搜索。

1.3.3 电子邮件技术

电子邮件 E-mail （electronic mail）是 Internet 上一种功能强大、使用方便快捷且经济的通信手段。由于电子邮件采用存储转发方式工作，在进行 E-mail 传递时，双方的计算机不必同时打开，即使收件人当时不在，发信人同样可将信件发送到他的信箱内，而且收件人在任何一台连入了 Internet 的计算机上都可以看到发件人发给自己的邮件。

1. 电子邮件工作原理

电子邮件的收发工作方式采用客户机/服务器的服务模式，收发者的计算机作为邮件客户机，而邮件服务器则是 ISP 的一台专门计算机。通常个人用户不能直接发送和接收电子邮件，而是首先将邮件从自己的计算机发送到 ISP 的邮件服务器，再由该服务器发送到 Internet 上，然后送到收件人邮箱所在的 ISP 邮件服务器上，最后才到达收件人的计算机。在这个过程中，ISP 的邮件服务器起到了一个“邮局”的作用，它管理着众多注册用户的邮件信箱，而每个用户的信箱都在该邮件服务器的硬盘上占据一定的存储空间。

（1）电子邮件协议

电子邮件的发送和接收过程需要遵循专门的电子邮件协议，著名的邮件协议有 SMTP 协议和 PQP3 协议。

SMTP（Simple Mail Transfer Protocol）是简单邮件传输协议，适用于服务器与服务器之间的邮件交换和传输。Internet 上的邮件服务器大多遵循 SMTP 协议。

POP3 （Post Office Protocol Version 3）是第 3 版本的邮局协议。用户可使用 POP3 协议来访问 ISP 邮件服务器上的信箱，以接收发给自己的电子邮件。默认设置下，当所有邮件下载到用户计算机的硬盘上后，邮件服务器即删除该邮箱中的邮件。

Internet 上分布着成千上万的邮件服务器，每台邮件服务器管辖着若干用户的电子信箱，负责电子邮件的收发上作，这如同现实世界中分布着大大小小的邮局一样。根据所使用的电子邮件协议的不同，邮件服务器通常又分为收信服务器（POP3）和寄信服务器（SMTP）两种。发送电子邮件时，需要客户机与寄信服务器 SMTP 连接才可将信函寄出；接收电子邮件时，客户机要与收信服务器 POP3 连接。如果用户在 POP3 服务器上设有电子邮箱，就可以在核对密码的基础上从该邮箱中取出信函。这如同收发普通邮件一样，发信时应把信函投入邮筒，取信时则拿信箱钥匙从收件信箱（不是投递邮筒）取出信函。

（2）电子邮件地址

要在 Internet 上接收电子邮件，用户必须拥有一个电子邮箱，它实际上是 ISP 在其服务器上为用户设置的一块存储空间，通过设置用户名和口令，可保证只有该用户本人才能查看邮箱。

每个电子邮箱有个唯一的地址，通常称为电子邮件地址。电子邮件地址由两部分组成，其格式为：用户名@主机名。其中，“@”符号表示“at”；主机名指的是拥有独立 IP 地址的邮件服务器名字；用户名则是在该服务器上为用户建立的电子邮件帐户名。例如，webmaster@edu.cn 是教育科研网管中心的邮件地址。

（3）电子邮件客户软件

要收发电子邮件，用户除了应当拥有一个自己的电子邮件地址外，还需要在用户的个人计算机上运行一个 E-mail 客户端软件，才能连接到邮件服务器取阅或交寄电子邮件。Windows 平台上最流行的 E-mail 客户端软件有 Outlook Express、Foxmail 等软件。

2. 常用邮件客户软件简介

Foxmail 软件可以在 www.foxmail.com.cn 或其他软件站点免费下载。Foxmail 的安装和升级都是通过同一个安装程序完成的，双击下载得到的 Foxmail 安装程序图标即可启动安装向导完成安装。

（1）设置帐户属性信息

在 Foxmail 主界面中单击“工具 | 帐号管理”菜单项命令，或者用鼠标右击任何已存在的帐号，选择属性，弹出“帐号管理”窗口（见图 1.18），单击左下角的[新建]按钮，即可添加新帐户信息。还可通过右侧上方的选项卡完成接收邮件服务器和发送邮件服务器的设置，亦可设置是否在服务器上保留邮件，设置发送邮件的回复地址，以及设置多个收信服务器地址。

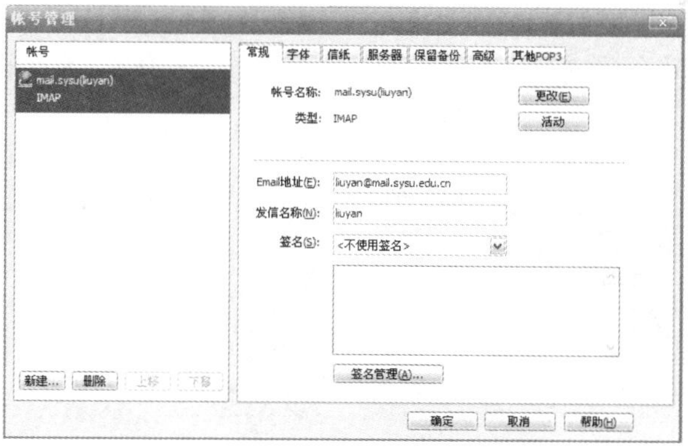

图 1.18 Foxmail 的“帐号管理”窗口

（2）收阅电子邮件

单击工具栏上的[收取]按钮，将邮件下载到本地邮箱中，在邮件列表窗格选择需要浏览的邮件，即可在邮件阅读窗格浏览信件内容。

（3）撰写与发送邮件

单击工具栏上的[撰写]按钮，即可打开邮件编辑页面。在填写好收信人的 E-mail 地址、邮件主题、抄送人 E-mail 地址以及邮件正文后，单击工具栏的[发送]按钮即可发送邮件。

（4）邮件管理

在 Foxmail 主窗口中打开某个邮箱，从中选取一个或多个邮件后，单击工具栏上的[删除]或[转移到]按钮，可将邮件删除或转移到其他邮箱中。在搜索邮件对话框中填写关键字可进行搜索邮件。

在 Foxmail 的主窗口里，通过“邮件”菜单，可以设置邮件标签、完成邮件回复、邮件删除备份等操作。通过“工具”菜单，可以完成地址簿、附件管理、远程邮箱管理等操作。

3. Web 邮件操作

用户除了可用邮件客户端软件进行邮件收发工作外，还可通过 Web 浏览器的邮件服务器进行收发电子邮件的操作。据统计，Internet 上使用最多的服务就是收发电子邮件。多数网民拥有多个电子信箱。这里以 163 网易免费邮箱为例，介绍申请与使用免费邮箱的方法。

163 网易免费邮箱是基于 Web 的电子邮件系统，用户可以在任何一台接入 Internet 的计算机收发邮件。用户不需要额外安装任何邮件客户端软件，通过浏览器就可以完成邮件收发操作。

用户可以在 IE 或其他浏览器的地址栏中输入 http://mail.163.com，登录到 163 网易免费邮箱首页，单击“注册”链接进入注册页面。用户在该页面中填入相应的个人安全信息，设置新帐号及密码，单击[立即注册]按钮完成注册，即可拥有自己的电子邮件地址。此时，用户即可从浏览器中再一次进入 163 网易免费邮箱首页，并使用自己的帐号和密码登录邮箱。单击[收信]按钮进入“收件箱”，会收到网易邮局发来的欢迎信。单击[写信]按钮，就可以给朋友写信了（如图 1.19 所示）。

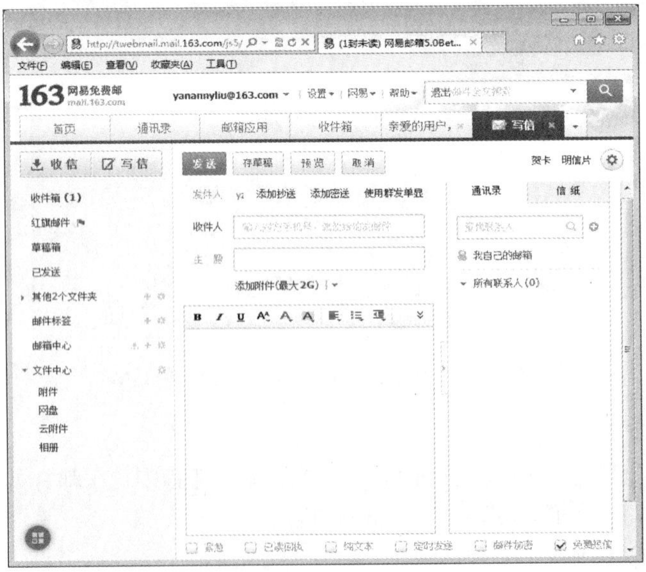

图 1.19 webmail 界面

1.3.4 虚拟时空的实时通讯与交流

1. 实时在线交流 QQ

QQ 是腾讯计算机系统有限公司开发的一款基于 Internet 的即时通信软件。腾讯 QQ 支持在线聊天、视频电话、点对点断点续传文件、共享文件、网络硬盘、自定义面板、QQ 邮箱等多种功能，并可在移动通讯终端等多种平台上运行。它是目前国内使用非常广泛的聊天软件之一。登录到 QQ 主页（http://www.qq.com）可以下载该软件。

从网上下载 QQ 软件后，运行其安装文件，可以很容易地完成 QQ 的安装。用户使用 QQ 软件需要首先在 QQ 的网站上申请注册一个 QQ 号码作为登录帐号。

运行 QQ 主程序时，用户输入自己的 QQ 帐号和密码后，可登录进入 QQ 主界面。通过主界面的“查找”功能以找人、找群、找企业等方式来查找网友，并加为 QQ 好友。

QQ 用户可以在联络用户列表中选择要呼叫的用户，实现收发讯息、查找和添加好友、设定和查看资料、传输文件、语音聊天和视频电话、网络收藏夹、发送贺卡、个人主页、聊天记录、上线通知、备忘录管理、QQ 邮箱、好友分组等多种应用。

2. 与公众交流和展示——网络博客

博客（blog，又称为网络日志或部落格）是一种通常由个人管理、不定期张贴新文章的网站。实际上博客网站就是网民们通过互联网发表各种思想的虚拟场所，盛行的“博客”网站内容通常五花八门，从新闻内幕到个人思想、诗歌、散文甚至科幻小说，应有尽有。简而言之，博客就是以网络作为载体，简易迅速便捷地发布自己的心得，及时有效轻松地与他人进行交流，集丰富多彩的个性化展示于一体的综合性平台。

为了方便用户访问，博客系统提供个性域名来区分不同用户的访问入口，如 http://blog.sina.com.cn/2046aj 中的“2046aj”是博客的个性域名，它是用户博客的唯一网址，就好比是博客的名字。个性域名是用户在注册博客的时候填写的，每个博客只能对应一个个性域名。用户在登录博客系统后，进入自己的博客，可以进行在线编辑，并发表自己的博文。博客系统提供了强大的在线编辑和丰富的页面效果美化功能。通过给文章定制标签，文章作者可以让更多人更方便准确的找到自己的文章；而读者可以通过文章标签更快找到自己感兴趣的文章。可以为每篇文章添加一个或多个标签，发表成功后，可以打开文章内的标签，看到博客内所有使用了相同标签的文章。

3. 微博

微博，即微博客（microblog）的简称，是一个基于用户关系的信息分享、传播以及获取平台。用户可以通过 Web、WAP 以及各种客户端组建个人社区，以 140 字左右的文字更新信息，并实现即时分享。

微博提供了这样一个平台，用户既可以作为观众，在微博上浏览感兴趣的信息；也可以作为发布者，在微博上发布内容供别人浏览。发布的内容一般较短，例如 140 字的限制，微博由此得名。当然也可以发布图片，分享视频等。微博最大的特点就是：发布信息快速，信息传播的速度快。例如用户有200万听众，发布的信息会在瞬间传播给200万人。

相对于强调版面布置的博客来说，微博的内容组成只是由简单的只言片语组成，从这个角度来说，对用户的技术要求门槛很低，而且在语言的编排组织上，没有博客那么高。另一方面，微博开通的多种API应用编程接口使得大量的用户可以通过手机、网络等方式来即时更新自己的个人信息。

微博网站现在的即时通讯功能非常强大，可通过QQ和MSN直接书写，在没有网络的地方，只要有手机也可即时更新自己的内容，哪怕你就在事发现场。一些大的突发事件或引起全球关注的大事发生时，如果现场有人利用各种手段在微博上发布所见所感的文字和照片，其实时性、现场感以及快捷性，甚至超过所有媒体。

目前国内最流行的微博网站有新浪微博与腾讯微博，网易微博也拥有一定市场。

4. 微信

微信是腾讯公司于2011年1月21日推出的一款通过网络快速发送语音短信、视频、图片和文字，支持多人群聊的手机聊天软件。用户可以通过微信与好友进行形式上更加丰富的类似于短信、彩信等方式的联系。微信软件本身完全免费，使用任何功能都不会收取费用，微信时产生的上网流量费由网络运营商收取。

微信支持智能手机的iOS、Android、Windows Phone和Symbian平台，具体特点如下：

1）支持发送语音短信、视频、图片（包括表情）和文字。

2）支持多人群聊（最高20人）。

3）支持查看所在位置附近使用微信的人（LBS功能）。

4）支持腾讯微博、QQ邮箱、漂流瓶、语音记事本、QQ同步助手等插件功能。

1.3.5 常用互联网软件资源介绍

1. BT下载软件

BT是互联网上使用的P2P传输协议，全名叫“BitTorrent”，中文全称为“比特流”，最初的创造者是Bram Cohen，现在独立发展成一个有广大开发者群体的开放式传输协议。

使用FTP或者HTTP方式下载软件时，经常会碰到网络拥堵，导致下载失败。与传统下载原理不同，BT用一种传销的方式来共享下载资源。所以，用BT下载的用户越多，下载速度越快。使用BT下载，它首先在上传端把一个文件分成了Z个部分，甲在服务器随机下载了第N个部分，乙在服务器随机下载了第M个部分，这样甲的BT就会根据情况到乙的电脑上去下载乙已经下载好的M部分，乙的BT就会根据情况到甲的电脑上去下载甲已经下载好的N部分。这样不但减轻了服务器端的负荷，也加快了用户方（甲乙）的下载速度，提高了效率，同样减少了地域之间的限制。比如说丙要连到服务器去下载的话速度可能才几Kb/s，但是到甲和乙的电脑上去下载就快得多了。而且在用户下载的同时，也在上传（别人从用户的电脑上下载那个文件的某个部分），所以说在享受别人提供的下载的同时，用户也在贡献。

现在的网络下载工具中，迅雷占据了主导地位，迅雷具备了BT的P2P高速下载功能，同时又增强了 P2P 下载稳定性，此外，它还克服了 BT 的一个最大的缺点：对硬盘的损坏。尤其是在迅雷 7 及其后续版本，完全集成了 BT 下载功能。这样迅雷既支持 http、ftp 的下载方式，也支持 BT 下载。

2. 网盘

网盘，又称网络 U 盘、网络硬盘，是一些网络公司推出的在线存储服务。它向用户提供文件的存储、访问、备份、共享等文件管理功能。用户可以把网盘看成一个放在网络上的硬盘或 U 盘，不管是在家中、单位或其他任何地方，只要连接到互联网，就可以管理、编辑网盘里的文件。不需要随身携带，更不怕丢失。

网盘的原理是网络公司将其服务器的硬盘或硬盘阵列中的一部分容量分给注册用户使用，因此网盘一般投资都比较大。免费网盘一般容量比较小，大约为 300MB 到 10GB 左右。另外为了防止用户滥用网盘还往往附加单个文件最大限制，大约 100MB 到 1GB 左右，因此免费网盘一般只用于存储较小的文件。而收费网盘则具有速度快、安全性能好、容量高、允许大文件存储等优点，适合有较高要求的用户。

最新应用的云计算存储技术，为网盘行业带来了新的革命，传统的网盘将逐步被云存储取代。云存储是构建在高速分布式存储网络上的数据中心，它将网络中大量不同类型的存储设备通过应用软件集合起来协同工作，形成一个安全的数据存储和访问的系统，适用于各大中小型企业与个人用户的数据资料存储、备份和归档等一系列需求。

目前中国常见的网盘有：金山快盘、华为网盘、咕咕网盘（又名：51 咕咕网盘）、联想网盘、坚果云、千军万马网盘、115 网盘、百度网盘、酷盘、新浪微盘、360 云盘等等。用户在选用网盘时应当慎重，因为一些免费网盘的存活期比较短。用户重要的文件资料最好不要放在网盘里，以免网盘提供商停止服务后，造成用户文件永久性的丢失。

3. Internet 上的医药信息资源

Internet 上的医药信息资源极为丰富，从一些网络检索工具的搜索中可以看出，Google 搜集全世界网站（页）数量已高达万亿计，每天还有数以亿计的新网页上线。生命科学研究是人类所有科学研究中最活跃的领域，网上生物医学信息约占整个信息的 1/7，为各学科之首。Internet 上的医药资源划分为以下 7 类（见表 1.4）。

（1）医药数据库资源

Internet 上的医药数据库按照文献类型划分，主要有文献型数据库、数值或事实型数据库、多媒体数据库等几种类型。例：中国期刊网全文数据（http://www.cnki.net），美国 NCBI 提供的 GenBank、Nucleotide Database、Protein Structure，TOXNET 提供的 HSDB、IRIS，美国国立卫生研究院的可视人计划数据库、TOXNET 中的 NCI-3D 和 HSDB 结构库等。

（2）电子出版物资源

Internet 上的电子出版物主要包括电子期刊、报纸、图书、手册、法规、指南、图谱、百科全书等。

（3）医学新闻资源

医学卫生新闻主要包括医药卫生行业新闻、商业新闻、临床实验进展、疾病防治新技术、新进展等，可通过搜索引擎、综合网站新闻服务或专业网站查找、也可通过专业型新闻刊物。

（4）医学教育资源

这类资源主要有医药继续教育和病人教育资源两方面内容。

（5）生物医学软件资源

生物医学软件资料主要是指实验数据分析、各种统计、基因同源性比较等公用软件、共享软件和其他相关文件等，这些软件对于从事生物医学基础研究、流行病学和科研管理人员是非常有价值的。

（6）循证医学资源

循证医学（Evidence Based Medicine，EBM）是遵循科学证据的临床医学。循证医学资源的主要类型为系统综述和临床实践指南。

（7）其他医药信息资源

网络信息几乎囊括了医学科研、临床、学习的各个方面，其他医学信息资源主要包括：医学会议信息资源，特种文献如专业信息、标准、学位论文等；医院、医学院和医生信息资源；科研基金申请、求职信息等。

表 1.4　著名医药网站

数据库资源	网　址
中国生物医学文献数据库	http://sinomed.imicams.ac.cn/index.jsp
美国医学会（AMA）期刊数据库	http://pubs.ama-assn.org/
BMJ 英国医学杂志	http://www.bmj.com
Journals Collection 在线全文期刊集	http://journals.bmj.com
Clinical Evidence 临床证据数据库	http://clinicalevidence.bmj.com
Drug and Therapeutics Bulletin 药物与治疗通报	http://dtb.bmj.com
Best Practice 循证数据库	http://bestpractice.bmj.com
Cell	http://www.cell.com
Neuron	http://www.neuron.org
Immunity	http://www.immunity.com
Molecular Cell	http://www.molecule.org
Developmental Cell	http://www.developmentalcell.com
Cancer Cell	http://www.cancercell.org
Current Biology	http://www.current-biology.com
Structure	http://www.structure.org
Chemistry & Biology	http://www.chembiol.com
Cell Metabolism	http://www.cell.com/cell-metabolism/home

续表

数据库资源	网　址
Cell Host & Microbe	http://www.cell.com/cell-host-microbe/home
Cell stem Cell	http://www.cell.com/cell-stem-cell/home
The American Journal of Human Genetics	http://www.cell.com/AJHG/
Biophysical Journal	http://www.cell.com/biophysj/
牛津期刊现刊医学专题库	http://www.oxfordjournals.org
PubMed Medline	http://www.ncbi.nlm.nih.gov/sites/entrez
美国国立卫生研究院	http://www.nih.gov
美国国立医学图书馆	http://www.nlm.nih.gov
美国临床医学网	http://www.medmatrix.org
中华医学网	http://www.mol.org.cn
中国医院数字图书馆	http://www.chkd.cnki.net
中华中医药在线	http://www.itcmedu.com
中国知网及 CNKI	http://www.cnki.net

1.4 医学信息学简介

随着信息技术的日益发展、社会繁荣，人民对卫生环境、疾病预防、医疗服务和自身健康水平的关注和需求也日益快速增长。人们为如何应用医学信息处理技术来解决这些需求，适应建设和谐健康社会的要求而上下求索，20 世纪 80 年代开始出现了一门新兴的科学——医学信息学（medicine information）。

1.4.1 信息学基础

1. 信息的概念

现代社会中，“信息”这一词汇使用频率很高，例如商品信息、交通信息、经济信息、医学信息、医院信息、信息技术、信息高速公路等。人们通过阅读书籍、报刊、信件等提取自己需要的信息；可以通过参加培训班、交流会、研讨会等从中获取各种信息；也可以通过电话、电报、手机、电视、互联网等手段获取信息。

信息论的创始人香农（C. E. Shannon）给“信息”的定义：信息是用来消除某种不确定性的东西。现代控制论创始人维纳认为：信息就是信息，不是物质，也不是能量。他同时指出：信息就是我们在适应外部世界，并且使这种适应反作用于外部世界的过程中，同外部世界进行相互交互的内容的名称。

在维纳之后，人们把物质、能量、信息的一些特征做了比较，认为信息与物质和能量有区别。信息与物质的区别有以下两条理由。第一，任何具体的物质的东西，当它被转移到别处去之后，原来的地方就不再存在这一物体了。而信息则不同，当人们把他的知识（指人拥有关于某事物的信息）传递出去之后，他本人并未丢失自己具有的知识。因此，对他本人来说，知识（信息）并未发生减少或丢失。由于在传递过程中反复使用，知识反而更加巩固和充实。第二，任何物质的实体都具有一定的质量。而信息则不同，它虽然离不开一定的物质载体，需要通过信号、文字、语言、图像等具体物质形式表现出来，但它本身却没有质量，它并不依赖某一特定的物质载体。虽然能量是信息传递、变换、处理的动力，但信息却不是能量本身。这里也有两条理由。第一，信息的内容及其所起的作用不取决于传递信息所消耗的能量。信息的内容取决于信源，信息所起的作用则取决于信息的内容和信宿（收信者）的条件。比如，一份传真的内容和作用与发送这份传真时所消耗的能量无关。第二，能量可以互相转化而且是守恒的，信息则不遵守守恒定律，常常由于传递过程中所受到的干扰，造成信息丢失。

2. 信息的基本特征

信息既不是物质，也不是能量。信息应具有自己基本的特征。信息是人对现实世界事务存在方式或运动状态的某种认识。信息的表现形式可以是数值、文字、图形、声音、图像以及动画等。不管信息以何种表现形式出现，其基本特征包含如下几方面。

1）客观性。信息反映的是客观事物的属性。信息必须真实、准确，必须如实地反映客观实际。

2）抽象性。信息是对客观事物的抽象，信息通常需要通过一定的物质载体来表示，而它的内容与作为其载体的实体有本质的区别。

3）整体性。即系统性。信息必须作为表达客观事物（或系统）的完整描述中的一环，脱离了全局，零碎的信息将毫无意义。

4）时效性。客观事物（或系统）都是在不断发展变化的，信息只有及时、新颖，才能发挥巨大的作用，才有价值。

5）层次性。信息及其处理与客观事物（或系统）的层次密切相关，只有合理地确定层次，才能正确地确定信息需求的范围和信息的价值，并有效地进行信息处理。

6）不完全性。信息与不确定性是对立统一的整体，客观事物的无限复杂与动态变化，决定了信息的无限性。因此，信息的完全性只能是相对的，而其不完全性是绝对的。

3. 信息学

信息学作为一门学科来说，可以追溯至 1746 年英国一位工程师沃森（Watson）在两英里电线上传递电信息号。信息学将信息作为研究对象，是研究信息的特点及活动过程和规律的科学。人的基本信息活动包括信息获取、信息传递、信息处理与再加工、信息使用等过程。进一步地分解，其中信息获取可以分为信息感知、信息识别、信息提取等子过程；信息传递又可以分为信息变换、信息传输、信息交换等子过程；信息处理与再加工也可以分为信息存储、信息检索、信息分析、信息加工、信息再生等子过程；而信息使用则可以分为信息转换、信息显示、信息调控等子过程。

1.4.2 医学信息学的概念

医学是一门以保护和增进人类健康、预防和治疗疾病为研究内容的学科。

医学信息不但包括生物医学和卫生健康领域的各类消息、信号、指令、数据、情报、知识等客观信息，其形式可以是文字、声音、图像、数字、符号、手势、姿态、情景、状态、实物等；同时，也包括人类的信息活动。

医学信息学是一门以医学信息为主要研究对象，以医学信息的运动规律及应用方法为主要内容，以现代计算机为主要工具，以解决医药工作人员在处理医学信息过程中的各种问题为主要目标的一门新兴学科，是一门介于医学与信息学之间的交叉学科。

医学信息学，它的供体学科主要是计算机科学与技术，它的受体学科是医学。它可以提高医学工作人员的感觉功能，即提高对医学信息的提取、检测、传递等方面的能力与速度；它可以增强医学工作人员的思维功能，即增强对医学信息的变换、存储、识别处理和决策等方面的思维功能；它可以提升医学工作人员的执行能力，即提升利用医学信息进行调节、控制和管理等方面的能力；它是现代医学应用现代信息学和信息技术发展过程中产生的一个新的学科分支。

医学信息学的研究范围几乎覆盖了医药卫生领域的所有对象，包括医院信息、临床信息、医疗护理信息、医学图像信息、中医药信息、医学教育信息、医学科研信息、医学文献信息、医疗决策支持与医药专家系统、流行病学信息、医学遗传工程学信息、医学生物模型信息、人类基因信息、生命科学信息、数字化虚拟人体、远程医学等。

医学信息学是应用系统分析工具这一新技术来研究医学的管理、过程控制、决策和对医学知识科学分析的科学。

1.4.3 医学信息学研究的对象

医学信息学研究对象的特点在于：不确定性、难于度量以及复杂成分之间存在复杂的相互作用。以医学信息为主要研究对象，这是医学信息学区别于其他学科的首要特点。这既有别于一般的医学科学，也有别于计算机科学。一般来说，医学信息学研究的主要范围包括如下四个方面。

第一，研究医学信息的概念、属性、本质，表征和度量。这属于基础的理论研究，甚至包括哲学意义上的探讨。

第二，研究医学信息系统的概念、构成、功能、原理、方法和手段。在一般信息论的指导下，研究医学信息的产生，提取、检测、变换、传递、存储、处理和识别。

第三，研究利用医学信息进行控制的原理和方法。在控制论的指导下研制各种信息化、智能化的诊疗设备。

第四，研究实现医学信息系统最佳组织的原理和方法。在系统论的指导下，运用系统工程的技术，以及硬件工程、软件工程和知识工程的方法，研制最有效的医学信息系统。

上述第一、第二方面是关于医学信息运动规律的认识，第三、第四方面是关于医学信息的应用。认识是基础，应用是目的。

1.4.4 医学信息学研究的常用方法

医学信息学是一门多学科交叉的新兴学科，它的研究方法既有各门学科通用的一般方法，更有医学信息学特有的研究方法，尽管有些方法还不太成熟、不太完善。由于医学信息学可看作是信息学向医学渗透的产物，医学信息系统既涉及人复杂的生命系统，又涉及计算机通信网络这一系统，所以医学信息学面对的是多信道、多用户网络、多个通信终端的庞大复杂系统。在这些系统中，信息的产生、获取、加工、存储、使用等是十分复杂的。所以，不仅要研究信源发出多少信息，信宿接受了多少信息，信道上的信息流量，更要研究信息的语义和信息的效用。目前常用的研究方法有如下几种。

1）医学信息的采集、加工、传输、存储、分析和利用。就中文医学信息而言，主要包括汉字信息处理和汉语信息处理两个方面，前者涉及编码问题，后者涉及词法（包括词的切分）、句法、语义、语境的处理等。

2）计算机和网络技术。包括计算机软硬件系统和应用系统，互联网协议标准、局域网和互联网、网络管理和网络安全技术等。

3）信号处理和医学成像技术。包括随机信号的提取、分析、变换、滤波、检测、估计与识别，数字图像的采集、存储、检索、表达和像素关系，图像变换，图像增强、恢复、重建，图像分类、切割，以及分子影像成像技术。

4）人工智能。包括搜索技术，知识表示和推断，机器学习等。

5）医学决策分析方法。包括决策树、对策论、敏感性分析等。

6）数据安全。首先是计算机网络环境中保持数据的机密性、完整性和确证性的问题。数据安全中密码技术是关键。

1.4.5 医院管理信息系统

医院管理信息系统（hospital management information system，HMIS），亦称“医院信息系统”，是指利用计算机软硬件技术、网络通信技术等现代化手段，对医院及其所属各部门的人流、物流、财流进行综合管理，对在医疗活动各阶段产生的数据进行采集、储存、处理、提取、传输、汇总、加工生成各种信息，从而为医院的整体运行提供全面的、自动化的管理及各种服务的信息系统。

医院管理信息系统的主要目标是支持医院的行政管理与事务处理业务，减轻事务处理人员劳动强度，辅助医院管理，辅助高层领导决策，提高医院工作效率，从而使医院能够以少的投入获得更好的社会效益与经济效益。

医院管理信息系统从实现的功能来看，包括以下几类子系统。

1）临床诊疗部分。医生工作站、护士工作站、临床检验系统、医学影像系统、输血及血库管理系统、手术麻醉管理系统。

2）药品管理部分。数据准备及药品字典、药品库房管理功能、门急诊药房管理功能、住院药房管理功能、药品核算功能、药品价格管理、制剂管理子系统、合理用药咨询功能。

3）经济管理部分。门急诊挂号系统、门急诊划价收费系统、住院病人入、出、转管理系统、病人住院收费系统、物资管理系统、设备管理子系统、财务管理与经济核算管理系统。

4）综合管理与统计分析部分。病案管理系统、医疗统计系统、院长查询与分析系统、病人咨询服务系统。

5）外部接口部分。医疗保险接口、社区卫生服务接口、远程医疗咨询系统接口。

1.5 现代信息化技术的应用与发展

20 世纪计算机的发明，使得人类文明的进步达到了一个全新的高度。伴随微电子技术、通讯技术和网络技术的发展，它们的应用遍及社会的各个领域，已形成规模巨大的计算机信息技术产业，造就 21 世纪人类社会全面网络化和信息化。层出不穷的新技术，诸如物联网、云计算等一系列技术牵动着 21 世纪智慧地球构筑的神经脉络，使人们置身于物理世界与信息系统彻底融合的智能时空内，改变了人们的生活和工作方式。人们无时无刻不在体验与信息交融，享受浩瀚资源迅即获取带来的好处和方便，下面就医疗卫生领域作简要的介绍。

1.5.1 医疗中的物联网

物联网和云计算技术进入医疗卫生信息化的应用，使一些传统的业务流程可以及时、全面地汇总信息，高效能地利用信息，提供全方位的服务，形成医疗业务和卫生管理业务流程新的实施形式。

1. 物联网的概念

何谓物联网（Internet of Things）？物联网是通过无线传感器、射频识别设备（Radio Frequency Identification，RFID）、红外感应器、全球定位系统、激光扫描器机等信息传感设备，按约定的协议，把任何物品与互联网相连接，进行信息交换和通信，以实现对物品的智能化识别、定位、跟踪、监控和管理的一种网络。通俗地说，物联网就是物与物相连的互联网。互联网是物联网的核心和基础，而物联网是在互联网基础上延伸和扩展的网络，其用户端延伸和扩展到任何物品，可实现物品之间的信息交换和通信。由于目前关于物联网还没有一个精确且公认的定义，此处采纳刘云浩教授的《物联网导论》一书给出的定义："物联网是一个基于互联网、传统电信网等信息承载体，让所有能够被独立寻址的普通物理对象实现互联互通的网络。它具有普通对象设备化、自治终端互联化和普适服务智能化 3 个重要特征"。

按照技术架构分解，物联网可分为三层：感知层、网络层和应用层。

1）感知层由各种传感器以及传感器网关构成，包括二氧化碳浓度传感器、温度传感器、湿度传感器、二维码标签、RFID 标签和读写器、摄像头、GPS 等感知终端。感知层的作用相当于人的眼耳鼻喉和皮肤等神经末梢，它是物联网识别物体、采集信息的来源，是联系物理世界和信息世界的纽带。其主要功能是识别物体，采集信息。

2）网络层由各种私有网络、互联网、有线和无线通信网、网络管理系统和云计算平台等组成，相当于人的神经中枢和大脑，负责传递和处理感知层获取的信息。

3）应用层是物联网和用户（包括人、组织和其他系统）的接口，它与行业需求结合，实现物联网的智能应用。

2. 物联网的发展

1995 年比尔•盖茨在《未来之路》中首次提到“物联网”的设想，受限于当时的技术状况，并未能实现它。1998 年，美国麻省理工学院在提出电子产品编码（Electronic Product Code，EPC）的物联网构想后，将射频识别器与互联网相结合，提出在物品编码、RFID 技术和互联网的基础上，建立把所有物品通过射频识别等信息传感设备与互联网连接起来、实现智能化识别和管理的物联网。中国科学院在 1999 年启动传感网的研究，并建立了实用的传感网。

2005 年 11 月 17 日，在突尼斯举行的信息社会世界峰会（WSIS）上，国际电信联盟（ITU）发布了《ITU 互联网报告 2005：物联网》，正式论述“物联网”的概念。报告指出，无所不在的“物联网”通信时代即将来临，世界上所有的物体从轮胎到牙刷、从房屋到纸巾，都可以通过物联网主动进行信息交换。物联网时代，在各种各样的日常用品上嵌入一种短距离的移动收发器，人类在信息世界里将获得一个新的沟通维度，从任何时间、任何地点的人与人之间的沟通连接，扩展到人与物、物与物之间的沟通连接。

物联网这一新兴产业在中国得到了广泛的重视和发展。目前已经建立从材料、技术、器件、系统到网络的产业链。中国与德国、美国和韩国一起成为传感网领域中国际标准制定的主导国之一。

从技术发展趋势来看，物联网技术的发展共分为四个阶段：第一个阶段是单体互联，主要是RFID广泛应用于物流、零售和制药领域。第二阶段是物体互联，无线传感网络技术将会大规模应用，主要是恶劣环境、环保和农业的大规模应用。第三个阶段是半智能化，物体和物体之间实现初步互联，物体信息可以通过无线网络发送到手机或互联网等终端设备上，实现信息共享。第四个阶段是物件进入全智能化，最终形成全球统一的“物联网”。

3. 物联网的关键技术

物联网作为传统信息系统的继承和延伸，它并不是一门新兴的技术，而是一种将现有的、遍布全世界的传感设备和网络设施连为一体的应用模式。物联网产业链可细分为标识、感知、处理和信息传送四个环节，关键技术包括了 RFID、传感器网络、智能芯片和无线传输网络等领域。

（1）射频识别技术

射频识别（RFID）俗称电子标签，是一种非接触式的自动识别技术。它通过射频信号自动识别目标对象，并获取相关数据进行标识、登记、存储和管理。因此，RFID 便于在各种恶劣环境下使用，可同时识别多个标签，并有效识别高速运动的物体。一个 RFID 系统基本由电子标签、读写器和信息处理系统组成。

（2）无线传感器网络

无线传感器网络（WSN）是由大量部署在监测区域内的传感器节点构成的多个、自组织的无线网络系统。通常用来监测不同地点的环境物理参量，如光、温度、湿度、声音、振动、压力、运动或者污染等。它主要是通过各节点相互协作来感知、采集和处理网络覆盖区域的监测信息，并发布给观察者。

（3）智能芯片技术

智能芯片一般与感应系统、动力传动系统共同作用，并相互弥补，发挥各自的优势。智能芯片相当于一个单片机，它负责处理收集到的感应信号，再通过电器开关驱动电力马达，将指令传递给传动系统来完成指定任务要达到的效果。

（4）无线传输网络技术

无线传输网络技术涵盖的范围很广，既包括远距离无线连接的全球语音和数据网络，也包括为近距离无线连接进行优化的红外线技术及射频技术。它集合了有线和无线通信方式，实现物体无缝和透明接入。它支持现有网络结构，组网系统间可扩展、实现跨平台兼容。它还支持芯片级的组网，减小通信传输开销，并为物体提供有效连接的解决方案。

4. 物联网的应用

如果说计算机技术的出现和发展实现了人机之间的直接对话，互联网技术的广泛应用满足了人和人之间的快速交流，那么物联网的出现将实现人和物的交流、物和物的交流。例如，每天清晨，公文包会提醒你不要忘记带上重要的文件；洗衣机会自动根据放入衣物的质地和颜色选择清洁剂的投放量洗涤时间；家里的窗户会在大雨来临之际自动闭合；房间里的灯光会根据天气情况的变化调节亮度；手中的遥控器可以随时随地操控家中的电器，等等。

目前，物联网的实际应用主要有：智能标签、环境监控、对象跟踪以及智能控制。

在对象智能标签方面，主要通过二维码、RFID 等技术标识特定的对象，达到区分对象个体。例如日常生活中使用的各种智能卡，条码标签就是用来获得对象的识别信息；此外通过智能标签还可以用于获得对象物品所包含的扩展信息。

在环境监控和对象跟踪方面，利用多种类型的传感器和传感器网络，获取某个对象的实时状态和监控特定对象的行为。如使用分布在市区的各个噪声探头监测噪声污染，通过二氧化碳传感器监控大气中二氧化碳的浓度，通过 GPS 标签跟踪车辆位置，通过交通路口的摄像头捕捉实时交通流程等。

在对象智能控制方面，物联网基于云计算平台和智能网络，依据传感器网络获取的数据对对象的行为实施反馈调节控制。例如根据光线的强弱调整路灯的亮度，根据车辆的流量自动调整红绿灯间隔等。

同样物联网技术也被运用到医院的医疗和管理业务中。物联网技术在提高医院的运作效率基础上，提升了医疗质量和服务水平。目前的应用主要集中在以下几方面：

1）移动医生/护士工作站：具有实时对床边的病人、医嘱、药品进行核对，体征采集、录入，诊疗数据提取、查对，医嘱下达，电子病历查看等功能。

2）无线门诊输液系统：门诊输液系统由条形码、智能识别、无线网络组成。护士采用手持 PDA 标签确认病人身份，扫描输液软带上标签确认药品，减少了工作隐患。

3）生命体征采集：在病人身上安装体征传感器，通过无线传感器网络，医生可以随时了解病人的体征变化。

4）医疗设备管理：每台医疗设备贴上 RFID 标签，记录设备的使用、维修、测试等情况，跟踪设备的位置和去向。

1.5.2 医疗中的云计算技术

1. 云的概念和云计算技术

云计算（cloud computing）是一种基于互联网的、大众参与的计算模式，其计算资源（计算能力、存储能力、交互能力）是动态、可伸缩、且被虚拟化的，以服务的方式提供。它意味着计算能力也可作为一种商品通过互联网进行流通。具有超大规模、虚拟化、可靠安全等特点。

云计算是以分布式系统为基础的，提供资源的网络称为“云”。其基本原理是将计算分布到大量的连接在互联网上的分布式计算机中，企业和个人用户无需投入昂贵的硬件购置成本，只需要通过互联网来购买和租赁计算能力，只需要为自己所用的功能付钱。云计算囊括了开发、架构、负载平衡和商业模式等，它基于 Web 的服务，以互联网为中心，让用户脱离技术与部署上的复杂性而获得应用，是软件业的未来模式。实现云计算的主要关键技术有虚拟化技术和分布式计算技术。

1）虚拟化技术。虚拟化是实现云计算的最重要的技术基础，虚拟化技术实现了物理资源的逻辑抽象和统一表示。通过虚拟化技术可以提高资源的利用率，并能够根据用户业务需求的变化，快速、灵活地进行资源部署。

在云计算环境中，通过在物理主机中同时运行多个虚拟机实现虚拟化。多个虚拟机运行在虚拟化平台上，由虚拟化平台实现对多个虚拟机操作系统的监视和多个虚拟机对物理资源的共享。

2）分布式文件系统。分布式文件系统是指在文件系统基础上发展而来的云存储分布式文件系统，可用于大规模集群。具备高可靠、高访问性能、在线迁移复制、自动负载均衡、元数据与数据分离等特性。

3）分布式数据库。分布式数据库能实现动态负载均衡、故障节点自动接管，具有高可靠性、高性能、高可用、高可扩展性，在处理 Petabyte 级以上海量结构化数据的业务上具备明显性能优势。

2. 应用案例介绍

目前医院救护车上设备简陋，且急诊出诊大多为低年资医生，对于急危重症的诊断与救治没有太多经验。由于车上没有远程监护设备，无法把患者病情真实、直观地反馈给上级医师，从而得不到上级医师及时有力的指导，许多患者在转运途中因得不到应有的救治而病情加重，甚至危及生命。而接诊医院在病人到达急诊科前对病人的病情一无所知，不能在病人到达医院后的第一时间实施有效的抢救，要等院内一系列检查结束后，再由相关科室进行会诊，最后才能进行救治。这一过程耽误的时间很长，特别是当医院急诊病人多时耽误的时间更长，往往错过救治的最佳时机。

基于移动物联网基础上的远程急救系统改变了以往医院独立运作模式，建立大、中、小医院协同救治的新模式。

急救人员随急救车携带一套便携式远程监护设备，在急救现场可以将采集的病人各项生理指标如心电、血压、血氧、血糖、血气等，使用物联网技术通过 3G 网络实时传送给专家，不受时空地域的影响，实时得到专家的指导。在救护车转运过程中可继续对病人进行全程监控，并得到专家的全程指导，病人进入救护车就得到与 ICU 病房同样的监护与抢救条件，极大提高了抢救成功率。

急救贵在时间，特别对于心脏病等的抢救，时间就是生命。远程协同急救网在院前就可以判断病人是否需要手术治疗，并为手术患者建立了绿色通道，病人的病情通过网络传到医院，预先通知手术医生做好准备，病人到达医院后，绕过急诊科及检查科室，直接进入手术室，赢得抢救时间。而这是通过采用物联网技术与 3G 通信技术建立一个开放的远程急救网络医疗服务平台（如图 1.20 所示），实现医疗机构信息互联互通，共享优质医疗资源实现的。

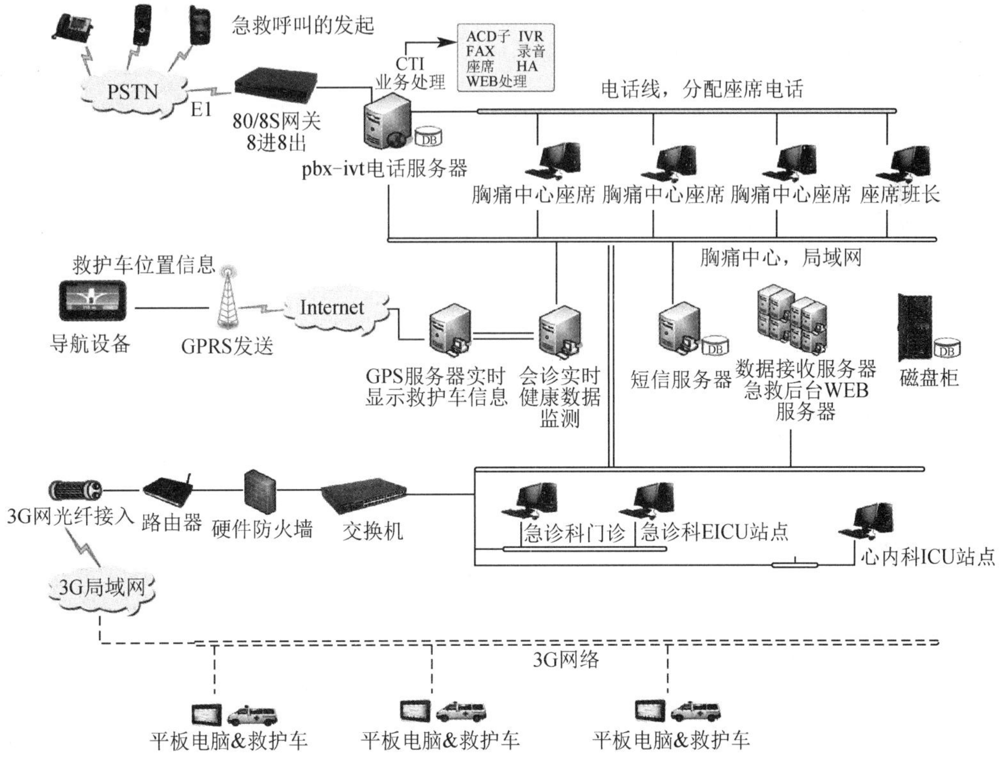

图 1.20　以胸痛急救为例的远程急救共享云平台

传输设备端主要负责接收来自采集设备的病人生理数据，同时进行初步分析处理，并同步显示以指导现场监护和诊断，并通过 3G 或卫星通讯发送到远程数据中心，实现远程同步监控、诊断及急救指导。

救护车与实时监控相关联，监控人员需要随时了解救护车上病人的生命体征信息，也要随时了解救护车在路上的情况，准确掌握病人到达医院的时间，及时做好抢救的准备工作，为此，在救护车上安装了 GPS 定位装置，以跟踪救护车的状况。

1.5.3 医疗云与医学信息资源共享的应用和发展

随着网络技术的发展，大量应用数据并不属于传统的数据库系统，对这些差异较大的资源进行集成成为亟待解决的新课题。由于医学信息具有数据量大、复杂性高、资源多样等特点，使得医学信息集成与重用变得更加困难。云计算技术为医学信息的集成和管理带来新的技术支持。

使用医疗云计算技术将各种医学信息资源进行有效的整合并实现多层次的虚拟化和抽象，从而将用户从复杂的底层逻辑、网络协议、软件架构中解放出来。采用数据服务的方式整合不同的医学信息数据， 解决数据信息的一致性问题，对用户提供透明的服务，实现医学信息资源的共享以及信息资源配置的最优化。

例如医疗云中的数据层根据医学数据服务功能实现对医学数据信息的集成，使不同的应用程序能够对共享数据以统一的形式进行透明访问。业务逻辑集成将更加关注于功能和数据内容的共享。计算资源也将以应用服务的方式提供给用户处理和分析医学数据。

第 2 章　文稿与演示的处理技术

数字化环境下的医院；无论是医疗业务还是管理业务都在信息系统平台上再造其业务流程的实施和展现方式，尤其医院现代化办公越来越强调信息的电子化集成、交流和协作。在医疗卫生信息化建设全面覆盖社会各个层面的今天，广泛利用信息技术手段来解决与学习、工作和生活息息相关的文稿编辑和演示处理问题，熟悉个人办公和科学研究所需的文稿高级编辑技巧既能极大地提高我们学习和工作的效率，也是医疗卫生从业人员的基本业务素养之一。

目前应用广泛的办公自动化软件是微软公司发布的 Office 2010，其中 Word 2010 和 PowerPoint 2010 是 Office 2010 套件的核心组成部分。Word 2010 是强大的图文编辑工具，可以用来创建和编辑具有专业外观的文档。PowerPoint 2010 是流行的多媒体演示软件，可以方便快捷地制作精美的演示文稿，使得展示效果图文兼备，声形并茂，更具感染力和说服力。

2.1　文稿处理目标的规划

下面将从一个文稿处理的案例，了解文稿处理的需求和实现流程。小孙马上就要告别难忘的校园时光，在指导老师的严格要求下，顺利完成了研究课题。接下来需要根据研究课题的目标、内容、数据和结果来撰写毕业论文，并按统一的格式对论文进行排版（如图 2.1 所示），给相关的教师和同学发出参加自己答辩的邀请函（如图 2.2 所示），最后制作演示文稿进行专业答辩（如图 2.3 所示）等。

依照上面的描述，小孙将这一项大任务分解为 3 个子任务环节：①论文编辑排版；②邀请函制作；③答辩演示文稿制作。小孙准备使用 Word 2010 软件工具来完成前两项子任务，使用 PowerPoint 2010 软件工具来完成最后一项子任务。

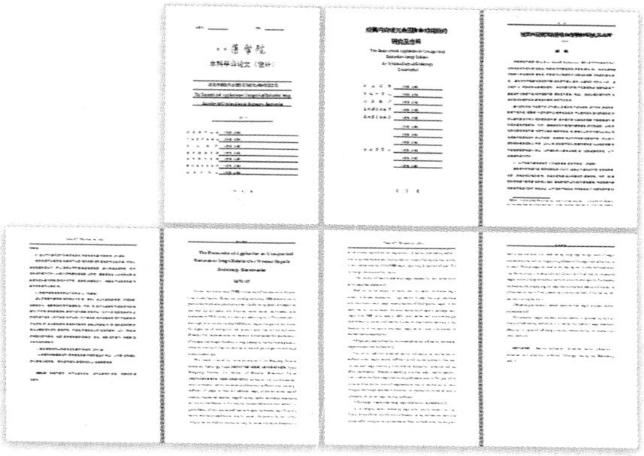

图 2.1　论文部分内容的预览效果

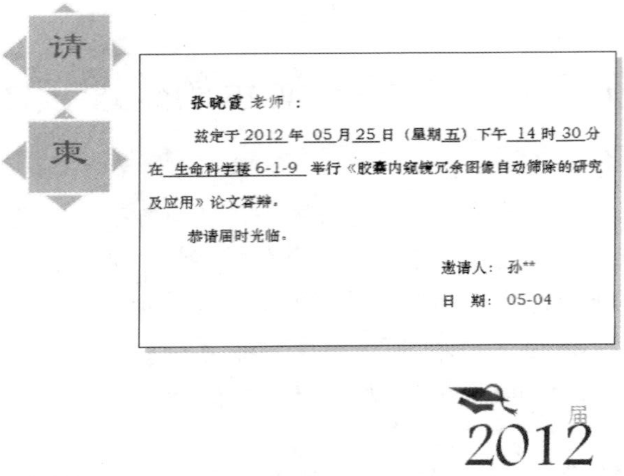

图 2.2 答辩请柬

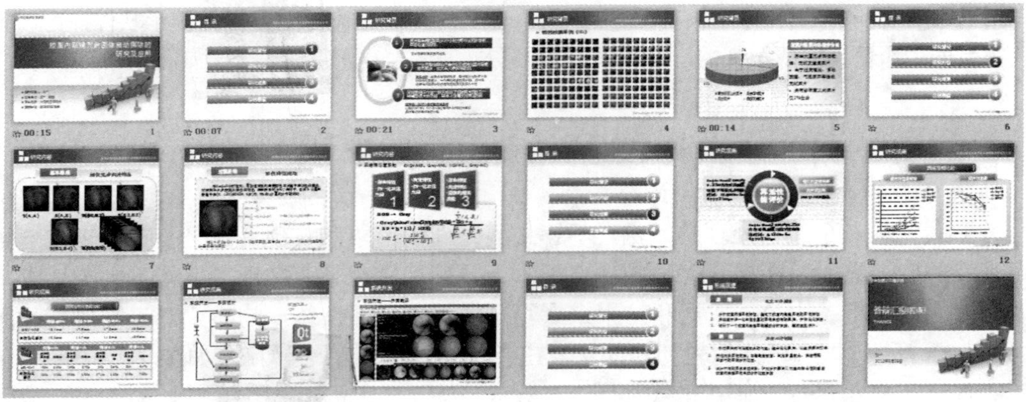

图 2.3 答辩演示文稿的预览效果

在子任务①中，毕业论文是 Word 格式的电子文件（docx），“论文封底”的水印图片是 jpg 格式的图片文件；在子任务②中，请柬也是 Word 格式的电子文件（docx），被邀请参加答辩的相关教师和同学的名单由一个 Word 表格提供。

根据任务需求分析，毕业论文的基本组成结构有：①封面（含内封面）；②中文摘要（含关键词）；③英文摘要（含关键词）；④目录；⑤正文；⑥参考文献；⑦致谢；⑧封底。论文答辩会的请柬是含图、艺术字、文字和被邀请人称谓名字的单页文档。由此，子任务①的工作项目分解流程如表 2.1 所列，子任务②的工作项目分解流程如表 2.2 所列。

综合上述两项子任务的工作分解流程，我们认识到任何的电子文稿处理的操作流程都可归结为 5 个流程环节。

1）创建或打开文档。

2）文字的输入，包括文字和数字的录入，图形、图片、公式和表格的插入。

3）文档的编辑，包括已有文字段落的复制、删除、移动和替换。

表 2.1　论文编辑排版任务的工作分解流程列表

项目编号	项目名称	内容描述
1	基本文字编辑	封面、中英文摘要、正文、参考文献、封底的文字录入及基本修改编辑
2	文字格式排版	题目（黑体、加粗、小二；标准字符间距）；中文摘要和关键词（宋体、小四）；英文摘要和关键词（Times New Roman、小四）；正文（宋体、小四）；参考文献（宋体、小四）
3	段落格式排版	题目（居中），其他段落（默认：两端对齐）；首行缩进 2 字符；1.5 倍行距 将论文题目设置为“标题”样式；各章标题设置为“标题 1”样式；各节标题设置为“标题 2”样式；论文其他段落设置为“正文”样式
4	表格制作	绘制三线表
5	修饰内容的插入	公式、图片、文件、文档部件、首字下沉、脚注和尾注、题注和交叉引用、水印
6	页面设置	论文用 A4 纸水平纵向打印；页边距（上、下：4.3 cm，左、右：3.5 cm）；每行 38 个字，每页 39 行
7	页眉和页脚	封面和封底不需要设置页眉和页脚；中英文摘要、目录和正文的页脚均为页码居中设置，但格式各不相同（正文页码格式为“1，2，3，…”；摘要页码格式为“i，ii，iii…”；目录的页码格式为“I，II，III，…”）；正文的奇数页和偶数页的页眉要求设置不同，奇数页页眉设为“**医学院****届本科毕业论文（设计）”，采用宋体，小五号，居中书写。偶数页设为各章节的名称；页边距（页眉 1.5 cm，页脚 1.75 cm）
8	目录页制作	自动生成目录，目录按三级标题编写，且要与正文标题一致。主要包括绪论、正文主体、结论、致谢、参考文献及附录等

表 2.2　请柬制作任务的工作分解流程列表

项目编号	项目名称	内容描述
1	制作请柬文档模版	1）录入文字内容； 2）插入图、艺术字、域（姓名、时间和地点）
2	生成发送请柬	批量地自动生成署名的、邀请老师和同学参加答辩会的请柬

4）文档的排版，包括字符、段落格式的排版，图文混合排版，页面排版。

5）文档的存盘，包括保存和另名保存。

如果要处理长文档，可以分割文档发给多人按照相同的处理流程协作完成。在 2.3 节，将围绕上述子任务①、②的项目分解流程来介绍如何利用 Word 2010 软件工具进行编辑处理操作。

2.2　文字处理软件功能概述

Word 2010 作为强大的图文编辑工具，可以用来创建和编辑具有专业外观的文档，如论文、简历、报表、标签、贺卡和邀请函等。Word 2010 具有的基本处理功能如下。

1）文字编辑功能。文字的录入、修改、删除、移动、复制、查找和替换等。

2）格式编排功能。字体格式化、段落排版、插入页眉和页脚、页面设置等，所见即所得的效果。

3）多媒体混排功能。除了插入图片、剪贴画、形状、SmartArt、图表、屏幕截图、声音、动画、公式外，还可以插入其他软件制作的信息，设置图文并茂的效果。

4）表格处理功能。自动或手动创建规则和不规则的表格、设置表格样式、文字和表格的转换等。还可以直接插入电子表格。

5）文字校对功能。可进行拼写检查、字数统计、自动更正、语言翻译、中文简体和繁体转换等。

6）模板与向导功能。系统提供了大量且丰富的模板，也允许用户定义个性化模板。

7）超强兼容性。支持许多种格式的文档，为 Word 和其他软件的信息交换提供方便。

8）方便的导航和搜索功能。导航窗格方便轻松协作使用和浏览长文档。

9）强大的打印功能。提供打印预览功能，具有对打印机参数的强大支持性和配置性。

1. Word 2010 程序窗口布局

单击“开始 | 所有程序 | Microsoft Office | Microsoft Word 2010”菜单命令，或双击桌面上 Word 2010 应用程序的快捷方式图标，或打开某个已经存在的 Word 文档，都可以启动 Word。启动 Word 2010 之后，将出现如图 2.4 所示的工作界面。

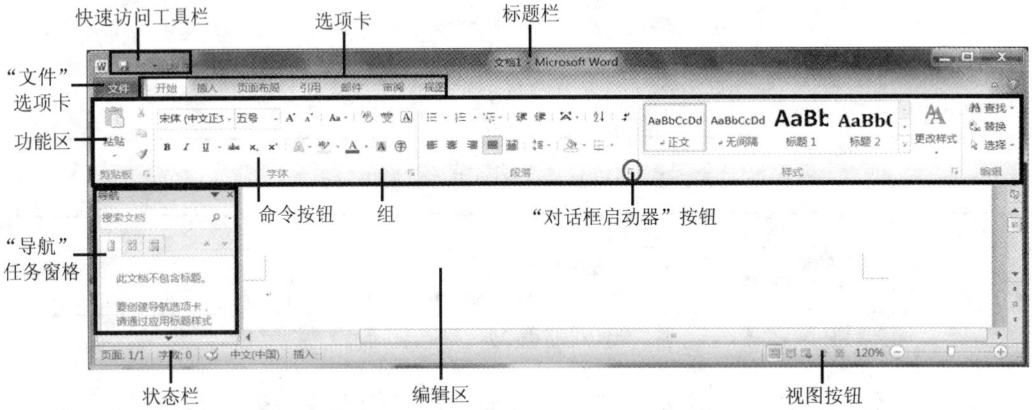

图 2.4　Word 2010 的工作界面

（1）快速访问工具栏

系统在“快速访问工具栏”上默认提供了经常使用的命令。单击“快速访问工具栏”右侧的下拉按钮，可以添加会频繁用到的命令，以自定义快速访问工具栏。

（2）“文件”选项卡

单击“文件”选项卡，打开“文件”选项卡，其上包含“保存”、“另存为”、“打开”、“关闭”、“信息”、“最近所用文件”、“新建”、“打印”、“保存并发送”、“帮助”、“选项”和“退出”命令。当选中某些命令，将展开对应于该命令的后台视图，在后台视图中可以管理文档和有关文档的相关数据：创建、保存和发送文档，检查文档中是否包含隐藏的元数据或个人信息，设置打开或关闭“记忆式键入”建议之类的选项，等等。

在默认打开的“信息”命令后台视图中，用户可以进行旧版本格式转换、保护文档（如设置 Word 文档密码）和检查问题等。

选择“文件”选项卡中的“选项”命令，可以打开“Word 选项”对话框。在该对话框中，可以开启或关闭 Word 2010 中的许多功能或设置参数。

（3）功能区

系统将字处理程序的所有操作命令按某种功能命令组的结构分类，以工具按钮的形式分别组织在不同的选项卡上，当选中某一功能选项卡，该组的所有工具按钮以分组的形式呈现在程序窗口的“功能区”中，功能区位于标题栏下面，如图 2.4 所示。在 Word 2010 中，系统提供了“文件”、“开始”、“插入”、“页面布局”、“引用”、“邮件”、“审阅”和“视图”9 个选项卡。选项卡是按面向任务型设计的，在每个选项卡中通过组将一个功能分解为多个子功能，每个组中的命令按钮都执行一个命令或显示一个命令菜单。

切换到一个“选项卡”，单击其上的某个“组”选项中相应的命令按钮，可以做各种不同的操作设置。某些选项卡上有些分组右下方设置了“对话框启动器”按钮，单击该组的[对话框启动器]按钮，可以进行该组更详细的设置操作，如图 2.4 所示。

（4）“导航”任务窗格

Word 2010 新增文档导航功能的导航方式有四种：标题导航、页面导航、关键字（词）导航和特定对象导航，让用户很方便地查找和定位到想查阅的段落或特定的对象。此外，还可以使用渐进式搜索功能查找内容，因此无需确切地知道要搜索的内容即可找到它。如图 2.5 所示，在“导航”任务窗格的“搜索文档”文本框处，输入“胶囊内窥镜”，文档中将以黄色底纹突出显示要搜索的文本，轻松地查找到指定的内容。单击“搜索文档”文本框右侧的关闭按钮，可以结束搜索，并返回到文档的原始位置。

在 Word 2010 中，可以通过拖放标题轻松地重新组织文档，迅速处理长文档。

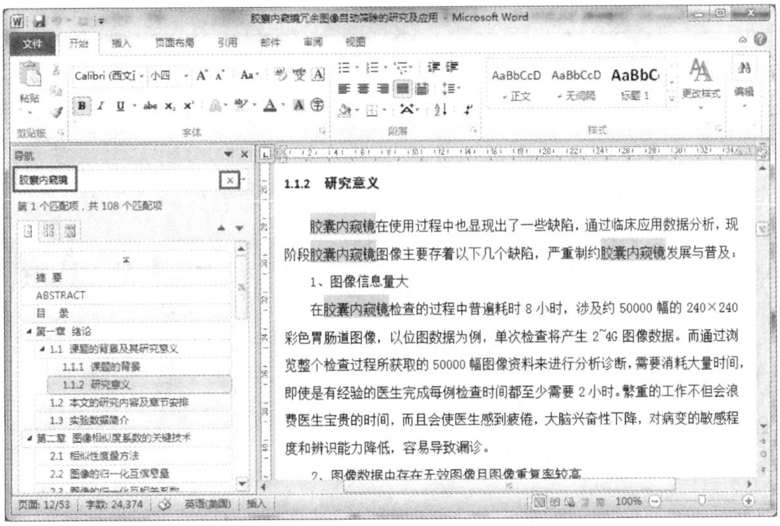

图 2.5　“导航”任务窗格

（5）状态栏

状态栏位于主窗口的底部，如图 2.6 所示。通过单击状态栏上的相应区域，可以查找、替换和定位，还可以查看文档的字数，发现校对错误，设置语言，改变视图方式和文档显示比例等。单击状态栏的不同区域，可以获得不同的功能。

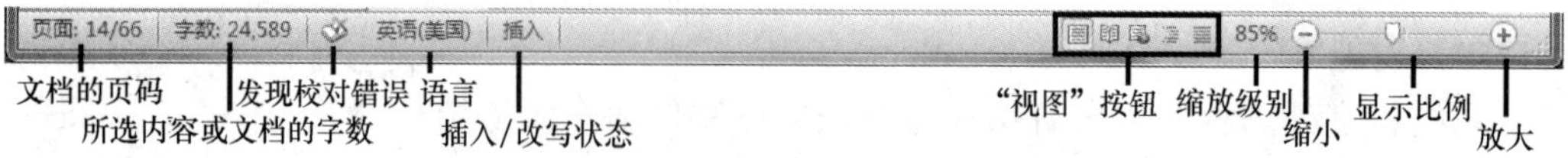

图 2.6 状态栏

2. Word 2010 命令功能组分类简介

Word 强大的文字处理功能在 Word 2010 版本中都被归类放置到更加人性化和科学化的“选项卡”中。在每个选项卡中，则是通过“组”将一个个功能分解为多个子功能，而每一个组中的命令按钮都执行一个命令或显示一个命令菜单。表 2.3 列出了 Word 2010 的基本选项卡功能组。

表 2.3 功能列表

选项卡	功 能
文件	保存、另存为、打开、关闭、信息、最近所用文件、新建、打印、保存并发送、帮助、选项、退出
开始	使用剪贴板、设置字体、段落排版、应用样式，查找替换和选择
插入	页（如封面、分页）、表格、插图（图片、剪贴画、SmartArt、图表、屏幕截图）、链接（超级链接、书签、交叉引用）、页眉页脚页码、文本（文本框、文档部件、艺术字）、公式、符号、编号
页面布局	应用主题、页面设置、稿纸效果、页面背景、排列（位置、对齐、组合、旋转）
引用	目录、脚注尾注、题注和交叉引用、索引等
邮件	创建信封标签、开始邮件合并、编写插入域、预览邮件合并结果
审阅	校对（如拼写和语法检查、字数统计等）、词典和语言、中文简繁转换、批注、修订等
视图	文档视图、显示（标尺、网格线、导航窗格）、显示比例、窗口操作、使用宏

Word 2010 按功能命令组结构组态命令的方法可以针对不同的操作对象自动显示该类对象的命令工具，用户只需要单击相应的选项卡就可方便地使用相对应的功能。例如对表格进行操作时，系统将在程序窗口功能区的位置上自动增加表格工具窗口的“设计”和“布局”选项卡，以供用户使用。Word 2010 的基本功能如图 2.7 所示。

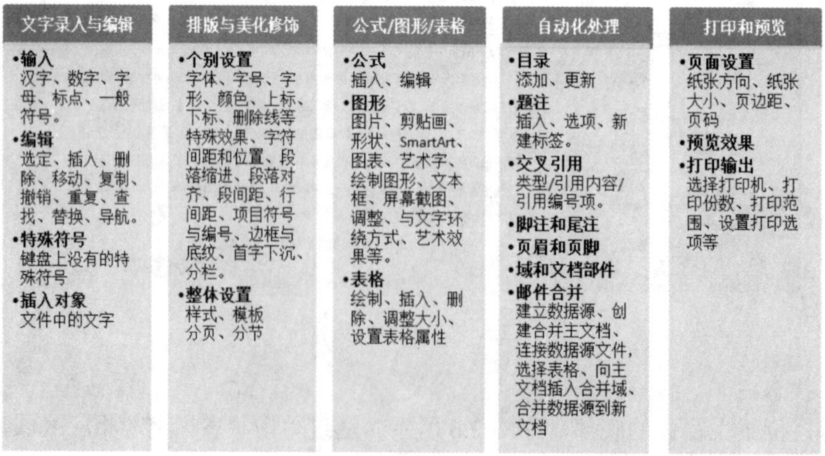

图 2.7 Word 功能

2.3　文稿编辑处理

2.3.1　文稿编辑与排版操作

默认情况下，启动 Word 2010 应用程序时，将自动新建一个空白文档：文档 1。在空白文档的编辑窗口录入论文，利用表 2.4 所示的方法选取文本，进行修改编辑。

表 2.4　文本选取方法

功能	操　作
全文选择	按下组合键【Ctrl】+【A】
任意选择	单击要选取的文本的起始处，按住鼠标左键不松手，拖动鼠标到要选取的文本的结尾处
选择一行	将鼠标移到左侧选定区，变成右箭头形状 时，单击鼠标左键
选择一段	将鼠标移到左侧选定区，变成右箭头形状 时，双击鼠标左键
选择大段连续的文本	单击要选取的文本的起始处，按住【Shift】键的同时，单击要选取的文本的结尾处
选择不连续的文本	选取一个文本区域，按住【Ctrl】键的同时，再选取其他的文本区域
按列块方式选择文本	单击要选取的文本的起始处后，借助【Alt】键，单击要选取的文本的结尾处

1. 文档基本操作

与文档有关的基本操作包括：新建、打开、保存、另存为和关闭等，如表 2.5 所示。

表 2.5　Word 基本操作

功能	基 本 操 作
新建	“文件 | 新建 | 创建”（启动 Word 后自动创建）
打开	“文件 | 打开”（直接双击 Word 文档的文件名也可以打开）
保存	“文件 | 保存”（也可单击“快速访问工具栏”上的“保存”按钮）
另存为	“文件 | 另存为”，可以选择保存的位置、保存类型、重命名文件名等
关闭	“文件 | 关闭”

注意：在关闭文档前，如果文档曾被做过编辑和修改并且还没有被保存，那么系统会弹出如图 2.8 所示的对话框，提示你保存或放弃更改，结束编辑；或者取消关闭的操作，继续回到编辑状态。

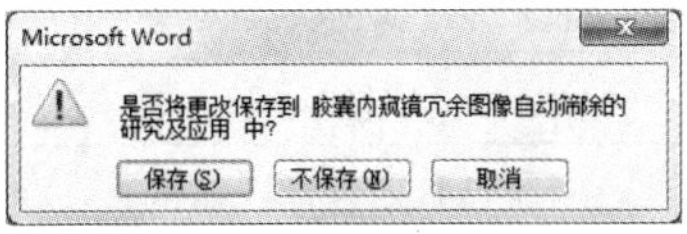

图 2.8　系统提示是否保存更改过的文档

Word 2010 文档，不像 Word 97、Word 2003 等以前的版本的文档存储为二进制文件格式，而是以 Open XML 格式保存。新的 Word XML 格式是经过压缩和分段的文件格式，所以使得文件更小、更可靠，方便与信息系统和外部数据源深入地集成，并有助于确保损坏的文件能够容易恢复。在默认情况下，Word 2010 使用 docx 后缀作为 Word 文档的文件扩展名，如表 2.6 所列，其中“x”表示不包含 Visual Basic for Applications（VBA）宏和 XLM 宏的 XML 文件；“m”表示包含宏的 XML 文件。

表 2.6 Word 文件类型

文件类型	文件扩展名
Word 2010 文档	docx
Word 2010 启用宏的文档	docm
Word 2010 模板	dotx
Word 2010 启用宏的模板	dotm
Word 97-2003 文档	doc
Word 97-2003 模板	dot
PDF	pdf
XPS 文档	xps
单个文件网页	mht （MHTML）
网页	htm （HTML）
网页，已筛选	htm （HTML，已筛选）
RTF 格式	rtf
纯文本	txt
Works 6 - 9	wps

如表 2.7 所列，Word 2010 提供了页面视图、阅读版式视图、Web 版式视图、大纲视图和草稿视图等 5 种视图模式。单击“视图”选项卡上“文档视图”组中的相应视图模式按钮，如图 2.9 所示，或直接单击文档窗口状态栏上右侧方的视图按钮（如图 2.4 所示）可以进行各种视图模式的切换。

表 2.7 Word 视图模式

视图模式	基本操作
页面视图	所见即所得的模式。屏幕显示与打印出来的效果一致
阅读版式视图	模拟书本阅读方式显示文档。可以单击“工具”按钮选择各种阅读工具
Web 版式视图	以网页形式显示文档。适用于发送电子邮件和创建网页
大纲视图	显示文档的层级结构。常用于长文档的快速浏览和设置中
草稿视图	仅显示标题和正文。最节省计算机系统硬件资源的视图模式

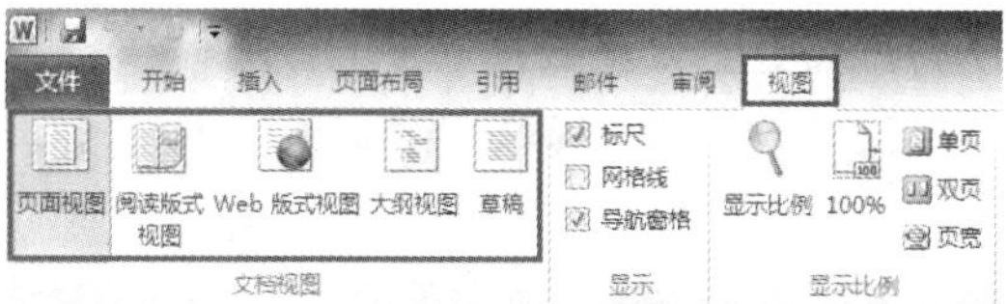

图 2.9　“文档视图”组

对一篇已录入内容的文档进行后期编辑时，可能会遇到需要修改某些文字内容或格式。如果这些需要修改的内容出现在文档的不同位置，可以利用 Word 2010 提供的“替换”操作来完成。参考操作步骤如下：

① 切换到“开始”选项卡，单击“编辑”组中的[替换]按钮；

② 在弹出的“查找和替换”对话框的“替换”选项卡内分别输入要被替换的内容和替换为的内容，然后根据需求通过单击[格式]和[特殊格式]按钮分别设置各类格式；

③ 根据替换操作的需要，分别单击[替换]或[全部替换]按钮来完成替换操作。

2. 文档插入编辑

Word 2010 除了英文和汉字的输入，还可以插入特殊符号、公式、各种图片、文件或对象等。

（1）插入特殊符号

要输入键盘上没有的符号，可以切换到“插入”选项卡，单击“符号”组中的[符号]按钮，然后直接单击所要输入的符号，如图 2.10 所示，选择“其他符号”项，在弹出的“符号”对话框内选取要输入的符号或特殊字符。此外，可以通过软件键盘输入符号。

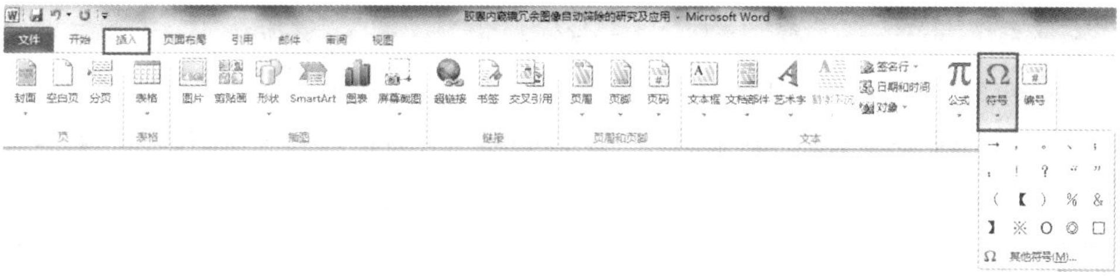

图 2.10　插入符号

（2）插入公式

撰写论文时，往往要跟一些数学公式打交道。Word 2010 除提供了内置的数学公式和 Office.com 中的其他公式，还可通过插入对象的方法嵌入 Microsoft 公式 3.0 编辑器。此外还可以使用数学符号库构造新的公式。

例 2.1　在论文中录入公式：$result_k = \frac{1}{n}\sum_{i=1}^{n}(x_{ki} - x_{ci})^2$ 。

输入公式的方法如下。

① 将光标定位在要插入公式的地方，启动 Word 2010 内置的公式编辑器，切换到“插入”选项卡，单击“符号”组中的[公式]按钮，如图 2.11 所示。在光标位置处出现

“在此处键入公式”项，同时展开“公式工具”下的“设计”选项卡，如图 2.12 所示。

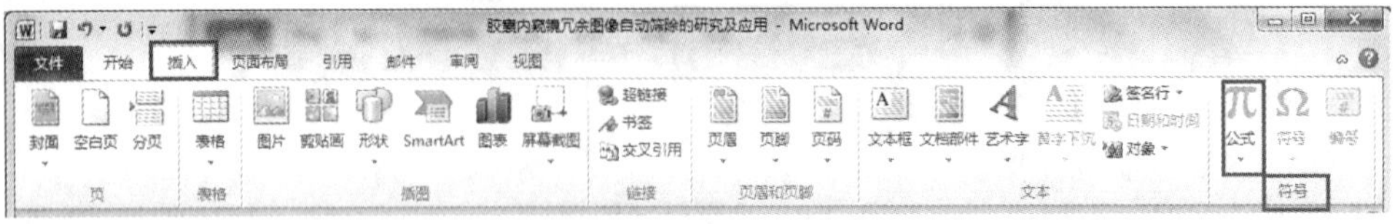

图 2.11 插入公式

② 在“公式工具”的“设计”选项卡的“结构”组中，可以选取相应的公式模板进行输入，或单击“符号”组中各符号按钮直接输入符号，或利用“工具”组进行公式的编辑等，如图 2.12 所示。

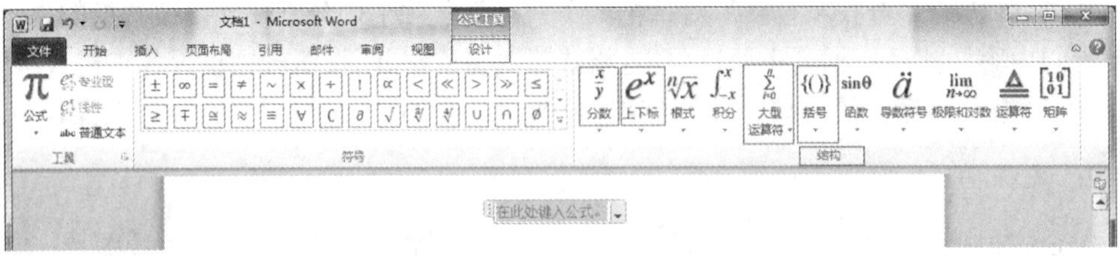

图 2.12 公式工具

注意：在“插入”选项卡上单击“符号”组中的[公式]按钮旁边的箭头，可以在 “内置”窗格中选择系统自带的公式模板，或者单击该窗格下方的“Office.com 中的其他公式”项插入公式，或者单击“插入新公式”，进入如图 2.12 所示的公式编辑界面。

（3）插入文件

Word 2010 提供了将来自各种源的内容组合成一个大型文档的命令。允许将整个文件作为对象插入到当前文档中，还可以对嵌入到 Word 文档中的文件对象进行编辑等。

例 2.2 毕业论文封面（包括内封面）是以模板文件的形式提供的，请将它合并到论文的首部。

将光标定位到论文文档的开始处，切换到“插入”选项卡，单击“文本”组中的[对象]按钮旁边的箭头，在下拉的菜单中选择“文件中的文字”项，如图 2.13 所示。在弹出的“插入文件”对话框中，选择“论文封面”，单击[插入]按钮。

注意：如图 2.13 所示，如果单击[对象]按钮，则弹出如图 2.14 所示的“对象”对话框，可以在当前文档中新建其他应用程序对象。

（4）插入图片与图文混排

图有丰富的表达能力，用户通常会在文稿中插入图片来辅助表达。将文字与图片混合排列即图文混排。文字可设置在图片的上下、四周、嵌入图片下面、浮于图片上方等。Word 2010 允许插入各种插图：来自文件的图片、剪贴画、形状、SmartArt、图表和屏幕截图。Word 强大的图文混排功能可满足用户制作图文并茂的论文效果。

例 2.3 在论文中插入一张“连续的病历数据组图片.jpg”图片，将其与文字的环绕方式设为四周型。

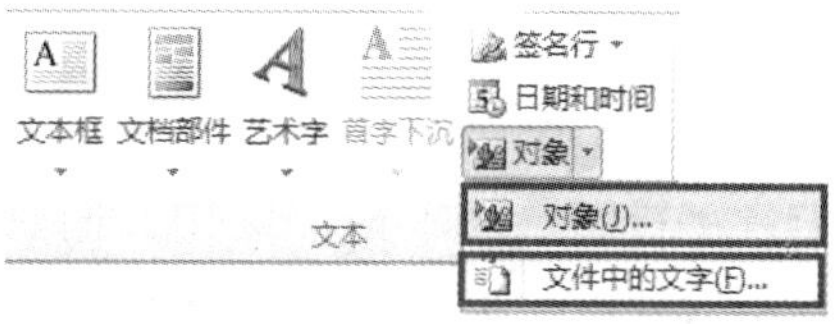

图 2.13　插入“文件中的文字”

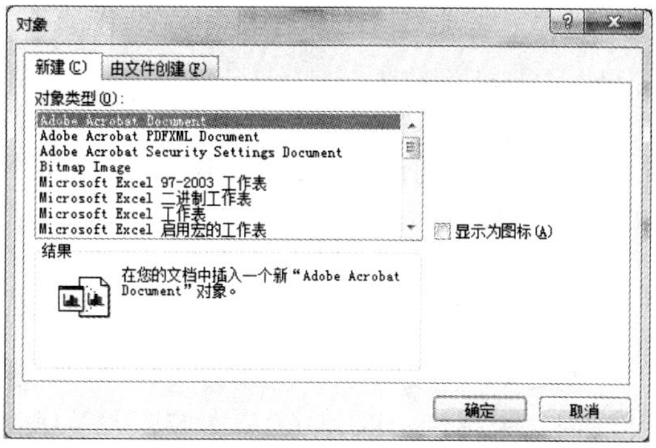

图 2.14　“对象”对话框

① 将光标定位在要插入图片的位置，切换到“插入”选项卡，单击“插图”组中的[图片]按钮，如图 2.15 所示。在弹出的“插入图片”对话框中，选择图片存储的位置，选定要插入的图片“连续的病历数据组图片.jpg”，单击[插入]按钮。

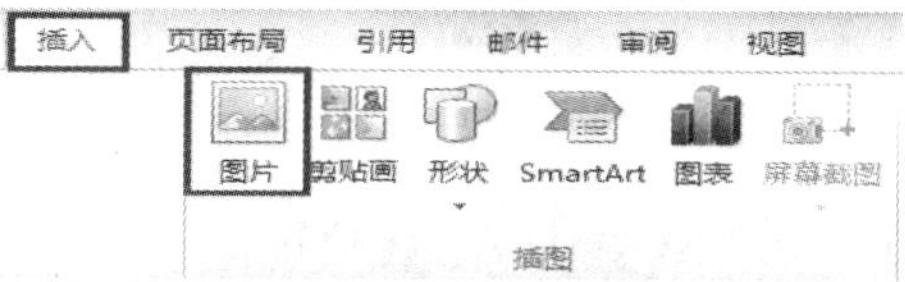

图 2.15　插入图片

② 右击插入的图片，从快捷菜单中选择“设置图片格式”命令，如图 2.16 所示，切换到“版式”选项卡，单击“环绕方式”的“四周型”选项，选择水平对齐方式：居中。单击[高级]按钮，打开“布局”对话框，切换到“文字环绕”选项卡，单击所需的效果类型。

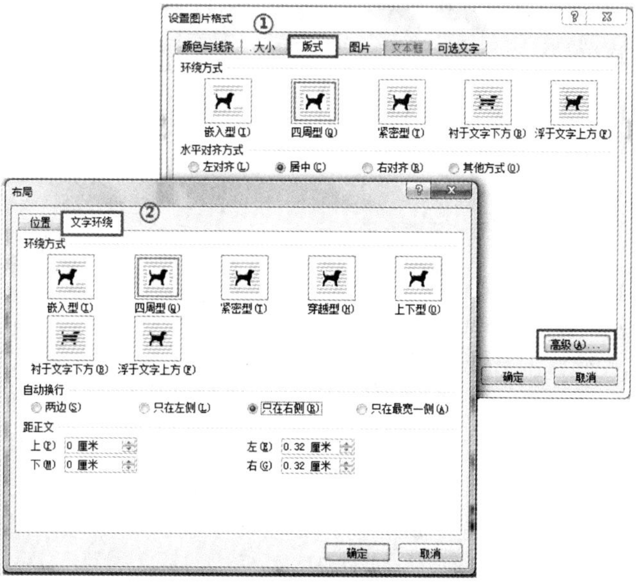

图 2.16　设置图片格式

注意：需要时，还可对图片的大小、位置、颜色与线条等进行设置，如图 2.16 所示。

3. 文字和段落排版

Word 文档的格式包括文本格式、段落格式、边框和底纹、项目符号和编号、分栏和首字下沉等。

（1）文本格式

文本格式包括字体、字号、字形、字符颜色、字符间距等。

例 2.4 论文要求：①题目（黑体、加粗、小二；字符间距：标准）；②中文摘要和关键词（宋体、小四）；③英文摘要和关键词（Times New Roman、小四）；④正文（宋体、小四）；⑤参考文献（宋体、小四）。

选定论文题目："胶囊内窥镜冗余图像自动筛除的研究及应用"。切换到"开始"选项卡，直接单击"字体"组中的相应按钮，或者打开"字体"对话框进行设置，如图 2.17 所示。在"字体"选项卡，对选定的内容分别设置：中文字体为"黑体"，字形为"加粗"，字号为"小二"；字体颜色为"自动"（默认字体颜色取"自动"即为黑色，）。在"高级"选项卡中可设置字符间距为"标准"。其他文本的设置方法类似。

（2）段落排版

Word 中，默认以按下一个回车键作为一个段落。段落排版包括对齐方式、段落缩进、段落间距和行距等。

例 2.5 论文要求：①题目（居中），其他段落（默认：两端对齐）；②首行缩进（2 字符）；③行距（1.5 倍行距）。

选定正文各个段落；切换到"开始"选项卡，直接单击"段落"组中的相应按钮，或者通过单击"段落"对话框启动器按钮进行详细设置。如图 2.18 所示，在"缩进和间距"选项卡中，可以进行对齐方式，左右缩进、段前段后间距、行距和首行缩进或悬挂缩进等特殊格式的设置。

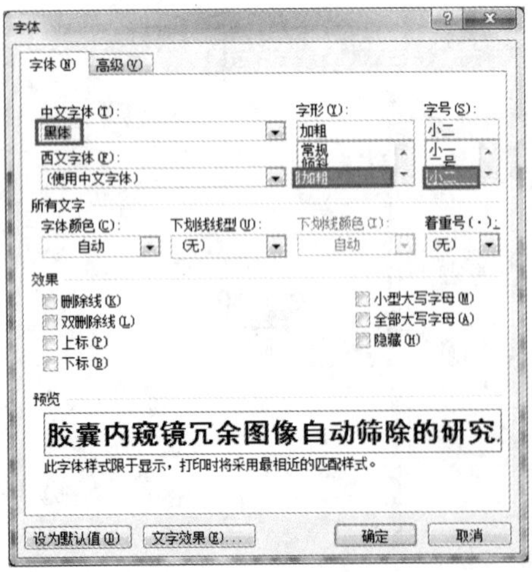

图 2.17 字体设置

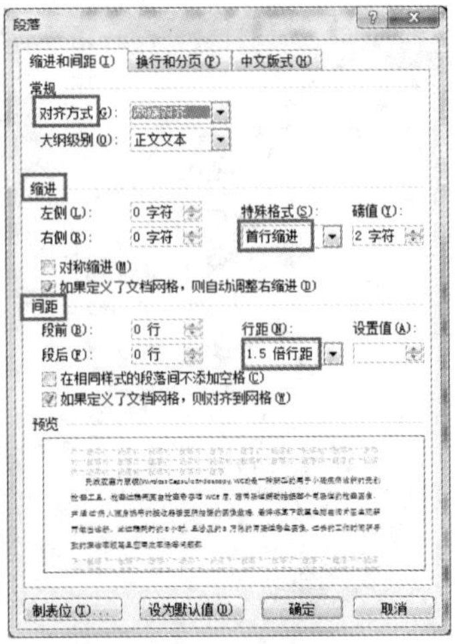

图 2.18 段落排版

（3）项目符号和编号

项目符号和编号是在文档中起强调作用的段落的文字前加的符号或数字标识，使文档条理清楚，重点突出。合理使用项目符号和编号，可以使文档的层次结构更清晰。

选定要添加项目符号的段落；切换到“开始”选项卡，单击“段落”组中的[项目符号]按钮右边的箭头，打开“项目符号库”，选择自己喜欢的项目符号，如图 2.19 所示。类似地，切换到“开始”选项卡，直接单击“段落”组中的[编号]按钮右边的箭头，打开“编号库”，选择自己需要的编号方式，可以添加项目编号，还可以自定义新编号格式。

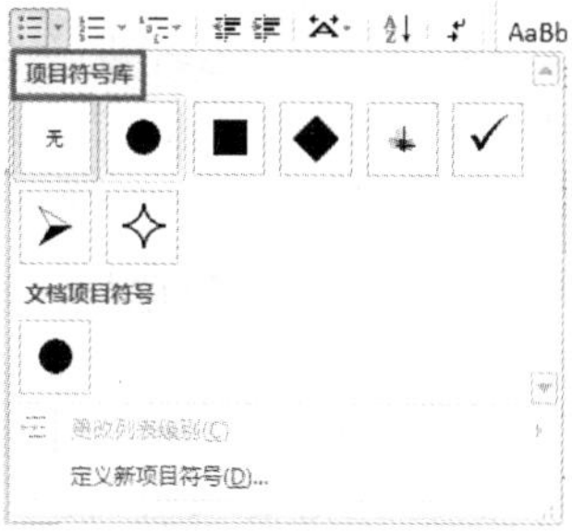

图 2.19　项目符号

（4）分栏排版

分栏是指在文档编辑中，需要有将版面划分为若干栏目的特殊效果。由上而下垂直划分，每一栏的宽度可以相等也可以不等。

切换到“页面布局”选项卡，单击“页面设置”组中的[分栏]按钮，可以从下拉菜单中选择系统预置的效果，还可以选择“更多分栏”项，在“分栏”对话框（如图 2.20 所示）的栏数、宽度和间距、应用范围和有无分割线等方面做更多的设置。

（5）首字下沉

首字下沉即设置段落的第一行第一字的字体变大，占据其他文本行，段落的其他部分保持原样。

设置方法：将光标定位在要设置首字下沉效果的段落处；切换到“插入”选项卡，单击“文本”组中的[首字下沉]按钮；如果直接选取“下沉”或“悬挂”项，则按系统默认方式设置首字；如果单击“首字下沉选项”，在如图 2.21 所示的“首字下沉”对话框中，可以做进一步的设置：下沉或悬挂、首字的字体、下沉行数和距离正文的宽度等；单击[确定]按钮。

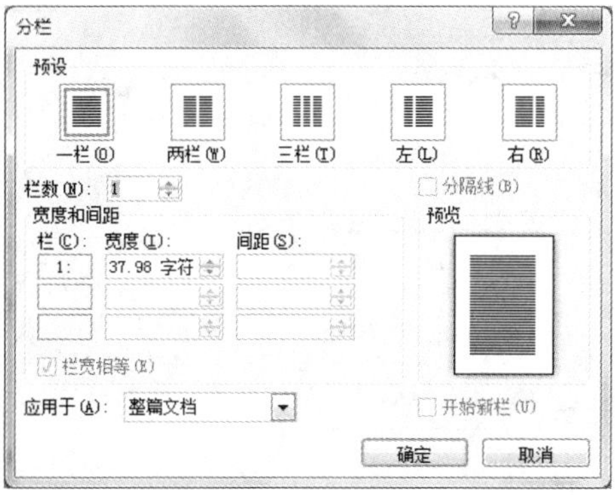

图 2.20　分栏排版

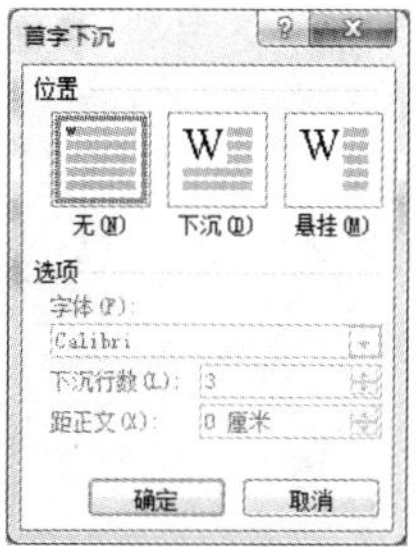

图 2.21　首字下沉

（6）设置水印

水印就是平时看到一些文档、图片或者视频上那种半透明的标志，是作者为了保护自己的版权，特意设置的效果。在 Word 中，可以将文字或图片设置为水印。

例 2.6 将毕业论文封底添加水印，水印图片为“论文封底图片.jpg”。

将光标定位在毕业论文的最后一张空白页。如图 2.22 所示，切换到“页面布局”选项卡，单击“页面背景”组中的[水印]按钮，选择“自定义水印”命令。在弹出的“水印”对话框中，选择“图片水印”单选按钮，并单击[选择图片]按钮。在“插入图片”对话框中，选择存放水印图片的位置，选取图片“论文封底图片.jpg”，并单击[插入]按钮。

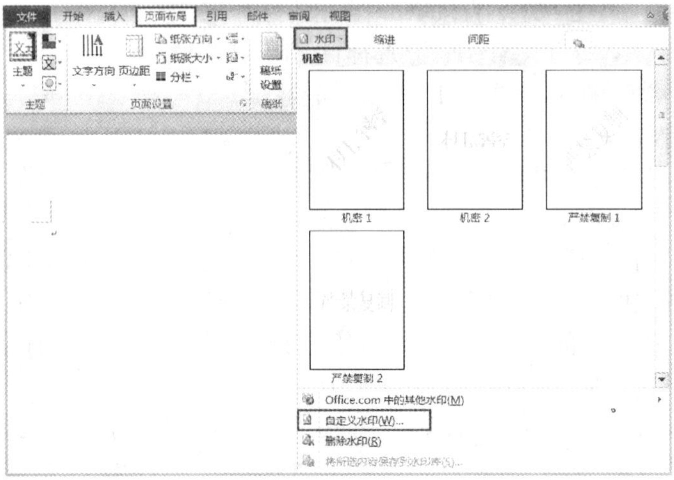

图 2.22 自定义水印

注意：除了图片水印，还可以自定义“文字水印”效果，方法是：在如图 2.23 所示的“水印”对话框中，选中“文字水印”单选按钮；在“文字”编辑框中，输入自定义水印文字；设置字体、字号和颜色等，默认选中“半透明”复选框，使水印呈现出比较隐蔽的显示效果；设置水印版式为“斜式”或“水平”；单击[确定]按钮。

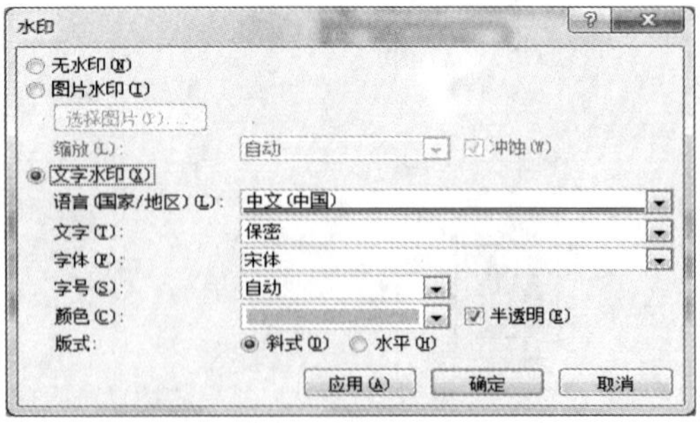

图 2.23 “水印”对话框

4. 页面设置

一篇包含封面（含内封面）、中文摘要（含关键词）、英文摘要（含关键词）、目录、正文、参考文献和致谢等完整的毕业论文已经编辑和排版完成。在打印出来之前，要求做必要的页面设置工作，如纸张大小、纸张方向和页边距等。

例 2.7　论文要求：①用 A4 纸打印；②全部内容都水平纵向打印；③页边距（上、下：4.3 cm，左、右：3.5 cm）；④每行 38 个字，每页 39 行。

如图 2.24 所示，切换到“页面布局”选项卡，单击“页面设置”组中相应按钮，文字方向设为“水平”；纸张方向设为“纵向”；纸张大小设为“A4”；页边距设为“自定义边距”。在弹出的如图 2.25 所示的“页面设置”对话框中，设置页边距大小；单击“文档网格”选项卡，如图 2.26 所示，输入每行字数和每页行数。

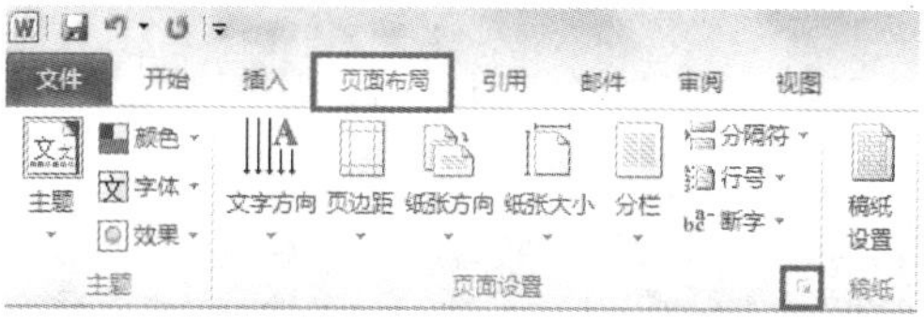

图 2.24　页面布局

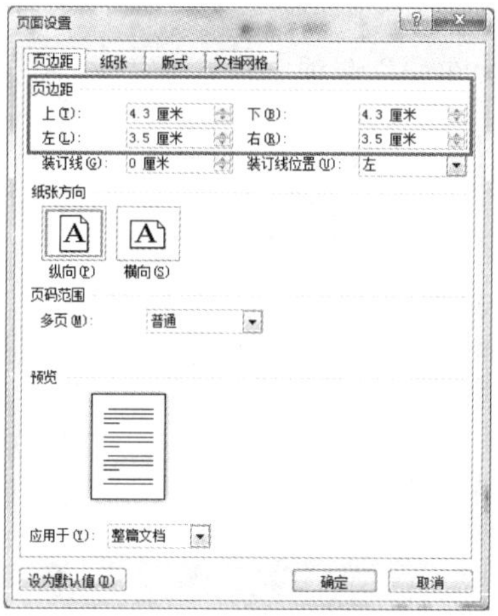

图 2.25　页边距

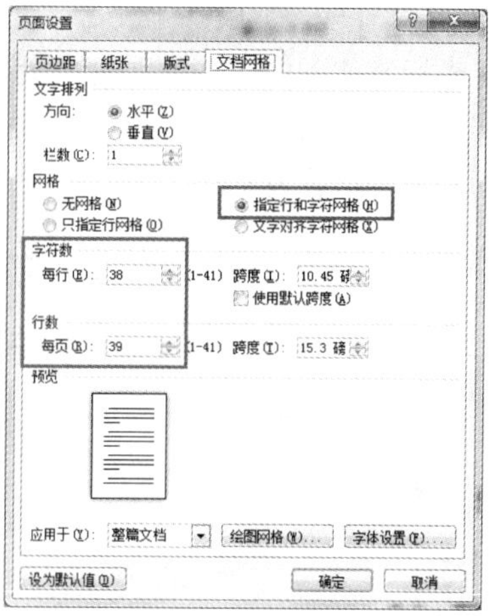

图 2.26　文档网格

5. *页眉和页脚*

页眉和页脚是论文中两个特殊的区域，位于页边距的顶部和底部。通常可以将论文的标题、章节、页码或作者名等信息打印在页眉和页脚处。

例 2.8　论文要求：

① 封面（含内封面）不需要设置页眉和页脚。

② 摘要（包括中英文）、目录和正文的页脚均为页码居中设置，但格式各不相同（正文页码格式为“1，2，3，…”；摘要页码格式为“i，ii，iii…”；目录的页码格式为“I，II，III，…”）。

③ 正文的奇数页和偶数页的页眉要求设置不同。奇数页页眉设为“**医学院****届本科毕业论文（设计）”，采用宋体，小五号，居中书写。偶数页设为各章节的名称。

④ 页边距（页眉 1.5cm，页脚 1.75cm）。

（1）分节

如果对整个文档设置页眉和页脚，则所有的页眉和页脚都一样。要想进行个性化的页眉和页脚的设置，需要用到分节符的概念。要在文档的不同页面和不同段落中设置不同的格式（如段落格式、页码格式、字体格式），必须首先使用“分节”功能分割文档的设置区域。在建立新文档时，Word 将整篇文档视为一节。为了便于对文档进行格式化，可以使用分节符将文档划分为若干个“节”，每个节是一个相对独立的部分，从而可以设置不同的页眉和页脚。

针对例 2.8 的任务，可将整个文档分为 5 节，如图 2.27 所示。

第1节
•封面
第2节
•中文摘要
第3节
•英文摘要
第4节
•目录
第5节
•正文
•参考文献
•致谢

图 2.27 对论文分节设置

将光标定位到中文摘要页开始处。切换到“页面布局”选项卡，单击“页面设置”组中的[分隔符]按钮，选择“分节符”中的“下一页”，如图 2.28 所示。用同样的方法，在文档的其他相应位置插入分节符。分节完成后，就可以进行不同的页眉和页脚的设置。

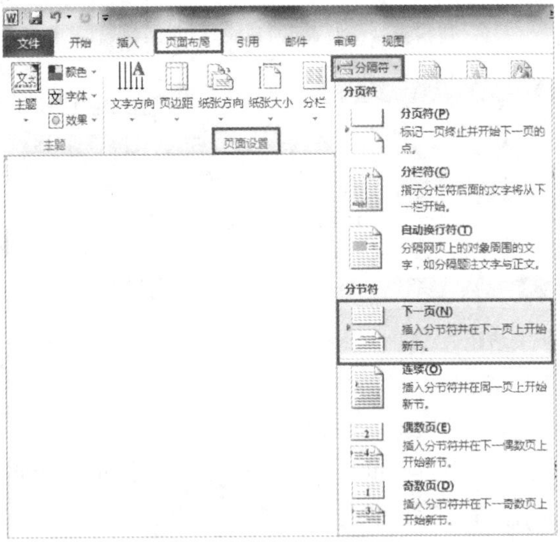

图 2.28 插入分节符

（2）页眉

通常可以将论文的标题、章节、作者名或者图等信息打印在页眉处。

将光标定位到中文摘要页开始处。切换到“插入”选项卡，单击“页眉和页脚”组中的[页眉]按钮，选择内置的“空白”项，如图 2.29 所示。在“页眉和页脚”组的“设计”选项卡下，单击“选项”组中的“奇偶页不同”复选框，如图 2.30 所示。在系统提示的“键入文字”处，输入奇数页页眉：**医学院****届本科毕业论文（设计）。单击“导航”组中的[下一节]按钮，切换到偶数页页眉处。如图 2.31 所示，单击“插入”组中的[文档部件]按钮，选择“域”；在打开的“域”对话框中，选择域类别“链接和引用”，域名“StyleRef”，样式名为“标题 1”，如图 2.32 所示。单击[确定]按钮后，即在偶数页页眉处添加了各章的标题。

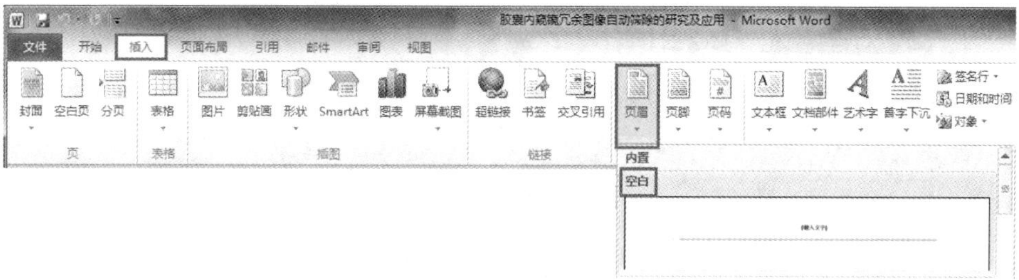

图 2.29　插入页眉

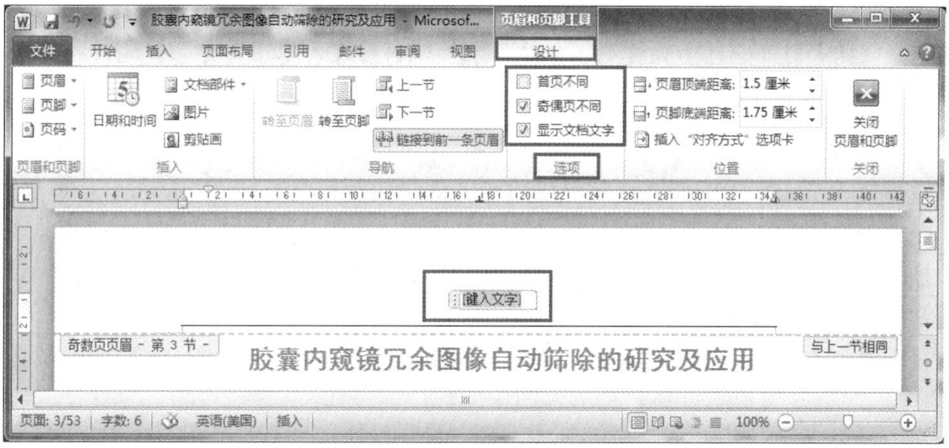

图 2.30　输入奇数页页眉

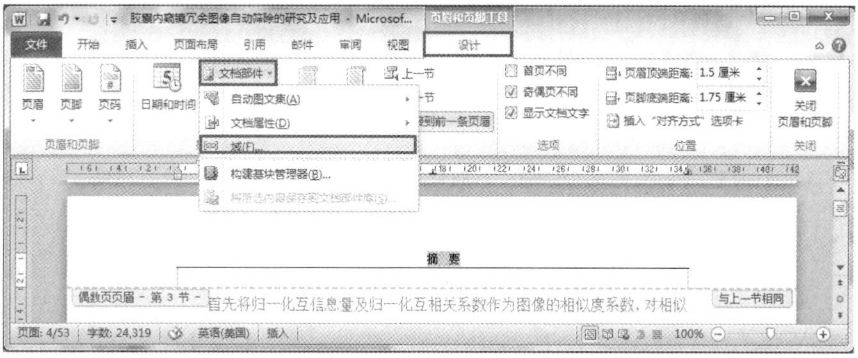

图 2.31　输入偶数页页眉

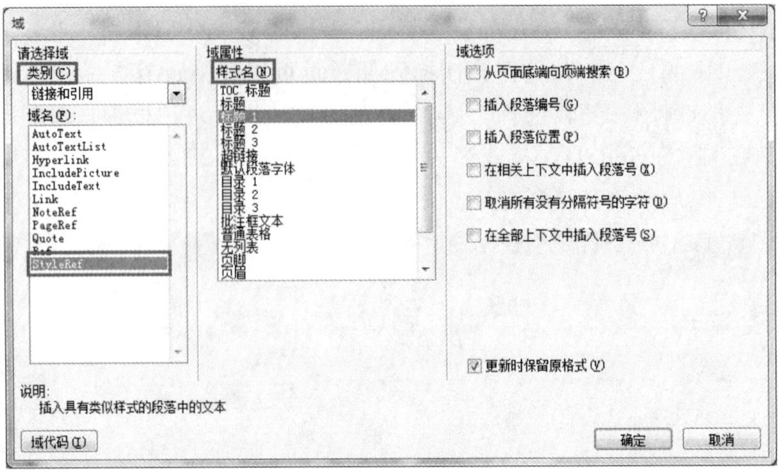

图 2.32 “域”对话框

注意：域是 Word 文档中的特定指令集。使用 Word 域可以实现许多复杂的工作。主要有：日期和时间、自动编页码、自动目录编码、图表的题注、脚注和尾注的号码等。通过按【F9】键可以更新域。

（3）页脚

页脚位于页边距的底部。通常可以将论文的页码等信息打印在页脚处。

在 Word 文档中插入页码时，不能直接在页脚中输入 1、2、3 等阿拉伯数字，而是通过插入页码域的方法，使文档的页码可以随着页数的增加而发生变化。设置页码的操作通常包括：页码位置、页码的格式。

以正文所在节的页脚设置为例。将光标定位到正文开始页，如图 2.33 所示，切换到“插入”选项卡，单击“页眉和页脚”组中的[页脚]按钮，选择内置的“空白”项。如图 2.34 所示，在“页眉和页脚工具”窗口的“设计”选项卡上，单击“页眉和页脚”组中的[页码]按钮，选择“页面底端”下的“普通数字 2”；选择“设置页码格式”项，在“页码格式”对话框中，选择编码格式：“1，2，3，…”，设置起始页码为“1”，然后单击[确定]按钮，如图 2.35 所示。

按类似的操作，给中英文摘要的页码设置为“i，ii，iii，…”；目录的页码设置为“I，II，III，…”。

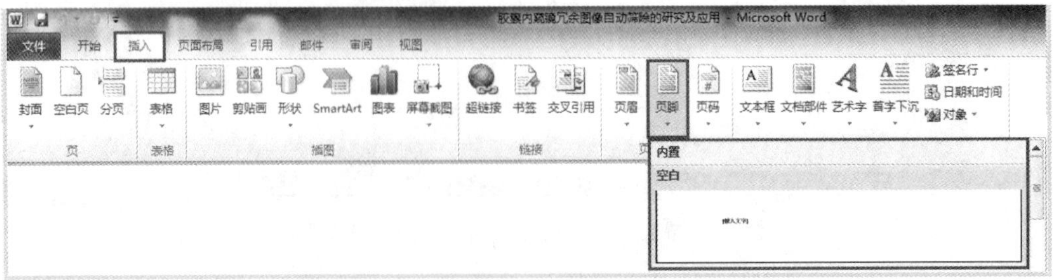

图 2.33 页脚

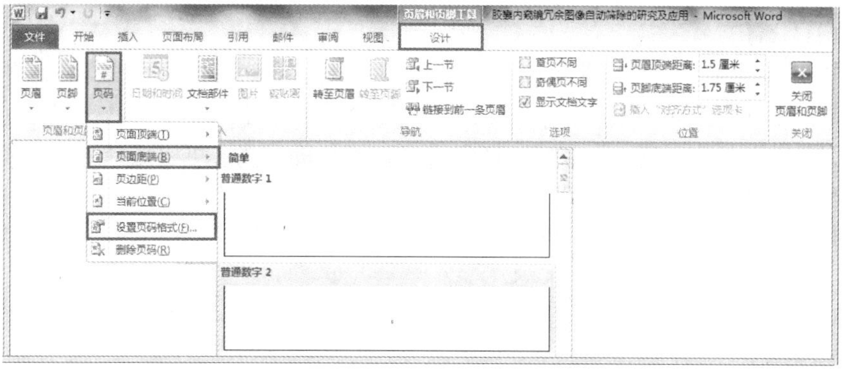

图 2.34 设置页脚格式

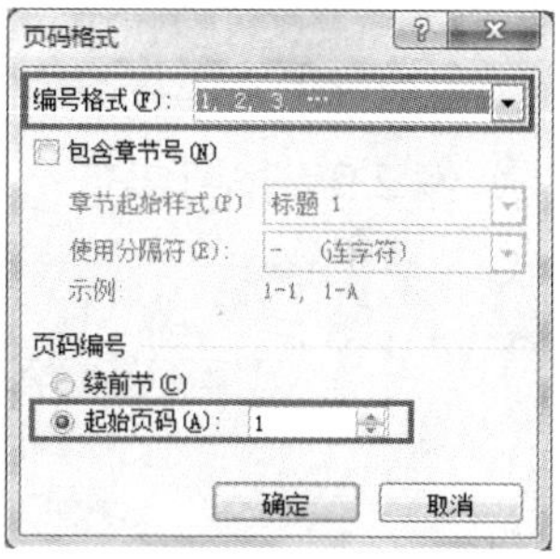

图 2.35 页码格式

注意：在“页面设置”对话框的“版式”选项卡上选择“奇偶页不同”后，一是要确保已经插入合适的分节符（下一页），二是每节的页眉插入时取消“链接到前一个”，因为 Word 默认是“与上一节相同”。

6. 预览和打印

打印预览功能用于模拟显示打印的设置结果，可供用户在打印之前浏览文件排版的外观效果。

（1）打印预览

单击“文件”选项卡的“打印”命令，打印机的默认属性自动显示在后台视图的左侧窗格中，在右侧窗格则自动显示文档的预览效果，如图 2.36 所示；单击“下一页”或“上一页”按钮，可以翻页预览，拖动显示比例滚动条上的滑块，还可以调整文档的显示大小。

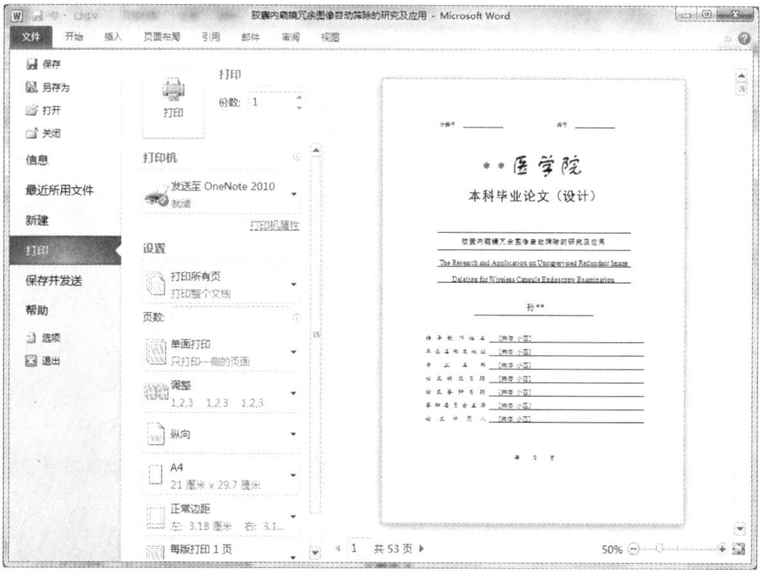

图 2.36 打印预览

（2）打印输出

单击“文件”选项卡的“打印”命令，如图 2.36 所示，可在后台视图的左侧窗格中设置打印的份数、打印页数等。单击默认打印机名称下面的“打印机属性”，可以为该打印机设置部分打印参数；单击默认打印机名称旁边的箭头，可以选择所连接的打印机型号和添加打印机。单击“设置”栏目右下角的“页面设置”，可以打开“页面设置”对话框，重新调整页边距、版式和纸张等的设置。当打印机和文档的属性符合你的要求时，单击“打印”命令。

2.3.2 表格编辑与排版操作

当文稿中数据很多时，通过表格的形式来组织和展示数据能够获得条理清晰、简洁明了的效果。可以用 Word 2010 创建和编辑规则的和不规则的表格，还可通过表格边框和底纹的设置美化表格。

例 2.9 按图 2.37 所示的表 1-1 的样式，绘制三线表。

表 1-1 本论文中的医学图像数据

胶囊内窥镜图像病历数据	平均数量(张)	所占比例
过暗图像	9824	20.91%
重复图像	31947	68.01%
正常图像	4683	9.97%
病灶图像	526	1.11%
合计	46980	100%

图 2.37 三线表

1. 规则表格

在例 2.9 中，先把三线表作为一张规则表格来设计。若把表标题也算作表格的一部分，则需要绘制一张 3 列 7 行的表格。

将光标定位在要插入表格的位置，切换到“插入”选项卡，单击“表格”组中的 [表格]按钮，选择“插入表格”项，如图 2.38 所示，在弹出的“插入表格”对话框中直接输入列数：3 和行数：7，并单击[确定]按钮，如图 2.39 所示。

注意：单击“插入”选项卡上“表格”组中的[表格]按钮时，在下拉列表中移动鼠标指针至方格区，选取“3×7 表格”直接绘制一张 3 列 7 行的表格更快捷。

2. 不规则表格

对于不规则的表格，可以先绘制规则的表格，然后通过合并或拆分单元格、取消或设置边框的方法获得所要求的表格效果。

为了得到图 2.37 所示的三线表，在上面已经绘制好的 3×7 规则表格上进行非规则化操作。

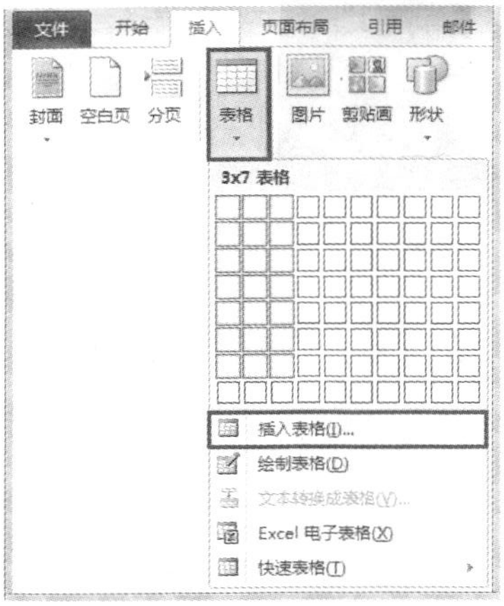

图 2.38　插入表格

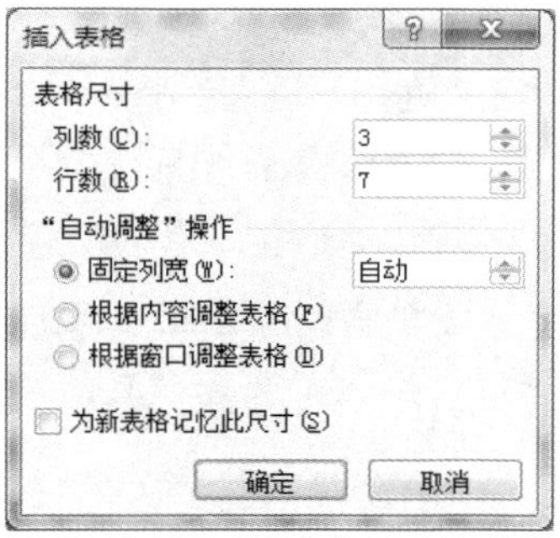

图 2.39　"插入表格"对话框

① 选取表格的第一行，右击该行，从快捷菜单中选择"合并单元格"命令，如图 2.40 所示。

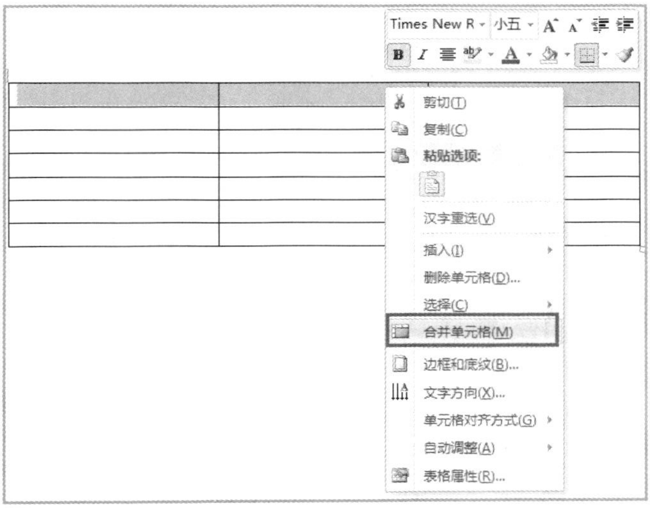

图 2.40　合并单元格

② 选取整个表格，右击该表格，单击快捷菜单的"边框和底纹"命令，如图 2.41 所示。在"边框和底纹"对话框中，选择表格线的样式、颜色、宽度，然后在"预览"图中单击相应的边框线，即可以删除或添加内外边框。

规则表格经过非规则化操作后，就可以得到图 2.37 所示的三线表。此外，还可以通过 Word 2010 提供的"绘制表格"命令来创建不规则的表格。

自由绘制表格的操作方法：将光标定位在要插入表格的位置，切换到"插入"选项卡，单击"表格"组中的［表格］按钮，选择"绘制表格"项，如图 2.38 所示。此时，输入光标变为绘图笔，用户可以自由绘制任意不规则的表格。或者单击"开始"选项卡上“段落”组中的[下框线] 按钮旁的箭头，从下拉菜单中选择“绘制表格”命令。

3. 绘制斜线表头

Word 2010 没有提供“斜线表头”的命令，如果需要，通过“下框线”按钮工具可以实现这一功能。

如图 2.42 所示，将光标定位在要绘制斜线表头的单元格里，切换到“开始”选项卡，在“段落”组中，单击[下框线]按钮旁的箭头，选择“斜下框线”命令。

注意：*若需要制作不止一条斜线，则可以通过切换到“插入”选项卡，单击“插图”组中的[形状]按钮，选择“直线”命令来直接绘制。*

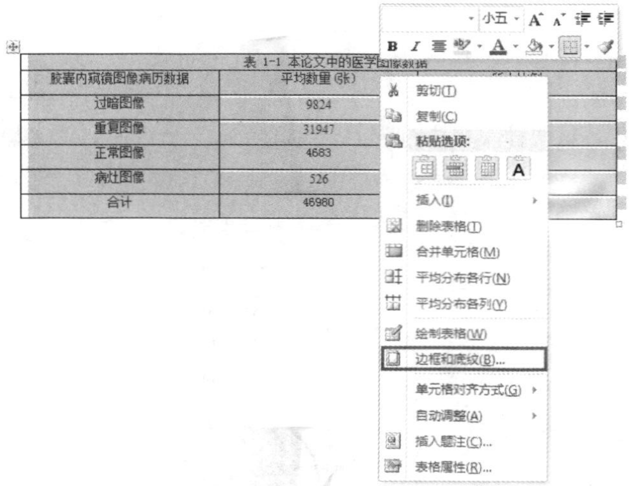

图 2.41 设置边框和底纹

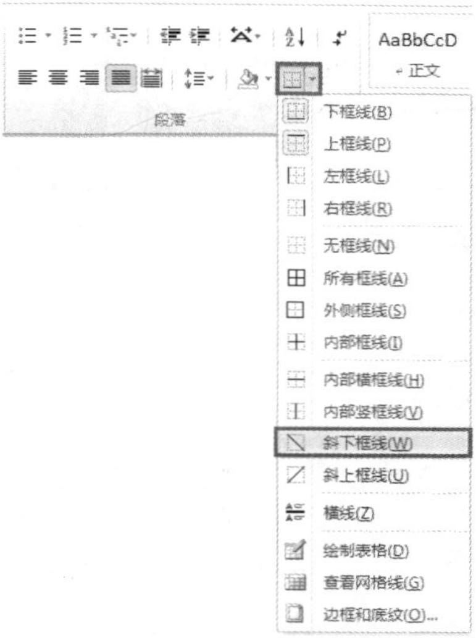

图 2.42 斜下框线

4. 编辑表格

表格的编辑包括选择、插入、删除、移动、复制、合并、拆分、对齐，以及移动、缩放等调整操作。

如图 2.43 所示，切换到“表格工具”下的“布局”选项卡，单击相应功能组中的相应按钮或启动对话框，可进行相应的编辑操作。

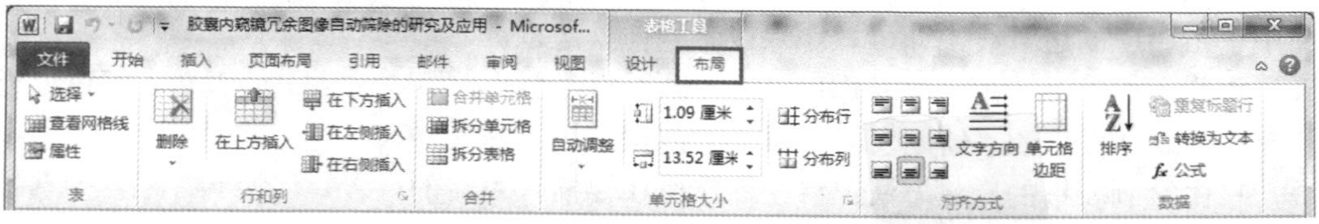

图 2.43 编辑表格

5. 美化表格

Word 2010 系统自带很多的表格样式，灵活利用可以很方便快捷地美化修饰表格。

如图 2.44 所示，在“表格工具”下的“设计”选项卡上，单击“表格样式”组中的相应按钮，可以选取不同的样式。同时，还可以自定义表格线的颜色、宽度，以及边框和底纹效果。

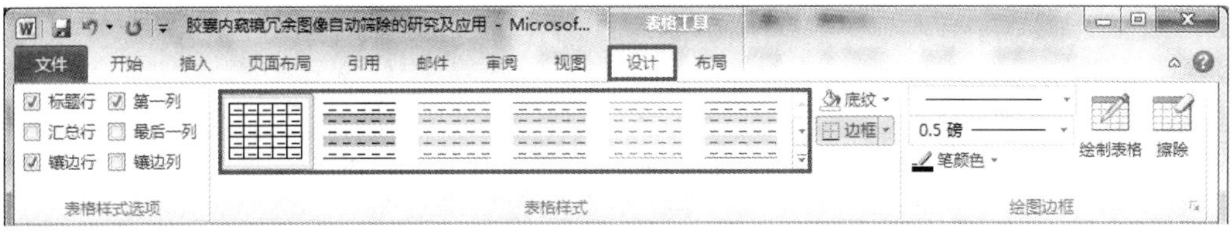

图 2.44　表格样式

6. 文字与表格的转换

Word 2010 中，文字和表格的互相转换非常方便。

（1）文字转换成表格

如图 2.45 所示，选中要转换成表格的文字后，在“插入”选项卡上，单击“表格”组中的[表格]按钮，选择“文本转换成表格”命令。在弹出的“将文字转换成表格”对话框中做相应设置，并单击[确定]按钮。

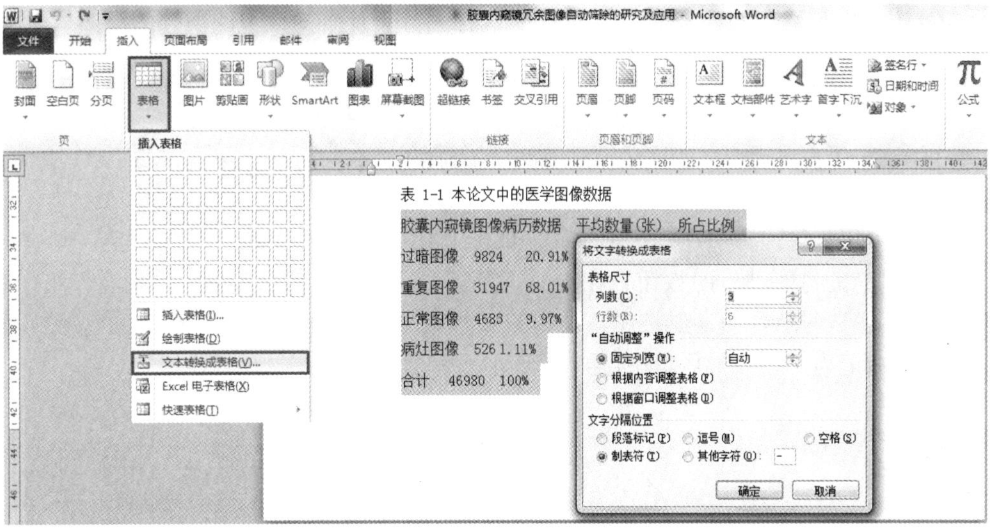

图 2.45　文字转换成表格

（2）表格转换成文字

如图 2.46 所示，在“表格工具”下的“布局”选项卡上，单击“数据”组中的[转换成文本]按钮，在弹出的“表格转换成文本”对话框中，设置所要的文字分隔符，并单击[确定]按钮。

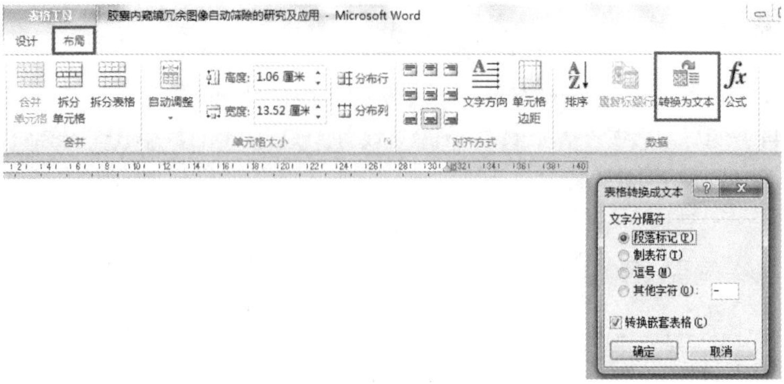

图 2.46 表格转换成文本

2.3.3 文稿高级编辑技巧

Word 强大的应用优势体现在它的自动化处理能力与灵活运用性，可以实现高效率和低成本的办公。

1. 添加脚注和尾注

脚注和尾注也是文档的一部分，用于文档正文的补充说明。脚注和尾注由两个关联的部分组成：注释引用标记和对应的注释文本。通常用脚注对文档内容进行注释说明，用尾注来说明引用的参考文献。

例 2.10 如图 2.47 所示，在毕业论文的标题处添加脚注以说明课题的来源信息。

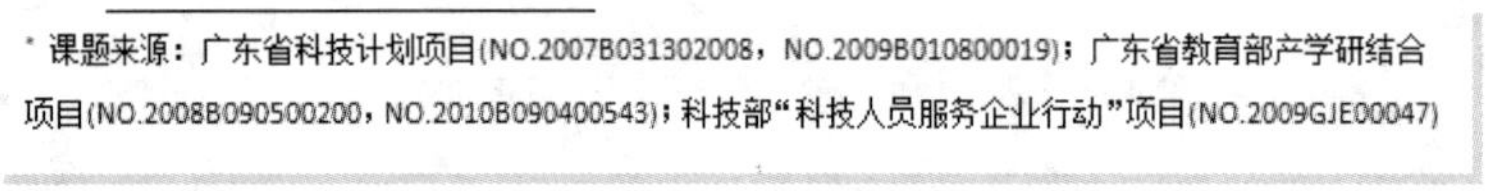
* 课题来源：广东省科技计划项目(NO.2007B031302008，NO.2009B010800019)；广东省教育部产学研结合项目(NO.2008B090500200，NO.2010B090400543)；科技部“科技人员服务企业行动”项目(NO.2009GJE00047)

图 2.47 课题来源

把光标定位在注释引用标记的位置。如图 2.48 所示，切换到“引用”选项卡，单击“脚注”组中的[插入脚注]按钮。在页面下方脚注区，输入信息。单击“脚注”组中的“脚注和尾注”对话框启动器按钮，在如图 2.49 所示的对话框中，设置脚注的位置，设置自定义标记为“*”，最后单击[插入]按钮。

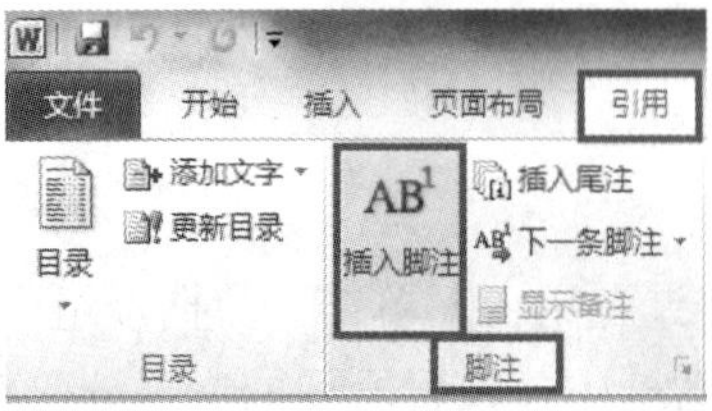

图 2.48 插入脚注

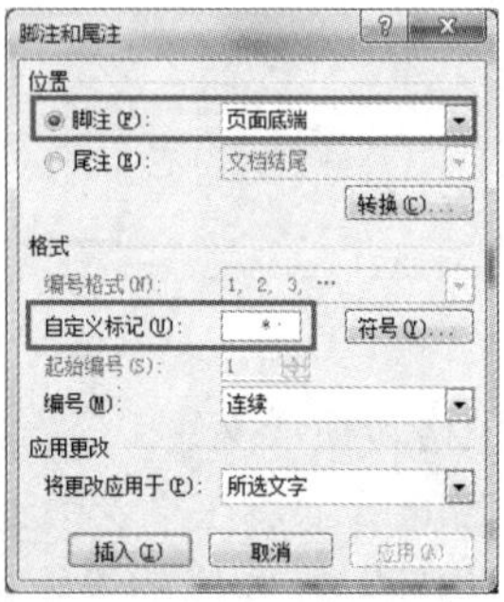

图 2.49 “脚注和尾注”对话框

注意：添加尾注的方法与添加脚注类似，只是在添加尾注的时候，需要单击“引用”选项卡上“脚注”组中的[插入尾注]按钮。对于注释引用标记，Word 自动为标记编号。当启动了引用标记自动编号功能后，在插入、删除和移动脚注或尾注时，将自动对注释引用标记进行重新编号。按【Delete】键可以删除某一脚注。

2. 题注和交叉引用

利用 Word 提供的题注和交叉引用功能，可以对文档中插入的大量的图片或表格或公式自动编号。

例 2.11 小孙对论文排版，经过反复检查和修改，发现需要插入一张图片说明文字信息，插图的先后顺序也需要做小的调整，还有某些插图可以删除等。

分析：对于有很多张插图，且已经做了标号编排的图片进行插入或删除等操作，图片的标号必定也要随之变动。小孙想到了 Word 的题注和交叉引用功能。

（1）插入题注

选定要编号的图片。如图 2.50 所示，切换到“引用”选项卡，单击“题注”组中的[插入题注]按钮。在弹出的如图 2.51 所示的“题注”对话框中，设置标签类型和位置的相关项。需要时，单击[新建标签]按钮，自定义题注标签名称。

对所有插图都使用题注的方式进行标识后，以后无论是插入、删除，还是调整图片，图片编号都会被自动更新。

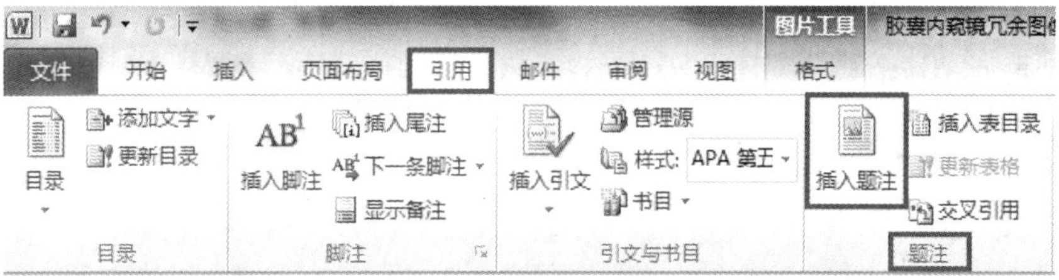

图 2.50 插入题注

（2）交叉引用

文档中常常需要提及某个插图内容，例如论文多次提到的“如图 X 所示”，为方便起见，可以使用交叉引用功能，使得插图与相关正文的说明内容建立对应关系。设置操作如下。

① 将光标定位到需要引用某个插图信息的位置，如图 2.52 所示，切换到“引用”选项卡，单击“题注”组中的[交叉引用]按钮。

② 在弹出的如图 2.53 所示的“交叉引用”对话框中，设置引用类型、引用内容和引用哪一个题注的信息，然后单击[插入]按钮。

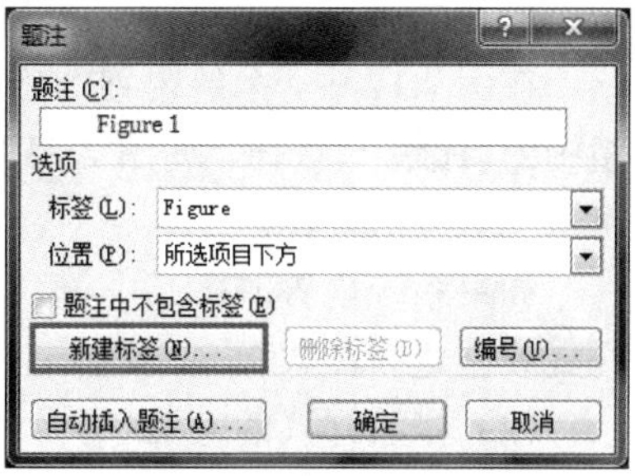

图 2.51 “题注”对话框

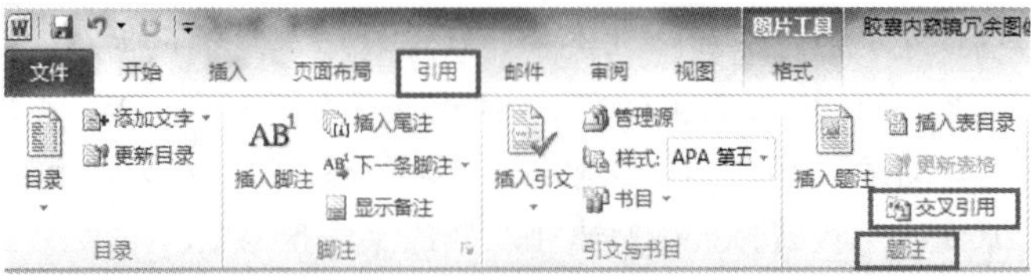

图 2.52 交叉引用

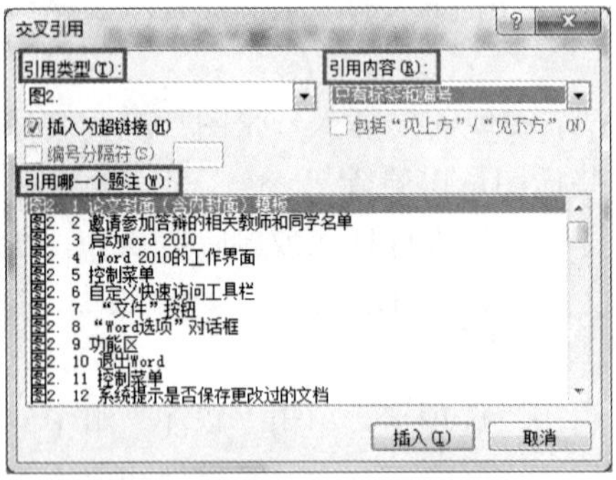

图 2.53 "交叉引用"对话框

注意：除了图片外，表格和公式也可以使用题注和交叉引用功能进行自动编号。要修改被引用位置上的内容，则可以定位到引用点，按下【F9】键更新。

3. 使用样式

样式是一组格式特征，如字体、字号、颜色、对齐方式和间距，甚至可以包含边框和底纹。通过使用内置样式，更改样式或重新定义样式等操作，快速轻松地在整个文档中一致应用一组格式选项。

（1）应用样式的方法

选定需设置的文本，单击"开始"选项卡上"样式"组中的指定样式；或者单击"样式"对话框启动器按钮（如图 2.54 所示），从显示的样式窗口列表中选择指定样式。

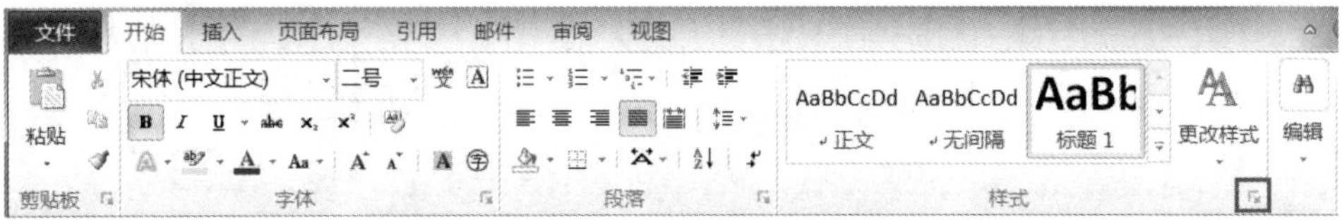

图 2.54 应用样式与系统内置样式

例 2.12 将论文中"第 1 章 绪论"的文字设置为"标题 1"样式。

在例 2.12 中，系统内置的样式正好满足要求，可直接单击"开始"选项卡上"样式"组中的[标题 1]按钮，如图 2.54 所示。论文中其他标题和正文的样式修改以及样式设置可按类似方法操作。

如果系统内置的样式不符合用户需求，或者用户希望创建新的样式，可以自己修改样式或创建新样式。

（2）修改样式的方法

切换到"开始"选项卡上，右击"样式"组中的某一样式按钮，选择"修改"项，如图 2.55 所示。在弹出的"修改样式"对话框（如图 2.56 所示）中进行字体和段落格式设置；如果单击"修改样式"对话框中的[格式]按钮，可以对该选定的样式进行更多的格式项修改。

将修改后的样式或新建的样式应用到指定文本内容时，如"第一章 绪论"，采用应用样式的操作方法即可。

（3）新建样式的方法

切换到“开始”选项卡上，单击“样式”对话框启动器按钮（如图 2.54 所示），打开如图 2.57 所示的“样式”窗格，在窗格底部有相应的样式操作按钮。单击[新建样式]按钮，根据格式创建新样式；单击[样式检查器]按钮，修改清除样式等；单击[管理样式]按钮，新建或管理样式。

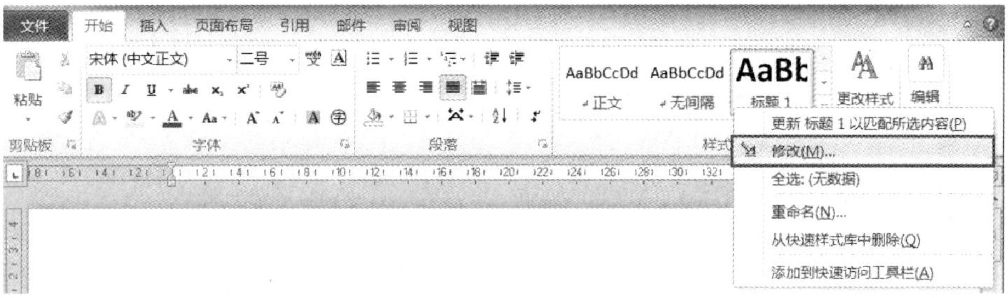

图 2.55　启动修改样式

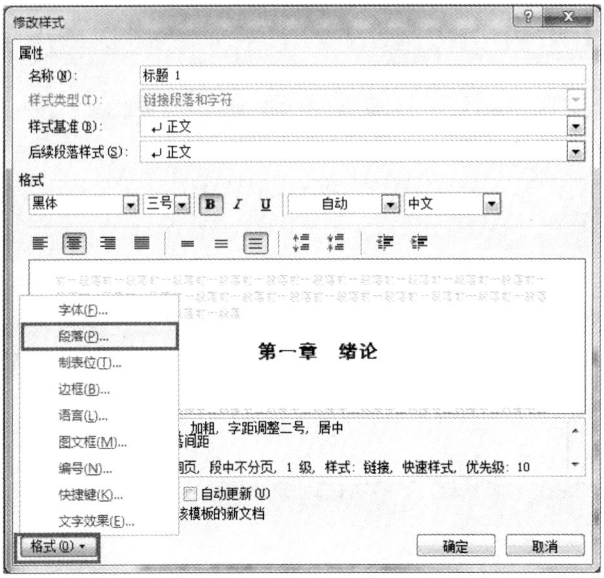

图 2.56　设置段落样式

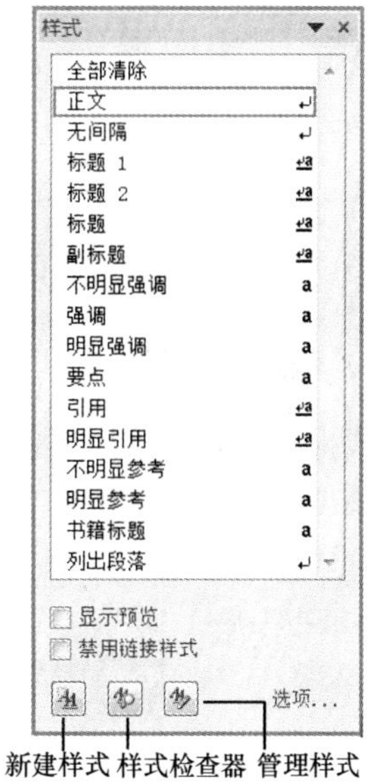

图 2.57　“样式”窗格

4. 添加目录

目录是一篇论文（或书）的框架，对论文（或书）的篇章结构可以起到一目了然的作用。利用 Word 2010 添加目录功能，可以对设置了相应样式的论文自动生成目录和页码。当内容有删改时，无需自己再调整目录的页码和章节的标题，还可以在目录页通过【Ctrl】＋单击跳转到目录所指向的内容。

例 2.13　添加毕业论文的目录。要求目录按三级标题编写，且要与正文标题一致。

主要包括绪论、正文主体、结论、致谢、主要参考文献及附录等。

（1）添加目录

将光标定位到论文“第 1 章 绪论”文本之前，“英文摘要和关键字”之后。如图 2.58 所示，切换到“引用”选项卡，单击“目录”组中的[目录]按钮，直接单击“自动目录 1”。

（2）更新目录

切换到“视图”选项卡，选定“显示”组中的“导航窗格”复选框，打开“导航”窗格，可以查看整个文档的目录结构。当论文内容有删改时，可以选取目录区域，单击[更新目录]按钮，如图 2.59 所示，可以自动进行内容或页码的调整。

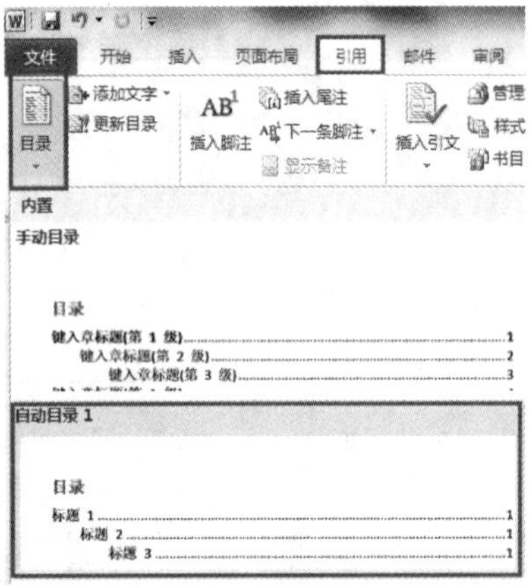

图 2.58 添加目录

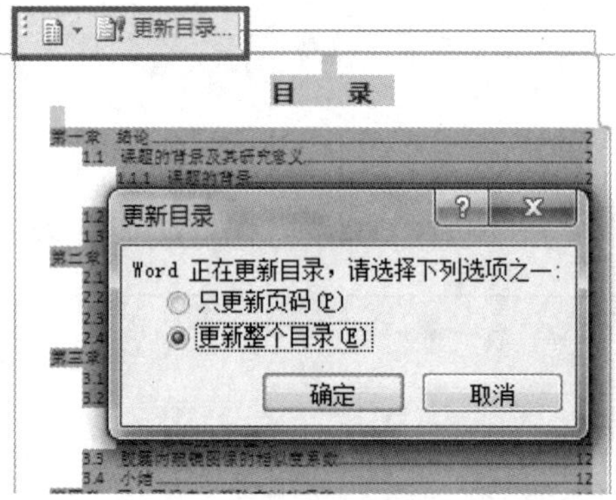

图 2.59 更新目录

5. 模板的应用

模板是一种框架，包含一系列文字和样式等项目。Word 2010 用模板创建文档，除了通用型的空白文档模板之外，还内置了多种文档模板，如博客文章、书法字帖等。另外，Office.com 网站还提供了大量的报表、标签、名片、合同、简历等特定功能模板，如图 2.60 所示。

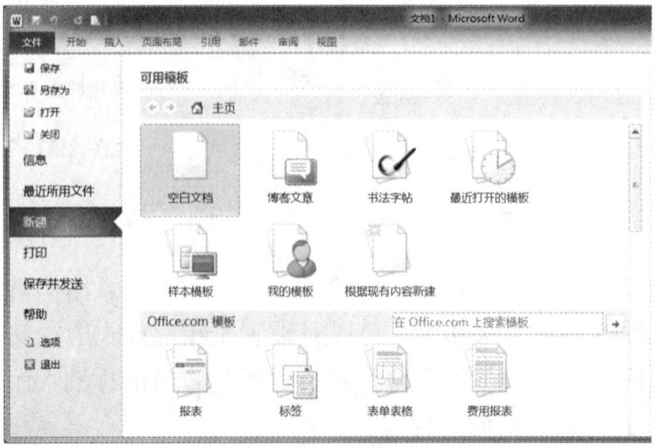

图 2.60 模板

例 2.14 制作专业论文答辩会的请柬模板，邀请老师和同学参加答辩会。

（1）使用模板

切换到“文件”选项卡，单击“新建”命令，在后台视图左侧的“可用模板”窗格中，选择“Office.com 模板”中的“邀请”图标，打开“商务”文件夹，单击“请柬 6”模板，单击[下载]按钮，如图 2.61 所示。单击“另存为”命令，保存文件。

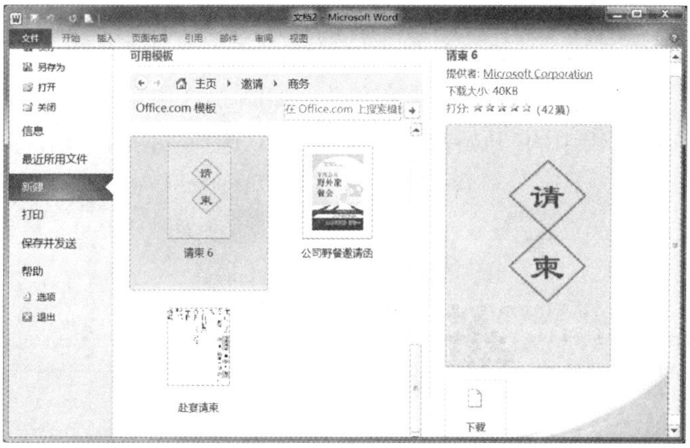

图 2.61 选择请柬模板

注意：单击“文件”选项卡的“新建”命令，在“可用模板”下，可以使用内置模板、最近使用过的模板、自己以前创建的模板，或在 Office.com 查找并下载到本地计算机的模板。

（2）制作模板

除了使用 Word 2010 已安装的模板和 Office.com 提供的在线模板，还可以制作自己的模板，避免重复性的格式设置。

例 2.15 制作毕业论文模板，给师弟和师妹共享。

打开已编辑排版好的论文文档“胶囊内窥镜冗余图像自动筛除的研究及应用.docx”。单击“文件”选项卡的“另存为”命令，选取保存类型“Word 模板”，输入文件名“毕业论文模板”，单击[保存]按钮。

6. 邮件合并

Word 的邮件合并功能能够在用户大量制作模板化的文档时大显身手。例如要制作标签、信函、信封、电子邮件、邀请函、明信片、准考证、成绩单或毕业证书等，格式基本相同，只需要修改少量数据，其他文档内容基本不变，我们可以灵活运用 Word 2010 的邮件合并功能。

例 2.16 毕业答辩的时间已经安排好了，小孙想打印一些请柬，通知有关的教师参加，并邀请一些要好的同学来捧场。

分析：要处理的请柬主要内容基本相同，只是具体的姓名和称谓等数据有变化，于是小孙想到了邮件合并。

姓名	称谓
张晓霞	老师
黎立理	老师
王武之	老师
赵小乐	老师
孙莜然	老师
吴文嫣	同学
唐真真	同学

图 2.62 参加答辩的名单

（1）建立数据源

数据源可以是 Word 表格、Excel 工作表或其他类型的数据文件。

“邀请参加答辩人员名单.docx”文档内容是一张简单的 Word 表格，如图 2.62 所示。

（2）创建合并主文档

通过系统自带的模板新建一个文件作为主文档，并对主文档进行录入、编辑和美化，如图 2.63 所示。切换到“邮件”选项卡，单击“开始邮件合并”组中的[开始邮件合并]按钮，选择“信函”项，如图 2.64 所示。

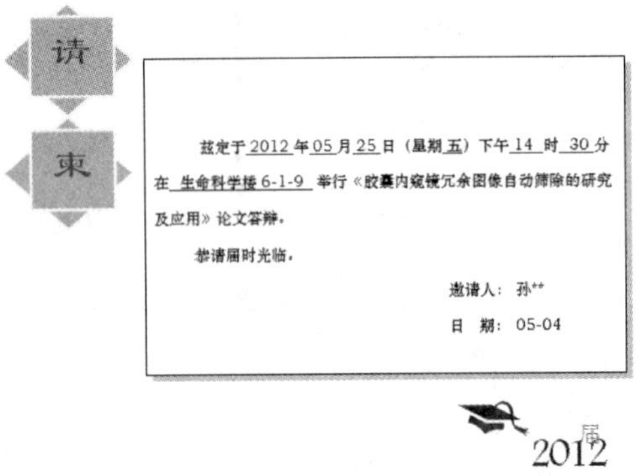

图 2.63 请柬主文档

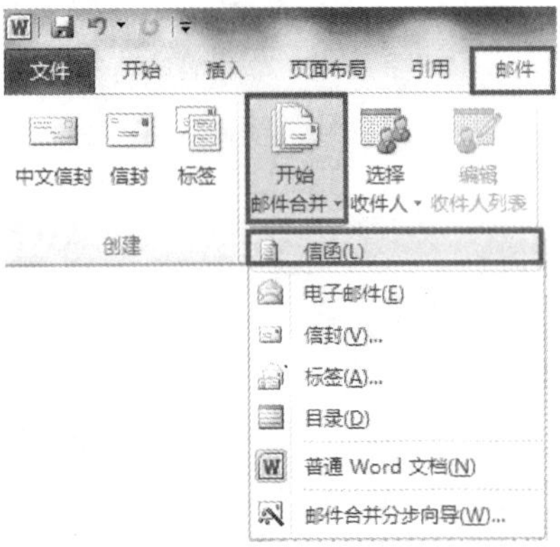

图 2.64 邮件合并

（3）连接数据源文件

在“邮件”选项卡的“开始邮件合并”组中，单击[选择收件人]按钮，选择“使用现有列表”项，如图 2.65 所示。在弹出的“选取数据源”对话框中，选择“邀请参加答辩人员名单”数据源文件，并单击[打开]按钮。

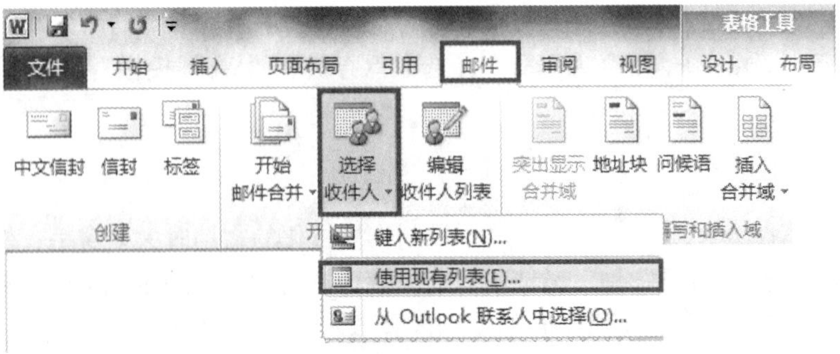

图 2.65 选择收件人

注意：可以使用 Microsoft Outlook 中的联系人列表，或已有的 Microsoft Office Excel 工作表、Microsoft Office Access 数据库或其他类型的数据文件。

- 对于 Excel，可以从工作簿中的任何工作表或指定区域内选择数据。

- 对于 Access，可以从数据库中定义的任何表或查询选择数据。
- 对于其他类型的数据文件，则在“选择数据源”对话框中直接选择文件。

（4）向主文档插入合并域

将光标定位在请柬主文档开始位置，在“邮件”选项卡的“编写和插入域”组中，单击[插入合并域] 按钮右边的箭头，选择“姓名”项，如图 2.66 所示。按类似的操作，插入“称谓”合并域。图 2.67 是在主文档中插入了所有合并域的请柬主文档。

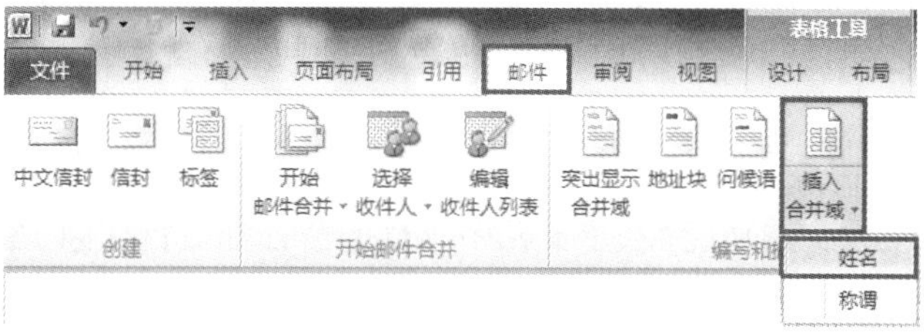

图 2.66 插入“姓名”合并域

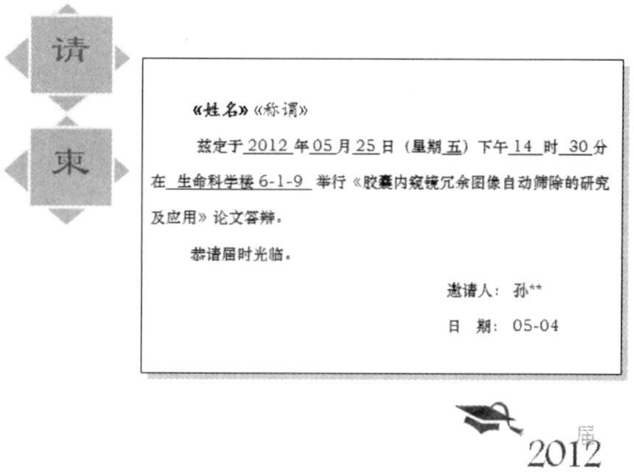

图 2.67 插入了全部合并域的请柬主文档

（5）合并数据源到新文档

如图 2.68 所示，在“邮件”选项卡的“完成”组中，单击[完成并合并]按钮，选择“编辑单个文档”项。在弹出的“合并到新文档”对话框中，选择“全部”单选按钮，并单击[确定]按钮。将全部请柬保存为一个新的文档“请柬.docx”。

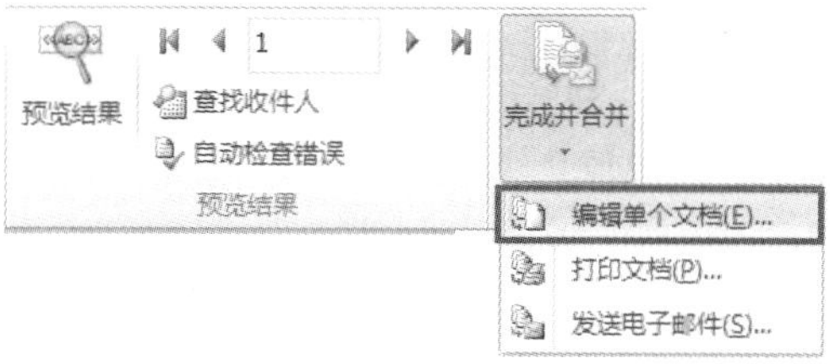

图 2.68 合并数据源到新文档

注意：单击“邮件”选项卡上“预览结果”组中的[完成并合并]按钮，若选择“打印文档”项，可以直接打印输出；选择“发送电子邮件”项，可以直接将请柬以电子邮件形式发出。

7. 多人协作

Word 2010 的主控文档功能能够让多人协同轻松完成文档编辑的工作。

例 2.17 小孙的指导老师有一本《医学信息技术基础教程》教材的编写任务，预计40万字，涉及六个大的章节，打算由几个参编人员共同完成。小孙主动要求帮助老师做些辅助性工作。

分析：虽然通过传统的复制粘贴的操作或插入“文件中的文字”可以合并多人分写的文档，但若使用主控文档功能，在主文档中进行的修订都能自动同步到对应子文档中。在需要重复修改、拆分或合并时很方便。

（1）设置样式

因为 Word 2010 以“标题”、“标题 1”样式的标题文字作为拆分点，并默认以首行标题作为子文档名称，所以需要先对《医学信息技术基础教程大纲》文档相应标题设置样式才能将各个章节的编写任务分配下去。

打开“医学信息技术基础教程大纲.docx”，将总标题设置为“标题”样式，把第一章到第六章 6 个部分的首行标题都设置为“标题 1”样式。

（2）拆分章节

切换到“视图”选项卡，单击“文档视图”组中的[大纲视图]按钮，在“大纲”选项卡上，单击“主控文档”组中的[显示文档]按钮，展开“主控文档”区域。选中全文，单击“主控文档”组中的[创建]按钮，把文档拆分成 6 个子文档，如图 2.69 所示。新建“多人协作”文件夹，并将主文档“医学信息技术基础教程大纲.docx”保存在该文件夹中。

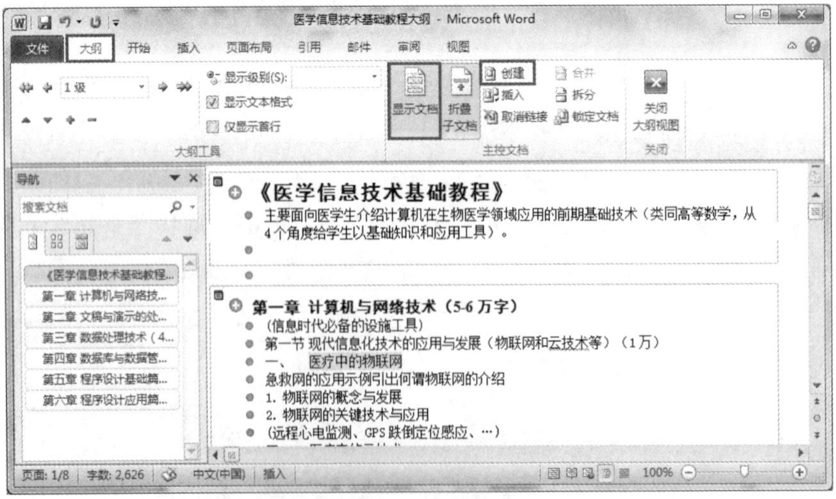

图 2.69 创建子文档

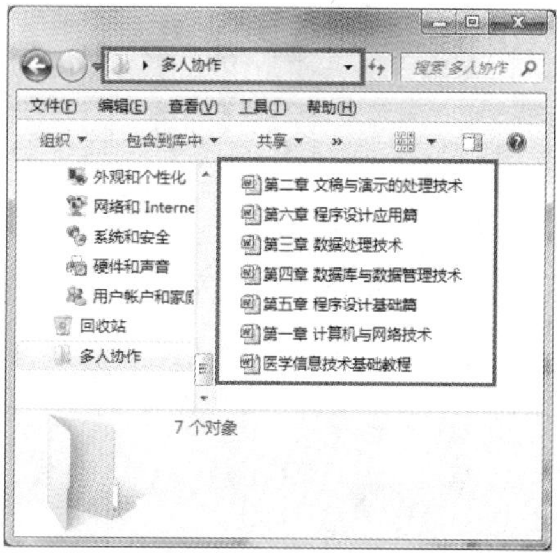

图 2.70　子文档所在文件夹

注意：自动拆分以设置了“标题”、“标题 1”样式的标题文字为拆分点，并默认以首行标题作为子文档名称。系统将拆分开的子文档内容分别用框线框了起来。若想自定义子文档名，可在第一次保存主文档前，双击框线左上角的图标打开子文档，在打开的 Word 窗口中单击“保存”即可自由命名保存子文档。在保存主文档后，子文档就不能再改名或移动了，否则，主文档会因找不到子文档而无法显示。

（3）分发任务

如图 2.70 所示，打开“多人协作”文件夹，以章节标题命名的所有子文档列了出来。将“多人协作”文件夹下的各章节的子文档按分工发给相关人员编写。需要提醒：不能更改文件名！

（4）汇总编辑

将参编人员撰写好的文件复制粘贴到“多人协作”文件夹中覆盖同名文件，完成子文档的收集工作后，打开主文档“医学信息技术基础教程大纲.docx”，如图 2.71 所示，文档中只有子文档的完整的绝对地址链接。

切换到大纲视图，在“大纲”选项卡中，单击“主控文档”组中的[显示文档]和[展开子文档]按钮，各个新的子文档内容将显示出来。

注意：如果在主文档中发现错误，可以直接进行修改或插入批注等，修改的内容、修订的记录或批注等信息都会同时保存到对应子文档中。保存修改了的主文档，将“多人协作”文件夹的子文档重新发回给相应的编写人员，各自按修改意见重新修订完善。重复相关步骤，直到书稿最终完成。

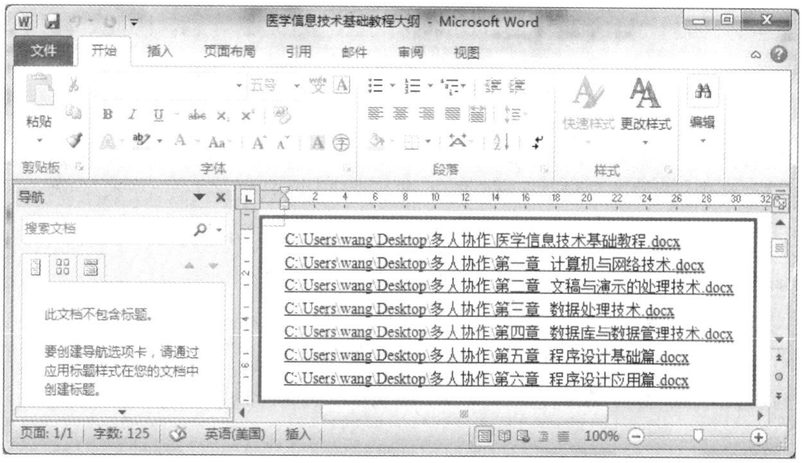

图 2.71　汇总后只有链接的主文档

（5）转成普通文档

书稿完成，交由出版社审阅，最后发行。考虑到主文档打开时不会自动显示内容且必须附上所有子文档等问题，因此还需要把编辑好的主文档转成一个普通文档再交给出版社审阅。

如图 2.72 所示，选择“导航”任务窗格中相应章节标题，单击“大纲”选项卡上的“主控文档”组中的[取消链接]按钮。最后将主文档另存为一个合并后的普通文档。

注意：主文档最好不要直接保存，以后需要，原来的主文档还可以再分发、编辑、汇总。

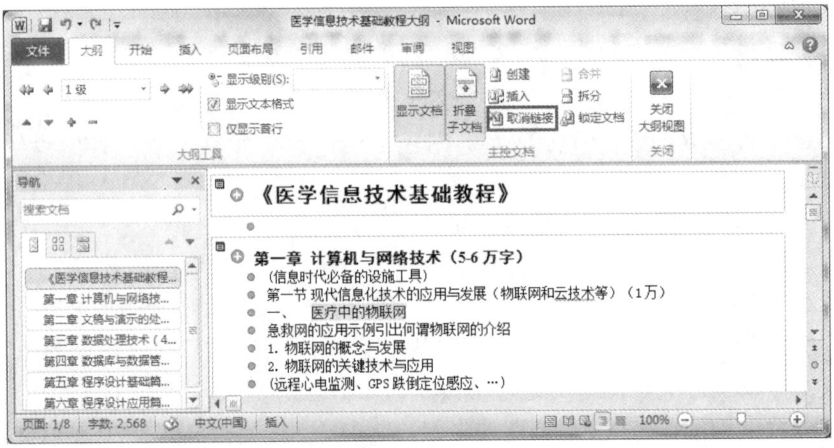

图 2.72　取消链接

2.4　多媒体制作软件与演示处理

多媒体技术让人们能在视听动的交互空间去学习、理解和交流，无论是传播者还是接收者都能全方位地从交流“节点”迅即捕获主题的关键信息。因此，利用多媒体软件制作自己所需表达的主题演示已经成为人们普遍使用的交流传播方式。

2.4.1　电子演示的设计目标与规划

小孙在按照学校要求完成毕业论文的排版打印并提交之后，进入了学业流程的最后环节——毕业答辩。如何通过演示文稿向答辩委员们充分展示论文的创新点，赢得认可，成了小孙迫在眉睫的事情。

一个完整的演示文稿制作过程可以分成三大步：构思、制作、展示。前两步如同建筑高楼，第一步，设计一张“建筑图纸”，明确整体规划目标。第二步，按图纸要求搭建钢筋架构，然后用砖石砌墙建成一栋毛坯房，最后装修建成一栋美观可用的楼房。

1. 构思

如何成功构思一个演示文稿？我们采用“问题引领叙事”的方式，确定演示文稿的观看者是谁？他们关心什么问题？哪些问题是重要的？该如何引入和呈现？围绕这些问题的答案，形成演示文稿的内容和逻辑结构，确定演示文稿的标题和各级目录，并给出制作方案。然后进入制作环节，根据演示文稿的主题思想和观看者的身份编辑、配置演示文稿。

小孙论文答辩演示文稿的主题是“胶囊内窥镜冗余图像自动筛除的研究及应用”。要求在30分钟内向答辩委员和老师讲述论文研究工作的主题内容，包括：目标、使用方法、研究对象的数据、创新点和实验结果。这就要求小孙高度凝练、精准、全面地把研究主题向与会人员陈述清楚。因此，据上述的构思方式和子任务③的需求分析，答辩演示文稿基本组成结构有：①封面；②目录；③报告主题内容，包括研究背景、研究方法、研究成果、总结展望；④封底。由此，子任务③的工作项目分解流程如表2.8所列。

表2.8 演示文稿工作项目分解流程列表

项目编号	项目名称	内容描述
1	封面和封底	利用已有的素材图片制作封面背景；录入文字、设置格式；插入封底的艺术字
2	目录	通过Word大纲植入方法将毕业论文的各级目录嵌入幻灯片；用SmartArt图表创建总目录；为总目录设置动作连接按钮
3	设置幻灯片母版	更改母版背景图片；设置母版标题样式（微软雅黑、28号、白色；左对齐）；设置母版文本样式（华文细黑、24号、黑色）；插入页码
4	研究背景	3张幻灯片通过文字、图片数据和饼图描述问题提出的背景和研究的必要性；插入编辑形状；通过SmartArt图表插入关系图；设置动作按钮；创建超级链接
5	研究方法	录入文字；插入编辑图片和形状；以文字、图片和公式构造3张幻灯片描述研究方法
6	研究成果	插入编辑6×3的表格；根据表格数据创建图表，流程图和实验结果图片；设置幻灯片对象动画效果；插入视频文件；（制作5张幻灯片）
7	总结展望	插入编辑形状和文本框；通过动画刷复制幻灯片对象动画效果

2. 制作

综合工作项目分解流程，为完成答辩演示文稿的制作，需要进行素材制作、演示文稿创建编辑、演示素材合成编辑、动态演示制作或网络演示制作等环节的工作，同样各类演示文稿的制作流程亦大致相同，可以归结为表2.9所列的流程。

表2.9 演示文稿制作流程列表

项目编号	项目名称	内容描述
1	多媒体素材制作	图片、音频、视频等素材的制作，为演示文稿做准备
2	演示文稿基本编辑	标题、目录、正文的文字录入及基本格式设置
3	演示素材合成编辑	将Word大纲植入演示文稿中；根据演示文稿的构思思想设置幻灯片主题及背景样式，美化演示文稿；利用幻灯片母版统一设置演示文稿格式；将形状、表格等等及其他准备好的素材插入演示文稿中，充实演示文稿中内容
4	动态演示制作	设置幻灯片中文本、图片等对象的动画效果和幻灯片间的切换效果；根据需要建立超级链接和动作按钮，使演示文稿生动起来
5	网络演示制作	通过Web网络与多位远程观看者共享演示文稿

3. 展播

演示文稿常用于专家报告、教学授课、产品演示、广告宣传等，可以通过计算机屏幕或投影仪以短片自动放映或手动控制速度方式播放。也可将演示文稿打包输出或转存为其他文件格式。

2.4.2 多媒体制作软件功能概述

1. 多媒体的基本概念

媒体（media）作为信息的物理载体，它包括书本、磁盘、光盘、磁带以及相关的播放设备等；作为信息的表现形式或者传播形式，它包括文字、声音、图像、动画等。而多媒体（multimedia）则更多是指信息的多种表示形式的集合。对各种媒体信息的处理包括获取、编辑、存储、检索、展示、传输等各种操作。多媒体技术是把文本（text）、图形（graphics）、图像（images）、动画（animation）和声音（sound）等形式的信息结合在一起，并通过计算机进行综合处理和控制，能支持完成一系列交互式操作的信息技术。概而言之，多媒体技术是具有集成性、实时性和交互性的计算机综合处理声文图信息的技术，它利用计算机交互式地综合处理多种媒体信息，使多种信息建立逻辑连接，并集成为一个具有交互性的电子媒体演示文件。

2. 多媒体的基本类型及格式

多媒体的基本类型主要有文本、图形图像、动画、声音和视频影像，不同类型的信息以其表现形式的优势在多媒体作品中发挥独特的作用。

（1）文本

文本是现实生活中使用得最多的一种信息存储和传递方式，主要用于对知识的描述性表示，如阐述原理和提出问题等等。文本信息的存储方式有电子文本和非电子文本两种。对于现成的电子文本，一般可以直接被利用，或者经过格式转换后被利用。常用的文本格式如表 2.10 所示。对于非电子文本格式的信息，在计算机中获取文本的方法除了通过键盘手工输入以外，还有扫描输入、手写识别、语音输入等方式。

表 2.10　常见的电子文本格式及转换方法

电子文本格式	阅读软件	说　明
DOCX	Microsoft Word 2007/2010	Word 2007 和 2010 支持的标准格式
DOC	Microsoft Word	Word 支持的传统格式
TXT	记事本、TXT 阅读器	微软在 Windows 操作系统中附带的一种文本格式，常用于电子书
PDF	Adobe Acrobat Reader	能够真实地表现原文本的格式和打印效果

（2）图形图像

图形图像是人们的视觉所感受到的形象化信息。它具有直观生动、易于理解、信息量大等特点，决定一个多媒体演示的视觉效果。图形图像的重要技术指标有分辨率、色彩度、图形灰度等。 其中，分辨率分为屏幕分辨率和输出分辨率两种，前者用每英寸行数表示，数值越大图形图像质量越好；后者衡量输出设备的精度，以每英寸的像素点数表示；色彩度和图形灰度是用位表示，一般写成 2 的 n 次方，n 代表位数。当图形图像达到 24 位时，可表现 1677 万种颜色，即真彩。

目前图形图像的描述格式大致可以分为两大类：一类为位图，以点阵形式描述图形图像；另一类称为矢量类或面向对象的图形图像，以数学方法描述的一种由几何元素组成的图形图像，对图像的表达细致和真实，缩放后图形图像的分辨率不变，多用在专业级的图形图像处理中。实际使用中常常通过图形图像的文件后缀名来识别不同类型的图形文件格式。表 2.11 列举了常用的图形图像文件格式及其开发者、应用范围和特点。

表 2.11　常用的图像文件格式及说明

文件格式	描述
BMP （bit map picture）	Microsoft 公司推荐使用的一种图像文件格式。它是 PC 机上最常用的位图格式，可表现从 2 位到 24 位的色彩，分辨率也可从 480×320 至 1024×768
JPG （joint photographics expert group）	按照一种连续色调、多级灰度、静止图像的数字图像压缩编码方法构造的文件格式。它是彩色、灰度、静止图像的第一个国际标准。被广泛应用于 Internet 上的图片库
DIF （drawing interchange format）	AutoCAD 中的图形文件，以 ASCII 方式存储图形，在尺寸大小上可精确地表现图形
PSD （photoshop standard）	Photoshop 中的标准文件格式，专门为 Photoshop 而优化的格式
GIF （graphics interchange format）	CompuServe 公司推出的一种高压缩比的彩色图像格式，主要用于图像文件的网络传输。缺点是存储色彩最高只能达到 256 种
TIF （tagged image file format）	由 Alaus 和 Microsoft 公司为扫描仪和出版系统研发的一种较为通用的图像文件格式。文件体积大，存储信息量大，细微层次信息较多，有利于原稿阶调与色彩的复制

（3）动画

动画是利用人的视觉暂留特性，快速播放一系列连续运动变化的图形图像，包括画面的缩放、旋转、变换、淡入淡出等特殊效果。动画中每幅图像的切换速度是由人工或计算机自动产生的。通过动画可以把抽象的内容形象化，使许多难以理解的教学内容变得生动有趣。合理使用动画可以达到事半功倍的效果。常用的动画文件格式有 GIF、FLIC（FLI/FLC）、SWF、AVI 格式等。

（4）声音

声音是人们用来传递信息、交流感情最方便、最熟悉的方式之一，在多媒体课件中，按其表达形式，可将声音分为讲解、音乐及效果三类。表 2.12 介绍了几种主要的音频文件格式。

表 2.12 几种主要的音频文件格式

音频文件格式	说 明
WAV	微软公司（Microsoft）的音频文件格式。源于对声音模拟波形的采样，文件尺寸较大，多用于存储简短的声音片断
MPEG 音频文件(MP1/MP2/MP3)	MPEG 标准中的音频部分，即 MPEG 音频层（MPEG audio layer）。MPEG 音频编码具有很高的压缩率，同时其音质基本保持不失真。其中 MP3 音乐格式具有优美的音质和高压缩比。MP3 格式文件在播放时需要专门的工具软件
RealAudio 文件(RA/RM/RAM)	RealAudio 文件是 RealNetworks 公司开发的一种新型流式音频（streaming audio）文件格式，主要用于在低速率的广域网上实时传输音频信息

（5）视频影像

通过实时摄取自然景象或活动对象可获得视频影像。它是信息量最丰富、直观和生动的一种承载信息的媒体，在多媒体中具有很强的表现力。表 2.13 列举了常用的视频文件格式。

表 2.13 常用视频信息格式

视频文件格式	说 明
MPEG/MPG/DAT	MPG（MPEG）是运动图像压缩算法的国际标准。MPEG 标准包括 MPEG 视频、MPEG 音频和 MPEG 系统（视频、音频同步）三个部分，MP3 音频文件是 MPEG 音频的一个典型应用，VCD、SVCD、DVD 则是全面采用 MPEG 技术所产生的消费类电子产品
AVI	一种音频视像交插记录的数字视频文件格式。AVI 文件结构不仅解决了音频和视频的同步问题，而且具有通用和开放的特点。微软公司推出了 AVI 技术及其应用软件 VFW（video for Windows）
MOV	MOV 是 Apple 公司研发的视频文件格式 movie digital video。随着 Macintosh 多媒体软件大量跨平台的移植应用，使 QuickTime 成为数字媒体软件技术领域的工业标准。国际标准化组织（ISO）选择 QuickTime 文件格式作为开发 MPEG4 规范的统一数字媒体存储格式
RAM	由 RealNetworks 公司研发的一种新型流式视频文件格式（streaming video），主要用于在低速率的广域网上实时传输活动视频影像，可以根据网络传输速率的不同而采用不同的压缩比率，从而实现影像数据的实时传送和实时播放

3. 电子媒体演示制作软件 PowerPoint 功能概述

PowerPoint 2010 是 Microsoft 公司开发的 Office 软件的重要组件之一，它能够把用户所要表达的信息组织在一组图文并茂的画面中，制作出集文字、图形、图像、声音以及视频剪辑等多媒体元素于一体的演示文稿。

（1）PowerPoint 2010 程序窗口布局

单击“开始 | 所有程序 | Microsoft Office | Microsoft PowerPoint 2010”菜单命令，或双击桌面上 PowerPoint 2010 应用程序的快捷方式图标，或打开某个已存在的 PowerPoint 文档，都可以启动 PowerPoint。启动 PowerPoint 2010 之后，将出现如图 2.73 所示的工作界面。

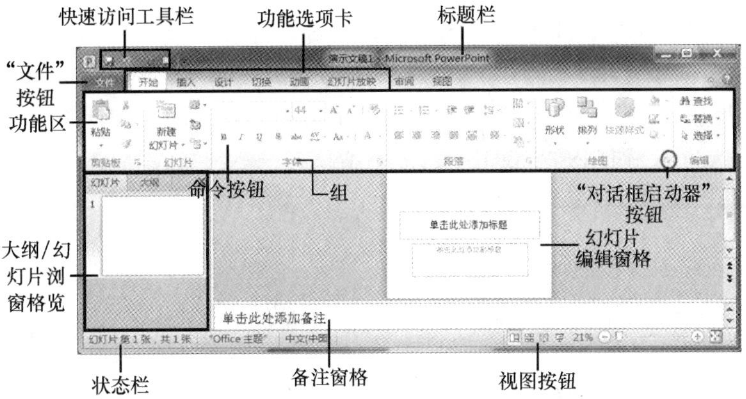

图 2.73　PowerPoint 2010 的工作界面

PowerPoint 2010 的工作界面中，除了包含与 Word 2010 相同的标题栏、快速访问工具栏、“文件”按钮、功能区等界面元素外，还有许多特有的组件，如大纲/幻灯片浏览窗格、幻灯片编辑窗口和备注窗格等。

1）大纲/幻灯片浏览窗格。位于工作界面的左侧，包含“幻灯片”选项卡和“大纲”选项卡。“幻灯片”选项卡列出了当前演示文档中所有幻灯片的缩略图，在这里可以轻松地重新排列、添加或删除幻灯片。“大纲”选项卡以大纲形式显示当前演示文稿中各张幻灯片中的文字内容，在这里可以对文本目录进行升、降级处理。单击不同的选项卡标签，即可在对应的窗格中进行切换。

2）幻灯片编辑窗口。在 PowerPoint 工作界面的中心位置，是演示文稿的核心部分，显示当前幻灯片的大视图。此区域可以对幻灯片内容进行查看、编辑和添加文本、插入图片、表格、图表、图形对象、文本框、电影、声音、超链接和动画等操作。

3）备注窗格。位于幻灯片编辑窗口下方，可以输入要应用于当前幻灯片的备注。

4）“视图”按钮。PowerPoint 2010 右下角的“视图”按钮提供了 4 种视图切换模式，分别是普通视图、幻灯片浏览视图、阅读视图和幻灯片放映视图。

① 普通视图是主要的编辑视图，可用于撰写和设计演示文稿，如图 2.74 所示。

② 幻灯片浏览视图是以缩略图形式查看所有幻灯片。通过此视图，可以轻松地对演示文 稿的顺序进行排列和组织，如图 2.75 所示。

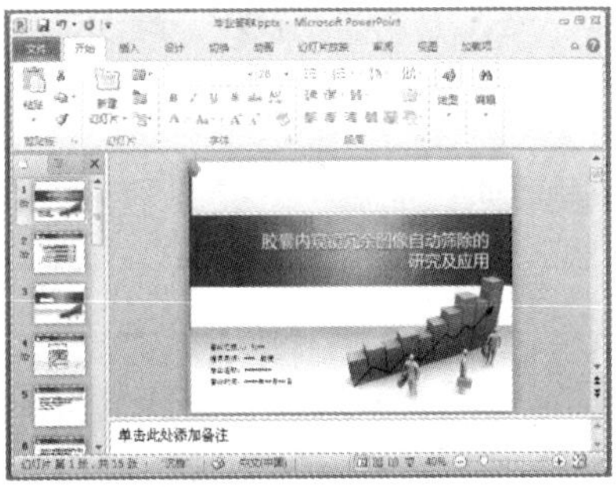

图 2.74　普通视图

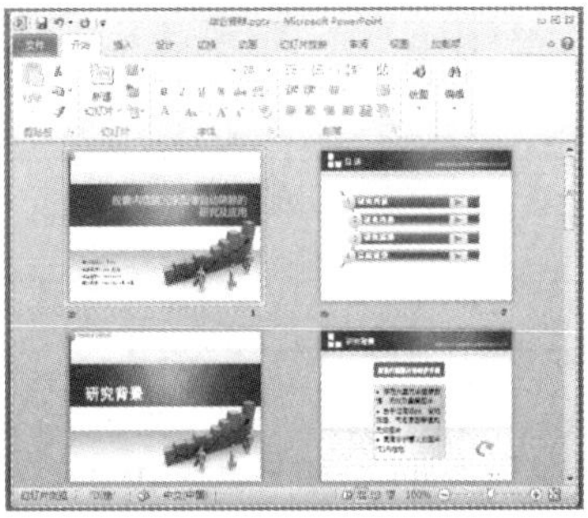

图 2.75　幻灯片浏览视图

③ 阅读视图是在附设简单控件的审阅窗口内以非放映模式观看演示文稿的所有幻灯片。如要更改演示文稿，可随时从阅读视图切换到其他视图模式中，如图 2.76 所示。

④ 幻灯片放映视图是以全屏方式播放演示文稿幻灯片的一种视图，用于向公众在大屏幕上显示演示文稿的内容，如图 2.77 所示。

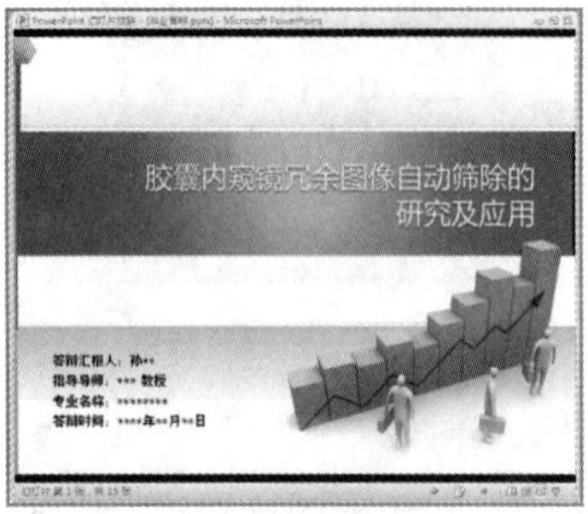

图 2.76 阅读视图

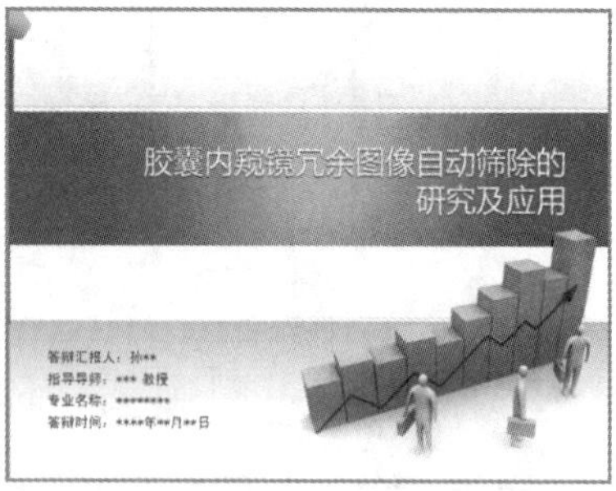

图 2.77 幻灯片放映视图

（2）PowerPoint 2010 命令功能组分类简介

如同 Word 2010，PowerPoint 2010 的各项处理功能都被归类放置到“选项卡”中。在每个选项卡中，通过“组”将一个个功能分解为多个子功能，每一个组中的命令按钮都执行一个命令或显示一个命令菜单。表 2.14 列出了 PowerPoint 2010 的基本选项卡功能组。

表 2.14 功能列表

选项卡	功 能
文件	保存、另存为、打开、关闭、信息、最近所用文件、新建、打印、保存并发送、帮助、选项、退出
开始	剪贴板、幻灯片、字体、段落排版、绘图、编辑（查找、替换和选择）
插入	表格、图像（图片、剪贴画、屏幕截图、相册）、插图（形状、SmartArt、图表）、链接（超级链接、动作）、文本（文本框、页眉页脚页码、艺术字、日期时间、幻灯片编号、对象）、符号（公式、符号）、媒体（视频、音频）
设计	页面设置、主题（颜色、字体、效果）、背景样式
切换	预览、效果效果选择列表、计时
动画	预览、动画效果选择列表、高级动画、计时
幻灯片放映	幻灯片放映方式选择、设置（排练计时、播放旁白等）、监视器
审阅	校对（拼写和语法检查、信息检索等）、翻译和语言、中文简繁转换、批注、修订等
视图	演示文稿视图、母版视图、显示（标尺、网格线、导航窗格）、显示比例、颜色和灰度、窗口操作、使用宏
加载项	菜单命令

PowerPoint 2010 按功能命令组结构组态命令的方法可以针对不同的操作对象自动显示该类对象的命令工具，用户只需要单击相应的选项卡就可方便地使用相对应的功能。例如对表格进行操作时，系统将在程序窗口功能区的位置上自动增加表格工具窗口

的“设计”和“布局”选项卡，以供用户使用。

PowerPoint 2010 的基本功能如图 2.78 所示。

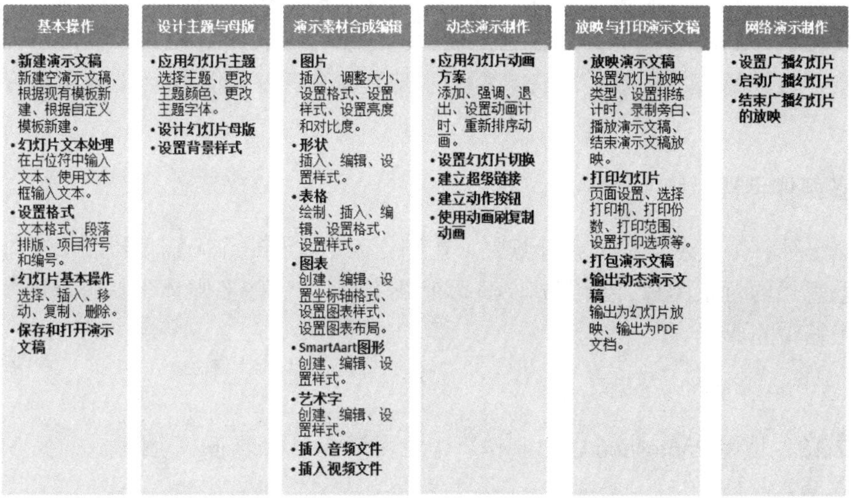

图 2.78　PowerPoint 2010 的基本功能

4. 图像素材处理软件简介

通常作者为了更好地表达自己的思想，需要对演示文稿中的图像、声音和视频等进行编辑修改。以下简单介绍几款常用的多媒体素材处理软件，关于它们的详细介绍可参阅有关的计算机软件教科书。

（1）Photoshop 图像处理软件

Photoshop 是 Adobe 公司开发的图像处理软件，主要应用于图像素材处理、广告设计等方面，目前已升级到 CS5 版本。Photoshop 主要具有以下功能：

1）绘图功能。它提供了许多绘图及色彩编辑工具。

2）图像编辑功能。包括对已有图像或扫描图像进行编辑，例如放大和裁剪等。

3）创意功能。Photoshop 提供了类同特殊镜头或滤光镜的特技效果功能，可以帮助人们实现美学艺术绘画和拍摄的效果。

4）扫描功能。使用 Photoshop 可以与扫描仪相连，从而得到高品质的图像。

（2）Flash Player 动画制作软件

Flash Player 原是 Macromedia 公司研发的网页交互动画制作软件，现已被 Adobe 公司收购。它的主要优点是：Flash 动化作品是矢量的，在缩放时不会失真；文件占用空间小，便于传输；采用了流技术，能够一边播放一边传输送数据；具有很好的交互性，可以通过单击按钮、选择菜单来控制动画的播放。

（3）Audition 音频处理软件

Audition 软件提供专业化音频编辑环境，专为在照相室、广播设备和后期制作设备方面工作的音频和视频专业人员设计，可提供先进的音频混合、编辑、控制和效果处理等功能。

（4）VideoStudio 视频剪辑软件

VideoStudio（会声会影）由 Ulead 公司研发，现在被 Corel 公司收购。VideoStudio 全面支持各种来源的高清影片输入设备，如闪存式高清摄像机、具有高清摄像功能的数码单反相机、高清电视等等。它还提供出色的影片编辑向导模式，让用户能够轻松完成剪接、转场切换、特效、配音、添加字幕、输出等工作，快捷地编辑出专业水平的视频。

2.4.3 多媒体素材制作

按照小孙答辩演示文稿的设计规划，在制作演示文稿之前，需要准备一些能够体现论文主题思想的背景图片、论文成果演示视频等等。 这些多媒体素材可以用多媒体制作软件来编辑完成。

1. 图片编辑制作

例 2.18 使用 Photoshop CS2 制作“毕业答辩首页背景.jpg”图片。

（1）设置背景色

1）启动 Photoshop CS2 应用程序，在选择“文件 | 新建”菜单命令，在“新建”对话框中保持默认设置，单击[确定]按钮，创建“毕业答辩首页背景”的 PDS 文档。

2）单击工具箱中的[油漆桶工具]按钮，此时鼠标变成油漆桶图标。

3）单击工具箱下方的“设置前景色”图标，在弹出的“拾色器（前景色）”对话框中选择深蓝色，单击[确定]按钮；然后用油漆桶工具填充背景为深蓝色。

（2）新建图层 1

1）单击“图层 | 新建 | 图层”菜单命令，在“新建图层”对话框中保持默认选项，单击[确定]按钮。

2）单击工具箱中的[矩形工具]按钮，然后单击工具箱下方的“设置前景色”图标，在弹出的“设色器（前景色）”对话框中选择白色，单击[确定]按钮。

3）在图层 1 中通过鼠标拖动方式在图片上方和下方各画一个矩阵，如图 2.79 所示。

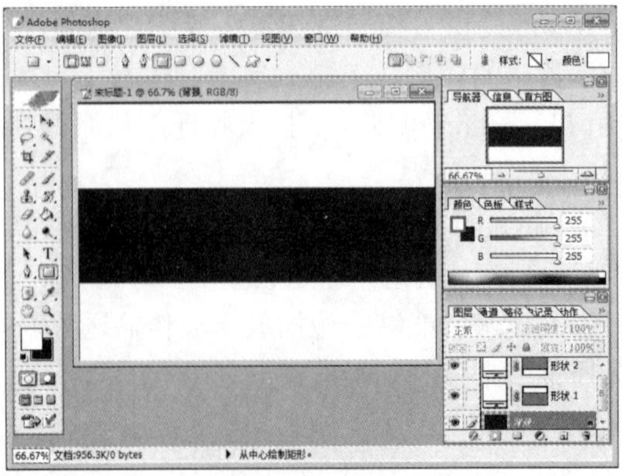

图 2.79　制作图层 1

（3）处理并加载素材图片

1）选择“文件丨打开”菜单命令，打开素材文件“素材.jpg”，右击工具箱中的[套索]按钮，选择[多边形套索工具]，然后沿着所需图形的边界进行套索，如图 2.80 所示。

2）选择“图层丨新建丨背景图层”菜单命令，在“新建图层”对话框中保持默认选项，单击[确定]按钮，将原来的“背景”改为“图层”，然后在键盘上按【Delete】键，删除所选区域，结果如图 2.81 所示；然后单击“选择丨全选”菜单命令，全选裁切好的图片，单击“编辑丨复制”菜单命令，将切好的图片传到剪贴板。

3）返回“毕业答辩首页背景”的 PDS 文档窗口，用“编辑丨粘贴”菜单命令，将裁切好的图片传递到背景文档窗口中，然后使用键盘快捷键【Ctrl】+【T】进入“自由变换”状态，拖拽控制点将素材放大到合适大小，如图 2.82 所示，然后单击键盘的回车键，解除“自由变换”。

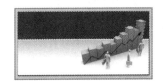

图 2.80　套索图片区域

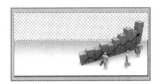

图 2.81　截取素材

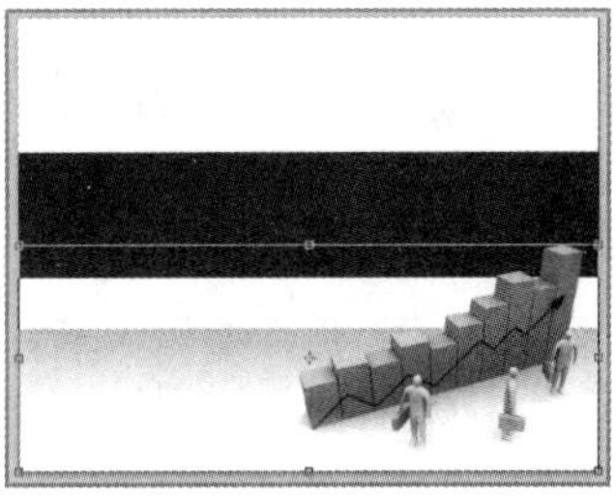

图 2.82　添加“素材”图片

（4）保存

选择“文件丨存储”菜单命令，在弹出的“存储为”对话框中将制作好的图形文件名改为“毕业答辩首页背景.jpg”，保存为 JPG 格式。

2. 视频编辑制作

例 2.19　使用 Windows Live 影音制作软件制作“内窥镜冗余图像自动筛查系统操作视频”。

（1）视频编辑

1）启动 Windows Live 影音制作，进入到 Windows Live 影音制作窗口，如图 2.83 所示。

2）添加视频和照片，在开始选项卡，单击添加视频和图片，选择需要导入的视频和图片，然后整理好播放的先后顺序。在编辑选项卡，通过拆分把一个视频拆成几部分，这样可以分别对不同场景进行动画和视觉效果设置，通过剪裁可将不需要的内容删减掉。

（2）动画和视觉效果设置

为使不连续的视频间自然过渡，可使用不同的过渡特技和效果。选择要设置的视频或图片，在动画选项卡设置过渡特技，图片还可以设置平稳和缩放效果。在视觉效果选项卡设置图片和视频的视觉效果。

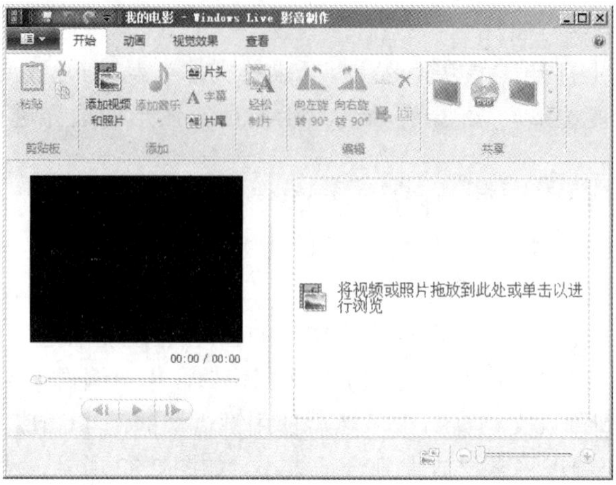

图 2.83　Windows Live 影音制作界面

（3）添加片头、片尾和字幕

使用 Windows Live 可以很方便添加片头、片尾和字幕，只要选中照片或场景，然后单击开始选项卡的片头、片尾，对当前场景的前面、后面添加字幕，单击字幕，在当前场景增加字幕。编辑好后，可以设置片头、片尾或字幕切换和出现的动画效果。

（4）添加音乐

在开始选项卡，单击添加音乐，可以选择为整个项目或当前点添加音乐，也可以添加完以后，拖动音乐场景改变播放开始时间。在音乐工具选项卡设置音乐音量、拆分和声音的淡入和淡出。

（5）导出视频

通过上面的操作，就可以完成视频的编辑和制作，效果图如图 2.84 所示，然后保存项目，再保存电影，选择保存设置，将编辑好的视频导出成相应的视频文件。

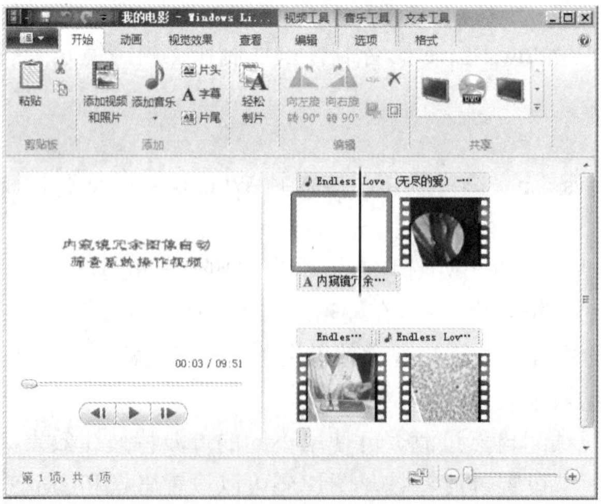

图 2.84　Windows Live 编辑效果图

2.4.4　演示文稿基本编辑

完成素材制作后，就可以启动 PowerPoint 建立论文答辩的演示文稿，编辑合成各类素材，制作答辩演示。

演示文稿是由至少一张以上幻灯片组成的一个 PowerPoint 文件。演示文稿的基本操作包括创建和打开演示文稿、演示文稿中的幻灯片制作、关闭演示文稿和保存演示文稿、等操作。

1. 新建演示文稿

演示文稿是用 PowerPoint 制作而成的文档，文件扩展名为 pptx（2007 和 2010 版本）或 ppt（2003 版本）。演示文稿中的每一页称为一张幻灯片，即演示文稿由幻灯片组成。

（1）空演示文稿

空演示文稿中没有应用模板设计、配色方案以及动画方案，一切皆由用户自己设计。

常用的创建方法为：切换到“文件”选项卡，单击选项卡中的“新建”命令，在后台视图的“可用的模板和主题”列表框中双击“空白演示文稿”选项，即可新建一个空演示文稿。

（2）根据模板新建演示文稿

PowerPoint 模板是一种以特殊格式保存的演示文稿，其文件扩展名为 potx。模板可以包含版式、主题颜色、主题字体 、主题效果和背景样式，甚至还可以包含内容。应用了某种模板后，幻灯片的背景图形、配色方案等都将被统一确定下来。因此，套用模板可以有效提高演示文稿的编辑效率。

PowerPoint 2010 提供了大量专业精美的现成模板，这些模板将演示文稿中幻灯片的背景、装饰图案、文字样式以及颜色搭配都已预先设定好。用户可根据文稿的整体风格进行选择，再根据自己的实际情况进行进一步的修改。

具体创建方法如下：

1）切换到“文件”选项卡，单击该选项卡中的“新建”命令，在后台视图的“可用的模板和主题”列表框中单击“样本模板”选项；

2）在“样本模板”列表框中，选择一个现有模板，如“培训”选项，单击右下侧的[创建]按钮。

用户也可将已设计好的演示文稿保存为模板格式，当需要使用此模板时，在“文件 | 新建 | 我的模板”列表框中调用即可。

2. 幻灯片文字、段落排版及大纲级别设置

PowerPoint 2010 提供了 11 种幻灯片版式，供用户在创建或修改幻灯片时使用。幻灯片版式指幻灯片内容在幻灯片中的排列方式、位置和格式，由预设格式和样式的占位符组成。占位符是版式中的容器，可容纳如文本（包括正文文本、项目符号列表和标题）、表格、图表、SmartArt 图形、影片、声音、图片及剪贴画等内容。用户除了可以直接应

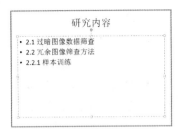

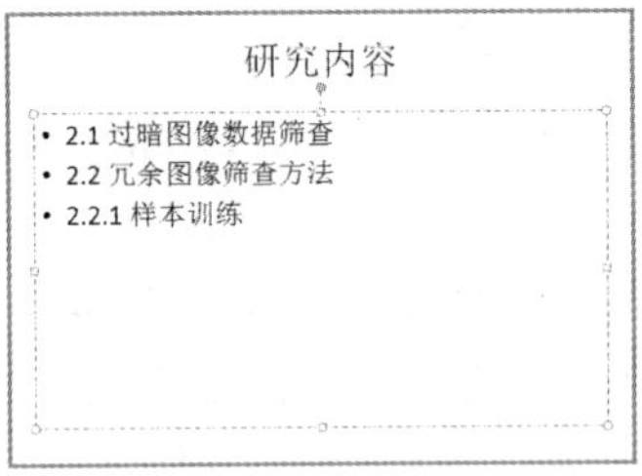

图 2.85　占位符中输入文本

用占位符的格式和位置外，还可以对它进行格式、大小、位置的修改。

（1）在占位符中输入文本

在幻灯片中单击需要输入文字的占位符，进入文本编辑状态，如图 2.85 所示。

（2）文字、段落与项目符号的排版

格式包括文本格式、段落排版、边框和底纹、项目符号和编号等，基本操作也与 Word 相同。

（3）大纲级别设置

为了使主题内容表达脉络清晰，通常幻灯片的文字段落采用分级列示，如图 2.85 所示，“2.2.1 样本训练”是“2.2 冗余图像筛查方法”一节的子标题内容，所以应该提高列表一个级别。具体操作为：选中“2.2.1 样本训练”，切换到“开始”选项卡，单击“段落”组中的[提高列表级别]按钮。

3. 保存演示文稿

单击快速访问工具栏中的“保存”图标即可。

注意：PowerPoint 2007 和 2010 版本创建的演示文稿默认文件类型为 pptx，此类型文件在 PowerPoint 2003 版本的软件中无法打开。若要在 PowerPoint 2003 中打开此演示文稿，则需要将文稿另存，“保存类型”选择为“PowerPoint 97-2003 演示文稿”。

4. 演示文稿的放映设置与播放

（1）幻灯片放映有关设置

1）设置自定义放映。自定义放映指用户可将演示文稿中不同的幻灯片组合起来，使其适用于不同的观众。具体设置步骤如下：

① 切换到“幻灯片放映”选项卡，单击“开始放映幻灯片”组中的[自定义幻灯片放映]按钮，从下拉列表框中选择“自定义放映”命令，打开“自定义放映”对话框；

② 在“自定义放映”对话框中单击[新建]按钮，弹出如图 2.86 所示的“定义自定义放映”对话框；在该对话框中设置新建放映演示文稿的名称，从已有演示文稿的幻灯片列表中选取要添加到新建放映演示文稿的幻灯片。如果要改变幻灯片播放次序，可在“在自定义放映中的幻灯片”列表框中使用其右侧的箭头按钮来调整幻灯片的顺序。

③ 单击[确定]按钮，系统返回“自定义放映”对话框，如图 2.87 所示。选择列表框中已创建的自定义放映演示文稿，单击[放映]按钮，即可进入自定义演示文稿的放映状态。如需要再次放映自定义的放映演示文稿，可直接在“幻灯片放映”选项卡下单击“开始放映幻灯片”组的[自定义幻灯片放映]按钮，从下拉列表框中选择自定义的放映演示文稿。

2）设置幻灯片放映方式。幻灯片放映方式的设置内容包括：放映类型、放映选项、放映幻灯片、换片方式、绘图笔颜色等属性。其中幻灯片放映类型有演讲者放映、观众自行浏览和展台浏览 3 种方式。演讲者放映方式是最常用的全屏幕放映类型，由演讲者完全控制放映节奏；观众自行浏览是在标准的 Windows 窗口中显示的放映类型，常用于个人通过网络浏览的演示文稿；展台浏览（全屏幕）是自动循环播放演示文稿的放映类型，在这种方式下，直到用户按下【Esc】键才终止播放。

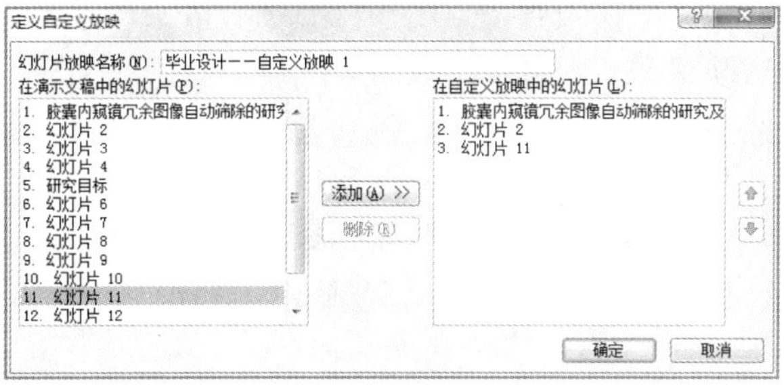

图 2.86　“定义自定义放映”对话框

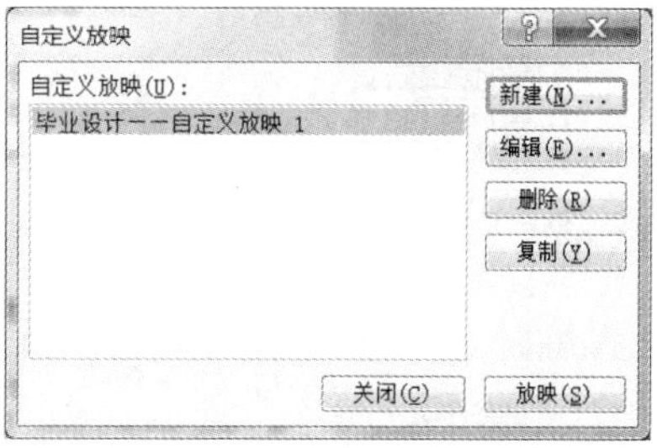

图 2.87　“自定义放映”对话框

设置演示文稿放映方式的步骤：切换到“幻灯片放映”选项卡，单击“设置”组中的[设置幻灯片放映]按钮，在弹出的“设置放映方式”对话框中，根据用户需求，可分别选择放映类型、放映选项、放映幻灯片、换片方式、绘图笔颜色等项目，然后单击[确定]按钮，如图 2.88 所示。

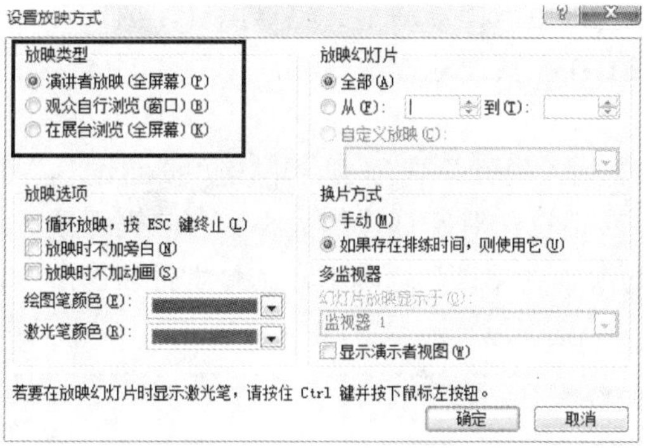

图 2.88　“设置放映方式”对话框

3）设置排练计时。演示文稿的放映速度会影响观众的反应，因此，可以在正式放映演示文稿之前，通过排练计时，调整每页幻灯片的放映速度，以达到控制整个演示文稿的总放映时间。具体设置步骤如下：

① 切换到“幻灯片放映”选项卡，单击“设置”组中的[排练计时]按钮，演示文稿将自动进入幻灯片放映状态，此时演示文稿左上角将显示“录制”对话框，如图 2.89 所示。

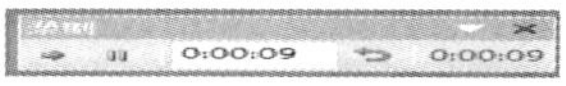

图 2.89　“录制”对话框

② 整个演示文稿播放结束后，将打开“Microsoft PowerPoint”对话框，该对话框显示幻灯片播放的总时间，并询问用户是否保存该排练时间，如果采纳，则单击[是]按钮。

4）录制旁白。在指定的幻灯片或整个演示文稿中添加旁白，可以使用户在事后观看并聆听报告人的解说。录制旁白常用于网络动态课件的制作上。

如果要录制旁白，计算机需要配备声卡和麦克风。具体制作步骤如下：

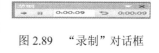

① 切换到“幻灯片放映”选项卡，单击“设置”组中的[录制幻灯片演示]按钮，从下拉列表中选择“从头开始录制”命令。

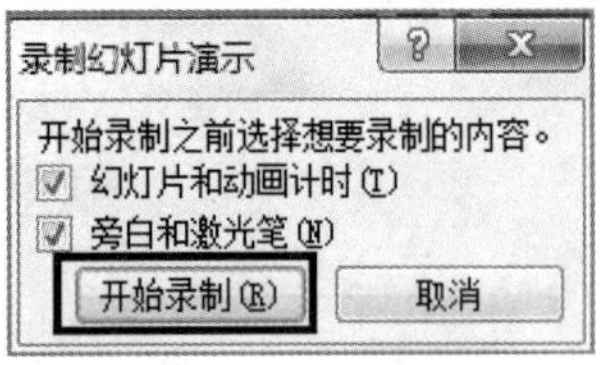

图 2.90 “录制幻灯片演示”对话框

② 在如图 2.90 所示的“录制幻灯片演示”对话框中，保持默认设置，单击[开始录制]按钮，进入幻灯片放映状态，同时开始录制旁白。

③ 录制完成或者按下【Esc】键时，系统询问是否保留排练时间，此时演示文稿切换到幻灯片浏览视图，从该视图中可以看到每张幻灯片下方均显示各自的排练时间。用户可根据需要进行确认，然后切换到“文件”选项卡，选择“另存为”命令，保存文件。

（2）演示文稿的播放与结束

播放：单击屏幕右下角的幻灯片放映按钮，进入演示文稿放映状态。

结束：在放映过程中按键盘左上角的【Esc】键，即可结束放映。

5. 演示文稿的打印和打包

制作好的演示文稿不仅可以在计算机上播放，还可以根据需要将其打印在纸张上，或将演示文稿移动到其他地方放映。演示文稿可以打印成幻灯片、备注页、讲义以及大纲视图等，也可打包成 CD 在其他地方放映。

（1）打印幻灯片

1）页面设置。切换到“设计”选项卡，单击“页面设置”组的[页面设置]按钮，在弹出的“页面设置”对话框中对幻灯片的大小、方向等选项进行设置，单击[确定]按钮，如图 2.91 所示。切换到“文件”选项卡，选择“打印”命令，可以在后台视图的右侧窗格预览打印效果。

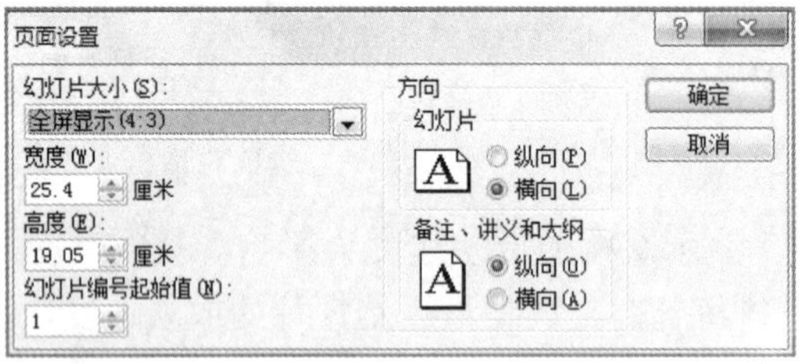

图 2.91 “页面设置”对话框

2）打印演示文稿。PowerPoint 可以将制作好的演示文稿打印出来。在打印时，根据不同的目的可以将演示文稿打印成不同的形式，如幻灯片、讲义、备注和大纲视图。具体操作步骤如下。

切换到“文件”选项卡，单击“打印”命令，在后台视图右侧的窗格可以预览打印的效果，在左侧的窗格可以设置打印份数、打印机及其属性、打印幻灯片的范围、幻灯的片打印版式、打印顺序以及颜色等，然后单击该窗格上方的[打印]按钮，即可以将演示文稿输出到打印机，如图 2.92 所示。

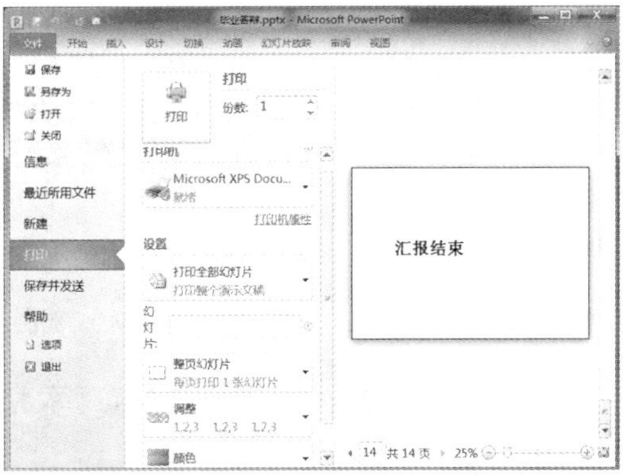

图 2.92　“打印”预览与设置页面

（2）演示文稿的打包

将做好的演示文稿复制到其他计算机中，可能会出现音频、视频、字体和超级链接文件等不全导致的错误，为了保证正常放映，可以通过“打包成 CD”命令，将制作的演示文稿及其各种媒体文件一次性打包，实现演示文稿的分发和转移。具体操作步骤如下。

1）切换到“文件”选项卡，单击［保存并发送］按钮，进入后台视图的左侧窗格，从“文件类型”项目中选择“将演示文稿打包成 CD”，然后单击右侧窗格的［打包成 CD］按钮，如图 2.93 所示。

2）打开“打包成 CD”对话框，在“将 CD 命名为”文本框中输入“毕业答辩 CD”，如图 2.94 所示。

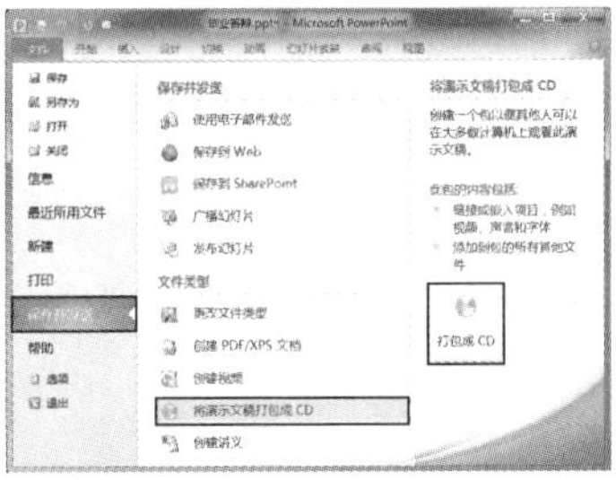

图 2.93　“打包”创建界面

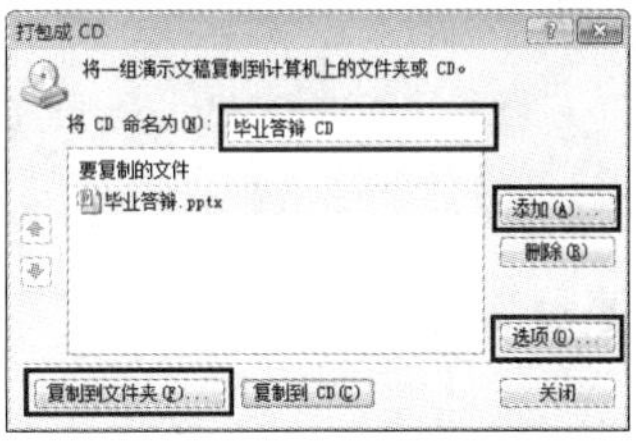

图 2.94　“打包成 CD”对话框

3）单击“打包成 CD”对话框中的［选项］按钮，在弹出的“选项”对话框中设置演示文稿的打开密码，或保持默认设置，单击［确定］按钮，如图 2.95 所示。

4）单击“打包成 CD”对话框中的［复制到文件夹］按钮，在弹出的“复制到文件夹”对话框中设置文件的存放位置，单击“确定”按钮，如图 2.96 所示。

5）此时将弹出一个提示框，询问是否将演示文稿中涉及的超级链接等各种媒体文件一起打包，选择［是］选项。然后 PowerPoint 自动开始为文件打包。

6）打包完毕后，将自动打开保存的文件夹，显示打包后的所有文件。在“打包成 CD”对话框中单击［关闭］按钮，关闭此对话框。

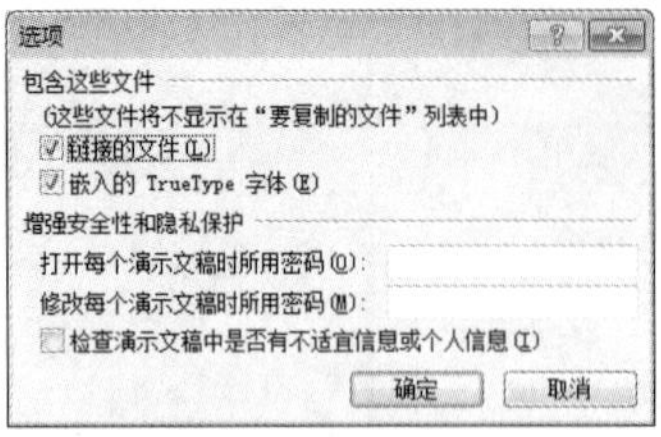

图 2.95 “选项”对话框

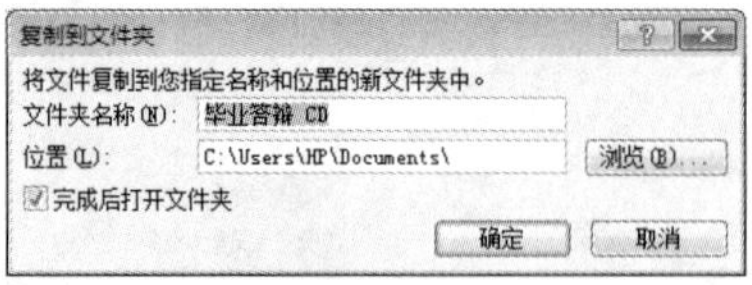

图 2.96 复制到文件夹”对话框

注意：若需同时将多个演示文稿打包在一起，可以通过单击“添加”按钮添加其他需要打包的演示文稿。

6. 演示文稿的其他输出形式

（1）以幻灯片放映方式输出演示文稿

将演示文稿保存为幻灯片放映格式的文档。具体操作步骤如下：

切换到“文件”选项卡，单击[另存为]按钮，打开“另存为”对话框，从“保存类型”列表框中选择“PowerPoint 放映”选项，并设置文件的名称、保存路径，然后单击[保存]按钮。

（2）以 PDF 文档格式输出演示文稿

1）切换到“文件”选项卡，单击[保存并发送]按钮，进入后台视图左侧的窗格，从“文件类型”项目中选择“创建 PDF/XPS 文档”，然后单击右侧窗格的[创建 PDF/XPS]按钮。

2）在弹出的“发布为 PDF 或 XPS”对话框中设置文件的名称、保存路径，然后单击[发布]按钮。

2.5 多格式文稿与多媒体信息交互编辑制作

2.5.1 演示素材合成编辑

1. 将 Word 大纲植入演示文稿

按小孙的制作规划，需要将毕业论文 Word 文稿的关键内容做成演示文稿。如何省时省力快捷地将所需内容转录入演示文稿？此时，我们可以利用演示文稿的“大纲植入”功能，将 Word 文稿快速转换成演示文稿，然后再对文本格式加工处理。

例 2.20 将 Word 文稿“毕业论文.docx”的大纲植入到演示文稿“毕业答辩.pptx”中。

1）打开“毕业论文.docx”的 Word 文稿，单击“视图”选项卡下“文档视图”组的[大纲视图]按钮，进入大纲视图，根据“毕业答辩.pptx”演示文稿的需要修改“毕业论文.docx”的大纲，如图 2.97 所示，然后保存。

2）将 Word 大纲文档植入演示文稿。

① 启动 PowerPoint 2010，切换到“开始”选项卡，单击“幻灯片”组的[新建幻灯片]按钮，从下拉的列表框中选择“幻灯片（从大纲）”选项。

② 在弹出的“插入大纲”对话框中选择要插入的 Word 文稿“毕业论文.docx”，单击[插入]按钮，Word 大纲文稿就自动转换为 PowerPoint 演示文稿，如图 2.98 所示。

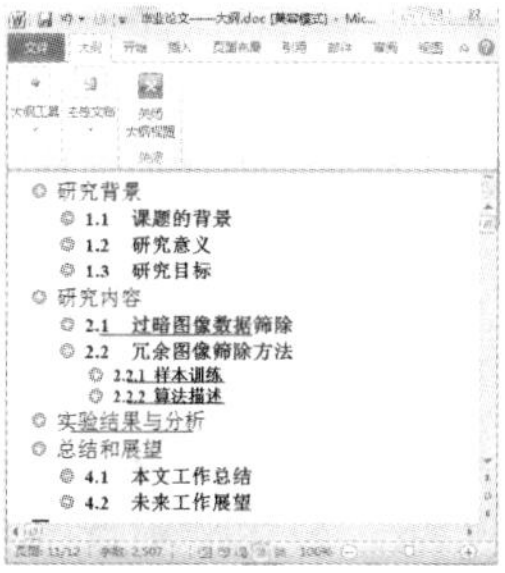

图 2.97　“Word 大纲文稿

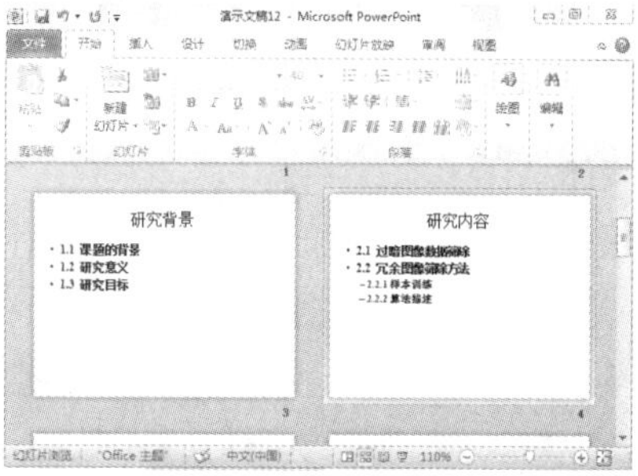

图 2.98　Word 文稿大纲植入演示文稿后的效果

注意：*若要将 Word 文稿的大纲植入演示文稿中，必须将演示文稿的标题样式、文本样式按 Word 文稿中的样式预先设置好。*

2. *主题样式应用设置*

PowerPoint 2010 提供了大量现成的幻灯片主题，应用幻灯片主题可令演示文稿的布局合理协调，使用户快速得到更专业美观的演示文稿。

例 2.21　将“毕业答辩.pptx”演示文稿的主题统一改为 PowerPoint 2010 自带的主题样式“沉稳”，主题颜色改为“波形”，主题字体颜色改为“暗香扑面”。

1）选择主题。打开“毕业答辩 PPT.pptx”演示文稿，切换到“设计”选项卡，单击“主题”组的样式列表框右下角的下拉三角按钮，从弹出的下拉列表框中选择“沉稳”主题选项，如图 2.99 所示。

2）更改主题颜色。单击“设计”选项卡下“主题”组的[颜色]按钮，从弹出的主题颜色列表框中选择“波形”选项。

3）更改主题字体。单击“设计”选项卡下“主题”组的[字体]按钮，从弹出的主题字体列表框中选择“暗香扑面”选项。

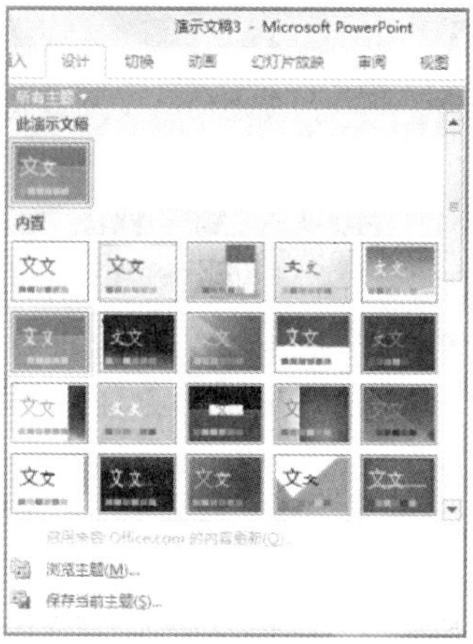

图 2.99　设置主题样式

此时，当前演示文稿中的所有幻灯片都将应用所选的主题、颜色和字体，如图 2.100 所示。

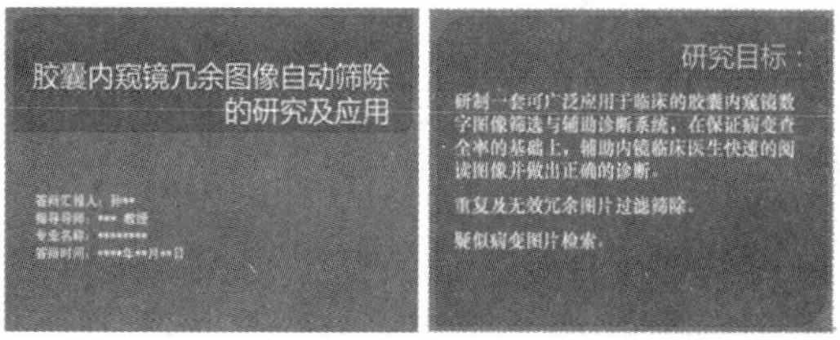

图 2.100　主题设置后效果

3. 设置背景样式

幻灯片背景包括幻灯片的背景颜色和背景设计，如添加底纹、图案、纹理和图片等。

（1）替换演示文稿中所有幻灯片的背景图片

例 2.22 使用图片“背景图片素材.jpg”替换“毕业答辩.pptx”演示文稿中所有幻灯片的背景。

1）切换到“设计”选项卡，单击“背景”组的[背景样式]按钮，从弹出的背景样式列表框中选择“设置背景格式”命令，如图 2.101 所示。

2）在如图 2.102 所示的“设置背景格式”对话框中，选择“填充”选项卡的“图片或纹理填充”选项，单击[文件]按钮，在弹出的“插入文件”对话框中选择需要作为背景的图片“背景图片素材.jpg”，单击 [插入]按钮。

3）在“设置背景格式”对话框中，选择“隐藏背景图形”选项，单击[全部应用]按钮，将图片样式应用到演示文稿的每张幻灯片中，如图 2.102 所示。

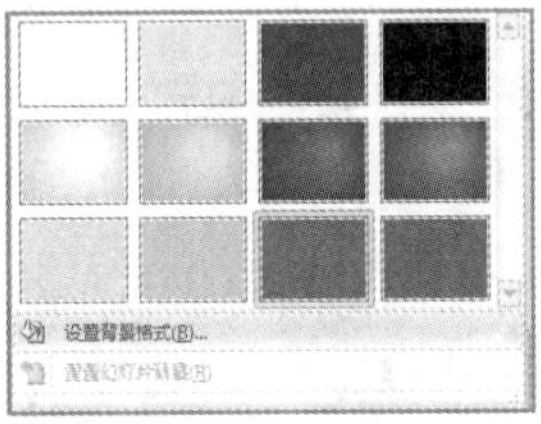

图 2.101 背景样式列表框

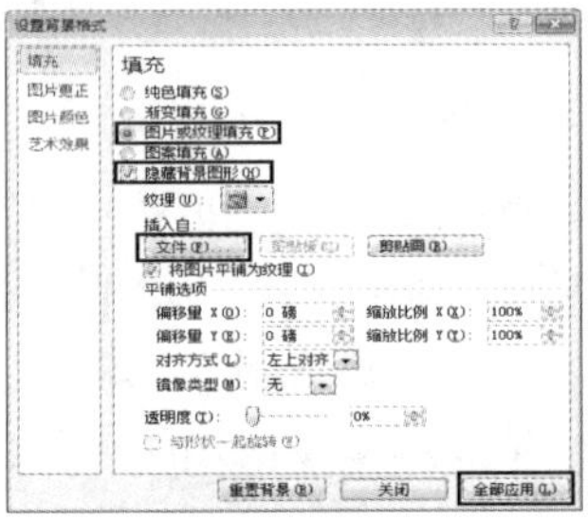

图 2.102 “设置背景格式”对话框

4）切换到“视图”选项卡，单击“母版视图”组的[幻灯片母版]按钮，切换到幻灯片母版视图，调整母版标题样式占位符大小，以适应新的背景，使幻灯片更美观；然后单击“幻灯片母版”选项卡下“关闭”组的[关闭母版视图]按钮，返回到普通视图模式，查看效果。

（2）替换演示文稿中某张幻灯片的背景图片

例 2.23 使用例 2.18 中经过 Photoshop 处理后的图片“毕业答辩首页背景.png”替换演示文稿首页幻灯片。

1）在幻灯片浏览窗格选择演示文稿首页，使其显示在幻灯片编辑窗口中。

2）切换到“设计”选项卡，单击“背景”组的[背景样式]按钮，从弹出的背景样式列表框中选择“设置背景格式”命令。

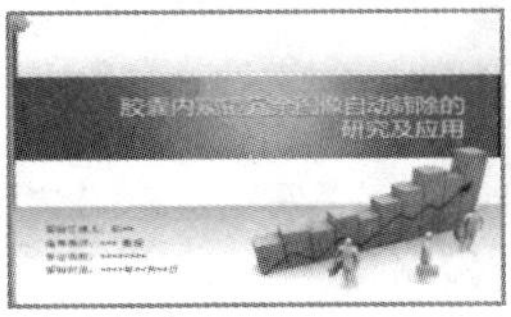

图 2.103 演示文稿首页效果

3）在弹出的“设置背景格式”对话框中，选择“填充”选项卡中的“图片或纹理填充”选项，单击[文件]按钮，如图 2.102 所示；然后在弹出的“插入文件”对话框中选择图片“毕业答辩首页背景”，单击 [插入]命令。

4）在“设置背景格式”对话框中，选择“隐藏背景图形”选项，单击[关闭]命令。

接着可以在幻灯片编辑窗口，调整标题样式占位符和文本框的大小、字体格式，以适应新的背景，使幻灯片更美观，最后效果如图 2.103 所示。

4. 设置幻灯片母版

虽然 PowerPoint 2010 内嵌的幻灯片主题能快速美化演示文稿，但缺乏个性。用户可以通过“幻灯片母板”自定义版式信息，包括背景设计、配色方案、占位符的大小和位置、字体的类型和大小、项目符号等。

（1）母版简介

PowerPoint 中的母版分为幻灯片母版、讲义母版和备注母版 3 种类型。

幻灯片母版统一控制了演示文稿中每张幻灯片的背景设计、配色方案、字体格式和项目编号样式等等。通过更改母版中的信息，即可改变演示文稿中所有幻灯片的外观，从而提高编辑效率。

讲义母版是为制作讲义而准备。通常讲义需要打印输出，因此涉及的设置内容大多与打印有关，比如页眉、页脚、页码等信息。

备注页母版：通常需要打印输出，因此涉及的设置内容也大多与打印有关，如页眉、页脚、页码等信息。

（2）设计幻灯片母版

例 2.24　通过幻灯片母版设置“毕业答辩.pptx”演示文稿的样式，样式具体要求为：①标题样式中文字为微软雅黑、28 号、白色；段落格式左对齐；②文本样式中文字为华文细黑、24 号、黑色；③在页脚处插入页码，插入“PP 修改”的字样。

1）切换到“视图”选项卡，单击“母版视图”组的[幻灯片母版]按钮，切换到幻灯片母版视图，如图 2.104 所示。

2）右击“单击此处编辑母版标题样式”占位符框，在出现的浮动工具栏中设置字体为“微软雅黑”，字号为 28，字体颜色为白色，段落格式为左对齐。

3）右击“单击此处编辑母版文本样式”占位符框，在出现的浮动工具栏中设置字体为“华文细黑”，字号为 24，字体颜色为黑色。

4）切换到“插入”选项卡，单击“文本”组的[页眉和页脚]按钮。在弹出的“页眉和页脚”对话框中选中“幻灯片编号”、“页脚”、“标题幻灯片中不显示”，在“页脚”文本框中输入“PP 修改”，单击[全部应用]按钮，如图 2.105 所示。此时，除第 1 张幻灯片外，其他所有幻灯片都将被添加上页脚和页码。

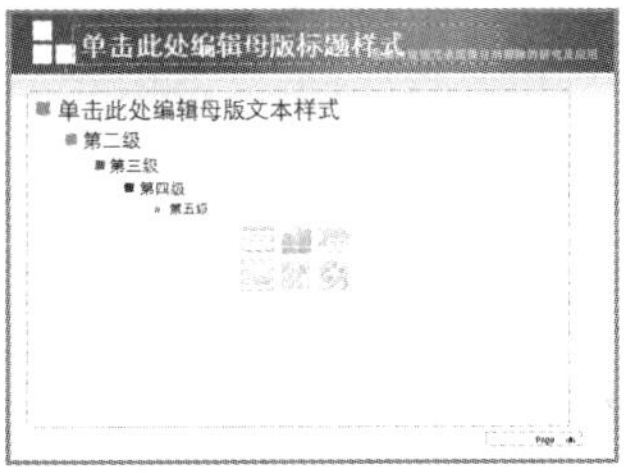

图 2.104　幻灯片母版视图

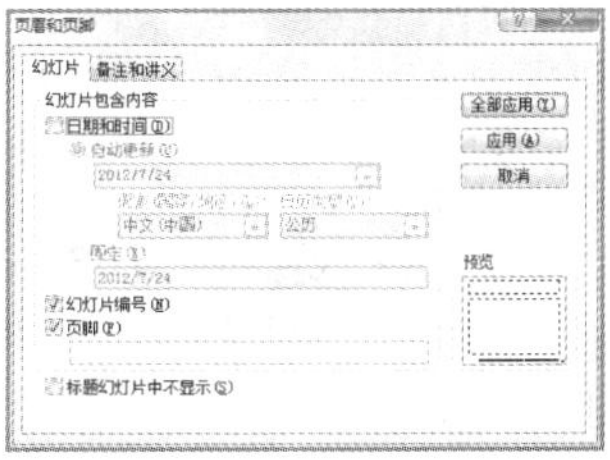

图 2.105　“页眉和页脚”对话框

5）完成设置后，切换到“幻灯片母版”选项卡，单击“关闭”组的[关闭母版按钮]按钮，返回普通视图模式。

5. 插入编辑

图片、表格、图表、视频等素材容易突出重点、吸引观众，往往比整版的文字更具有说服力，还能起到简洁和美化幻灯片的作用。

（1）插入来自文件的图片

例 2.25 在“毕业答辩.pptx”演示文稿的某张幻灯片中插入图片“实验结果.jpg”，要求对该图片应用“矩形投影”的图片样式，并设置 0%的亮度和+20%对比度。

1）插入图片。切换到“插入”选项卡，单击“图像”组的[图片]按钮，在“插入图片”对话框中选择需要加载的图片“实验结果.jpg”，单击右下角的[插入]按钮，即可在幻灯片中插入图片。

2）设置图片格式。①设置图片样式：选中加载的图片，切换到“图片工具”的“格式”选项卡，单击“图片样式”组的[快速样式]按钮，从样式框内选择“矩形投影”项，如图 2.106 所示；②设置图片亮度和对比度：单击“格式”选项卡下“调整”组的[更正]按钮，在弹出的列表框中选择“亮度：0%（正常）对比度+20%”。

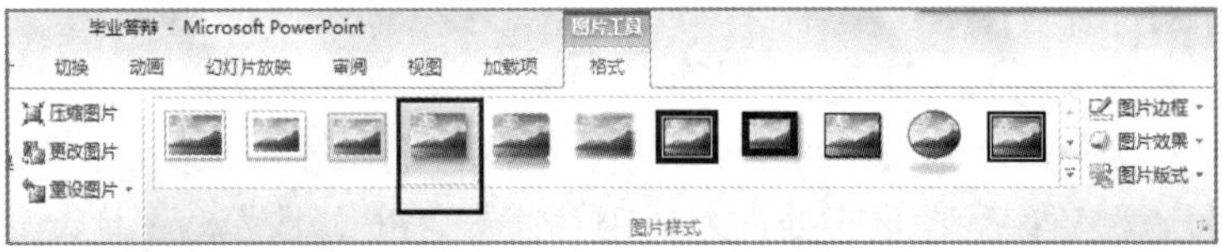

图 2.106 更改图片样式

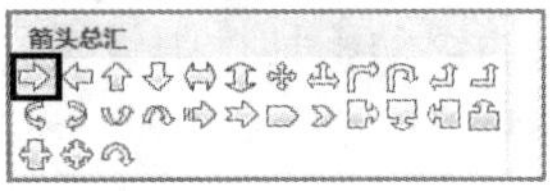

图 2.107 形状列表框

（2）插入和编辑形状

1）创建形状。切换到“插入”选项卡，单击“插图”组的[形状]按钮，在弹出的列表框中选择所需要的图形，如图 2.107 所示的“右箭头”。

2）编辑形状和设置形状样式。选中形状，切换到“绘图工具”的“格式”选项卡，单击“形状样式”组的内嵌各类样式可以快速应用预设的形状样式，单击该组的其他设置按钮可以设置形状的填充、轮廓和效果；在“绘图工具”的“格式”选项卡下，还可以设置形状的大小、排列方式以及更换形状。

（3）插入和编辑图表

1）创建图表。新建一张幻灯片，切换到“插入”选项卡，单击“插图”组的[图表]按钮，在“插入图表”对话框内，按应用目标，选择需求的图表类型，如图 2.108 所示，单击[确认]按钮，系统将自动打开 Excel 2010 应用程序，此时可以按需编辑作图数据源，关闭 Excel 2010 应用程序，选定的图表自动插入到幻灯片中；若需重新编辑 Excel 数据，切换到“图表工具”的“设计”选项

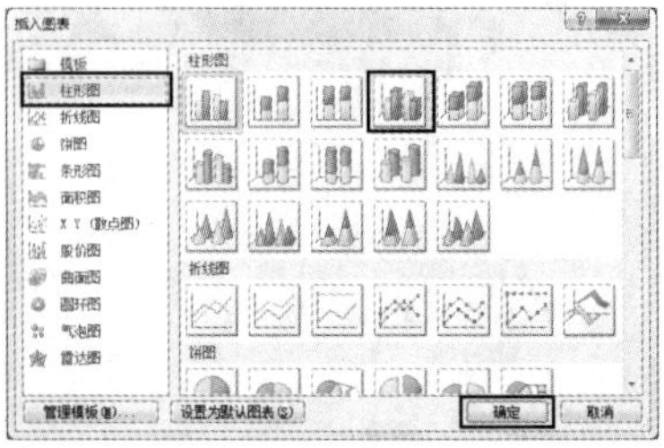

图 2.108 “插入图表”对话框

卡，单击“数据”组的[编辑数据]按钮。

2）编辑图表。选中图表，切换到“图表工具”下的“设计”、“布局”、和“格式”选项卡，可以分别设置图表的大小、图表类型、图表数据源、图表坐标格式、图表样式、图表布局等一系列项目，详细内容可参看第 3 章 Excel 2010 图表的制作操作。

（4）插入 SmartArt 图形

PowerPoint 2010 提供了多种 SmartArt 图形，如流程、循环、层次结构等，使用 SmartArt 图形功能可以在幻灯片中快速建立精美的 SmartArt 图形。具体操作步骤如下。

1）创建 SmartArt 图形。切换到“插入”选项卡，单击“插图”组的[SmartArt]按钮，弹出“选择 SmartArt 图形”对话框，在“列表”选项卡中选择指定的图形选项，如：“垂直曲形列表”，单击右下方的[确定]按钮，即可插入该 SmartArt 图形，如图 2.109 所示。

2）编辑 SmartArt 图形。选中 SmartArt 图形，单击该图边框左侧的箭头，在“在此处键入文字”的输入框中输入文本，并拖动鼠标调整图形的大小和位置，如图 2.110 所示。

3）设置 SmartArt 图形样式和格式。选中 SmartArt 图形，切换到“SmartArt 工具”的“设计”选项卡，设置其布局和样式；切换到“SmartArt 工具”的“格式”选项卡，设置其形状样式和字体样式。

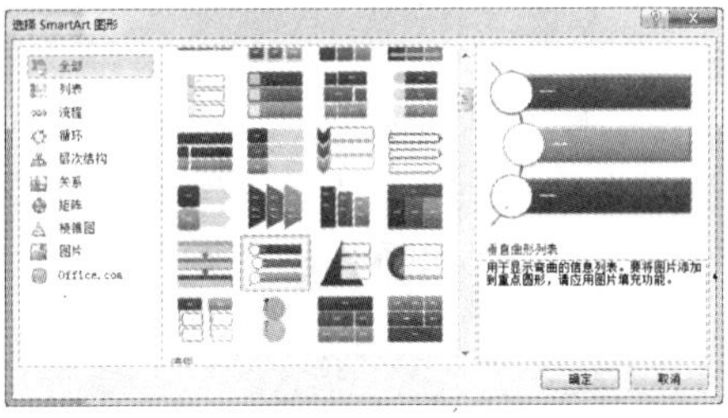

图 2.109　“选择 SmartArt 图形”对话框

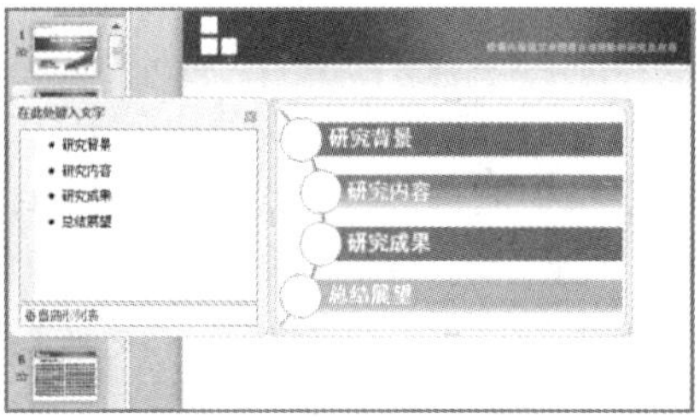

图 2.110　输入文本

（5）插入艺术字

1）创建艺术字。切换到“插入”选项卡，单击“文本”组的[艺术字]按钮下方的箭头，从列表框中选择一种样式，在幻灯片编辑视图的“请在此放置您的文字”占位符中输入文字。

2）编辑艺术字。单击艺术字边框选中艺术字占位符，切换到“绘图工具”的“格式”选项卡，设置艺术字的形状样式和字体样式。

6. 插入音频对象

切换到“插入”选项卡，单击“媒体”组中的[音频]按钮下方的箭头，选择列表框中的“文件中的音频”命令，打开“插入音频文件”对话框，选择要插入的声音文件，单击[插入]按钮，即可在幻灯片中插入声音。在幻灯片编辑窗格中调整声音图标至合适的位置。

7. 插入视频对象

切换到“插入”选项卡，单击“媒体”组的[视频]按钮下方的箭头，选择列表框中的“文件中的音频”命令，打开“插入视频文件”对话框，选择要插入的视频文件，单击[插入]按钮，即可在幻灯片中插入视频。

2.5.2 动态演示制作

1. 设置幻灯片对象动画效果

动画是可以增加文本或其他对象（如图表和图片）的特殊视觉效果。对幻灯片上的文本、图形、表格等对象添加不同的动画效果，如进入动画、强调动画、退出动画和动作路径动画等，可以突出重点，控制信息流，并增加演示文稿的趣味性。幻灯片的动画设置是利用 PowerPoint 的“动画”选项卡下的各功能组命令按钮来实现的。

例 2.26 为“毕业答辩.pptx”演示文稿某幻灯片中的人物对象、红色椭圆形状和图表添加动作方案，并对其进行动画排序。

（1）设置动画进入、强调和退出的效果

1）添加进入动画效果。选中人物对象，切换到“动画”选项卡，单击“高级动画”组的[添加动画]按钮，从如图 2.111 所示的列表框的“进入”栏目中选择“随机线条”选项，即可为人物添加进入动画。

按上述同样方法为幻灯片中的图表和红色椭圆形状添加进入动画效果，动画方案均选择为“出现”。

2）添加强调动画效果。选中红色椭圆形状，切换到“动画”选项卡，单击“高级动画”组中的[添加动画]按钮，从列表框的“强调”栏目中选择“脉冲”选项。

3）添加退出动画效果。选中红色椭圆形状，切换到“动画”选项卡，单击“高级动画”组的[添加动画]按钮，从列表框的“退出”栏目中选择“形状”选项。

（2）设置动画计时

切换到“动画”选项卡，单击“高级动画”组的[动画窗格]按钮，在幻灯片编辑窗口右侧出现的“动画窗格”中选中需要设置的动画。在“动画”选项卡的“计时”组中，单击 “开始”输入框，从弹出的列表框中选择动画的启动方式，如“与上一动画同时”，然后调整动画出现的时间（如图 2.112 所示），以及播放持续时间。

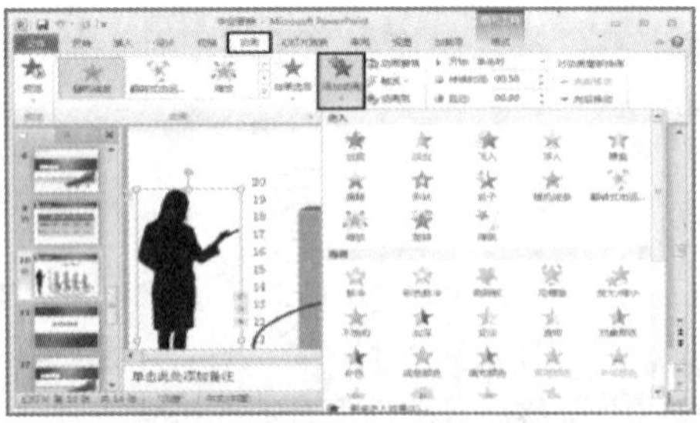

图 2.111 设置“进入”动画方案

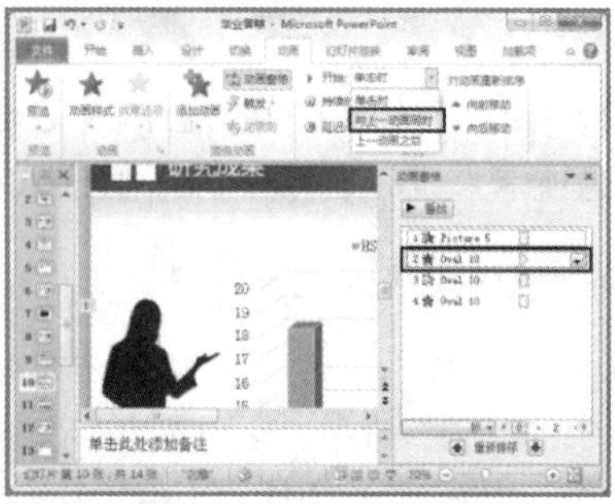

图 2.112 设置动画计时

（3）重新排序动画

若需改变动画播放次序，直接在幻灯片编辑窗口右侧的“动画窗格”中选中需要调整的动画，使用鼠标拖动至目标位置即可。

注意：当幻灯片中的对象被添加上动画效果后，在对象的左上角会出现一个带有数字的矩形标记，矩形中的数字表示该动画在当前幻灯片中的播放次序。

2. 设置幻灯片切换效果

幻灯片切换功能可帮助用户设置幻灯片放映的顺序、切换方式等，使之可获得最佳放映效果。

设置幻灯片切换的操作方法：选中幻灯片，切换到“切换”选项卡，从“切换到此幻灯片”组的列表框中单击所需要的切换方式（如：“分割”选项），并单击[效果选项]按钮来调整切换效果，系统将自动提供预览切换动画效果。若要改变幻灯片切换时间，在“计时”组中的“持续时间”输入框中输入一个具体时间即可。例如，此幻灯片的切换时间默认为“01.50”，我们可以在“持续时间”文本框中输入“0.5”，缩短其播放时间，如图 2.113 所示。

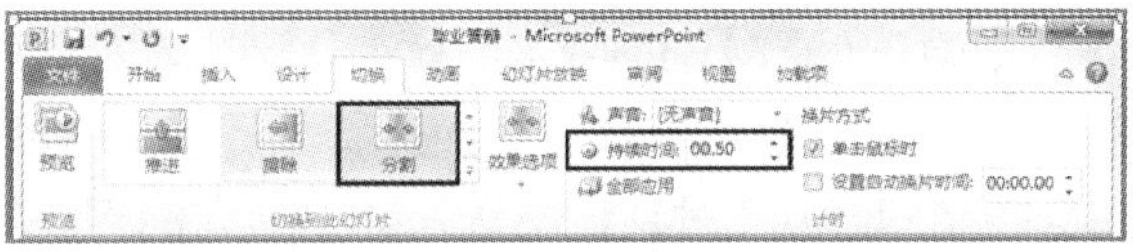

图 2.113　置幻灯片切换效果

3. 建立超级链接

PowerPoint 可以通过任何对象（包括文本、形状、表格、图形和图片）创建超级链接。超级链接是链接指定位置或文件的一种方式，可以利用它指定演示文稿的跳转位置，如演示文稿中的某张幻灯片、其他演示文稿、Word 文档、Excel 电子表格、Internet、公司内部网等。

超级链接只有在幻灯片放映状态下才被激活，此时鼠标移至超级链接对象时，鼠标将变成手形。

例 2.27　为“毕业答辩.pptx”演示文稿第 4 页幻灯片中的文本“胶囊内窥镜数字图像筛选与辅助诊断系统”创建超级链接，使其在可以跳转到当前演示文稿的第 8 页。

1）选中第 4 页幻灯片中需要添加超级链接的文本“胶囊内窥镜数字图像筛选与辅助诊断系统”，切换到“插入”选项卡，单击“链接”组中的[超链接]按钮，打开如图 2.114 所示的“插入超链接”对话框。

2）在对话框左侧列表中选择“本文档中的位置”，在“请选择文档中的位置”列表框中选择“幻灯片 8”选项，单击[确定]按钮。此时，该文字变为不同于原来的颜色，且文字下方出现下划线，如图 2.115 所示。

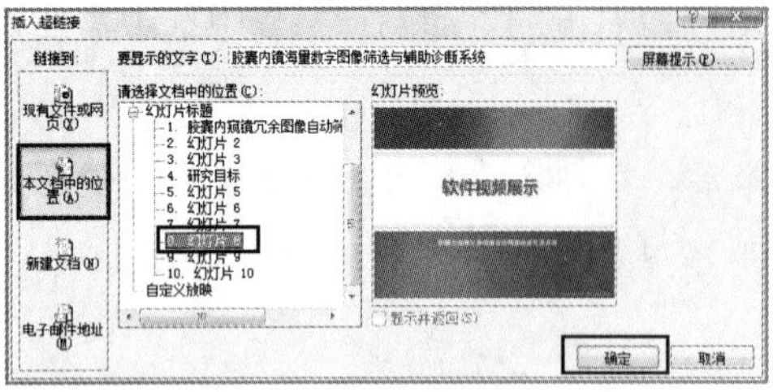

图 2. 114 “插入超链接”对话框

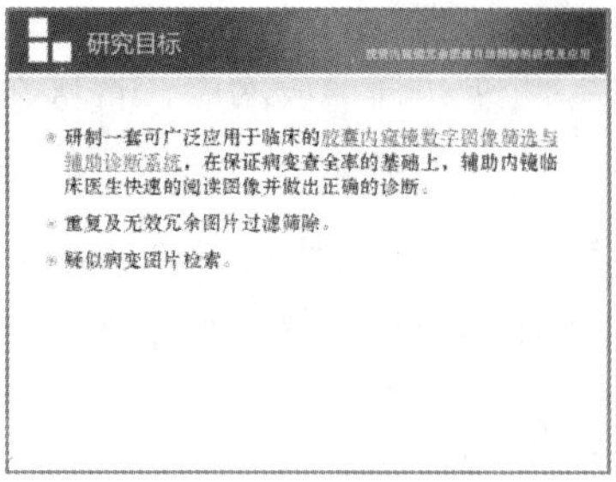

图 2.115 设置好的超级链接

4. 建立动作按钮

例 2.28 为“毕业答辩.pptx”演示文稿幻灯片中的目录创建动作按钮。

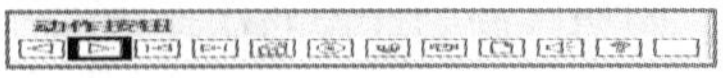

图 2.116 动作按钮列表

1）切换到“插入”选项卡，单击“插图”组中的[形状]按钮，从形状列表框的“动作按钮”栏目中选择“前进或下一项”选项，如图 2.116 所示，在目录的适当位置拖动鼠标绘制形状。

2）释放鼠标，将自动弹出如图 2.117 所示的“动作设置”对话框，在“单击鼠标时的动作”中选择“超链接到”，并在其下拉菜单中选择“幻灯片”命令。

3）在弹出的“超链接到幻灯片”对话框中选择需要指向的幻灯片——“幻灯片 8”，单击[确定]按钮，如图 2.118 所示，返回“动作设置”对话框，单击[确定]按钮。

4）按此方法添加其他动作按钮，最后效果如图 2.119 所示。

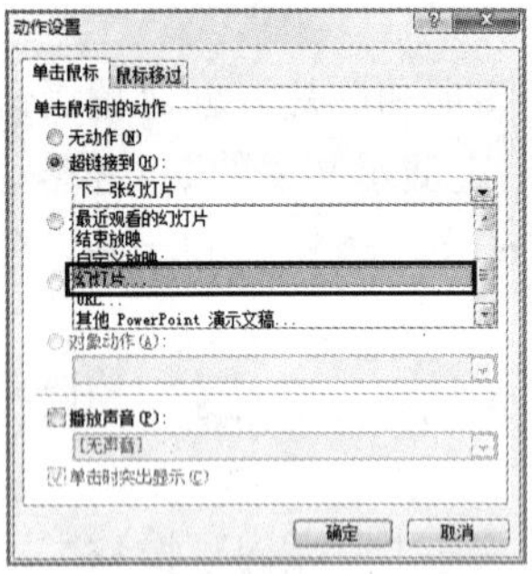

图 2 117 “动作设置”对话框

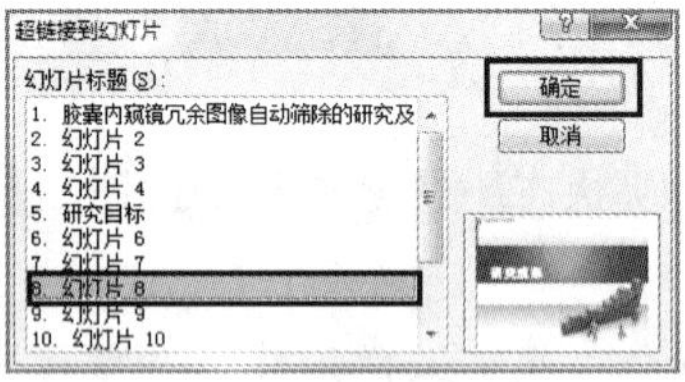

图 2.118 “超链接到幻灯片”对话框

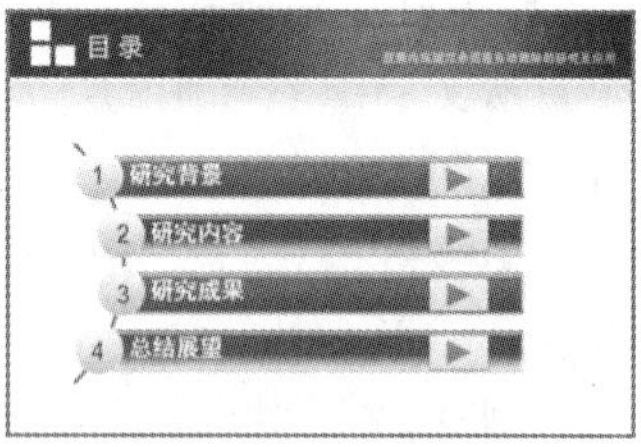

图 2.119 最后效果

5. 使用动画刷复制动画

动画刷可以为多个对象设置同样的动画效果，其使用方法与格式刷相同：选中被复制对象，切换到“动画”选项卡，单击或双击“高级动画”组中的[动画刷]按钮，当鼠标变成指针加刷子的形状时，用鼠标单击需要复制的对象，即可完成动画效果的复制。

2.5.3　网络演示制作

广播放映幻灯片是 PowerPoint 2010 中的一项新增功能，它提供了一种通过 Internet 向远程访问群体广播 PowerPoint 2010 演示文稿的功能，此技术常用在培训课程、会议或电话会议环境中。具体操作步骤如下。

1. 广播幻灯片的设置

1）切换到“文件”选项卡，单击“保存并发送”命令，进入后台视图左侧窗格，选择“保存并发送”中的“广播幻灯片”选项，单击后台视图右侧窗格的[广播幻灯片]按钮。

2）在弹出的“广播幻灯片”对话框中选择[启动广播]按钮，如图 2.120 所示。

3）在弹出的“Windows Live ID 凭据”对话框中输入用户名和密码，单击[确定]按钮，如图 2.121 所示。“Windows Live ID”即 Windows Live 帐号，是一个由微软开发与提供的“统一登入”服务，很多包含微软服务的网站如 Hotmail、所有的 MSN 服务、Xbox 360 的 Xbox Live 都可以使用此帐号登录。若无此帐号，可以通过点击对话框下方的“获得一个.NET Passport”超级链接按钮进入相关网页注册获得。

4）进入自动连接 PowerPoint 广播服务状态。连接完成后弹出如图 2.122 所示的“链接地址”对话框，用户可以通过复制方式或发送邮件方式将此链接地址传给远程的观看者，然后单击右下方的[开始放映幻灯片]按钮。

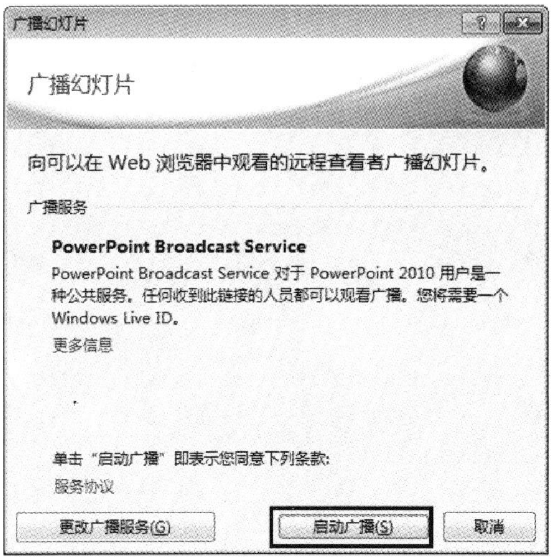

图 2.120　“广播幻灯片”对话框

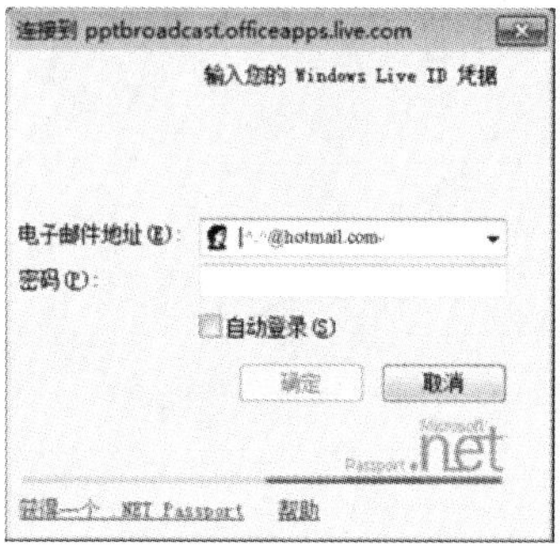

图 2.121　“Windows Live ID 凭据”对话框

2. PowerPoint 2010 广播幻灯片的启动

1）远程观看者根据发送的地址打开广播链接。

2）演示者单击如图 2.122 所示的“广播幻灯片”对话框右下角的[开始放映幻灯片]按钮，进入演示文稿放映状态。

3. 结束广播幻灯片的放映

单击功能区下方的[结束广播]按钮即可，如图 2.123 所示。

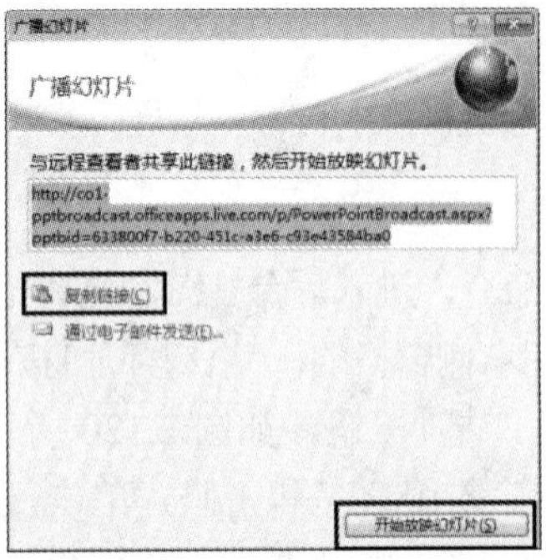

图 2.122 “广播幻灯片”对话框

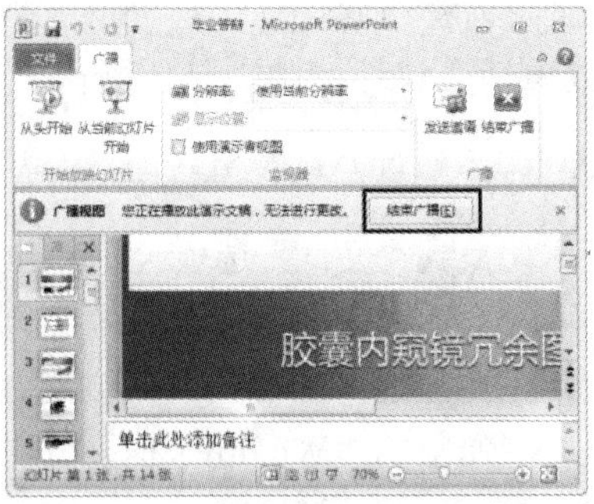

图 2.123 结束广播幻灯片放映

第 3 章　数据处理技术

数据处理是通过对数据的采集、存储、检索、加工、变换和传输，从大量的、可能是杂乱无章的、难以理解的数据中抽取并推导出对于某些特定的人群来说是有价值、有意义的数据。随着人类社会的发展，单靠人工和以前的处理方法已经不能胜任处理每天出现的海量数据。计算机软、硬件的发展使得处理海量数据成为现实。目前常用的计算机数据处理工具有：电子表格软件 Excel、Lotus，小型数据库 Access、VFP，大中型数据库 SQL Server、Oracle，通用统计软件 SAS、SPSS 等。人们在进行数据处理时需要掌握数据处理的方法与技术，以提高数据处理的速度与质量。本章以 Excel 和 Access 为工具，介绍一些常用的数据处理方法与技术。

3.1　电子表格软件与数据处理

电子表格软件以其便捷的数据管理方式和丰富的内嵌数据分析及图表化功能被广泛用于各类业务数据管理与数据分析，尤其适宜于小型部门级管理数据的简易处理和个人研究业务的数据管理和分析。

3.1.1　医疗与医学研究中的数据处理与分析目标规划

随着计算机在医药领域的广泛应用，诸如各种医院管理信息系统的使用、医疗设备和仪器的数字化，使得医疗与医学研究中的数据不断激增，这些宝贵的医学数据对于疾病的诊断、治疗和医学研究，对于医疗机构部门工作效率的提高等都是非常重要的。因此，对这些海量数据的管理和分析处理成为医疗与医学研究中一个很重要的组成部分。

例如，医学院研究生小孙在进行“胶囊内窥镜数字图像筛选与辅助诊断系统”课题的研究中，对图像筛选算法进行比对实验，需要对提取的特征数据进行检验分析。又如，某医院需要对某天的采集的部分体检数据进行统计分析。上述两个案例都牵涉到要采集实验数据，进行统计分析和图表展示。其中实验数据是多指标参数的数十条乃至上千条记录，期望用表格文件来简易存储和管理这些数据记录，以便后期的数据分析；而对实验数据的统计分析则是根据研究目的，分别选择进行数据的统计描述或统计推断等处理。

一般地，数据分析通常包括统计描述和统计推断两个部分。统计描述是把获得数据本身包含的信息加以总结概括、整理简化，用少量数字（即描述指标）或图表概括大量原始数据，对数据进行描述的统计方法。例如各种表示集中和离散趋势的指标（如均值、方差等）和各种统计图表（如直方图、饼图等），都属于统计描述。统计推断是根据抽取的样本数据对总体的客观规律性做出合理估计的过程。例如，假设发育正常的 3 岁婴儿的平均体重是 14.6 千克，现从某地随机抽取 100 个婴儿称得体重后求出平均值为 14.2 千克，那么通过将该地 3 岁婴儿的平均体重与发育正常的 3 岁婴儿的平均体重指标值进行比对，可以判断该地 3 岁婴儿的平均体重是否达到正常水平。

综上分析，无论是进行管理业务的数据处理还是进行医疗业务或医学研究的数据处理，其数据处理操作流程可归纳为以下 5 个流程环节。

① 首先围绕工作或研究目标，确定采集的数据项目和分析主题。

② 收集和录入实验数据，形成数据文件。

③ 预处理数据，包括排序、筛选、重组等数据管理操作。

④ 选取统计分析方法和分析软件，导入数据，进行分析，生成图表化的结果。

⑤ 将分析结果和实际工作相结合，并根据数据分析的成果提供有价值的决策方案。

Excel 软件综合了数据管理和数据分析的处理功能，为小型数据处理的任务提供了有效的工具，本节将结合具体例子围绕上述流程来介绍如何利用 Excel 进行数据分析处理操作。

3.1.2 电子表格软件的功能概述

电子表格软件 Office Excel 是企业或个人最常用的办公工具软件。利用 Excel 可以创建工作簿（电子表格集合）和设置工作簿格式，以进行数据管理和输出数据；利用其丰富的内置函数与数据分析功能可以分析数据和做出明智的业务决策；尤其可以使用 Excel 跟踪数据，生成数据分析模型，编写公式以对数据进行计算，以多种方式透视数据，并以各种具有专业外观的图表来显示数据。

1. Excel 的基本功能

Excel 主要的功能归类为以下四部分。

① 数据记录与管理功能。以表格的形式录入、编辑、修改和管理数据，其中数据的自动填充和有效性规则可以辅助使用者快速且准确地录入数据。

② 数据计算功能。Excel 主要通过公式与函数进行数据计算分析。它提供了丰富的内置函数和公式。

③ 数据分析功能。Excel 中的数据分析主要包括数据的筛选、排序、分类汇总、统计分析、透视分析等。

④ 数据图表化。图表是 Excel 中的一种数据分析工具，数据以图表的形式显示除了能带来良好的视觉效果之外，还可以帮助制作者和阅读者分析数据，查看数据的差异、趋势、预测发展趋势等。在 Excel 2010 中新增了直接在单元格中创建图形或图示的功能。

除了以上四个基本功能外，Excel 还具有信息共享功能以及利用 VBA 定制用户需要的功能。

2. Excel 软件工作环境布局

默认情况下，由 Excel 创建并编辑的文件是一个独立的工作簿文件。Excel 2010 生成的工作簿文件以 xlsx 作为扩展名。启动 Excel 2010 应用程序后，系统会自动创建一个名为“工作簿 1.xlsx”的工作簿文件，如图 3.1 所示。

Excel 2010 工作界面包含有快速访问工具栏、选项卡、功能区、编辑区、状态栏等，同时它还具有用于工作簿文档编辑的名称框和编辑栏。与 Word 2010 一样，Excel 2010 将其功能操作菜单命令都归类放置到更加人性化和科学化的“选项卡”中。在每个选项卡中通过“组”将一个个功能分解为多个子功能，而每一个组中的命令按钮都执行一个命令或显示一个命令菜单。表 3.1 列出了 Excel 2010 的基本选项卡功能组及操作命令。

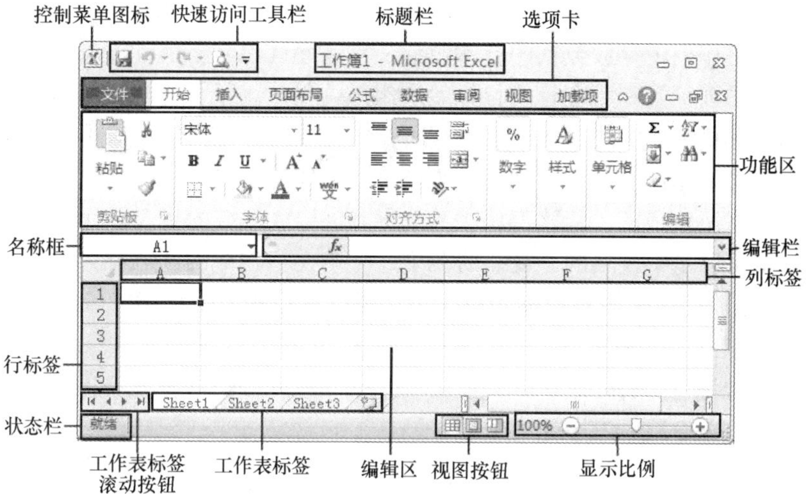

图 3.1　Excel 2010 的工作界面

表 3.1　功能命令列表

选项卡	操 作 功 能
文件	保存、另存为、打开、关闭、信息、最近所用文件、新建、打印、保存并发送、帮助、加载项、选项、退出
开始	使用剪贴板、设置字体、对齐方式、数字、应用样式，单元格编辑、排序和筛选、查找替换和选择
插入	表格、插图（图片、剪贴画、SmartArt）、图表、迷你图、筛选器、链接（超级链接、书签、交叉引用）、页眉页脚页码、文本（文本框、文档部件、艺术字）、公式、符号、编号
页面布局	应用主题、页面设置、页面背景、排列（位置、对齐、组合、旋转）
公式	插入函数、定义名称和公式等、进行公式审核、计算
数据	获取外部数据、连接数据源、排序和筛选、数据工具、分级显示、数据分析
审阅	校对（如拼写和语法检查、信息检索等）、词典和语言、中文简繁转换、批注、工作簿保护、修订等
视图	工作簿视图、显示（标尺、网格线、编辑栏、标题）、显示比例、窗口操作、使用宏
团队	工项目配置和发布等、工作树、报表、团队帮助等

3. Excel 工作簿文档的有关概念

工作簿作为数据、图表和连接的存储容器是 Excel 程序主要的工作文件。它是一个三维的电子表格，由一张或多张工作表组成，而每张工作表由行与列交叉形成的单元格组成，每张工作表有 1048576 行和 16384 列。工作簿和工作表的关系如同病历本和其中的病历页的关系。在系统默认的状态下，一个工作簿文件包括 3 张工作表（Sheet），在打开的工作簿界面的左下角，可以看到工作表标签分别为 Sheet1、Sheet2 和 Sheet3，如图 3.1 所示。

在 Excel 工作簿窗口中，一组垂直的灰色标签中的阿拉伯数字标识了电子表格的行号，一组水平的灰色标签中的英文大写字母标识了电子表格的列号。这两组标签分别被称为“行标签”与“列标签”，如图 3.1 所示。行标签和列标签分别类似于平面直角坐标系中的纵坐标和横坐标，而单元格就好比是平面直角坐标系中的点。

单元格是工作表中存放数据的基本单元，它是通过单元格地址进行标识，单元格地址由它所在列的列标签和所在行的行标签所组成，例如地址为 A1 的单元格就是位于 A 列第一行的单元格。选中此单元格后，其所在的行、列标签会显示出不同的颜色，同时在名称框中也会显示此单元格的地址，如图 3.1 中名称框中的 A1。

多个单元格所构成的单元格群组被称为区域。构成区域的多个单元格之间可以是相互连续的，也可以是不连续的。毗邻的多个连续单元格构成的区域称为连续区域，连续区域的形状总是矩形；多个不连续的单元格构成的区域称为不连续区域。对于连续区域，可以用矩形区域左上角和右下角的单元格地址来进行标识，形式为“左上角单元格地址:右下角单元格地址”。如 A1:B3 表示包含了从 A1 单元格到 B3 单元格的矩形区域，其宽度为 2 列、高度为 3 行，共 6 个单元格。

3.1.3 数据表管理编辑

工作簿的三维结构特点，使用户容易建立数据的多层关系，便于进行直观的数据分析。因此，大多数小型的数据管理应用和个人用户都利用 Excel 软件进行日常业务的数据管理。

例 3.1 某医院的体检中心为了研究职业对从业人员身体健康状态的影响，拟对中心采集到的人员体检数据进行统计分析。根据数据量和数据分析的需求，医生决定用 Excel 软件来管理保存原始数据并进行数据分析，因此，需要创建为该研究主题所用的工作簿。

1. 工作簿的管理

在 Excel 中对工作簿的管理操作包括：工作簿的新建、保存、关闭、打开和多工作簿窗口排列等，其操作方法如表 3.2 所列。

表 3.2 Excel 基本操作

功　能	基本操作
新建	“文件”→“新建”→“创建”（启动 Excel 后自动创建）
打开	“文件”→“打开”（直接双击 Excel 文档的文件名也可以打开）
保存	“文件”→“保存”（也可单击“快速访问工具栏”上的[保存]按钮）
另存为	“文件”→“另存为”，可以选择保存的位置、保存类型、重命名文件名等
关闭	“文件”→“关闭”
多工作窗口操作同一工作簿	“视图”→“窗口”组的“新建窗口”→“窗口”组的“全部重排”

除了可以在 Excel 中创建工作簿外，也可以在 Windows 操作系统中，通过快捷菜单的“新建”命令来新建工作簿。

在使用含有互相关联的多张工作表的工作簿时，如果需要同时在程序窗口展现不同工作表，以进行直观的数据观察对比，可利用 Excel 提供的多工作簿窗口进行管理操作。

2. 工作表的数据录入与编辑

创建一个新工作簿后，可在空白工作表的编辑窗口中直接录入数据，还可利用表 3.3 所示的单元格选取方法，进行修改编辑。

表 3.3　单元格选定方法

区　域	操　作
整行（列）	单击工作表相应的行（列）号
整张工作表	单击工作表左上角行列交叉按钮
相邻行或列	按下鼠标左键同时指针拖过相邻行号或列标
相邻单元格区域	单击区域左上角单元格，拖至区域的右下角（或按住【Shift】键再单击右下角单元格）
不相邻单元格区域	选定第一个区域后，按住【Ctrl】键，再选择其他区域
不相邻行或列	选定某一行（列）后，按住【Ctrl】键，再选择其他行（列）

以例 3.1 中的部分体检数据录入为例来介绍 Excel 中数据录入的一些规则和技巧。体检数据如图 3.2 所示，共有 30 条记录，编号从 2001 到 2030。

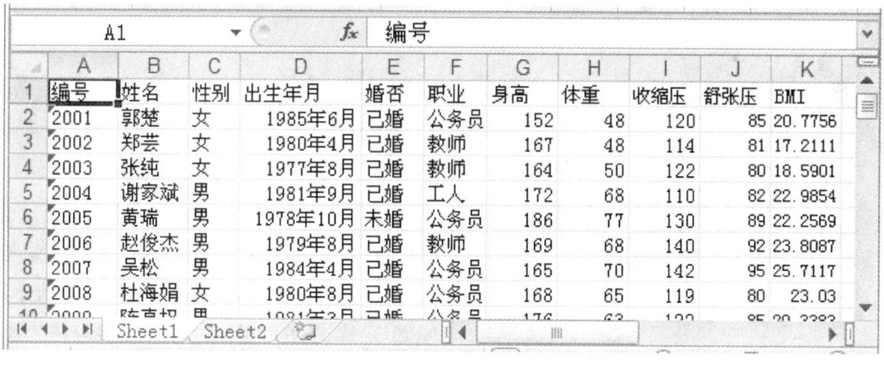

编号	姓名	性别	出生年月	婚否	职业	身高	体重	收缩压	舒张压	BMI
2001	郭楚	女	1985年6月	已婚	公务员	152	48	120	85	20.7756
2002	郑芸	女	1980年4月	已婚	教师	167	48	114	81	17.2111
2003	张纯	女	1977年8月	已婚	教师	164	50	122	80	18.5901
2004	谢家斌	男	1981年9月	已婚	工人	172	68	110	82	22.9854
2005	黄瑞	男	1978年10月	未婚	公务员	186	77	130	89	22.2569
2006	赵俊杰	男	1979年8月	已婚	教师	169	68	140	92	23.8087
2007	吴松	男	1984年4月	已婚	公务员	165	70	142	95	25.7117
2008	杜海娟	女	1980年8月	已婚	公务员	168	65	119	80	23.03

图 3.2　部分体检者的体检数据

（1）数据输入

1）输入文本。普通文本可直接在单元格或编辑栏中进行输入。但如果输入数值型的文本，则需在单元格中先输入英文单引号，再输入数值文本。例如，要输入图 3.2 中所示的编号“2001”时，在单元格 A2 中应当输入“'2001”。这样输入的编号才能以文本形式存储。与普通数字（如身高、体重这两列的数字）不同，其单元格左上角有一个绿色的小三角，且内容是左对齐。以文本形式存储的数字不能进行数值计算。

2）输入数字。对于整数和小数，在单元格输入后，都会自动右对齐。但在输入分数时，则要以“0”和空格为前缀，引导输入分数。例如输入分数 1/3，则在单元格中输入“0 1/3”，然后按下回车键后，单元格中显示分数 1/3，同时编辑栏中自动以小数形式显示 0.333333333。

3）输入日期和时间。在单元格中输入日期数据时，使用斜线“/”或连字符“-”分隔日期的年、月、日。如输入图 3.2 中“郭楚”的出生年月日，可直接在单元格 D2 中输入 1985-6-2。在单元格中输入时间数据时，使用冒号“:”分隔时间的时、分、秒。

4）数据的自动填充。如果需要在工作表中输入相同或有一定规律的数据，可以利用 Excel 的自动填充功能来完成，以提高数据输入的效率。

① 输入相同的数据或有一定规律的数据，可以用鼠标拖动单元格填充柄的方法快速输入，也可以使用“开始”选项卡的“编辑”组中的[填充]按钮快速输入。

当用鼠标拖动填充柄的方法填充时，由初始项决定后面的填充项。操作方法：首先在初始单元格输入初始值，单击选中该单元格并将指针指向该单元格右下角的填充柄（小黑方块），指针变为“十”字形状，拖动填充柄至填充列（行）的最后一个单元格即完成自动填充操作。必须注意如下几点。

- 初始值为纯字符或纯数字，填充时相当于数据复制。
- 等差（等比）数列，要输入连续的两个单元格并选中这两格，拖动右下角的填充柄，才能填充。
- 初始值为字符数字混合体，填充时文字不变，最右边的数字递增。如：初始值为 A1，填充为 A2，A3……。
- 初始值为 Excel 已定义的自动填充序列中一员，按该序列填充。如：甲、乙、丙、丁……。

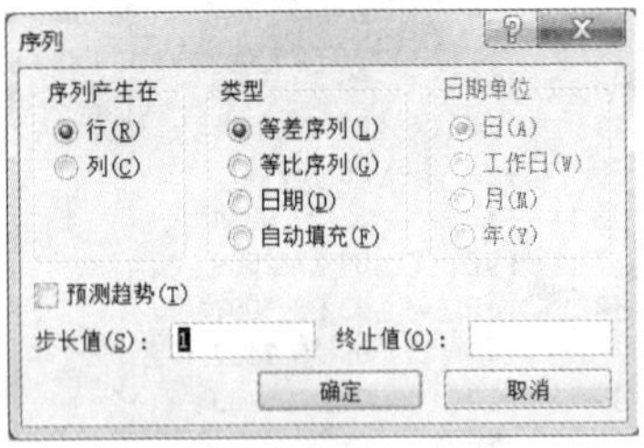

图 3.3　序列设置对话框

例如，如图 3.2 所示，在表格的 A2 单元格中输入编号“2001”，单击选中 A2 单元格，将鼠标放置于 A2 单元格的右下角，鼠标指针变为黑色加号，按着鼠标左键向下拖动到 A31 单元格，释放鼠标左键，此时从 A3:A31 的区域会自动填充上 2002 到 2030 的编号。

另一种方法：在表格的某单元格中输入初始值，单击选中该初始单元格，切换到“开始”选项卡，单击“编辑”组[填充]按钮右边的箭头，从弹出菜单中选择“系列”命令，在弹出图 3.3 所示的“序列”对话框中进行有关序列选项的选择和设定，然后单击[确定]按钮完成自动填充。

② 输入非等差、非等比等且有一定规律的数据时，用户可以自定义序列进行填充，以满足更多的要求。例如，用户希望自定义序列“赤、橙、黄、绿、青、蓝、紫”，操作方法如下。

在“文件”选项卡中选择“选项”命令，在弹出的“Excel 选项”对话框的左侧列表栏中选择“高级”标签，在右侧选项框向下拖动滚动条，找到[编辑自定义列表(O)...]按钮，如图 3.4 中矩形框所示。

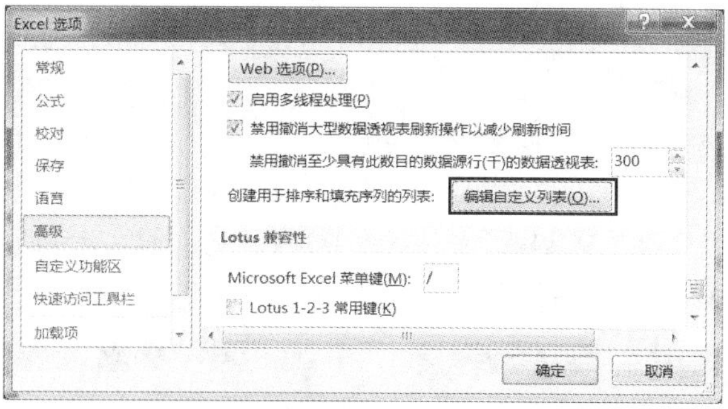

图 3.4　自定义序列填充步骤 1

单击[编辑自定义列表(O)...]按钮，弹出如图 3.5 所示的“自定义序列”对话框。

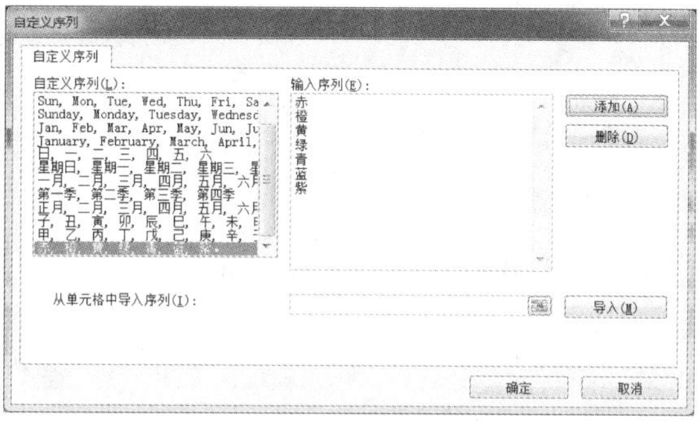

图 3.5　自定义序列填充步骤 2

在“输入序列”文本框内输入序列“赤、橙、黄、绿、青、蓝、紫”，各数据之间用回车键（或用英文逗号）分隔；输入完毕单击[添加]按钮，再单击[确定]按钮。序列则被添加到自定义序列中，可用于自动填充。

除了上述的数据录入方法外，Excel 还提供了一种名叫“记录单”的输入方式，用于输入大量包含一些相同的字段的数据记录。这种方式类似于数据库软件中的对话框输入方式。由于与常规的表格录入方式相比，并无优势可言，所以很少使用。关于该录入方法的介绍，可以参看 Excel 2010 的在线帮助信息。

（2）设置数据有效性输入规则

为了提高输入的效率和准确性，用户可以根据不同数据的特性设置数据有效性输入规则。常用的规则有：

1）设置文本长度限制。以图 3.2 所示的数据表为例。假设所有体检者“姓名”的文本长度是 2～4 个汉字，可以通过设置“姓名”列的单元格文本长度限制，在输入发生漏输或多输入汉字的错误时，系统给予提示报警。

设置方法：单击 “姓名”所在列的列标签，切换到“数据”选项卡，单击“数据工具”组的[数据有效性]按钮，在弹出的“数据有效性”对话框的“设置”选项卡中，分别设置允许的项目内容、数据的取值范围，然后单击[确定]按钮，如图 3.6 所示。

设置后，如果在姓名列输入的文本长度在 2～4 的范围之外，系统会给出报警提示。

如果希望报警提示时给出自己的提示信息，可以在“数据有效性”对话框的“出错警告”选项卡里自行定义。

2）设置数字输入限制。设置数字输入限制，与设置文本长度类似。假设例 3.1 的体检数据中，规定“身高”是 100～270 之间的数。则可以在“数据有效性”对话框的“设置”选项卡中，从“允许”项目的下拉列表中选择“整数”，分别设置数据的最小值和最大值为 100 和 270，然后单击[确定]按钮，如图 3.7 所示。

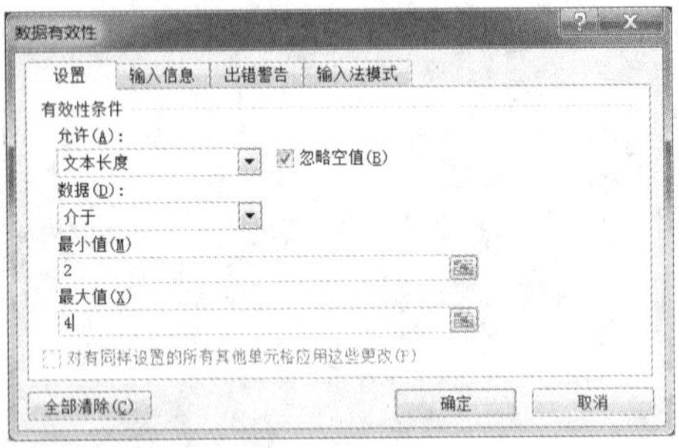

图 3.6 设置文本长度限制

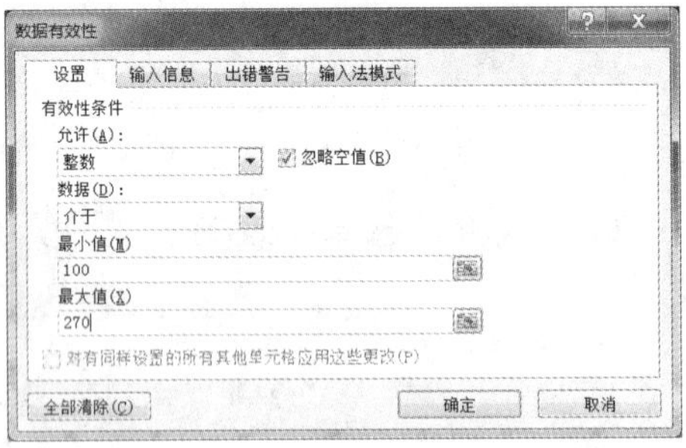

图 3.7 设置数字输入限制

设置后，如果在“身高”列中输入的数字在 100～270 的范围之外，系统报警提示。

（3）数据编辑

对工作表中的数据编辑操作主要有：修改单元格数据、清除数据格式、删除数据内容、移动数据、复制数据、查找和替换数据、撤销和恢复操作等。

1）修改单元格数据。单击单元格，输入新的内容。如果只是修改其中部分内容，双击单元格，光标移至修改位置进行修改，或者直接在编辑栏中修改。

2）清除单元格数据的格式。选中单元格，切换到“开始”选项卡，单击“编辑”组的[清除]按钮（橡皮擦图标）右侧的箭头，在展开的下拉列表中选择“清除格式”即可。

3）删除单元格的数据内容。直接单击单元格，然后按键盘上的【Delete】键即可，也可以使用“编辑”组的[清除]按钮，或者右击选中单元格，在弹出的菜单中选择“清除内容”命令。

4）移动数据。直接拖动所需数据到目标单元格，或者通过剪切与粘贴命令。

5）复制数据。选中欲复制的单元格，按住【Ctrl】键，然后拖动数据到目标单元格；或者使用复制与粘贴命令。

6）查找和替换数据。当用户需要在 Excel 文件中将某个数据内容替换成其他数据时，可以使用查找和替换命令快速完成。其操作类同于 Word 2010 的查找和替换操作。

7）撤销和恢复操作。当用户出现误操作时，可以使用“快速访问工具栏”中的[撤销]按钮撤销之前的一个或多个操作。同样，如果撤销操作失误，也可以使用[恢复]按钮恢复。

（4）输入公式与函数

1）公式。Excel 中的公式是对工作表中数据进行分析计算的表达式。公式以等号开始，由常数、单元格引用、函数和运算符等组成。

① 运算符。公式中使用的运算符包括：算术运算符、比较运算符、文本运算符等。

算术运算符：+（加）、-（减）、*（乘）、/（除）、%（百分比）、^（指数），运算结果为数值。算术运算符除了“%”运算符是单目的，其他都是双目运算符。

比较运算符：=（等于）、>（大于）、<（小于）、>=（大于等于）、<=（小于等于）、<>（不等于），结果为逻辑值 TRUE 或 FALSE。比较运算符都是双目运算符（即运算符号两侧为参加运算项）。

文本运算符：& 将两个文本连接起来，其操作对象可以是带引号的文字，也可是单元格地址。

运算符的优先级与数学中相同。同一优先级按从左到右的顺序计算。

② 公式输入。选定欲输入公式的单元格，先输入“=”（等号），再输入公式内容，例如，对某单元格输入公式“=(A3+B3+C3)*2/100+SUM(A5:C5)”，最后按回车键或单击编辑栏中[√]按钮。

例如：A1 单元内容 96，B1 单元内容 5，C1 单元中公式为“=A1+B1”，其结果为 101。

A2 单元内容 1998，B2 单元内容 2001，C2 单元中公式为“=B2>A2”，其结果为 TRUE。

A3 单元内容“张丽”，B3 单元内容“优秀”，要使 C3 中得到“张丽成绩优秀”，则 C3 单元格中公式为：=A3& "成绩" &B3。还可用于数字连接，例：“=1234&5678”结果为 12345678

2）函数。Excel 为用户提供了大量内置函数，按功能可分为十三类，包括：常用函数、财务、日期与时间、数学和三角函数、统计、查找与引用、数据库、文本、逻辑等。函数使用一些称为参数的特定数值，按特定的顺序或结构进行计算。

① Excel 函数的格式与使用约定。从函数参数的引用方式，Excel 函数分普通函数和数据库函数两种格式，数据库函数将在 3.14 节中介绍。

普通函数的表达形式：函数名（参数 1，参数 2，…）。

其中，函数名指明函数要执行的运算；参数为函数运算中所需的数值、单元格或者函数；运算结果是函数返回值。函数作为参数被引用时，称为函数嵌套。如“=SUM(5，MAX(B1:B6))”，最多可嵌套 7 层函数。

② 函数的输入。单击需要录入函数的单元格，然后利用以下两种方法完成函数输入。

插入函数法：单击“公式”选项卡的[插入函数]按钮，打开“插入函数”对话框，如图 3.8 所示；选择所需录入函数，弹出“函数参数”对话框，从中可了解该函数所能使用的参数类型及对参数意义的解释，如图 3.9 所示。此时输入相关参数即完成输入。例如，在图 3.2 所示 Sheet1 表的 I32 单元格中，用“插入函数法”计算 30 名体检者的平均身高。首先选中 G32 单元格，然后按照上面介绍的步骤操作，如图 3.8 和图 3.9 所示。

直接输入法：如果对函数名称和参数意义都非常清楚，可直接在单元格中输入该函数。例如直接在 G32 单元格输入“@AVERAGE(G2:G31)”，按回车键即得到结果 168.1。

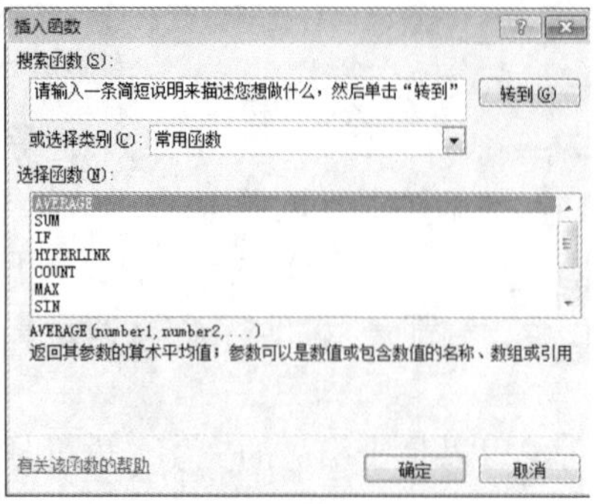

图 3.8 “插入函数”对话框

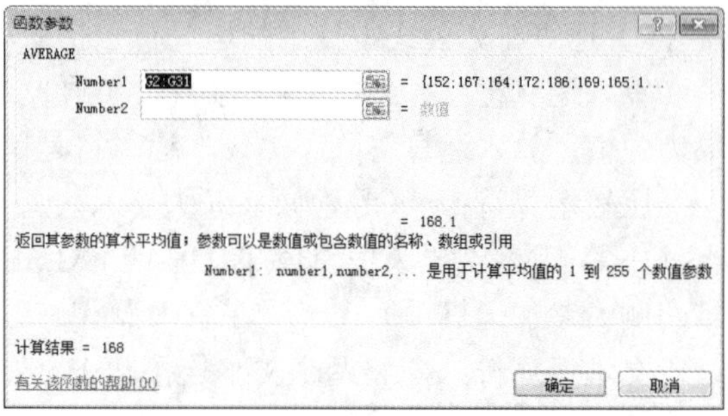

图 3.9 输入函数参数界面

3）公式与函数的复制。用“复制”、“粘贴”命令或直接用鼠标拖动选中的公式或函数单元格的填充句柄即可完成复制操作。

（5）引用

1）单元格区域引用。在公式中使用单元格地址就是引用该单元格，它的作用在于指明公式中所使用数据的位置。通过引用，可以将公式中引用的单元格作为变量使用。公式可以引用同一工作簿不同工作表的单元格、也可以引用不同工作簿的单元格。根据不同的引用方式，单元格引用分为相对引用、绝对引用和混合引用。

① 相对引用是在公式中直接采用单元格地址的引用。由于公式对单元格引用的地址是相对的，当公式被复制到另一单元格时，被引用单元格的列标签和行标签将自动加上公式所在原单元格到复制后单元格的位移量。

例 3.2 在图 3.2 的 Sheet1 表中，要求在 K2:K31 区域内根据体检者的体重、身高来计算每位体检者的身体质量指数（Body Mass Index，BMI）。BMI 的计算公式为

BMI＝体重（公斤）/身高（米）的平方

实现操作：直接在 Sheet1 表的 K2 单元格输入公式“=H2/(G2/100)^2”，然后用鼠标拖动 K2 单元格的填充柄直到 K31 单元格，释放鼠标按钮，完成将 K2 单元格的公式复制到 K3:K31 区域。

观察 K3 单元格，其内的公式是“=H3/(G3/100)^2”，即 Excel 会根据目标单元格与源公式所在单元格的相对位置，相应地调整公式的引用标识。这就是相对引用。

② 绝对引用是当复制公式时，不论目标单元格所在位置如何改变，绝对引用指向的单元格区域都不改变。单元格绝对引用的形式是在被引用单元格地址的列标签和行标签前加“$”符号来锁定列标签和行标签，使得引用指向固定的单元格位置。公式复制时，绝对引用单元格地址将不随公式位置变化而改变。

例如：在计算 BMI 值时，如果在 K2 单元格输入公式“=$H$2/($G$2/100)^2”，那么当复制公式到 K3 单元格时，K3 单元格中的公式仍然是“=$H$2/($G$2/100)^2”，其数值与 K2 单元格中的数值一样，即绝对引用指向的单元格区域始终不变。

③ 混合引用是指被引用单元格地址具有绝对列标签和相对行标签，或是绝对行标签和相对列标签。例如：$A2、B$1 形式。当公式所在单元格的位置改变，相对引用部

分发生改变，而绝对引用部分不变。

在编辑栏中选中单元格后，按【F4】功能键可以进行 3 种引用方式的切换。

2）单元格区域引用。单元格区域指由相邻单元格组成的矩形区域，对某一特定区域进行引用时，采用区域开始及结束两个对角单元格地址表示，两地址间以冒号“：”分隔；对定义了名称的单元格区域，可引用区域名。

例如：区域 A3:H13，将 A3:H13 区域用“学生成绩表”命名，按下面方法完成。

名称的建立方法：选定区域 A3:H13，单击编辑栏左端名称框，进入编辑状态；输入该区域名称“学生成绩表”后按回车键结束。

3）工作表引用（单元格的三维引用）。引用同一工作簿的其他工作表中单元格时，须在工作表名与单元格引用之间用半角叹号“!”分隔。例如：在表 Sheet2 的 B2 单元格中引用表 Sheet1 中 G2:G9 进行求和，则在表 Sheet2 的 B2 单元格中输入公式“=SUM(Sheet1!G2:G9)”。

3. 工作表的管理

对工作表的管理操作包括：选择工作表、新建工作表、重命名工作表、移动及复制工作表等。

（1）选择工作表

单击工作表标签可以选择该张工作表。被选中的工作表标签显示为白色，成为当前编辑窗口，此时的操作仅对该工作表进行，不会影响其他工作表。

若需选择多个相邻的工作表，按住【Shift】键，再单击所需的工作表。若需选择多个不相邻的工作表，按住【Ctrl】键，再单击所需的工作表。此时被选中的工作表标签均显示白色，成为当前编辑窗口，此刻任何操作将同时影响所有被选中的工作表。与此同时工作簿窗口的标题栏中的工作簿名称后会自动增加“工作组”字样。

（2）新建工作表

默认创建的工作簿含有 3 个工作表，如果需要更多的工作表，可以自己新建工作表。插入新工作表最简单的方法是直接单击最末工作表标签右侧的“插入工作表”标签。

（3）重命名工作表

系统默认以 Sheet1、Sheet2、Sheet3…… 对工作表命名。为了方便用户管理和记忆，可以对工作表重命名，具体操作方法：双击工作表名，输入需要的名字；或者鼠标右击工作表名，在弹出菜单中选择“重命名”命令，输入需要的名字。

（4）移动工作表

在一个工作簿内可以随意移动工作表来调整工作表的次序，甚至还可以在不同的工作簿之间进行移动。具体方法是直接拖动工作表标签到需要的位置，或者鼠标右击工作表标签，在弹出菜单中选择“移动或复制工作表”命令进行移动操作。

（5）复制工作表

复制工作表的方法与移动工作表的方法类似，按住【Ctrl】键的同时直接拖动工作表标签到需要的位置，或者鼠标右击工作表标签，在弹出菜单中选择“移动或复制工作表”命令进行复制操作。

（6）删除工作表

如果不需要工作簿中的某张工作表，可以删除它。方法是鼠标右击工作表标签，在弹出菜单中选择“删除”。

4. 工作表的格式编辑

对工作表及其数据进行格式设置，可使工作表的外观更美观，排列更整齐，重点突出，更具有可读性。工作表的格式包括单元格、区域、行列和工作表本身的格式。

（1）单元格格式的设置

在单元格中输入数据时，都是以默认的格式显示。用户可以根据需要，重新设置单元格的各种格式。单元格格式的设置包括对数字格式、对齐格式、字体、边框线、图案等进行设置。在设置格式前，首先选定需设置格式的单元格、区域、工作表，然后使用快捷菜单命令或者通过“开始”选项卡的“字体”组、“对齐方式”组、“数字”组的[对话框启动器]按钮打开“设置单元格格式”对话框，从六个选项卡（如图 3.10 所示）提供的选择进行数字格式、对齐方式、字体格式、边框、底纹填充、单元格保护的设置。

1）设置字体、字号、字形和颜色。在“设置单元格格式”对话框的“字体”选项卡可以对字体、字形、字号、颜色等进行设置。也可以利用“开始”选项卡 “字体”组中的各种设置按钮快速进行字体、字号、字形和颜色的设置。

2）设置单元格对齐方式。在“设置单元格格式”对话框的“对齐”选项卡中可以进行单元格文本的对齐方式、文字方向、文本控制与文本显示方向角度的设置，如图 3.10 所示。也可以利用“开始”选项卡的“对齐方式”组中的各种设置按钮快速进行单元格对齐方式的相关设置。其中“文本控制”和方向的设置效果如图 3.11 所示。第 1 至 4 行分别是自动换行、缩小字体填充、合并单元格且居中、文本方向设为 45° 的示例。

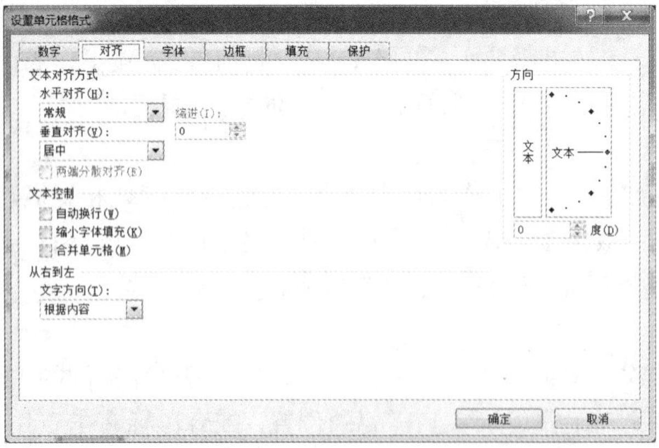

图 3.10 设置单元格对齐格式

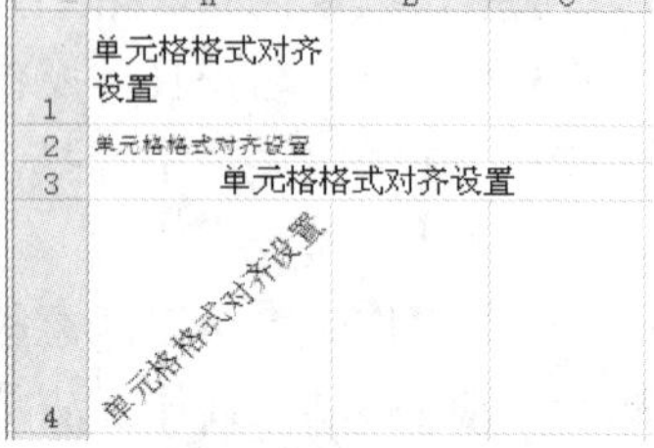

图 3.11 对齐设置中的文本控制示例

3）设置数字、日期和货币格式。“设置单元格格式”对话框的“数字”选项卡内提供了大量的数字格式，并将它们分类用于进行数字格式化，如图 3.12 所示。我们还可以利用“开始”选项卡“数字”组中的各种设置按钮快速地进行数字、日期和货币格式的相关设置。

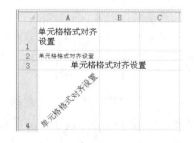

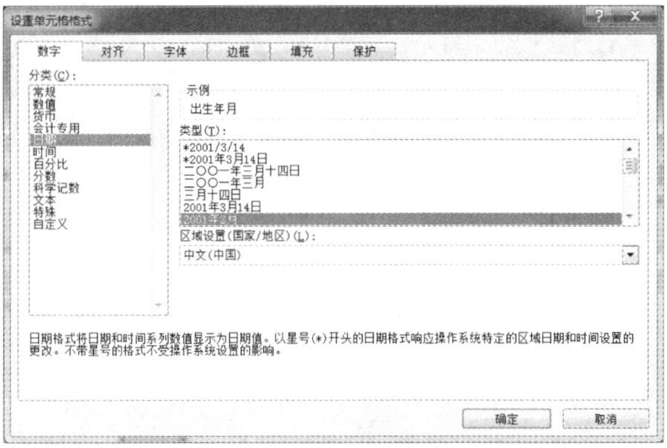

图 3.12　设置单元格数字格式

4）设置边框和底纹。为了使打印输出的表格具有边框线，可以利用“设置单元格格式”对话框的“边框”选项卡中的选择设置边框线；也可以在“开始”选项卡的“字体”组中单击[框]按钮旁的箭头（如图 3.13 所示），从弹出的菜单中选择需要的框线。利用“设置单元格格式”对话框的“填充”选项卡，可以为选定区域添加颜色和阴影，增加工作表的视觉效果，对工作表中数据起到明显的强调作用；也可以在“开始”选项卡的“字体”组中单击[填充颜色]按钮旁的箭头，在展开的列表中选择所需要的颜色。

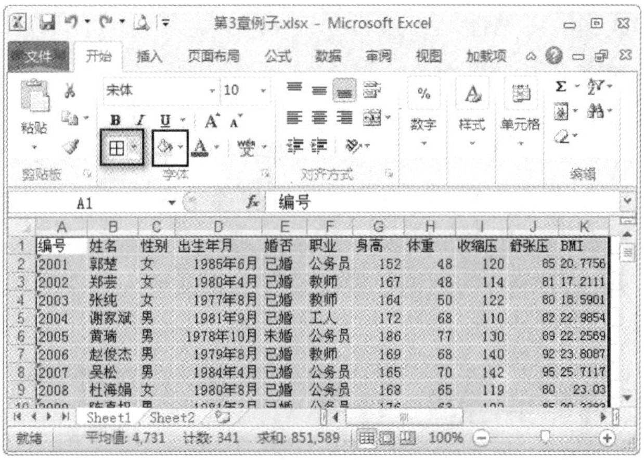

图 3.13　设置边框和底纹填充

5）设置带斜线的表头。右击需要设置带斜线的单元格，在弹出的菜单中选择“设置单元格格式”，在“设置单元格格式”对话框中选择“边框”选项卡，单击“预置”项下的“外边框”图标，再单击“边框”项下右下角的[\]按钮，如图 3.14 所示。

此外，利用“设置单元格格式”对话框的“保护”选项卡可设置单元格的保护，其中“锁定”复选框可防止所选单元格被修改或删除，“隐藏”复选框可在单元格中隐藏公式。当单元格被选定时，公式不出现在公式栏中（说明：要锁定或隐藏单元格，只有在工作表被保护后才生效）。

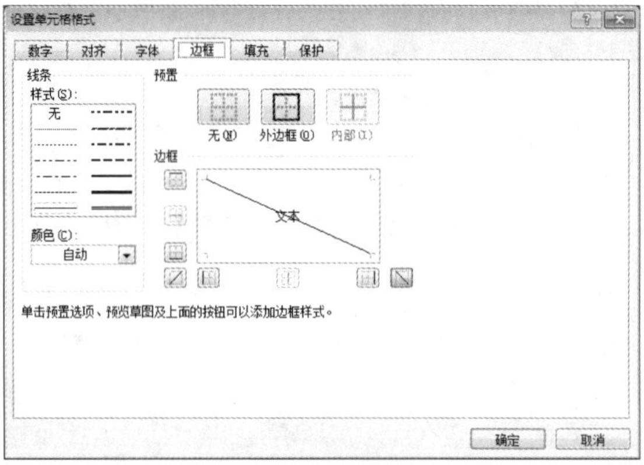

图 3.14 设置带斜线的表头

（2）设置列宽、行高

默认情况下，所有单元格具有相同的行高和相同的列宽。当输入到单元格的字符串长度超过设定列宽时，超出的文字不能显示出来；当输入的数字长度超过列宽时，则以“########”显示。通常可直接用鼠标拖动的方法快速便捷地调整行高和列宽。如果要精确调整，可以切换到“开始”选项卡，单击“单元格”组的[格式]按钮，在弹出的菜单中选择“单元格大小”组下的行高和列宽等项目进行相关的设置，同时在此菜单中还可以设置选定的行或列的可见性。

（3）条件格式设置

利用条件格式设置功能可以按指定的格式显示满足条件的单元格。例如，希望用红色标出图 3.2 中舒张压大于 90 的数据，可以先选择舒张压值的区域 J2:J31，单击“开始”选项卡的“样式”组中的[条件格式]按钮，在弹出菜单中选择“突出显示单元格规则”子菜单下的“大于”命令，弹出如图 3.15 所示的对话框，当左侧文本框中输入 90 时，可以看到舒张压一列中大于 90 的数据已经按设置的格式要求改变了填充色和文本颜色。单击[确定]按钮关闭对话框即可。

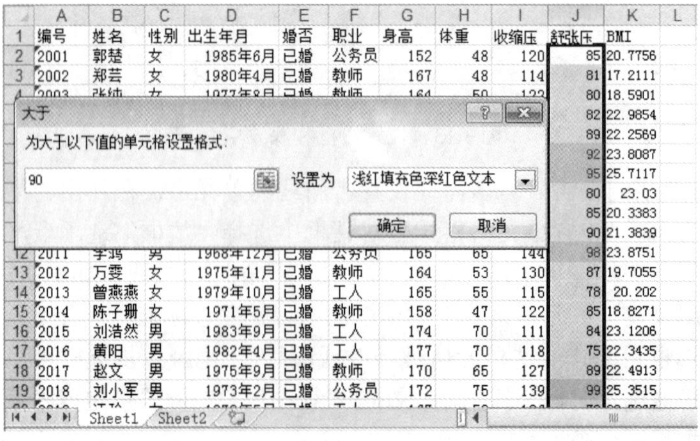

图 3.15 设置条件格式

（4）自动套用表格格式

用户不仅可以自定义表格格式，还可以直接套用已有的表格格式。选中欲使用表格格式的区域，在“开始”选项卡的“样式”组中单击［套用表格格式］按钮，在弹出的下拉列表中选择合适的表格格式。在随后弹出的“套用表格式”对话框（如图 3.16 所示）中确定表数据的来源，然后单击[确定]按钮。图 3.17 展示了套用某种表格格式后的设置结果。

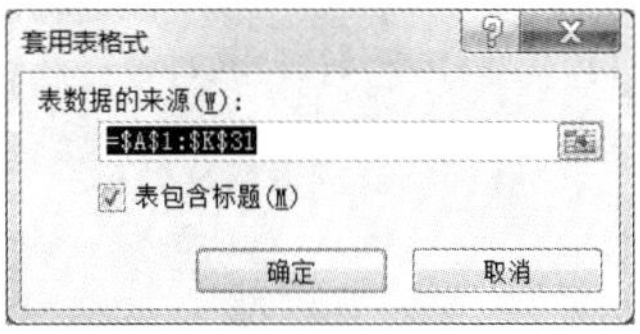

图 3.16　套用表格式

编号	姓名	性别	出生年月	婚否	职业	身高	体重	收缩压	舒张压	BMI
2001	郭楚	女	1985年6月	已婚	公务员	152	48	120	85	20.7756
2002	郑芸	女	1980年4月	已婚	教师	167	48	114	81	17.2111
2003	张纯	女	1977年8月	已婚	教师	164	50	122	80	18.5901
2004	谢家斌	男	1981年9月	已婚	工人	172	68	110	82	22.9854
2005	黄瑞	男	1978年10月	未婚	公务员	186	77	130	89	22.2569
2006	赵俊杰	男	1979年8月	已婚	教师	169	68	140	92	23.8087
2007	吴松	男	1984年4月	已婚	公务员	165	70	142	95	25.7117
2008	杜海娟	女	1980年8月	已婚	公务员	168	65	119	80	23.03
2009	陈嘉权	男	1981年3月	已婚	公务员	176	63	122	85	20.3383

图 3.17　套用表格式效果

3.1.4　数据计算分析

Excel 不仅具有简单的数据计算处理能力，还提供了丰富的函数和数据分析功能，以及数据管理功能。可以通过创建一个数据列表来管理数据，并对数据列表的数据进行排序、筛选、函数计算分析和数据透视分析等操作。

数据列表又称数据清单，它是在工作表上定义的，具有数据项标题的单元格区域。数据列表规定：①表中不允许有空白行和空白列，单元格内数据不要以空格开头或结尾；②表的第一行必须是列标题（数据项标题，也称为“字段名”），各列的列标题一般应不相同，每列必须是性质相同、类型相同的数据；一行称为一条记录，表示一条信息；③同一张工作表中若还有其他数据，则数据列表与其他数据间至少要有一个空行或空列的分隔。

1. 数据排序

排序是数据处理常用的操作，Excel 提供了简单排序、多重排序和自定义排序。

（1）简单排序

直接利用 Excel 的升序和降序按钮，可以对数据进行排序。例如，对图 3.2 中的数据，按 BMI 列的数据大小进行排序。操作方法为：选中 BMI 列中任意一个单元格，在“数据”选项卡的“排序和筛选”组中单击[升序]或[降序]按钮，即可按升序或降序排序。

（2）多重排序

使用多重排序方式操作可以实现将数据列表的数据按多个关键列的顺序来调整记录顺序。例如，对图 3.2 中的数据，按“职业”列、BMI 列的升序顺序对表中的数据记录进行排序。操作方法如下。

① 在“数据”选项卡的“排序和筛选”组中单击[排序]按钮，弹出如图 3.18 所示

的“排序”对话框。

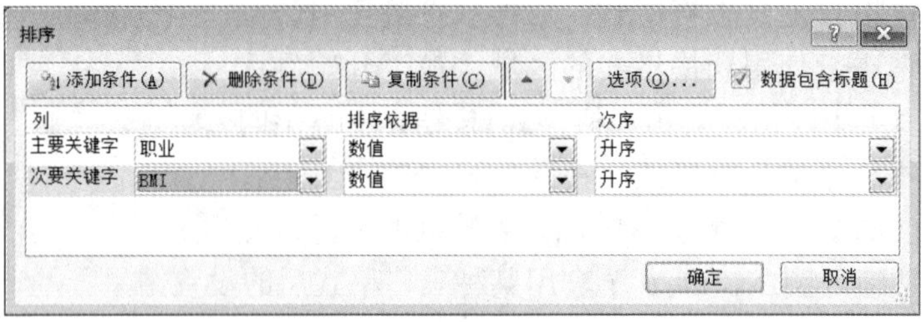

图 3.18 多重排序对话框

② 在“排序”对话框中，勾选“数据包含标题”复选框；根据排序要求，在“主要关键字”的下拉列表中选择“职业”，“排序依据”选择默认的“数值”，“次序”选择“升序”。

③ 单击[添加条件]按钮，对话框中添加“按次要关键字”排序的相关选项；在“次要关键字”的下拉列表中选择“BMI”，“排序依据”选择默认的“数值”，“次序”选择“升序”。

④ 若还有其他排序的关键字，可重复第 3 步的操作。最后单击[确定]按钮。排序结果如图 3.19 所示。

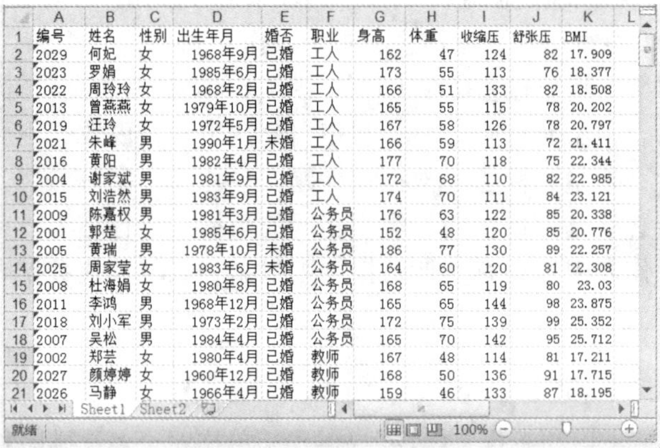

	A	B	C	D	E	F	G	H	I	J	K
1	编号	姓名	性别	出生年月	婚否	职业	身高	体重	收缩压	舒张压	BMI
2	2029	何妃	女	1968年9月	已婚	工人	162	47	124	82	17.909
3	2023	罗娟	女	1985年6月	已婚	工人	173	55	113	76	18.377
4	2022	周玲玲	女	1968年2月	已婚	工人	166	51	133	82	18.508
5	2013	曾燕燕	女	1979年10月	已婚	工人	165	55	115	78	20.202
6	2019	汪玲	女	1972年5月	已婚	工人	167	58	126	78	20.797
7	2021	朱峰	男	1990年1月	未婚	工人	166	59	113	72	21.411
8	2016	黄阳	男	1982年4月	已婚	工人	177	70	118	75	22.344
9	2004	谢家斌	男	1981年9月	已婚	工人	172	68	110	82	22.985
10	2015	刘浩然	男	1983年9月	已婚	工人	174	70	111	84	23.121
11	2009	陈嘉权	男	1981年3月	已婚	公务员	176	63	122	85	20.338
12	2001	郭楚	女	1985年6月	已婚	公务员	152	48	120	85	20.776
13	2005	黄瑞	男	1978年10月	未婚	公务员	186	77	130	89	22.257
14	2025	周家莹	女	1983年6月	未婚	公务员	164	60	120	81	22.308
15	2008	杜海娟	女	1980年8月	已婚	公务员	168	65	119	80	23.03
16	2011	李鸿	男	1968年12月	已婚	公务员	165	65	144	98	23.875
17	2018	刘小军	男	1973年2月	已婚	公务员	172	75	139	99	25.352
18	2007	吴松	男	1984年4月	已婚	公务员	165	70	142	95	25.712
19	2002	郑芸	女	1980年4月	已婚	教师	167	48	114	81	17.211
20	2027	颜婷婷	女	1960年12月	已婚	教师	168	50	136	91	17.715
21	2026	马静	女	1966年4月	已婚	教师	159	46	133	87	18.195

图 3.19 多重排序结果

注意：①上述“职业”列的排序依据是按“数值”升序排序，实际上是按各种职业的拼音字母顺序升序排序。②为了防止数据列表的标题也参加排序，在排序对话框中必须选择“数据包含标题”的复选框。③在“排序”对话框中设有[选项]按钮，用于打开“排序选项”对话框，设置排序方向和方法等。

（3）自定义排序

除了可以按普通的排序规则（如数值大小、字母顺序）进行排序外，用户还可以自定义排序规则进行排序。定义排序规则的方法是构造自定义的序列，其设置操作：在图 3.18 所示的“排序”对话框中，从“次序”下拉列表中选择“自定义序列”，然后按照 3.1.3 小节介绍的自定义序列操作方法设置自定义顺序的序列即可。

例如，要求“职业”列按“工人、教师、公务员”的自定义顺序进行排序。实现操作步骤为：在图 3.18 所示的对话框中，“主要关键字”选择“职业”，从“次序”下拉列表中选择“自定义序列”，在“输入序列”框中，从上到下依次输入“工人、教师、公务员”。然后单击[添加]按钮，再单击[确定]按钮，关闭此对话框，返回“排序”对话框，如图 3.20 所示。此时单击[确定]按钮，即可得到新的排序结果，排序结果略。

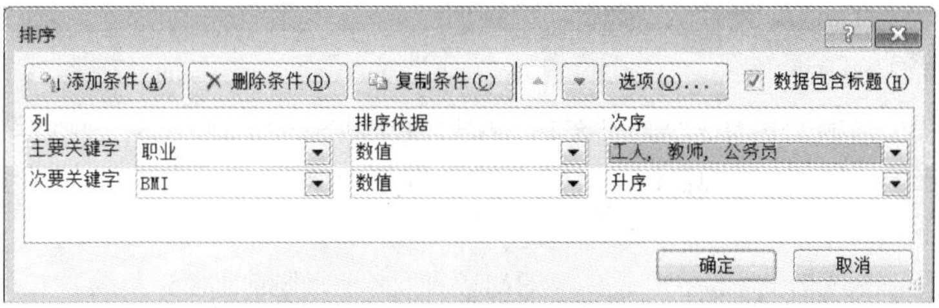

图 3.20　自定义排序

2. 数据筛选

Excel 的数据筛选功能可以将电子表格中满足条件的数据显示出来，供用户进行相关操作；将不满足条件的数据隐藏起来，但不删除它们。数据筛选包括自动筛选和高级筛选两种方式。

（1）自动筛选

Excel 的自动筛选功能可以根据数据表各列数据的内容智能地提供简单条件设置和自定义条件设置的筛选操作。

1）简单条件设置的筛选操作。例如，显示图 3.2 的 Sheet1 表中教师的体检信息，可以按如下步骤进行。

① 在“数据”选项卡的“排序和筛选”组中单击[筛选]按钮，此时工作表第一行单元格的右侧均出现一个倒三角按钮，称为筛选条件按钮。

② 单击“职业”列旁的筛选条件按钮，弹出如图 3.21 所示的菜单，在其中只选择“教师”选项，单击[确定]按钮，筛选结果如图 3.22 所示。

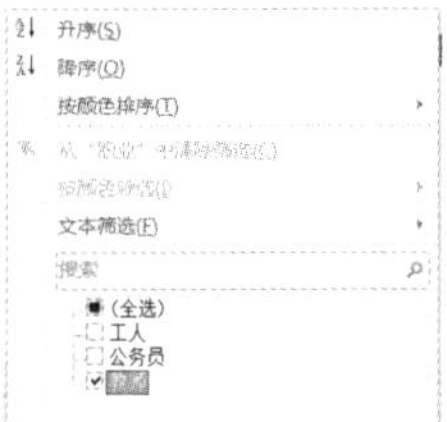

图 3.21　数据筛选菜单

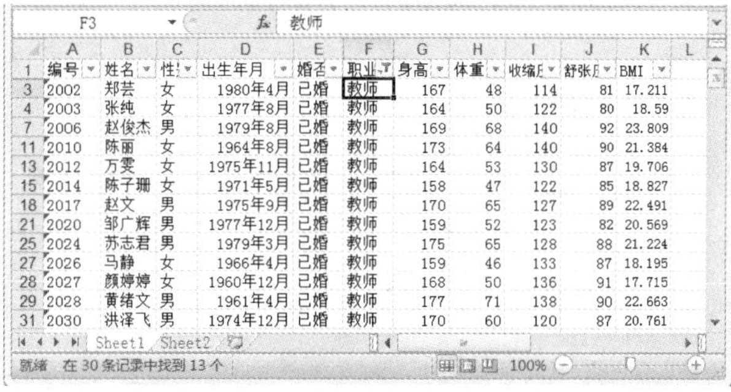

图 3.22　职业为教师的自动筛选结果

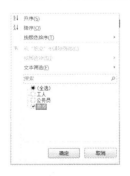

此时在“职业”列右侧的筛选条件按钮旁边增加了一个小漏斗，表示按职业进行了数据筛选，同时筛选后所显示的数据记录的行号是蓝色的。如果想恢复被隐藏的记录，在“数据”选项卡的“排序和筛选”组中单击[清除]按钮，则恢复数据显示，但筛选条件按钮并不消失，表明仍处于筛选状态，可以重新设置条件进行筛选；若单击“排序和筛选”组中的[筛选]按钮，则所有列标签旁的筛选条件按钮消失，数据恢复筛选前的状态，并退出筛选状态。

2）自定义筛选。如果用户对同一列数据要按多项条件进行筛选，则需要使用自定义筛选来自行设置筛选条件。常见的自定义筛选方式有：文本筛选、数字筛选、日期或时间筛选、最大或最小数字筛选、高于平均值或低于平均值筛选、筛选空值或非空值、按单元格或字体颜色进行筛选等。下面以筛选数字为例介绍自定义筛选操作，其他筛选方式可参阅 Excel 帮助信息。

例如，显示图 3.2 的 Sheet1 表中“BMI”值比 18 小或比 25 大的体检者信息，可以按如下步骤进行。

在“数据”选项卡的“排序和筛选”组中单击[筛选]按钮，然后单击“BMI”右侧的筛选条件按钮，从展开的筛选菜单中选择“数字筛选”，从其子菜单中选择“自定义筛选”，如图 3.23 所示。在弹出的“自定义自动筛选方式”对话框中，按图 3.24 所示进行筛选条件设置，注意要选择“或”，然后单击[确定]按钮，筛选结果如图 3.25 所示。

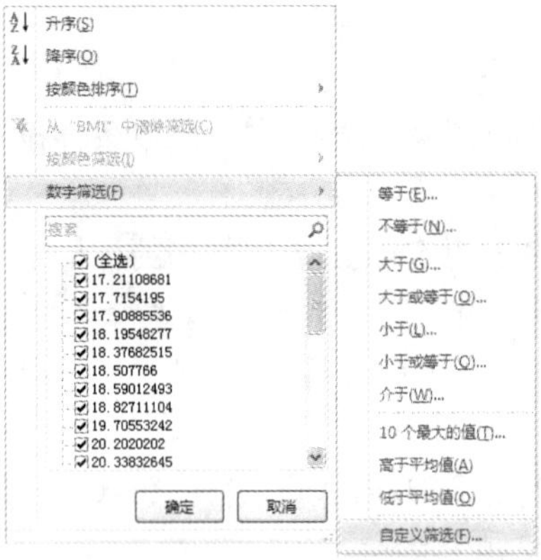

图 3.23 BMI 的筛选菜单

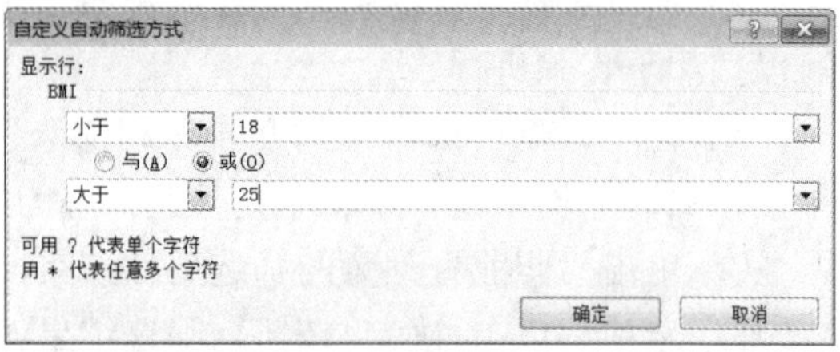

图 3.24 “自定义自动筛选方式”对话框

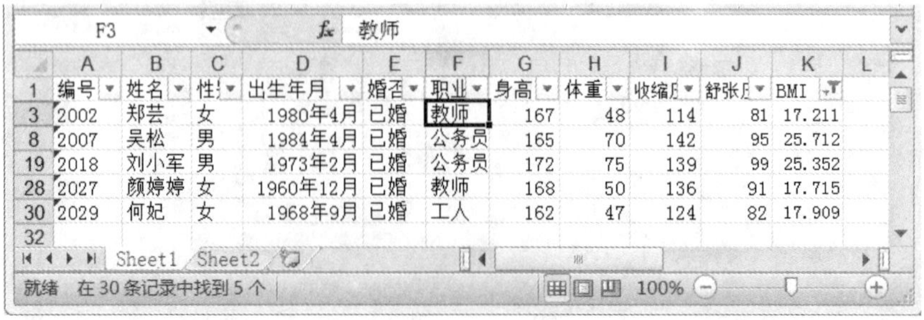

图 3.25 BMI 数据列自定义自动筛选结果

（2）高级筛选

高级筛选可以进行复杂条件的筛选，同时还可以将满足条件的记录自动复制到另一个工作表中或当前工作表的空白单元格区域中。

在使用高级筛选之前，必须先在与数据列表相分隔的空白单元格区域上构造一个条件区域。规定该条件区域至少有两行，第一行为条件标题行，一般要与数据列表的列标题同名；以下各行为相应的条件值。可以设置多个条件，各条件可以不在一行上。同行不同列的条件作“与”的条件组合运算；不同行的条件作“或”的条件组合运算。

例如，在图 3.2 所示的 Sheet1 表中筛选“BMI”值比 25 大，且职业是公务员的体检者信息。实现操作的步骤如下：

① 在无数据区域内填写筛选条件。例如，在 M2:N3 区域内填写如图 3.26 所示的筛选条件。

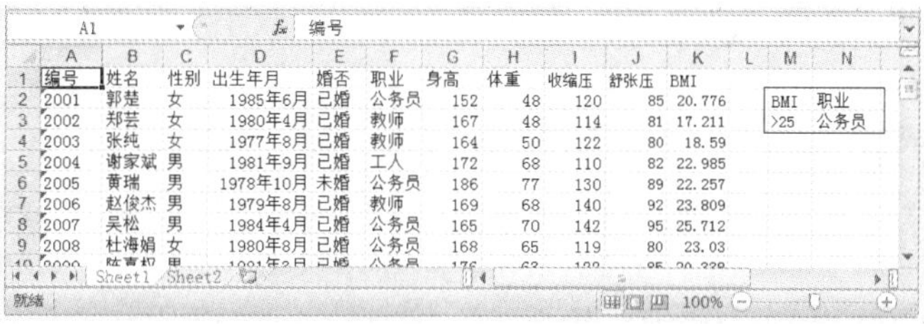

图 3.26　高级筛选的条件区域

② 在“数据”选项卡的“排序和筛选”组中单击[高级]按钮，在弹出的“高级筛选”对话框中，单击“列表区域”后用鼠标选中 A1:K31 区域，再单击“条件区域”后用鼠标选中选定 M2:N3 区域，单击[确定]按钮，如图 3.27 所示。

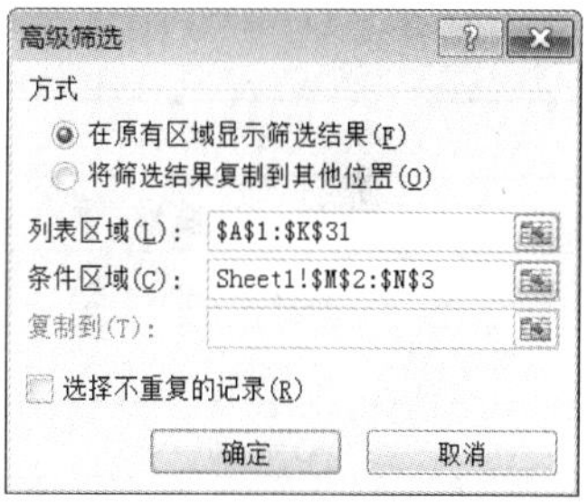

图 3.27　“高级筛选”对话框

筛选结果见图 3.28，可以看到公务员中有 2 名的 BMI 值超过 25。

对于筛选的结果，如果想恢复到筛选之前的状态，只需要在“数据”数据选项卡的“排序和筛选”组中单击[清除]按钮即可。

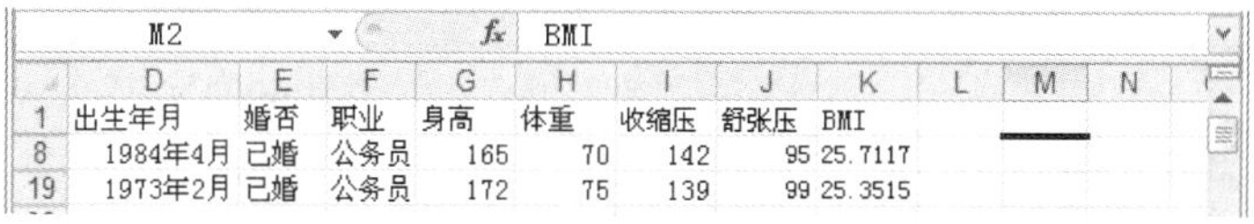

图 3.28　高级筛选结果

上例中，条件区域的两列之间是“与”关系，即将“BMI>25”且“职业为公务员”的数据筛选出来。如果条件区域的两列之间是“或”关系，则可按照如表 3.4 所示填写筛选条件。如果同时使用“与”和“或”关系，如表 3.5 所示，其筛选条件是将“体重>70”且“BMI>25”的人或者是职业是公务员的人筛选出来。

表 3.4 或关系

BMI	职业
>25	
	公务员

表 3.5 同时使用“与”和“或”

体重	BMI	职业
>70	>25	
		公务员

3. 函数在数据分析中的应用

在 Excel 的“公式”选项卡中，可以看到 Excel 的函数库提供了“数学和三角函数”、“逻辑”、“文本”、“日期和时间”、“查找与引用”、“自动求和”、“统计”、“工程”等几大类别的常用函数，如图 3.29 所示。通过“公式”选项卡的[插入函数]按钮，可以打开“插入函数”对话框，从中可选择更多的函数。部分常用函数如表 3.6 所列，这些函数的使用方法请参考 Excel 的帮助文件。

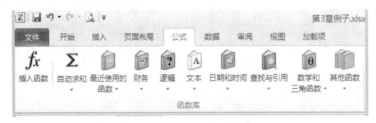

图 3.29 Excel 的函数库

表 3.6 部分常用函数列表

函 数 名	说 明	应用例子
INT(number)	返回不大于 number 的最大整数	INT(0.56) = 0
SUM(number1,number2,...)	返回参数表中所有数字之和	SUM("6"，2，True)=9
RAND( )	返回一个大于等于 0 且小于 1 的随机数	
SQRT(number)	返回正数 number 的平方根	SQRT(25)=5
ROUND(number1,number2)	返回数字 number1 按 number2 指定的位数四舍五入取整后的数字	ROUND(3456.23456, 3)的结果是 3456.235
SIN(number)	返回给定角度 number 的正弦值。注意：number 以弧度表示。如果参数的单位是角度，则可以乘以 PI()/180	SIN(60*PI()/180)= 0.866025
AVERAGE(number1,number2,……)	返回参数的平均值。函数中的参数应该为数字，或包含数字的区域名称，数组或单元格引用	AVERAGE(12,23,34) 结果为 23
COUNT (Value1,Value2,……)	计算参数表中的数字参数和包含数字的单元格的个数	
MAX(number1, number2, ……)	返回参数清单中最大值	
MIN(number1, number2, ……)	返回参数清单中最小值	
NOW( )	返回当前系统日期和时间，是一个无参数函数	
YEAR(日期型数据)	返回日期的年份值	YEAR(DATE(2007-9-8)结果为 2007

续表

函 数 名	说 明	应用例子
VALUE(text)	将数字字符串 text 转换成数值；其中 text 为带引号的字符串	VALUE("$100") 结果为 100
LEFT(text, number)	从字符串左端第 1 个字符开始，返回由 number 指定字符个数的字符串	LEFT("Excel 函数",5) 结果为 Excel
RIGHT(text, number)	从字符串右端第 1 个字符开始，返回由 number 指定字符个数的字符串	
UPPER(text)	将一个文本字符串的全部字符转换为大写形式	
LOWER(text)	将一个文本字符串的全部字符转换为小写形式	
IF(logical-test,value-if-true,value-if-false)	进行真假值判断及条件检测。当 logical-test 成立，返回 value-if-true 的值，否则返回 value-if-false 的值	IF(5>4,"男","女")= "男"

（1）普通函数的应用

例 3.3 身体质量指数 BMI 是评估体重与身高比例的参考指数。由于 BMI 计算的是身体脂肪的比例，所以在测量身体因超重而面临心脏病、高血压等风险上更具准确性。一致公认，BMI 值在 18 至 25 之间为健康的标准体重。根据图 3.2 的 Sheet1 表中所有体检者的身体质量指数 BMI 的数据，进行以下统计分析。

① 计算所有体检者的 BMI 的平均值、最大值和最小值，BMI 的总和、基于样本估算方差和估算标准偏差，统计所有体检者中 BMI 大于 25 的人数。

在图 3.2 所示的 Sheet1 工作表的 K34 单元格中输入函数"=AVERAGE(K2:K31)"，可计算所有体检者的 BMI 平均值；在 E34 单元格中输入函数"=MAX($K2:$K31)"，可计算所有体检者的 BMI 最大值；在 F34 单元格中输入函数"=MIN($K2:$K31)"，可计算所有体检者的 BMI 最小值；在 G34 单元格中输入函数"=SUM($K2:$K31)"，可计算所有体检者的 BMI 总和；在 H34 单元格中输入函数"=VAR.S($K2:$K31)"，可计算所有体检者的 BMI 估算方差；在 I34 单元格中输入函数"=STDEV.S($K2:$K31)"，可计算所有体检者的估算标准差；在 J34 单元格中输入函数"=COUNTIF($K2:$K31, ">25")"，可计算所有体检者中 BMI 大于 25 的人数。统计结果如图 3.30 所示。

② 对所采集的体检者人群进行健康状态评估。

在 BMI 数据列右侧增加一列用于存储体检者是否有患心脏病和高血压病风险的评估数据。中国成年人健康体重的 BMI 值的范围是：18.5<BMI<24，对于 BMI 值小于 18.5 的体检者，在 L 列的对应单元格内存入"过轻"，大于 24 的存入"超重"，在 18.5 和 24 之间的存入"健康"。利用嵌套的 IF 条件函数在 L2 单元格中直接输入以下公式：

=IF(K2>24,"超重",IF(K2>18.5,"健康","过轻"))

然后用鼠标拖动 L2 单元格的填充柄进行公式复制，自动完成 L 列的健康状态评估数据的填充，如图 3.30 所示。

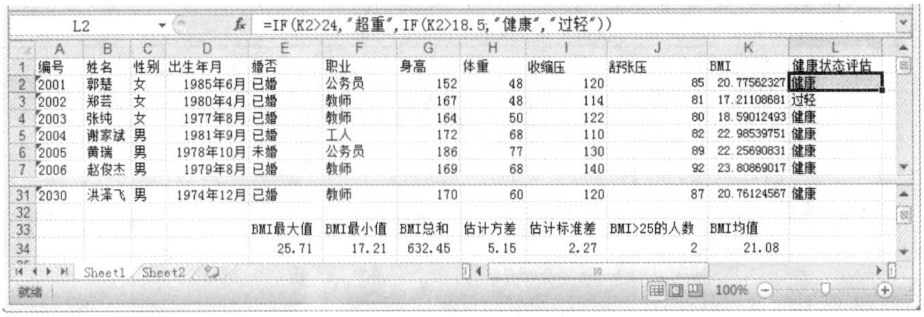

L2 =IF(K2>24,"超重",IF(K2>18.5,"健康","过轻"))

	A	B	C	D	E	F	G	H	I	J	K	L
1	编号	姓名	性别	出生年月	婚否	职业	身高	体重	收缩压	舒张压	BMI	健康状态评估
2	2001	郭楚	女	1985年6月	已婚	公务员	152	48	120	85	20.77562327	健康
3	2002	郑芸	女	1980年4月	已婚	教师	167	48	114	81	17.21108681	过轻
4	2003	张纯	女	1977年8月	已婚	教师	164	50	122	80	18.59012493	健康
5	2004	谢家斌	男	1981年9月	已婚	工人	172	68	110	82	22.98539751	健康
6	2005	黄瑞	男	1978年10月	未婚	公务员	186	77	130	89	22.25690831	健康
7	2006	赵俊杰	男	1979年8月	已婚	教师	169	68	140	92	23.80869017	健康
31	2030	洪泽飞	男	1974年12月	已婚	教师	170	60	120	87	20.76124567	健康
32												
33					BMI最大值	BMI最小值	BMI总和	估计方差	估计标准差	BMI>25的人数	BMI均值	
34					25.71	17.21	632.45	5.15	2.27	2	21.08	

图 3.30 例 3.3 求解结果图示

（2）数据库函数的应用

从例 3.3 的分析过程中，我们发现，如果期望了解职业是工人的体检者人群中 BMI 小于 18.5 的人数，显然用普通函数 COUNTIF 是无法实现这一数据统计的任务，但 Excel 提供的数据库函数却可以完成这些相对复杂的数据统计分析。

1）数据库函数的表达形式：函数名(database,field,criteria)。其中，database 指定需进行统计的数据列表区域。field 是被统计的列标题名。规定：列标题名要用双引号括起来，或者是使用列标题名所在的单元格地址。criteria 指定条件区域，它是一组包含给定条件的单元格区域。条件区域的构造可参见本小节高级筛选内容的介绍。可以为 criteria 参数指定任意区域，只要它至少包含一个列标题和列标题下方用于设定条件的单元格，在这种情况下，列标题单元格可以是空单元格。运算结果是函数返回值。

2）常用的数据库函数有 DCOUNT、DCOUNTA，DMAX、DMIN，DAVERAGE、DSUM、DSTDEV、DSTDEVP、DVAR、DVARP，它们的使用方法可参阅 Excel 的帮助文件。

例 3.4 根据图 3. 2 的 Sheet1 表中体检者的数据，利用数据库函数统计职业是工人的体检者人群中 BMI 小于 18.5 的人数，并计算他们的 BMI 均值。

实现操作：①在 M2:N3 区域内填写如图 3.31 所示的条件。②在 M6 单元格输入函数“=DCOUNTA(A1:L31,F1,M2:N3)”，在 M8 单元格输入函数“=DAVERAGE(A1:L31,K1,M2:N3)”，得到的统计结果见图 3.31。

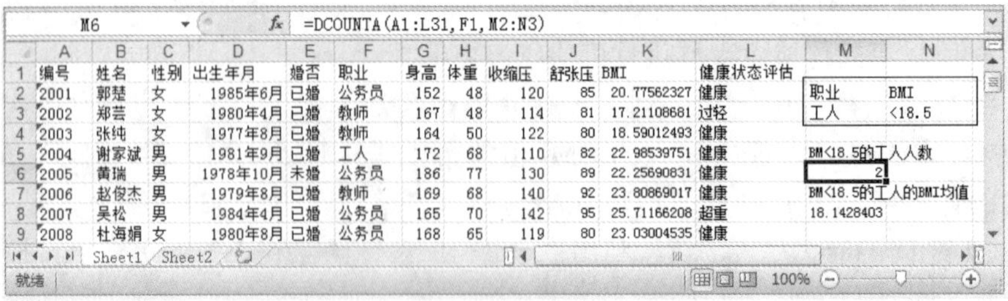

M6 =DCOUNTA(A1:L31,F1,M2:N3)

	A	B	C	D	E	F	G	H	I	J	K	L	M	N
1	编号	姓名	性别	出生年月	婚否	职业	身高	体重	收缩压	舒张压	BMI	健康状态评估		
2	2001	郭楚	女	1985年6月	已婚	公务员	152	48	120	85	20.77562327	健康	职业	BMI
3	2002	郑芸	女	1980年4月	已婚	教师	167	48	114	81	17.21108681	过轻	工人	<18.5
4	2003	张纯	女	1977年8月	已婚	教师	164	50	122	80	18.59012493	健康		
5	2004	谢家斌	男	1981年9月	已婚	工人	172	68	110	82	22.98539751	健康	BM<18.5的工人人数	
6	2005	黄瑞	男	1978年10月	未婚	公务员	186	77	130	89	22.25690831	健康	2	
7	2006	赵俊杰	男	1979年8月	已婚	教师	169	68	140	92	23.80869017	健康	BM<18.5的工人的BMI均值	
8	2007	吴松	男	1984年4月	已婚	公务员	165	70	142	95	25.71166208	超重	18.1428403	
9	2008	杜海娟	女	1980年8月	已婚	公务员	168	65	119	80	23.03004535	健康		

图 3.31 例 3.4 求解结果图示

4. 数据统计分析

医药学的许多工作和科研中常用到的统计方法有 t 检验、方差分析等。Excel 的普通统计函数和数据库统计函数提供了相关的统计分析功能。如果想用更快捷的方法得到更为详细的统计分析结果，可以使用 Excel 的分析工具库。安装 Excel 2010 后，分析工具库会自动安装到计算机中。但首次使用时，先要加载它，方法是：①单击“文件”菜单中的[选项]按钮，在“Excel 选项”对话框中单击“加载项”标签，如图 3.32 所示。②在加载项标签下的“管理”下拉列表中选择“Excel 加载项”，单击[转到]按钮，在弹出的“加载宏”对话框中选择“分析工具库”，如图 3.33 所示，单击[确定]按钮，返回工作表。

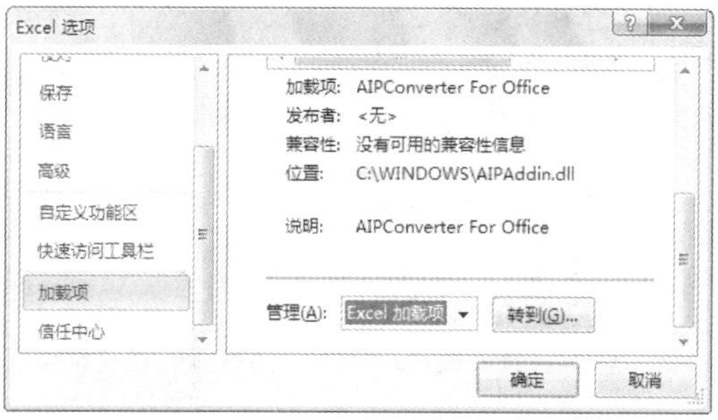

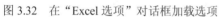

图 3.32　在“Excel 选项”对话框加载选项

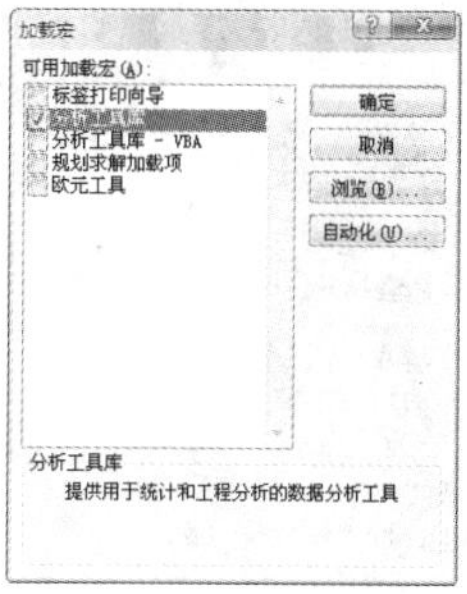

图 3.33　“加载宏”对话框

此时，“数据”选项卡中会增加一个“分析”组，用来显示加载的分析工具，如图 3.34 所示。单击“数据”选项卡中分析组的[数据分析]按钮，弹出如图 3.35 所示的对话框，可以看到 Excel 2010 包含有很多的数据分析工具。下面以“t-检验：平均值的成对二样本分析”工具为例，说明如何使用这些分析工具。

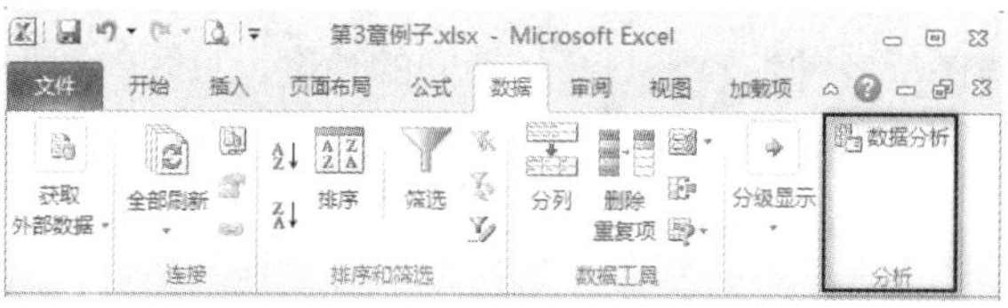

图 3.34　分析工具加载成功图示

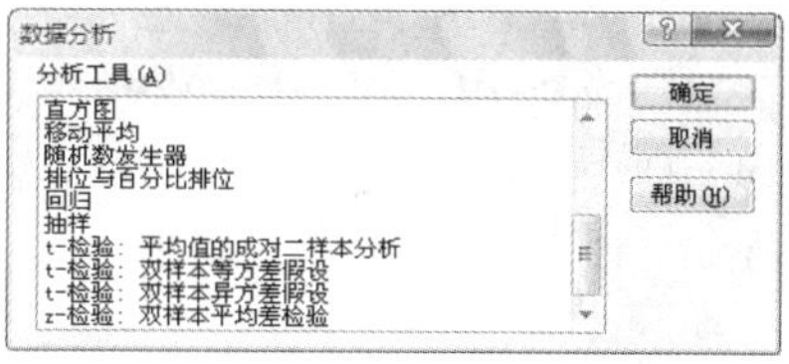

图 3.35　“数据分析”对话框

例 3.5　在图 3.2 所列的体检数据中发现有 10 名高血压患者，针对这 10 名高血压病人进行药物治疗，对每一病人治疗前、后的舒张压（mmHg）进行了测量，获得如表 3.7 所示的结果，问该药有无降压作用？

表 3.7　高血压病人治疗前、后的舒张压数据表

病例编号	1	2	3	4	5	6	7	8	9	10
治疗前	120	127	141	107	110	114	115	138	127	122
治疗后	123	108	120	107	100	98	102	152	104	107

首先在 Sheet3 工作表中输入上面的数据，然后按以下方法操作。

① 单击“数据”选项卡中分析组的[数据分析]按钮，在弹出的“数据分析”对话框中选择“t-检验：平均值的成对二样本分析”，单击[确定]按钮，如图 3.35 所示。

② 在弹出的“t-检验:平均值的成对二样本分析”对话框中设置 t-检验操作的选项：变量 1 的区域、变量 2 的区域、假设平均差的 α (A)、输出区域位置等，如图 3.36 所示。

本例中，在“输入”组下的变量 1 的区域内，输入存放治疗前 10 名病人的舒张压数据的单元格区域引用，即$A$2:$K$2；在变量 2 的区域内输入存放治疗后 10 名病人的舒张压数据的单元格区域引用，即$A$3:$K$3。在假设平均差的 α (A)文本框内输入检验的置信度，默认值为 0.05；由于输入区域的第一列中包含标题项，所以应选中标志复选框。在“输出选项”组中设定输出的位置为 Sheet3 的$A$5。

③ 单击[确定]按钮，得出如图 3.37 所示的分析结果。

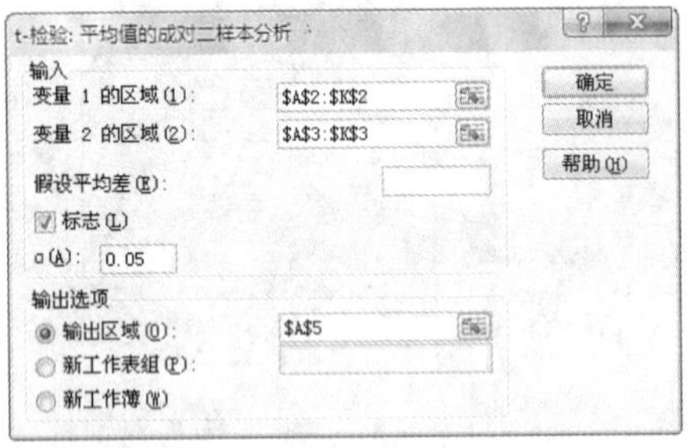

图 3.36 t-检验分析参数设置图示

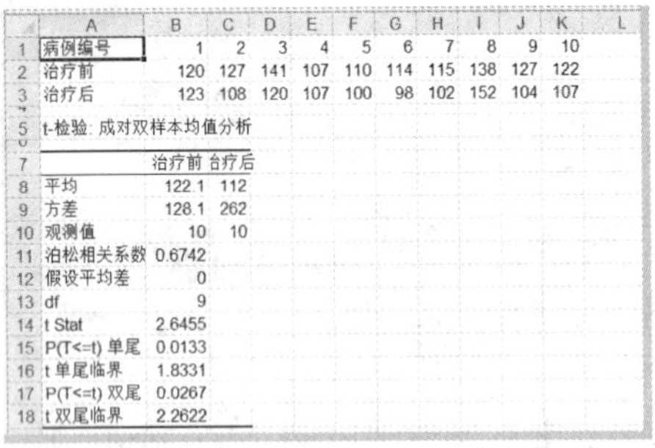

	A	B	C	D	E	F	G	H	I	J	K	L
1	病例编号	1	2	3	4	5	6	7	8	9	10	
2	治疗前	120	127	141	107	110	114	115	138	127	122	
3	治疗后	123	108	120	107	100	98	102	152	104	107	
5	t-检验: 成对双样本均值分析											
7		治疗前	台疗后									
8	平均	122.1	112									
9	方差	128.1	262									
10	观测值	10	10									
11	泊松相关系数	0.6742										
12	假设平均差	0										
13	df	9										
14	t Stat	2.6455										
15	P(T<=t) 单尾	0.0133										
16	t 单尾临界	1.8331										
17	P(T<=t) 双尾	0.0267										
18	t 双尾临界	2.2622										

图 3.37 t-检验:平均值的成对二样本分析结果

从统计结果可以看到，无论是单尾检验还是双尾检验，概率 P 均小于 0.05，因此可以认为此降压药有降压作用。

5. 数据透视分析

在数据处理过程中，经常需要对数据进行各种汇总计算。从不同的角度，对同一数据列表根据不同的指标进行分类汇总，这一过程被形象地称为“透视分析”。数据透视分析是让用户可以根据不同的分类、不同的汇总方式，快速查看各种形式的数据汇总图表。

（1）分类汇总

对数据列表进行分类汇总分析是以表中某一列数据为依据来做统计的。因此，必须对该列数据进行排序后，才能进行分类汇总。通常称该列数据为分类字段。

例 3.6 对图 3.2 的 Sheet1 表中的体检数据按不同“职业”来汇总 BMI 的平均值。

建立分类汇总步骤如下。

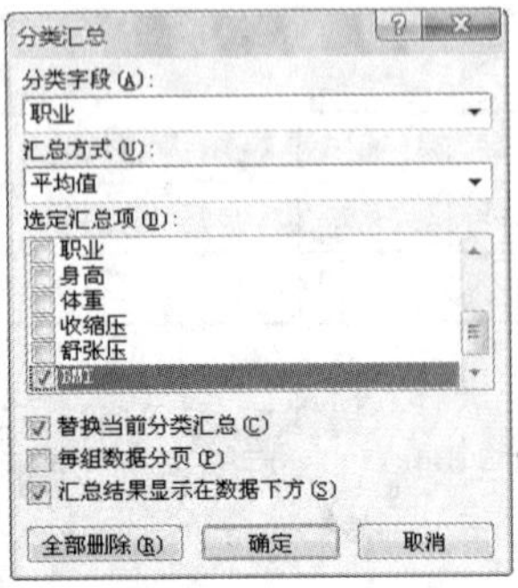

图 3.38 “分类汇总”对话框

① 选中分类汇总的数据列表的“职业”列中任一单元格，在“数据”选项卡中的“排序和筛选”组中单击[升序]按钮（或[降序]按钮），即可按升序（或降序）对职业进行排序。

② 单击“数据”选项卡的“分级显示”组中的[分类汇总]按钮，弹出“分类汇总”对话框。在该对话框中设置汇总操作选项：分类字段、汇总方式、汇总项、“替换当前分类汇总”、“每组数据分页”和“汇总结果显示在数据下方”。

在本例中，选择“职业”为分类字段，汇总方式设置为“平均值”，汇总项为 BMI，选择“替换当前分类汇总”和“汇总结果显示在数据下方”的复选框，如图 3.38 所示。

③ 单击[确定]按钮，得到如图 3.39 所示的汇总结果。

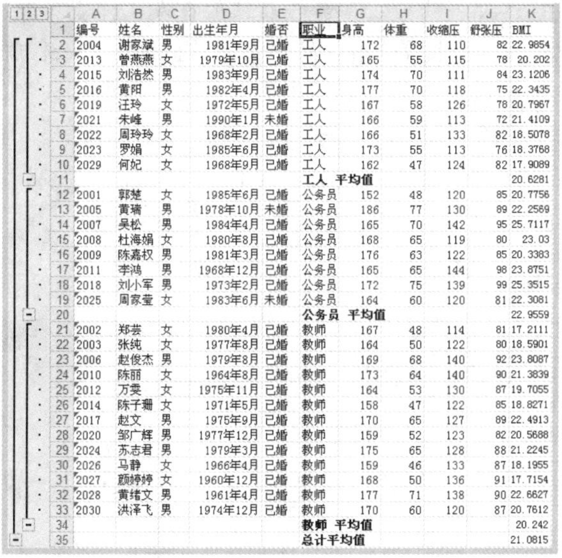

	A	B	C	D	E	F	G	H	I	J	K
1	编号	姓名	性别	出生年月	婚否	职业	身高	体重	收缩压	舒张压	BMI
2	2004	谢家斌	男	1981年9月	已婚	工人	172	68	110	82	22.9854
3	2013	曾燕燕	女	1979年10月	已婚	工人	165	55	115	78	20.202
4	2015	刘浩然	男	1983年9月	已婚	工人	174	70	111	84	23.1206
5	2016	黄阳	男	1982年4月	已婚	工人	177	70	118	75	22.3435
6	2019	汪玲	女	1972年5月	已婚	工人	167	58	126	78	20.7967
7	2021	朱峰	男	1990年1月	未婚	工人	166	59	113	72	21.4109
8	2022	周玲玲	女	1968年2月	已婚	工人	166	51	133	82	18.5078
9	2023	罗娟	女	1985年6月	已婚	工人	173	55	113	76	18.3768
10	2029	何妃	女	1968年9月	已婚	工人	162	47	124	82	17.9089
11						**工人 平均值**					20.6281
12	2001	郭楚	女	1985年6月	已婚	公务员	152	48	120	85	20.7756
13	2005	黄瑞	男	1978年10月	未婚	公务员	186	77	130	89	22.2569
14	2007	吴松	男	1984年4月	已婚	公务员	165	70	142	95	25.7117
15	2008	杜海娟	女	1980年8月	已婚	公务员	168	65	119	80	23.03
16	2009	陈嘉权	男	1981年3月	已婚	公务员	176	63	122	85	20.3383
17	2011	李鸿	男	1968年12月	已婚	公务员	165	65	144	98	23.8751
18	2018	刘小军	男	1973年2月	已婚	公务员	172	75	139	99	25.3515
19	2025	周家莹	女	1983年6月	未婚	公务员	164	60	120	81	22.3081
20						**公务员 平均值**					22.9559
21	2002	郑芸	女	1980年4月	已婚	教师	167	48	114	81	17.2111
22	2003	张纯	女	1977年8月	已婚	教师	164	50	122	80	18.5901
23	2006	赵俊杰	男	1979年8月	已婚	教师	169	68	140	92	23.8087
24	2010	陈丽	女	1964年8月	已婚	教师	173	64	140	90	21.3839
25	2012	万雯	女	1975年11月	已婚	教师	164	53	130	87	19.7055
26	2014	陈子珊	女	1971年5月	已婚	教师	158	47	122	85	18.8271
27	2017	赵文	男	1975年9月	已婚	教师	170	65	127	89	22.4913
28	2020	邹广辉	男	1977年12月	已婚	教师	159	52	123	82	20.5688
29	2024	苏志君	男	1979年3月	已婚	教师	175	65	128	88	21.2245
30	2026	马静	女	1966年4月	已婚	教师	159	46	133	87	18.1955
31	2027	颜婷婷	女	1960年12月	已婚	教师	168	50	136	91	17.7154
32	2028	黄绪文	男	1961年4月	已婚	教师	177	71	138	90	22.6627
33	2030	洪泽飞	男	1974年12月	已婚	教师	170	60	120	87	20.7612
34						**教师 平均值**					20.242
35						**总计平均值**					21.0815

图 3.39　分类汇总结果

分类汇总后，在分类汇总表的行标签左侧出现分级显示区，列出分级显示符号，默认数据分三级显示。其中[+]按钮用于显示分级明细数据，[-]按钮用于隐藏分级明细数据信息。单击 2 级[-]（或 1 级[-]）按钮，可以隐藏某一分组数据的明细数据（或隐藏所有分组的汇总结果），这时按钮变为显示明细数据的[+]按钮。

如果要取消分类汇总的显示结果，可将插入点定位到数据列表中的任意单元格，单击“数据”选项卡的“分级显示”组中的[分类汇总]按钮，在弹出的分类汇总对话框中单击[全部删除]按钮，则可恢复到分类汇总之前的状态。

注意： 在已有的分类汇总结果的基础上，再按照同一分类字段，进行不同数据列（或不同汇总方式）的新汇总时，如果需要保留前面的汇总结果，切记在“分类汇总”对话框中消除“替换当前分类汇总”复选框的选中状态。

（2）数据透视表

当需要对数据做全面分析时，数据透视表是最佳工具。使用数据透视表，不但可以对大量数据进行快速汇总和建立交叉列表，还可以利用 Excel 提供的数据透视图报告功能，更方便地将数据透视表的分析结果用图表方式进行提交。

需要注意，创建数据透视表的原始数据源必须是数据列表。

例 3.7　对图 3.2 的 Sheet1 表中的体检数据按不同职业分性别来汇总 BMI 的平均值。

1）创建数据透视表。选择需要进行数据透视汇总的工作表，按照以下步骤操作。

① 单击要创建数据透视表的数据列表中的任一单元格，在“插入”选项卡上单击“表格”组中的[数据透视表]按钮，弹出如图 3.40 所示的“创建数据透视表”对话框。

② Excel 的数据透视表功能自动捕获要分析的数据范围，用户也可以重新选择数据分析的区域；选择放置透视表的位置，一般默认放在新工作表（如选择现有工作表，需要指定放置的单元格地址）；然后单击[确定]按钮。此时，Excel 自动创建一新工作表，将空的数据透视表添加至指定位置并显示“数据透视表字段列表”任务窗格，如图 3.41 所示。

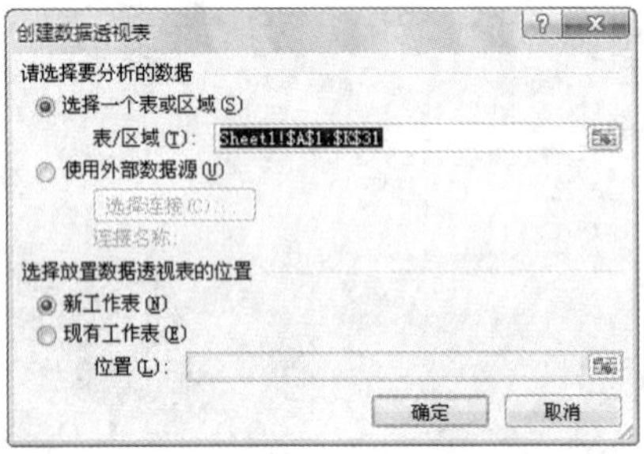

图 3.40 “创建数据透视表”对话框

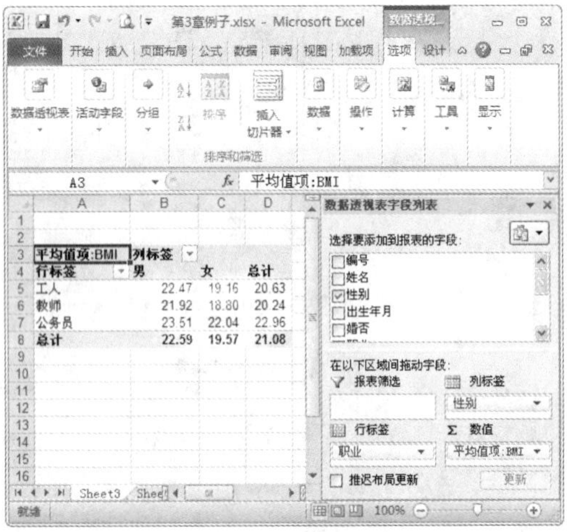

图 3.41 数据透视表

③ 布局设置。从“选择要添加到报表的字段”区域中拖动“职业”字段到“行标签”区域，拖动“性别”字段到“列标签”区域，然后拖动“BMI”字段到“Σ数值”区域，并单击“BMI”，从其下拉的菜单中选择“值字段设置”，在弹出的“值字段设置”对话框中，选择值汇总方式为“平均值”，再单击该对话框左下角的[数字格式]按钮，在弹出的“设置单元格格式”对话框中，分类选择“数值”，小数位数选择 2。单击[确定]按钮逐级返回数据透视表窗口，得到如图 3.41 所示的数据透视表。

用户可以清楚地看到不同职业不同性别人群 BMI 的平均值。从透视结果可以了解到无论是男或女，公务员的 BMI 值都偏大。

2）应用数据透视表。根据不同的分析要求，可以对数据透视表进行以下各种操作。

① 移动数据透视表。在“数据透视表工具”下的“选项”选项卡中，单击“操作”组中的[移动数据透视表]按钮，可以将已创建的数据透视表移动到新的工作表或现有工作表的其他位置。

② 重命名数据透视表。Excel 创建的数据透视表默认名称是“数据透视表 1”、“数据透视表 2”……用户可以切换到“数据透视表工具”下的“选项”选项卡，在“数据透视表”组的“数据透视表名称”框中直接输入新的名称。

③ 更改字段名称。数据透视表中的每个字段都有一个名称，列和筛选区域中的字段从源数据的标题继承其名称，描述数据汇总统计的字段会被赋予“求和项：××”这样的名称。如果需要用其他名称来代替默认名称，可直接单击字段输入一个新名称即可。

④ 从数据透视表中删除字段。若要删除字段，在数据透视表字段列表中，从“选择要添加到报表的字段”框内清除要删除字段的复选框。注意清除复选框将从报表中删除该字段的所有实例。或者在布局区域中，单击要删除的字段，然后从它下拉的菜单中单击“删除字段”。也可以在布局区域中，单击要删除的字段，并按住鼠标不放，然后将其拖到数据透视表字段列表之外。

⑤ 修改数据透视表的样式。切换到“数据透视表工具”下的“设计”选项卡，从“数据透视表样式”组中选择需要的样式。

⑥ 更改数据的汇总方式。汇总方式有：求和、计数、最大值、最小值、平均值等。

⑦ 更改数据的排列顺序。排序可以分为：自动排序，手动排序，按字母、笔画排序，自定义排序。

（3）数据透视图

数据透视图是另一种数据表现形式，有助于形象呈现数据透视表中的汇总数据，以便您轻松查看比较、模式和趋势。

1）创建数据透视图。单击已有的数据透视表，在“数据透视表工具”下的“选项”选项卡上，单击“工具”组中的[数据透视图]按钮，从弹出的“插入图表”对话框中选择所需的图表类型和图表子类型，即可得到数据透视图。

在例 3.7 创建的数据透视表基础上，此处可从“插入图表”对话框中选择“簇状柱形图”，如图 3.42 所示。单击[确定]按钮，得到如图 3.43 所示的数据透视图。从透视图可以更加直观地看到无论男女，公务员的 BMI 值都偏大。

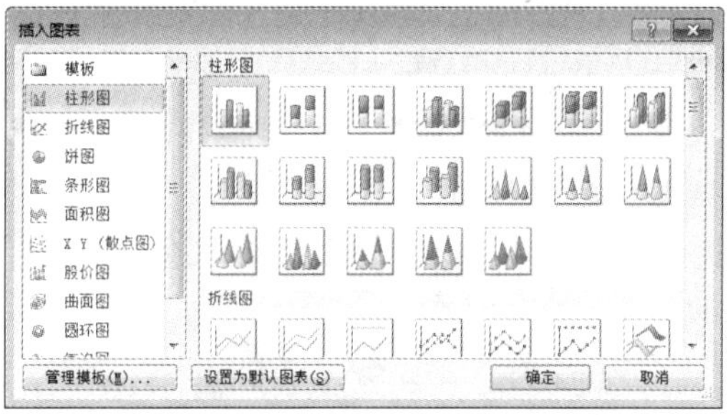

图 3.42　“插入图表”对话框

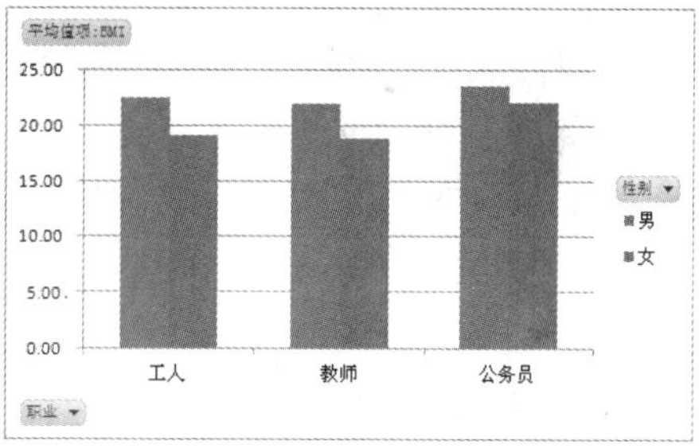

图 3.43　数据透视图

当然，也可以直接根据数据来创建数据透视图。方法是单击“插入”选项卡上“表格”组中的[数据透视表]按钮下方的箭头，在展开的下拉列表框中单击“数据透视图”命令，以下的操作和创建数据透视表相似，不再重复。

2）调整数据透视图。数据透视图创建以后，可以像数据透视表一样方便地进行调整。在数据透视图中，行字段、列字段和页字段都有相应的下拉箭头，可以单击相应字段的下拉箭头，然后去除不需显示的选项。图上数据字段还有函数按钮，如果要改变计算函数，双击该按钮，然后再选择计算函数即可。这时数据透视图和数据透视表都将自动变换。

由于数据透视图与包含其源数据的数据透视表是相链接的，当数据透视表中的数据改变后，数据透视图也会自动随之改变。也就是说数据透视图具有自动更新功能。

3）趋势线分析。Excel 还为图表提供了添加趋势线功能。在数据透视图中添加趋势线可以使得图形化的数据提供更多的信息。操作方法：用鼠标右击数据系列中的任意柱形标志，在弹出的快捷菜单中单击“添加趋势线”命令即可。如果发现“添加趋势线”命令是灰色，表明当前的图表类型不支持趋势线分析功能。

3.1.5 数据图表化

数据以图表的形式显示，可以更加容易看出数据的差异和预测发展趋势。

1. 迷你图的应用

迷你图是Excel 2010中新增加的一种全新的图表制作工具，它直接在单元格内绘图，把数据以小图的形式呈现给用户，是存在于单元格中的小图表。Excel 2010 中的迷你图包含 3 种类型：“折线图”、“柱形图”和“盈亏图”。

创建迷你图的方法：在“插入”选项卡上的“迷你图”组，选择一种迷你图类型，然后确定作图数据源和迷你图摆放的位置，单击[确定]按钮即可得到迷你图。单击已建立的迷你图，自动切换到“迷你图工具”设计选项卡，用户可以根据需要对迷你图进行类型、格式等项目的调整设计。

例 3.8 根据图 3.2 中的体检数据制作关于年龄和 BMI 值的迷你图，以便了解一下随着年龄的增长，BMI 值的变化趋势。

创建迷你图的步骤如下。

① 对图 3.2 的 Sheet1 表中的体检数据，按出生年月的降序排序。

② 单击 K32 单元格，在“插入”选项卡上的“迷你图”组中选择“折线图”，弹出如图 3.44 所示的“创建迷你图”对话框，数据范围选择 K2:K31。

③ 单击[确定]按钮，得到图 3.45 所示的结果。由图可知，BMI 值随年龄变化没有固定升高或下降的趋势。

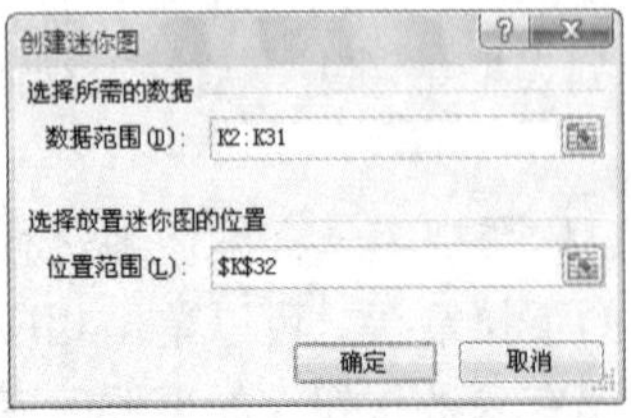

图 3.44 创建迷你图

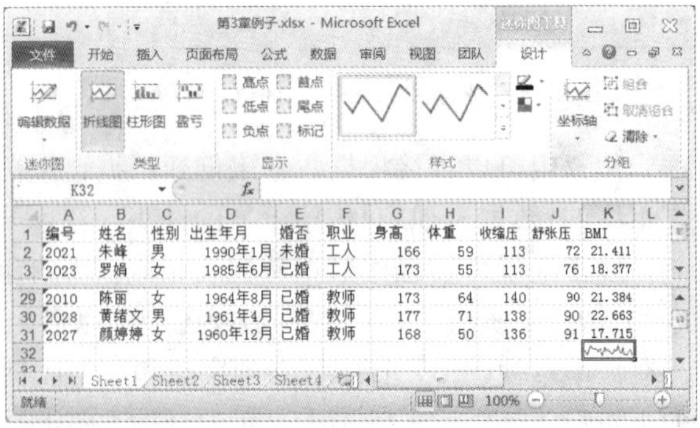

图 3.45 例 3.8 生成的迷你图

④ 拖动 K32 单元格右下角的填充柄，可以将迷你图向左填充，生成舒张压、收缩

压等其他列的迷你图。

用户可以对已建立的迷你图进行修改，包括更改迷你图的类型、迷你图的显示属性、迷你图的样式、更改数据范围和迷你图的位置等。

2. 常用图表

Excel 2010 提供了 11 种图表类型，每一种图表类型又分为几个子类型，例如二维和三维图表类型。其中常见的图表类型有柱形图、折线图、饼图、条形图、面积图、散点图等。

1）创建图表方法：①选择作图的数据源区域；②切换到“插入”选项卡，用户可以直接在“图表”组中选择需要创建的图表类型，或者单击“图表”组的[对话框启动器]按钮，打开“创建图表”对话框，选择图表类型，单击[确定]按钮即可在当前工作表的位置上获得建立的图表。

例 3.9　在例 3.8 的基础上，利用图表功能制作随着年龄增长的 BMI 值的变化趋势图。

创建步骤：①先按出生年月的降序排序。②选中 BMI 数据区域，即 K1:K31。③在“插入”选项卡上的“图表”组中单击[折线图]按钮，从展开的图表类型列表中选择“二维折线图”组中的“折线图”类型，得到如图 3.46 所示的结果。

一个完整的图表包括以下几个组成部分：图表标题、图表区、绘图区、数据系列、坐标轴、图例。对于三维视图，还有背景墙和基底两个部分。单击“图表工具”下的“设计”选项卡中的“更改图表类型”，在弹出的“更改图表类型”对话框中选择“三维折线图”，图 3.46 所示的折线图即更改为三维折线图；通过设置图表样式、背景、基底和三维旋转效果后，得到如图 3.47 所示的图表效果。图 3.47 中标注了图表各组成部分的具体位置。

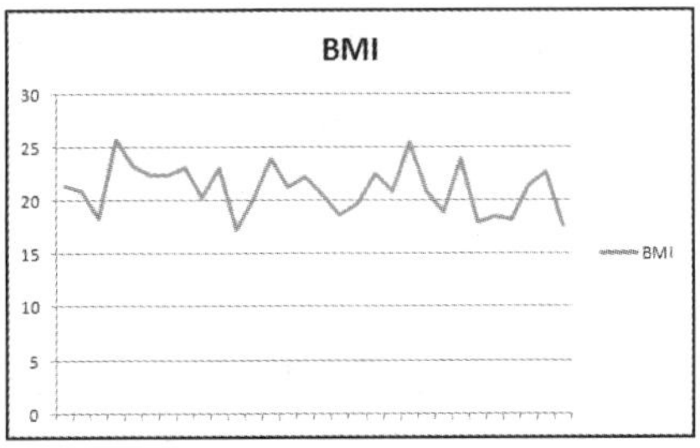

图 3.46　生成的 BMI 折线图

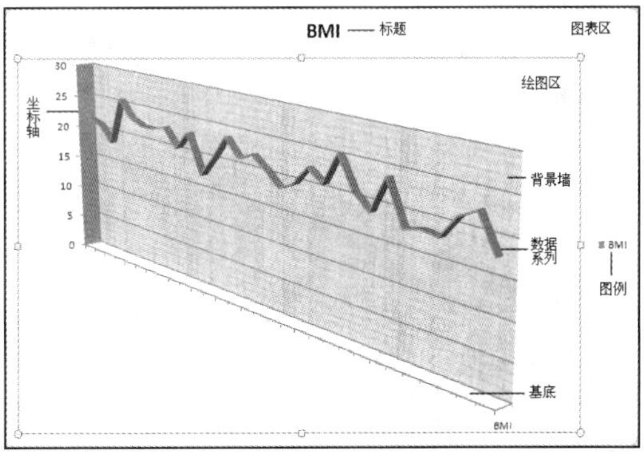

图 3.47　图表的组成部分

2）编辑修改图表。选中已建立的图表，默认切换到“图表工具”下的“设计”选项卡，进入图表修改编辑环境。此时，用户可以更改图表类型、添加和删除图表的数据区域、更改图表布局、调整图表样式、大小和位置。为了使图表更加美观，还可以进一步设置图表的格式。在“图表工具”下的“布局”和“格式”选项卡上分别进行图表标题格式、图例格式、坐标轴格式、数据系列格式、数据标签格式的设置，还可以设置数据表、绘图区、图表区、图表背景墙及基底格式等。

同迷你图一样，一般图表也可以添加趋势线。

3.2 个人业务数据管理

Excel 电子表格软件除了提供丰富、便捷和强大的数据处理和数据分析工具外，也能协助个人将各种业务数据组织在工作表中，进行初步的管理和分析计算。但由于 Excel 的工作表并非建立在数据库结构基础上，它无法管理数据表之间的复杂关系。Microsoft Office 套件的 Access 软件提供了基于小型数据库架构的数据管理功能，帮助个人用户或小型单位在 Access 数据库平台上进行业务数据管理。本节介绍 Access 数据库管理系统的相关基础知识和操作功能的应用。

3.2.1 多表数据应用管理规划

虽然电子表格软件能通过工作表来组织和初步管理数据，但它并不关心数据存在的逻辑或相关关系，仅仅关注用尽量简单的方法将数据从冗余中提纯（比如筛选），然后进行计算分析。但筛选出的数据可以为谁服务，为什么这样筛选，以及如何表现这些为什么，电子表格并没有提供直接的支持。随着医药领域信息化的迅速发展，只对医药信息数据进行分析处理是远远不够的，医药信息数据的数据规划与数据管理已经成为医药信息化成败的关键。

数据管理需要建立在数据模型的基础上。数据是信息的载体和表示，信息是数据在特定场合下的具体含义，或者说信息是数据的语义。通俗点讲，数据模型就是对现实世界的模拟。数据模型包括两个层面：

1）逻辑模型，也称信息模型或概念模型。它用于现实世界的建模，是现实世界到信息世界的第一层抽象，通常用一些实体和关系来表示。

2）物理模型。它是面向具体数据库的实现，包括数据结构（例如关系模型中的域、属性、关系等）、数据操作（主要有检索和更新）以及数据的约束条件（完整性规则的集合）。

数据模型的建立步骤如下：

1）从现实世界中抽取各类实体，如“患者”就是一个实体。

2）定义各个实体自身的属性，如患者编号、姓名、性别、出生日期等都是实体“患者”的属性。

3）定义各个实体之间的关系，设计出实体-关系图。

4）根据实体-关系图把逻辑模型转换为符合相关模型的物理模型。

例如，医院门诊部面对的首先是病人，需要管理他们的信息。经过需求分析，可以建立患者相关信息的多表数据模型，如图 3.48 所示。

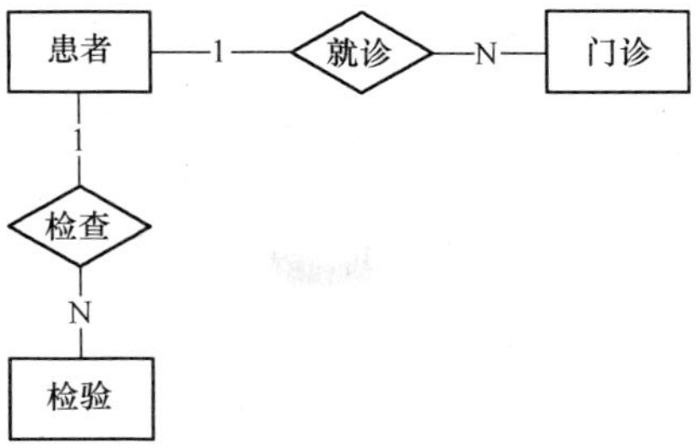

图 3.48 患者多表数据模型

数据模型建立后，还需要用具体的数据库管理系统实现它的物理模型。这里对于非计算机专业的用户可以选用微软公司的 Access 小型数据库管理系统。

3.2.2 Access 软件的功能概述

Access 是微软公司推出的桌面关系数据库管理系统（RDBMS，即 Relational Database Management System），是 Office 系列应用软件之一。它提供了表、查询、窗体、报表、页、宏、模块 7 种用来建立数据库系统的对象；提供了多种向导、生成器、模板，把数据存储、数据查询、界面设计、报表生成等操作规范化；为建立功能完善的数据库管理系统提供了方便，也使得普通用户不必编写代码，就可以完成大部分数据管理的任务。Access 主要具有两方面的作用，首先，它可以用来进行数据分析。Access 有一定的数据处理、统计分析能力，利用 Access 的查询功能，可以方便地进行各类汇总、平均等统计。其次，它可以用来开发应用软件，比如生产管理、销售管理、库存管理等各类企业管理软件。由于 Access 简单易学，已经成为非计算机专业人员和程序开发初学者的首选数据库工具。

1. Access 软件工作环境介绍

单击“开始 | 所有程序 | Microsoft Office | Microsoft Access 2010”菜单命令，或双击桌面上 Access 2010 应用程序的快捷方式图标，或打开某个已经存在的 Access 数据库，都可以启动 Access。如果通过前两种方式启动 Access 2010，在启动之后，首先选中“文件”选项卡的“新建”命令，并在展开的后台视图显示可用模板。默认选中“空数据库”模板，此时单击该模板下的[创建]按钮，将出现如图 3.49 所示的工作界面。

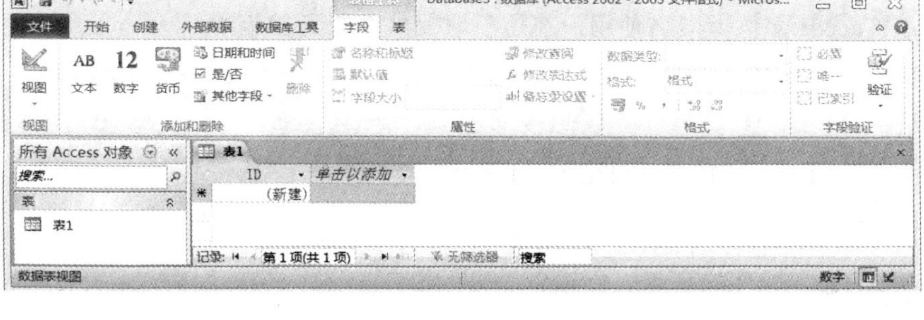

图 3.49 Access 2010 的工作界面

Access 2010 工作界面包含有快速访问工具栏、选项卡、功能区、编辑区、导航窗格、状态栏等。与 Word 2010 一样，Access 2010 将其功能操作菜单命令都归类放置到更加人性化和科学化的“选项卡”中。在每个选项卡中通过“组”将一个个功能分解为多个子功能，而每一个组中的命令按钮都执行一个命令或显示一个命令菜单。表 3.8 列出了 Access 2010 的基本选项卡功能组及操作功能。

表 3.8 功能列表

选项卡	功 能
文件	保存、另存为、打开、关闭、信息、最近所用文件、新建、打印、保存并发送、帮助、选项、退出
开始	选择不同的视图，复制和粘贴，设置字体特性，设置字体对齐方式，对备注字段应用格式文本格式，使用记录（刷新、新建、保存、删除、汇总、拼写检查及更多），对记录进行排序和筛选，查找记录
创建	插入新空白表；使用表模板创建新表；在 SharePoint 网站上创建列表，在链接至新创建的列表的当前数据库中创建表；在设计视图中创建新的空白表；基于活动表或查询创建新窗体；创建新的数据透视表或图表；基于活动表或查询创建新报表；创建新的查询、宏、模块或类模块
外部数据	导入或链接到外部数据；导出数据；通过电子邮件收集和更新数据；创建保存的导入和保存的导出；运行链接表管理器
数据库工具	将部分或全部数据库移至新的或现有 SharePoint 网站；启动 Visual Basic 编辑器或运行宏；创建和查看表关系；显示/隐藏对象相关性；运行数据库文档或分析性能；将数据移至 Microsoft SQL Server 或 Access（仅限于表）数据库；管理 Access 加载项；……

2. Access 数据库文件

Access 数据库对象包括表、窗体、报表、页、宏和模块，其中数据表是数据库的最基本对象。在关系数据库内，数据表是一张二维表格，由行与列组成，其中行称为记录，列称为字段。有关数据库的基础知识概念将在第 4 章介绍。Access 主要的文件类型有以下几种。

accdb：Access 2010 文件格式的数据库的标准文件扩展名。

accdw：accdw 文件是自动创建的文件，用于在 Access 程序中打开 Web 数据库。

accde：编译为原始 accdb 文件的“锁定”或“仅执行”版本的 Access 2010 桌面数据库的文件扩展名。

accdt：Access 数据库模板的文件扩展名。

accdr：accdr 文件扩展名使用户在运行时模式下打开数据库。

mdw：工作组信息文件存储安全数据库的信息。

laccdb：打开 Access 2007 或 Access 2010（accdb）数据库时，文件锁定将通过文件扩展名为 laccdb 的锁定文件控制。

3.2.3 Access 数据管理

由于 Access 软件除了具有直观且简易的操作界面，还提供了丰富的数据库工具和操作向导，所以许多个人用户都会利用 Access 软件进行小型数据业务管理的应用。

例 3.10　在医院门诊的运作中，围绕医生为病人诊病的业务主线，衍生了医生、患者、药物、治疗、财务等众多信息的管理需求。其中某医院患者基本情况表的表结构和表内容见表 3.9 和表 3.10。

表 3.9　患者基本情况表的结构

字　段　名	字段类型	字段大小	说明
患者编号	文本	4	患者医疗卡号
姓名	文本	10	患者姓名
性别	文本	2	患者性别
出生日期	日期/时间	短日期	患者出生年月
婚姻状况	文本	6	患者婚姻状况
职业	文本	16	患者职业
联系电话	文本	20	患者联系电话
有无病史	文本	2	患者有无病史

表 3.10　患者基本情况表

患者编号	姓名	性别	出生日期	婚姻状况	职业	联系电话	有无病史
2001	郭楚	女	1985-6-2	已婚	公务员	13824555701	无
2002	郑芸	女	1980-4-3	已婚	教师	13640462788	无
2003	张纯	女	1977-8-10	已婚	教师	13820245490	无
2004	谢家斌	男	1981-9-11	已婚	工人	13788224491	无
2005	黄瑞	男	1978-10-5	未婚	公务员	13456732921	无
2006	赵俊杰	男	1979-8-20	已婚	教师	13698787671	无
2007	吴松	男	1984-4-10	已婚	公务员	1356575812	无
2008	杜海娟	女	1985-6-15	已婚	公务员	13856222776	无

针对门诊患者信息的管理，以下介绍 Access 数据库和数据表的建立以及使用。

1. 创建数据库

建立空数据库的步骤如下。

1）选择“文件”选项卡中的“新建”命令项，进入创建界面。

2）在展开新建命令的后台视图的左侧窗格中选择“空数据库”模板。

Access 2010 提供了两大类模板：“可用模板”和“Office.com 模板”。其中“可用模板”是本地机中存有的模板，“Office.com 模板”需要通过网络搜索才能得到。一般情况下可以选择“可用模板”中的“空数据库”选项。

3）在后台视图的右侧窗格中，输入数据库存放的位置（比如：E:\）和数据库文件的名称（比如 PatientDB.accdb），单击[创建]按钮即完成空数据库的创建。

2. 创建数据表

数据表是 Access 数据库中的最基本对象，数据表用于保存和组织各类数据。可以通过“表向导”方便地创建通用数据表，也可以通过“设计视图”手工创建符合自己需要的数据表。这里介绍通过“设计视图”来创建患者数据表的方法。

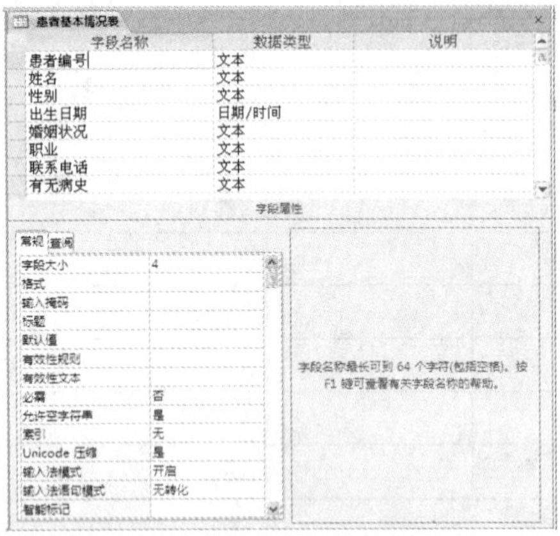

图 3.50 设计表结构

（1）定义数据表结构

1）数据库创建成功后，在“创建”选项卡上单击“表格”组的[表设计]按钮，打开表设计视图，进入设计表结构的界面，根据表 3.9 列出的患者基本情况表的结构内容，逐项输入各字段的定义，如图 3.50 所示。

2）单击快速工具栏中的[保存]按钮，在弹出“另存为”对话框中输入数据表的名称“患者基本情况”，单击[确定]按钮完成患者基本情况表结构的创建。注意，此时数据表是一张空表。

（2）输入数据

在对象导航窗格的表项下，右击“患者基本情况”表，从弹出菜单中选择“打开”命令，进入数据输入界面；然后根据表 3.10 的内容将患者数据输入到患者基本情况表，如图 3.51 所示。录入完毕，单击快速工具栏中[保存]按钮，保存输入的数据。

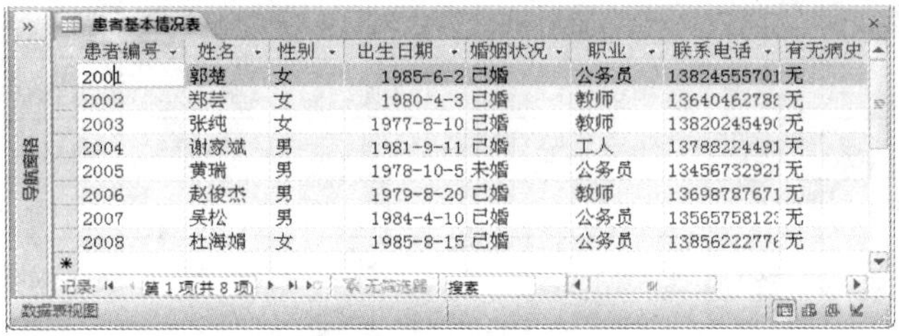

图 3.51 输入表内容

3. 创建查询

当数据库和数据表创建完成后，用户可以通过查询实现对数据的操作，达到数据应用的目标。Access 2010 为用户提供了强大的查询功能。它可创建的查询类型有：选择查询、参数查询、交叉表查询、操作查询和 SQL 查询。查询设计是 Access 创建查询的最常用方式，因为它既比向导方式灵活，又比 SQL 方式简单，所以大多数用户都使用它。

（1）“查询设计”视图的基本操作

1）添加查询源和删除查询源。查询源包括已有的表和查询。①添加查询源时，单击“创建”选项卡上“查询”组中的[查询设计]按钮，进入查询设计视图，系统自动打开“显示表”对话框，或者在“查询工具”下的“设计”选项卡上单击“查询设置”组的[显示表]按钮，也可以打开“显示表”对话框。然后在“显示表”对话框中，选择要添加到查询的对象名，再单击[添加]按钮。创建一个查询时可以添加多个表和多个查询，所有查询源添加完成后，单击[关闭]按钮。②删除查询源时，在查询设计视图的上部，选择要删除的表或查询，然后按【Delete】键就可以删除表或查询。

2）设计查询的字段操作。

① 添加字段和删除字段。添加字段时，从查询源的字段列表中选定一个或多个字段，并将其拖动到查询设计视图下部的网格列中。删除字段时，单击网格中的列选定器（在每一列的最顶部）选定相应的字段，然后按【Delete】键。

② 移动字段和插入字段。在设计视图下部选定需要移动的列，然后用鼠标拖动选定的列移动到需要的位置上。插入字段时，从字段列表中将字段直接拖到设计网格中要插入的列位置上。

③ 查询结果字段改名。方法一是将新字段名用双引号括起来，放在设计网格中要改的字段名的左边，并用"："把两个字段名分开。方法二是在设计网格中，单击要更改标题的字段列中的任何位置，然后在"查询工具"下的"设计"选项卡上单击"显示/隐藏"组的[属性表]按钮，在"标题"属性框下键入新的标题。

3）设计查询时可以用到的一些操作如下：

① 如果要求查询结果将自动包含该查询源的全部字段，可以将查询源的 "*" 直接拖到查询视图的下部网格中。

② 如果要对查询的记录排序，可以在要排序的字段的"排序"复选框中，单击"升序"或"降序"选项。多个字段进行多重排序时，Access 首先排序最左边字段，然后顺次递推向右逐列排序。

③ 为避免显示重复记录，在查询设计视图中，单击设计网格及字段列表之外的任何地方，以选定该查询；然后在"查询工具"下的"设计"选项卡上单击"显示/隐藏"组中的[属性表]按钮，在打开的属性表中将"唯一值"属性设置 为"是"。

④ 运行查询。方法一，在对象导航窗格中双击需要运行的查询的名字。方法二，在查询设计视图中，在"查询工具"下的"设计"选项卡上单击"结果"组的[运行]按钮或者单击[视图]按钮。如果在预览查询的结果视图中要返回查询设计视图，可单击"开始"选项卡上的[设计视图]按钮，返回查询设计视图，进行查询修改。

⑤ 使用条件。条件是查询中用来识别所需特定记录的限制条件。如果在设计网格中指定字段的条件，可在该字段的"条件"文本框中直接输入相应的表达式，或者通过使用表达式生成器来产生条件表达式，在该字段上单击鼠标右键，然后单击"生成器"命令，即可弹出"表达式生成器"对话框。

（2）"查询设计"视图的使用实例

1）在"患者基本情况"表中检索出生晚于 1980-1-1 的男患者的所有信息。

将"患者基本情况"表添加到"查询设计"视图中，再把"患者基本情况"表所有字段添加到设计网格中，然后在"性别"字段的"条件"文本框中输入"= '男'"，在"出生日期"字段的"条件"文本框中输入">#1980-1-1#"，如图 3.52 所示。

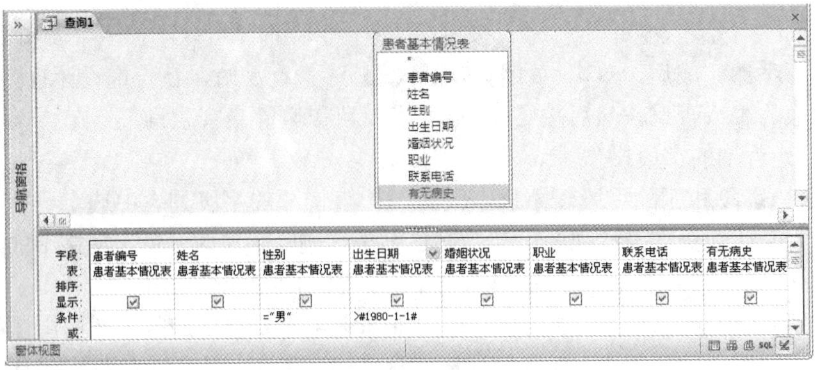

图 3.52　查询设计（一）

设计完成后，单击[运行]按钮，得到如图 3.53 所示的查询结果。

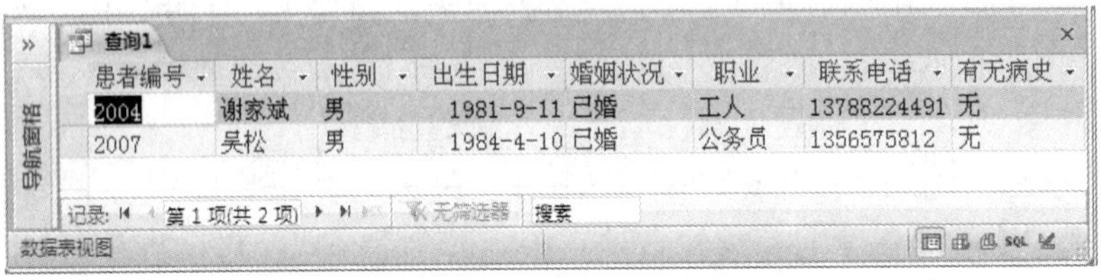

图 3.53　查询结果（一）

2）在“患者基本情况”表中计算男患者和女患者的人数。

将“患者基本情况”表添加到“查询设计”视图中，再把“患者基本情况”表的“性别”字段和“患者编号”字段添加到设计网格中。在“查询工具”下的“设计”选项卡上，单击“显示 / 隐藏”组中的[汇总]按钮，在设计网格中出现“总计”行。单击“性别”字段的“总计”行单元格，选择“Group By”，表示按“性别”分组。单击“患者编号”字段在“总计”行中的单元格，选择“计数”。为了结果更清楚，还要把字段“患者编号”修改为“人数：患者编号”，这里可以把结果表格的“患者编号计数”字段的字段名变为“人数”，如图 3.54 所示。

设计完成后，单击[运行]按钮，得到如图 3.55 所示的查询结果。

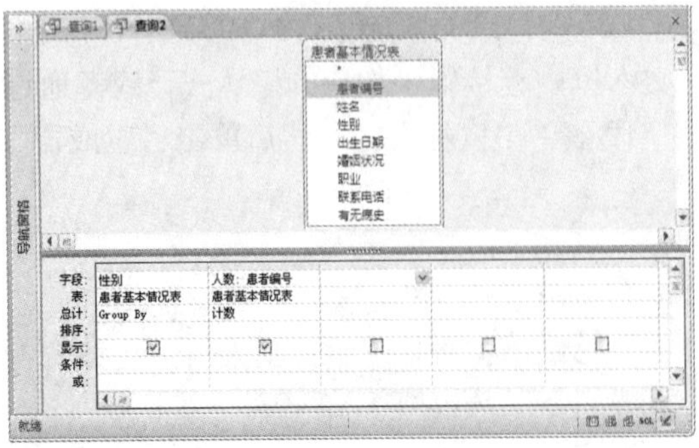

图 3.54　查询设计（二）

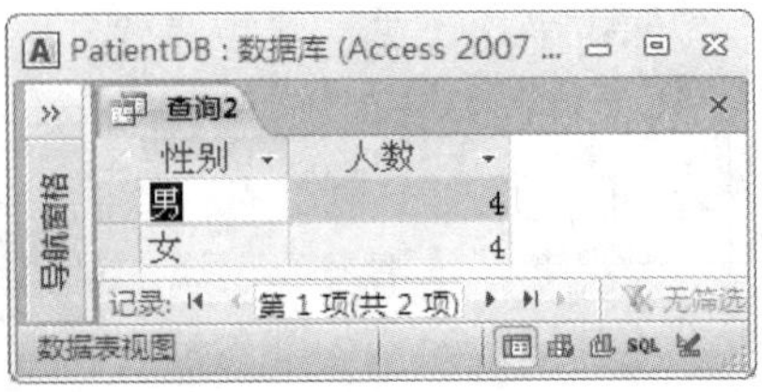

图 3.55　查询结果（二）

4. 创建窗体

在 Access 数据库管理系统中，窗体是一个极为重要的对象，是实现人机交互的界面，主要用来显示数据与实现用户操作。窗体对象允许用户采用可视化的直观操作设计数据输入、输出界面和应用系统的控制界面，通过窗体与数据库互动，实现数据的输入、查看和运算等。Access 2010 提供了多种方法创建窗体，其中自动创建方法最简单，只需先打开要创建窗体的查询，然后单击“创建”选项卡中“窗体”组中的[窗体]按钮就完成了窗体的创建。自动创建的窗体其功能单一，形式基本固定，因此在很多情况下用户通过“窗体设计”的方法创建自己的管理界面。下面以创建“患者基本情况表”的窗体为例，介绍“窗体设计”的方法。

1）打开数据库。在 Access 的主界面中，单击“创建”选项卡上“窗体”组中的[窗体设计]按钮，进入创建窗体的界面。

其次，在“窗体设计工具”下的“设计”选项卡中单击“工具”组中的[添加现有字段]按钮，在“窗体设计”界面右边显示的“字段列表”窗格中，单击“患者基本情况表”前面的“+”符号，列出“患者基本情况表”的所有字段，如图 3.56 所示。

2）将设计中需要的字段拖动到窗体设计界面的“主体”部分中，调整好各字段的位置，如图 3.57 所示。

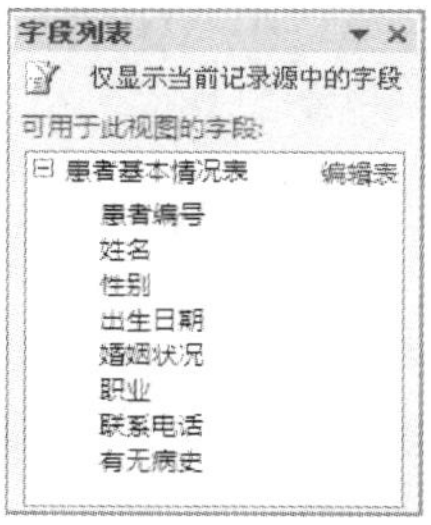

图 3.56 字段列表

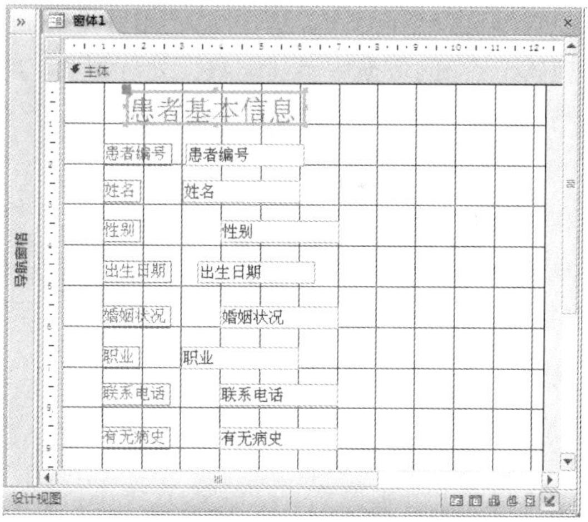

图 3.57 窗体设计

3）单击快速工具栏中的[保存]按钮，在弹出的“另存为”对话框中输入“患者信息”，然后单击[确定]按钮保存窗体。

窗体创建完毕，用户可以通过窗体来浏览、编辑和添加数据表中的记录。在 Access 主界面的导航窗格中找到需要的窗体图标，用鼠标双击它即可打开窗体，如图 3.58 所示。其中各个字段的内容都可以编辑修改，单击窗体底部的记录导航器可以浏览不同的记录和添加新记录，如图 3.59 所示。

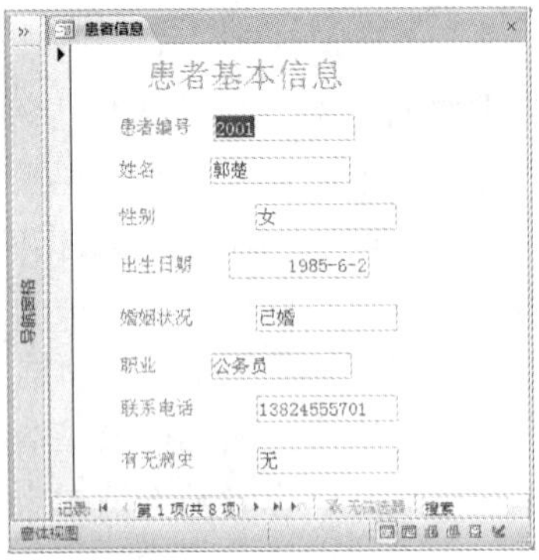

图 3.58 窗体创建后的浏览与编辑

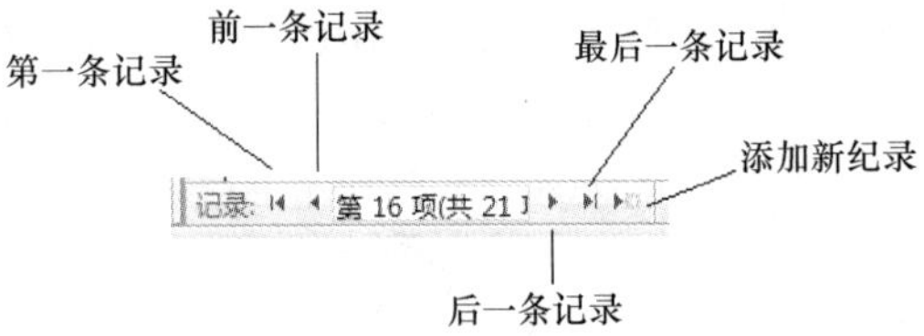

图 3.59 记录导航器

3.2.4 数据导入导出

在医药卫生数据的存储、整理和分析过程中，用户常常需要在各种数据管理系统中交换数据，有效的数据库管理系统必须提供与其他系统数据的导入和导出功能。Access 作为一种关系数据库管理系统，具有支持广泛、易于扩展和弹性较大的特点，能够和 Excel 文件、格式化文本文件、XML 文件等其他类型的文件实现数据的相互转化，如图 3.60 所示。这样既可以利用数据库高效率地对其他数据进行查询、处理，还可以把 Access 的数据用于其他数据处理工具。

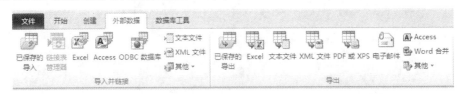

图 3.60 外部数据

1. 数据的导入

Access 具有强大的数据导入功能，可以把 Excel 文件、文本文件、XML 文件等其他文件格式的数据导入 Access 数据库中，还可以把 ODBC 数据源的数据导入到 Access 数据库。这里只介绍导入 Excel 文件。下面是将“检查.xls”文件中的高血压检查数据导入 Access 数据库的步骤。

1）切换到“外部数据”选项卡上，单击“导入并链接”组的[Excel]按钮，打开“获取外部数据 - Excel 电子表格”对话框。在“文件名”文本框中输入“检查.xls”，单击[确定]按钮进入“导入数据表向导”对话框。在上部的列表框中选择“高血压检查”作为导入的工作表，在对话框下部预览框中就会显示该工作表的数据内容，如图 3.61 所示。

2）单击[下一步]按钮进入确定列标题的对话框，一般情况下可以选工作表的“第一行包含列标题”，单击[下一步]按钮进入确定字段名称和类型的对话框，如图 3.62 所示。根据具体应用需求确定各列的字段名称和数据类型，单击[下一步]按钮进入确定主键的对话框，对于“高血压检查”应该选择“患者编号”作为主键。

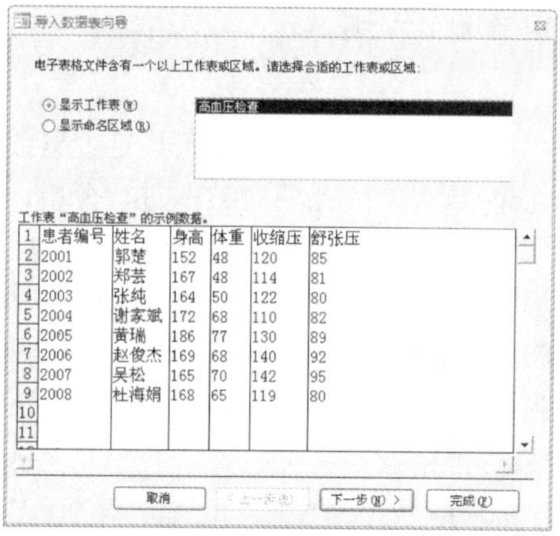

图 3.61　导入数据表向导-选择工作表

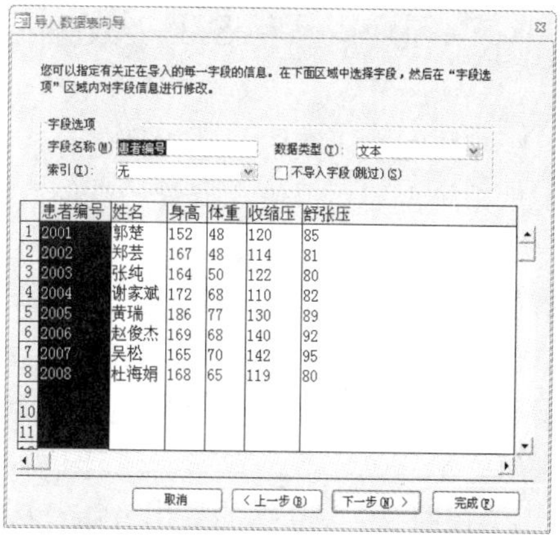

图 3.62　导入数据表向导-确定字段类型

3）确定主键后，单击[下一步]按钮进入确定数据表名的对话框。输入“高血压检查”作为数据表名，单击[确定]按钮完成导入。这时在数据库中增加了一个导入的“高血压检查”数据表。

2. 数据的导出

Access 的数据导出功能与它的数据导入功能相对应，可以把 Access 的数据导出到 Excel 文件、文本文件、XML 文件等其他格式的数据文件中。这里以导出“患者基本情况”数据表为例，介绍导出到 Excel 文件的方法。导出的步骤如下。

1）首先选中要导出的对象“患者基本情况表”，然后选择“外部数据”选项卡上“导出”组的[Excel]按钮，打开“导出 - Excel 电子表格”对话框，如图 3.63 所示。

2）输入导出文件的文件名，选择好导出文件的文件格式后，单击[确定]按钮完成导出。导出文件的内容如图 3.64 所示。

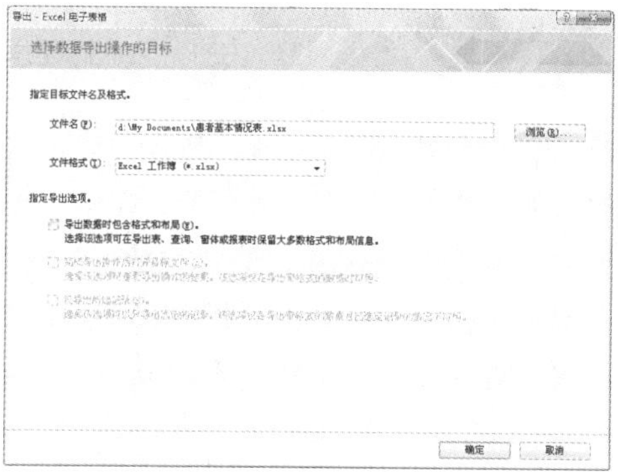

图 3.63　导出 - Excel 电子表格

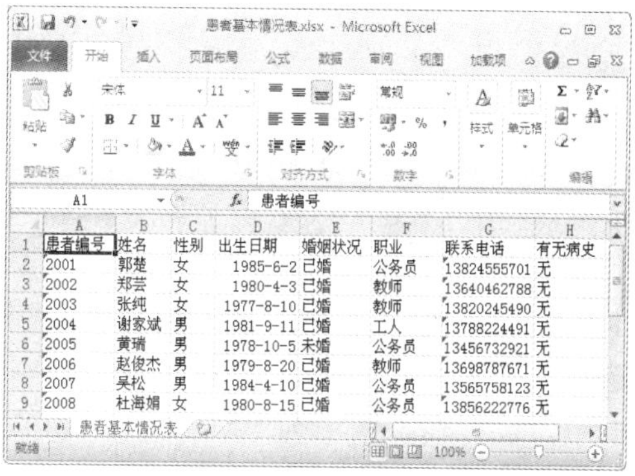

图 3.64　导出文件

3.3　数据综合应用案例分析

医疗与医学研究中的数据都是存储在数据库中，但数据库管理系统尤其是小型数据库管理系统主要是提供数据管理功能，数据分析功能较弱，因此要对数据进行分析，可以将数据从数据库中导出，然后在专门的统计分析软件中进行分析。本节通过一个案例讲解如何进行数据的综合分析。

例 3.11　对 PatientDB.accdb 数据库中的患者的体检数据进行一些简单的计算分析，了解这些人群的身体胖瘦程度以及健康状况。

（1）从数据库导出数据，建立 Excel 的工作表文件

1）按照 3.3 节介绍的导出方法，从 PatientDB.accdb 数据库中将“患者基本情况表”和“高血压检查”的体检数据导出到 Excel 中。

2）在 Excel 中，利用“患者基本情况表”和“高血压检查”工作表的数据，通过工作表复制和重命名命令、复制和粘贴数据列的方法，将前面两张表的数据进行整合，形成图 3.65 所示的“体检”数据表。要求：该表只含有编号、职业、身高、体重、收缩压和舒张压几个字段。最后，利用身体质量指数 BMI 的计算公式：BMI＝体重（公斤）/身高（米）的平方，在“体检”工作表中增加一列“BMI”数据，如图 3.65 所示。

	A	B	C	D	E	F	G
1	编号	职业	身高	体重	收缩压	舒张压	BMI
2	2001	公务员	152	48	120	85	20.78
3	2002	教师	167	48	114	81	17.21
4	2003	教师	164	50	122	80	18.59
5	2004	工人	172	68	110	82	22.99
6	2005	公务员	186	77	130	89	22.26
7	2006	教师	169	68	140	92	23.81
8	2007	公务员	165	70	142	95	25.71
9	2008	公务员	168	65	119	80	23.03
10	2009	公务员	176	63	122	85	20.34

图 3.65　从数据库中导出的数据表

（2）统计分析与作图

对 BMI 值进行描述性统计分析。可以利用均值、方差等函数计算获得描述性指标，也可以利用 Excel 的“分析工具库”直接得到相关的结果。

1）利用“分析工具库”进行统计分析。选中“体检”工作表，单击“数据”选项卡中“分析”组的[数据分析]按钮，从弹出的“数据分析”对话框（如图 3.66 所示）中选择“描述统计”，单击[确定]按钮，弹出如图 3.67 所示对话框。在“描述统计”对话框中，设置输入区域为 BMI 数据所在的区域。由于选择区域的第一行有标志位（即“BMI”），所以要勾选“标志位于第一行”。输出选项中选择输出到新的工作表组，命名为“BMI 描述性统计分析”，设置“第 k 大值”和“第 k 小值”都取 1。单击[确定]按钮。在新生成的工作表中得到如表 3.11 所示的统计结果。

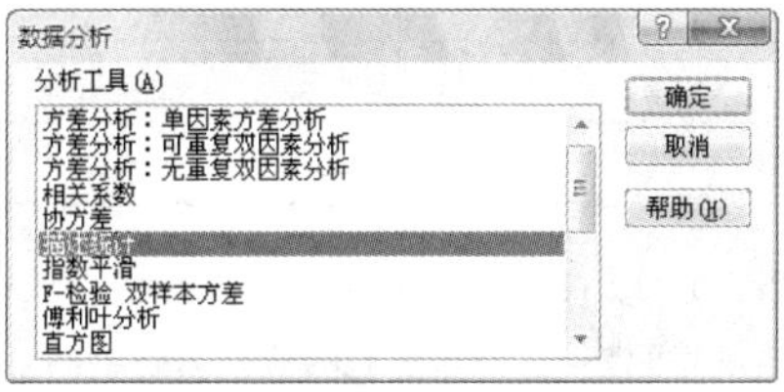

图 3.66　“数据分析”对话框

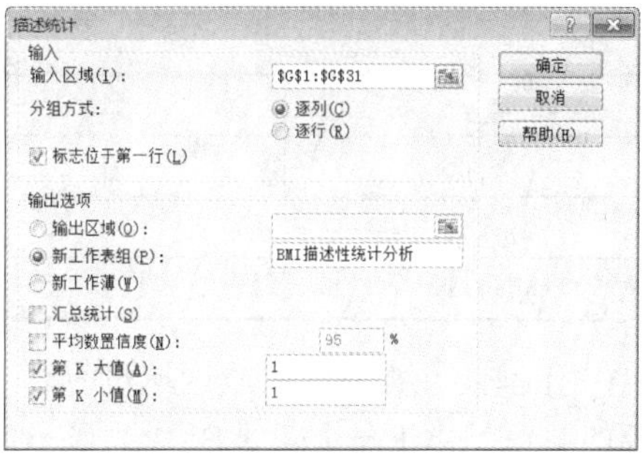

图 3.67　“描述统计”对话框

表 3.11　学生体检描述统计结果

BMI		BMI	
平均	21.0815347	区域	8.50057527
标准误差	0.41435947	最小值	17.2110868
中位数	21.0106098	最大值	25.7116621
众数	#N/A	求和	632.44604
标准差	2.26954027	观测数	30
方差	5.15081302	最大(1)	25.7116621
峰度	-0.6834141	最小(1)	17.2110868
偏度	0.10906311	置信度（95.0%）	0.84746026

从表 3.11 可以看到有关 BMI 的一些指标，例如这一人群的 BMI 的平均值为 21.08，BMI 最高和最低值分别是 25.71 和 17.21，众数显示为#N/A，说明没有相同的 BMI 值。

2）根据上面分析所得数据，利用 Excel 的“分析工具库”功能画出 BMI 数据的直方图。实现操作：单击“数据”选项卡中“分析”组的[数据分析]按钮，在弹出的“数据分析”对话框中选择“直方图”（参看图 3.66），单击[确定]按钮，弹出如图 3.68 所示的“直方图”对话框。在对话框中，设置输入区域为 BMI 数据所在的区域；选择“标志”复选框；接收区域空白不填，让 Excel 自动计算分组界值；选择图表输出到新工作表组；选择“图表输出”复选框，最后单击[确定]按钮。在新生成的工作表中得到一张频数表和一个直方图，如表 3.12 和图 3.69 所示。

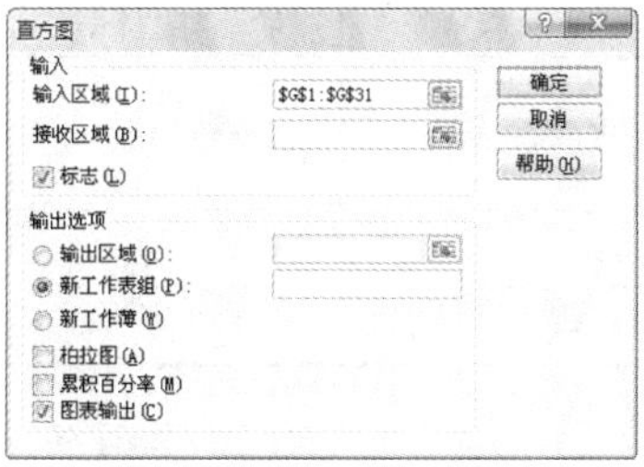

图 3.68　设置直方图

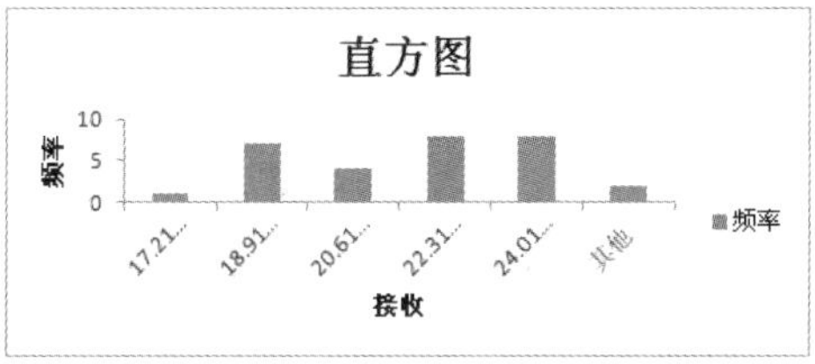

图 3.69　BMI 直方图

表 3.12 BMI 频率表

接收	频率	接收	频率
17.21109	1	22.31143	8
18.9112	7	24.01155	8
20.61132	4	其他	2

由于前面在设置时接收区域没有输入引用地址，所以在表 3.12 所列的频数表中，第 1 列的数据是由 Excel 根据 BMI 的最小值和最大值来创建的一组平均分布接收值。所谓“接收”就是分组后组与组之间的分界值。表 3.12 中第 2 列数据表示频数，具体来说，第二行的频数表示 BMI 小于等于 17.21 的人数有 1 人，第三行的频数表示 17.21 到 18.91 之间有 7 人，其余行的意义相同。

如果对 Excel 自动划分的分组界值不满意，用户也可以自己设定“接收”分组界值。可以先在表格中某个空白区域输入“接收”的分组界值，如图 3.70 所示，在 J1 到 O1 单元格中分别输入接收：16、18、20、22、24、26。然后在“直方图”对话框中，设置接收区域为自行定义的接收区域的地址，即$J$1:$O$1，单击[确定]按钮，得到如表 3.13 和图 3.71 所示的频数表和直方图。

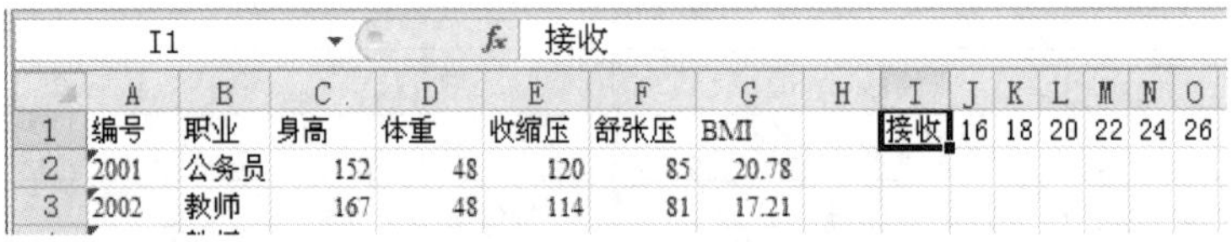

图 3.70 自定义“接收”

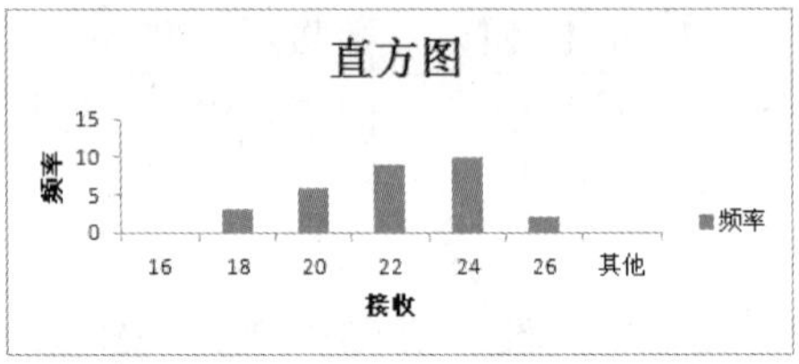

图 3.71 自定义“接收”后生成的直方图

表 3.13 修改后的学生体检频率表

接收	频率	接收	频率
16	0	24	10
18	3	26	2
20	6	其他	0
22	9	—	—

从图 3.71 可以看到，BMI 值基本成正态分布。说明大部分人的 BMI 值在 20～24 之间，这个区间的体形是比较匀称的，身体相对是比较健康的。

3）利用函数计算舒张压超过 90 的人中各职业人数的比例，并用饼图描述分析结果。

先用 SUMPRODUCT 函数统计出各职业人数中舒张压超过 90 的人数。（SUMPRODUCT 函数的使用方法参见 Excel 的帮助文件）在 J2 单元格中输入“=SUMPRODUCT(($B$2:$B$31="公务员")*($F$2:$F$31>90))”，在 J3 单元格中输入“=SUMPRODUCT(($B$2:$B$31="教师")*($F$2:$F$31>90))”，在 J4 单元格中输入“=SUMPRODUCT(($B$2:$B$31="工人")*($F$2:$F$31>90))”，如图 3.72 所示。

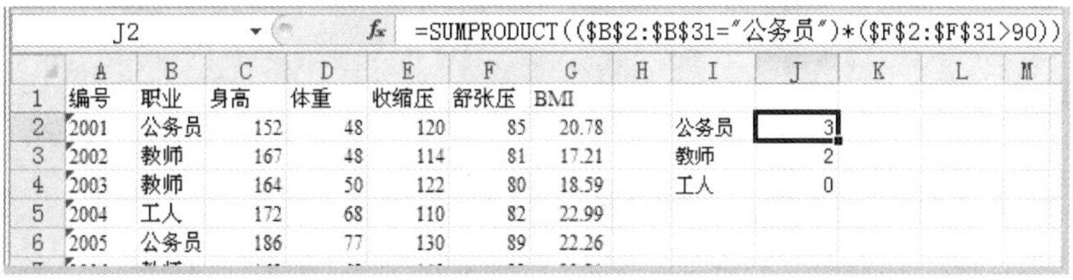
J2 =SUMPRODUCT(($B$2:$B$31="公务员")*($F$2:$F$31>90))

	A	B	C	D	E	F	G	H	I	J	K	L	M
1	编号	职业	身高	体重	收缩压	舒张压	BMI						
2	2001	公务员	152	48	120	85	20.78		公务员	3			
3	2002	教师	167	48	114	81	17.21		教师	2			
4	2003	教师	164	50	122	80	18.59		工人	0			
5	2004	工人	172	68	110	82	22.99						
6	2005	公务员	186	77	130	89	22.26						

图 3.72 统计各职业舒张压超过 90 的人数

从图 3.72 可以看出，三种职业中，公务员患高血压的人数最多，工人最少。

依据这些数据，利用 Excel 作图功能制作三种职业人群的高血压患病分布饼图。在“体检”工作表中，选择 I2:J4 区域，单击“插入”选项卡中“图表”组的[饼图]按钮，从展开的图表类型列表中选择“三维饼图”，Excel 自动生成如图 3.73 所示的三维饼图。

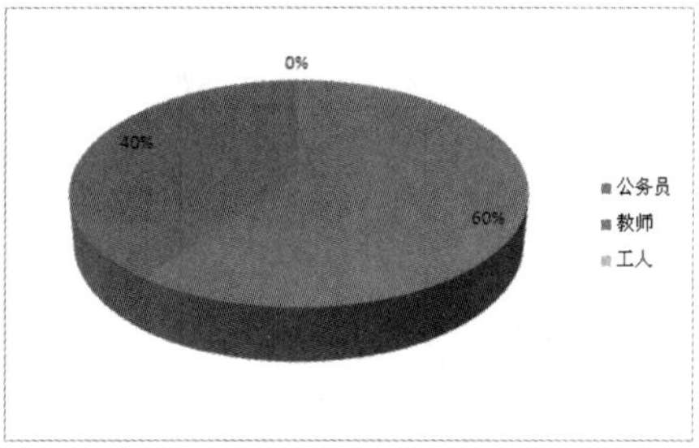

图 3.73 患高血压病分布的三维饼图

默认生成的三维饼图中没有数据标签，可以右击饼图任一扇形块部分，在弹出的菜单中选择“设置数据标签格式”进行设置。

（3）统计推断

由前面的描述统计可知，这一人群的 BMI 均值为 21.08，专家指出最理想的 BMI 值是 22，那么这一人群所代表的该地区的人的 BMI 值是理想值吗？

由于“分析工具”中没有包括单样本 t 检验方法，因此需要根据单样本 t 检验方法中 t 函数的定义 $t=\dfrac{\overline{X}-\mu_0}{S/\sqrt{n}}$（其中，$\overline{X}$ 代表样本均值，μ_0 代表总体均值，S 代表标准差，n 代表样本容量），结合 Excel 内置函数进行统计计算。

在前面描述性统计生成的“BMI 描述性统计分析”表中，在 E3 单元格中输入“=(B3-E2)/(B7/SQRT(B15))”，在 E4 单元格中输入“=T.INV.2T(0.05,B15-1)”，（T.INV.2T 返回学生 t 分布的双尾反函数），在 E5 单元格中输入“=TDIST(ABS(E3), B15 -1, 2)”，

（TDIST 返回学生 t 分布的百分点（概率），ABS 返回数的绝对值），得到图 3.74 所示的统计分析结果。

E3　fx　=(B3-E2)/(B7/SQRT(B15))

	A	B	C	D	E	F
1	BMI					
2				u0	22	
3	平均	21.081535		t	-2.21659	
4	标准误差	0.4143595		$t_{0.05}$	2.04523	
5	中位数	21.01061		P	0.034652	
6	众数	#N/A				
7	标准差	2.2695403				
8	方差	5.150813				
9	峰度	-0.683414				
10	偏度	0.1090631				
11	区域	8.5005753				
12	最小值	17.211087				
13	最大值	25.711662				
14	求和	632.44604				
15	观测数	30				

图 3.74　输入统计推断公式

由 t=－2.217，P=0.035 可知，由于 P 值小于检验水平 0.05，因此认为该地区这一人群所代表的人的 BMI 值与理想值 22 还是有些差距的。

第 4 章　数据库与数据管理技术

计算机和网络等信息技术在医药学领域的深度应用，极大地推动了数据库技术在医药学领域的广泛应用。尤其国家对公共卫生信息化和医疗改革的大力度建设投入，医院及其他医疗机构已经建立起数目众多的医院电子病历数据库、药品数据库、疾病数据库、新药数据库、生物数据库、医药文献数据库等具有医药特色的数据库。这些数据库支撑着数字化和网络化环境下的医学信息系统运作，是大型的网络数据库。本章将以 SQL Server 2008 数据库管理系统为背景，介绍有关数据库的应用知识。

4.1　数据库基础知识

人类的日常生活和社会生产每时每刻都产生大量的数据，数据已经成为一种需要被管理和加工的非常重要的资源。如何科学地收集、整理、存储、加工和传输数据是人们长期以来十分关注的问题。医药领域存在着大量的数据和数据处理的需求，因而数据库技术也成为了医药学领域专业学生必须了解和掌握的知识。

4.1.1　海量数据与数据库系统

在信息时代人们的生活和工作与信息密切相关。数据作为信息社会的产物，每天都从人们的各种活动中源源不断地产生出来，金融交易、购物消费、医疗服务等活动每天都能产生大量的数据，例如，一个医院一天的影像信息数据量为 80GB，一年约为 30TB。全球数字数据量每两年就翻一番，据 2011 年的统计，数据量达到了里程碑式的 1.8 万亿个 GB。面对如此海量的数据，如何高效存储和管理数据是人们面临的挑战。

数据库技术产生于 20 世纪 60 年代末 70 年代初，是一种计算机辅助管理数据的方法，它研究如何科学地组织和存储数据，如何高效地获取和处理数据。伴随计算机网络技术的发展和人们对数据的认识以及使用需求的发展，数据库技术从单机处理发展到联网处理，从集中式处理发展到分布式或到客户机/服务器式处理，直到并行处理。

数据库（database，DB）：可以理解为存放数据的仓库。它是长期储存在计算机外部存储设备上的一组相关数据的集合。数据库中的数据按一定的数据模型组织、描述和存储，具有较小的冗余度、较高的数据独立性和易扩展性，并可为各种用户共享。

数据库管理系统（database management system，DBMS），它是对数据库进行统一管理和统一控制的一个系统软件，这个软件位于用户和操作系统之间，用户对数据库的操作都是通过数据库管理系统来实现的。它的主要功能是实现科学地组织和存储数据，高效地获取和维护数据。由这些软件围绕某一个具体主题所创建的，就是数据库，例如，我们可以在 SQL Server 管理系统上建立一个学生成绩管理数据库。

数据库系统（Database System，DBS），是指具有管理和控制数据库功能的计算机应用系统，它是一个人—机系统，由计算机支持系统、数据库管理系统、数据库以及数据库管理员和用户组成，数据库系统结构如图 4.1 所示。其中计算机支持系统包括用于数据库管理的硬件设备和软件支持系统。对于计算机硬件设备，要求数据库服务器有足够大的外存容量，高速的输入输出设备等。软件支持系统包括操作系统，各种应用系统开发工具等。数据库管理员是负责对数据库系统进行全面的管理和控制，保证数据的安全性和完整性，当数据库出现故障时，能够及时恢复系统工作，对数据库的性能进行监控和改进等。用户则是指最终使用数据库的人员。用户往往并不是数据库的专业技术人员，因此，他们对数据库的使用需要通过一种更简单易用的应用系统来进行，数据库开发人员会利用某种应用开发工具建立一个可视化界面，使得数据库用户能够很方便地通过这个应用系统来实现对数据库的操作。

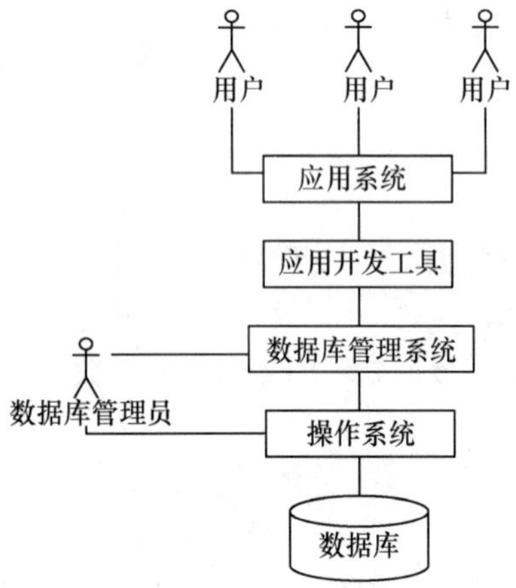

图 4.1　数据库系统图示

目前市场上的数据库管理系统按使用的需求和应用环境可分为小型的数据库系统（MySQL、FoxPro、Access 等）、中大型数据库系统（Oracle、SQL Server、DB2、Sybase 等）。随着网络和数据库应用的高速发展，数据库从 C/S 架构转向 B/S 体系，网络数据库也从局域网应用向 Web 应用扩张；未来广泛使用的数据库产品都是典型的 Web 网络数据库产品。网络数据库（network database）其含义有三个：①在网络上运行的数据库；②网络上包含其他用户地址的数据库；③在信息管理中，数据记录可以以多种方式相互关联的一种数据库。

4.1.2　数据库系统的结构

从数据库管理系统的角度来看，数据库系统通常采用三级模式结构。从外到内依次为外模式、模式和内模式。

1. 模式

模式（schema），又称逻辑模式，是数据库中全体数据的逻辑结构和特征的抽象描述。它由数据库设计者综合所有用户的需求，按照某一数据模型构造的全局逻辑结构。一个数据库只有一个模式，而数据库是模式的一个实例。

以构建门诊管理数据库为例，在医院门诊的医疗业务中，诊疗活动涉及了医生、科室、病人、病人就诊、处方等实体。其中病人是数据库的一个实体，要描述病人实体，必须找出能够描述任一位病人的共同特征以及能区分每一个病人的个体特征，将这些特征组合在一起就构成病人实体的模式。将上述所有实体的模式按一定联系组合就形成门诊管理数据库的模式。根据实际情况，可以选择以下特征组合来描述门诊病人实体。

病人（病人编号，姓名，性别，身份证号，建档日期）

同理，病人就诊活动也是一个实体，可以用如下的特征组合来描述病人就诊实体。

病人就诊（病人编号，就诊次数，就诊医生，就诊科室，就诊日期，主要诊断）

当给一个模式赋予所有的具体数据后，就得到一个实例。例如，将下面两个具体数据分别输入到病人实体模式和病人就诊实体模式中，就可得到病人和病人就诊的两个具体的实例。

病人（10020001，张林，男，441741198010100104，2007-1-1）

病人就诊（10020001，1，陈明，内科，2012-6-5，急性肠炎）

在一个数据库中，只能有一个模式。数据库的模式一旦确定，则是相对稳定的。但同一个模式可以有很多实例，实例是可以变动的。

模式在数据库系统模式结构中处于中间层，既不涉及数据的物理存储细节和硬件环境，也与具体的应用程序及所使用的开发工具无关。

2. 外模式

外模式（external schema），又称用户模式，它是某个或某几个用户所能够看见和使用的局部数据的逻辑结构和特征的描述。一个数据库可以有多个外模式，当不同的用户有不同应用需求和不同的使用权限时，所看见的数据库中的数据是不同的，因此外模式的描述就会有所不同。例如，在门诊管理系统数据库中，用户 A 希望了解在最近一年里有多少患某种疾病的病人来就诊。而用户 B 则希望统计在一个月里，某科室的某位医生门诊病人数量有多少。因此，可以分别得到如下外模式：

外模式 A（病人编号，就诊日期，主要诊断）

外模式 B（病人编号，就诊医生，就诊科室，就诊日期）

然后，根据用户的具体的需求，例如，用户 B 需要查询在 2012 年 6 月内科张风医生收治门诊病人的情况，数据库管理系统就会根据外模式 B，将满足该用户需求的相关数据提取出来呈现给用户，如表 4.1 所示。

表 4.1　满足外模式 B 的相关数据

病人编号	就诊医生	就诊科室	就诊日期
10020001	张风	内科	2012-6-2
10020012	张风	内科	2012-6-3
……	……	……	……

外模式是保证数据库安全的一个有力措施，每个用户只能看见和访问所对应的外模式中的数据，而其余数据对该用户来说是不可见的。

3. 内模式

内模式（internal schema），又称存储模式，是数据库中全体数据的物理存储结构和存储方式的抽象描述，是数据在存储设备中的具体实现方式。一个数据库只有一个内模式。内模式描述数据的存储方式、索引的组织方式、数据的加密和压缩等。

例如，在门诊管理数据库中，通过对实际情况的分析，发现用户应用需求中涉及的查询频率最高的是“主要诊断”的情况。因此，为门诊管理数据库的病人就诊实体模式的“主要诊断”特征建立聚簇索引，即将“主要诊断”属性里具有相同值的记录集存放在连续的物理空间中。将门诊管理数据库中的数据按“主要诊断”值建立聚簇存储的物理结构，就成为了该数据库病人就诊实体的内模式。当用户查询某种疾病的情况时（例如，中年男性患者高血压的发病情况），由于根据这个内模式存放的“高血压”的病人记录是聚集在一起的，DBMS 就可以用最少的磁盘访问次数找到所有“高血压患者”的情况并进行汇总，大大提高在这个特征上的查询速度。

一个数据库只有一个内模式，内模式位于数据库存储模式的最里层，和外模式及具体的应用程序无关。

为说明简单起见，假设在门诊管理数据库中只存在病人就诊实体模式，则数据库三级模式结构及实例如图 4.2 所示。

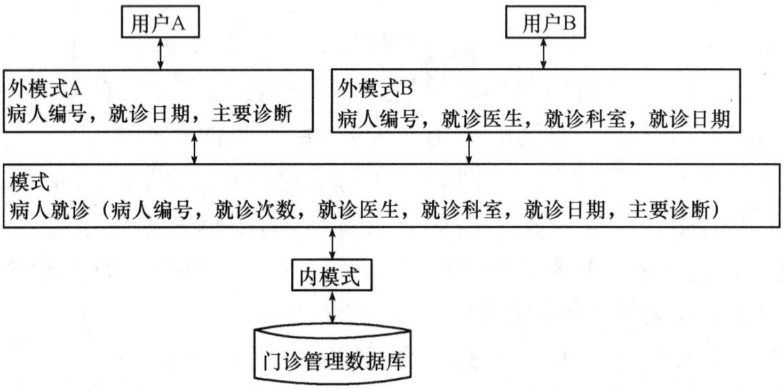

图 4.2 三级模式结构及实例图示

4.1.3 关系数据库基本概念

关系数据库是应用数学方法中的关系代数来处理数据库中的数据，将现实世界中的各种实体以及实体之间的联系均用关系模型来表示。

1. 关系模型和关系数据库

在关系模型中，无论是实体还是实体之间的联系均用关系来表示，一个数据库由若干个关系组成。一个关系就是一张二维表，它由行和列组成，如表 4.2 所示。

表 4.2 关系 1：医生基本情况表

医生编号	姓名	性别	出生日期	最高学历	职称	科室代码
51000800005	蔡刚	男	1977/8/6	博士生	主治医师	20030001
51000800006	唐勇	男	1976/2/19	硕士生	进修医师	20030002
51000800007	王丽	女	1967/7/8	硕士生	主治医师	20030003

每个关系都有一个名字，表 4.2 中关系的名字为医生基本情况表，表 4.3 中关系的名字为科室表。

表 4.3　关系 2：科室表

科室代码	科室名称	人员数	成立时间
20030001	神经内科	18	1979/1/1
20030002	呼吸内科	20	1978/9/1
20030003	外科	15	1978/10/1

属性：表中的每一列都是关系的一个属性，属性的值取自于相应的域。每个属性都有一个名字，称为属性名，如在表 4.2 中，属性名分别是医生编号、姓名、性别、出生日期、最高学历、职称、科室代码。

域：属性的取值范围，如性别的域是男、女；医生编号的域是 8 位整数。

元组：属性名下面的每一行（即表中的行）称为元组，又称为记录，每一个元组描述一个具体的客观对象或联系，在表 4.2 中有 3 个元组。

候选码：又称候选关键字，在关系的所有属性中，可以唯一确定一个元组的某一个属性或某几个属性的组合称为候选码。如在表 4.2 中，医生编号属性作为候选码唯一地确定一个元组。

主码：又称主关键字，当候选码多于一个时，可选取其中一个码作为主码。如表4.2 中的医生编号属性，因为每个医生都有一个唯一编号，从而可以唯一确定一个医生。因此，医生编号属性就是本关系的主码。

主属性：候选码的诸属性，如“医生工号”是主属性。

非主属性：不包含在任何候选码中的属性，如“姓名”、“性别”等是非主属性。

外码：表中的某个属性组，虽然不是主码，但与另一个表中的主码相对应，称该属性组为这个表的外码。如医生基本情况表中的科室代码属性虽然不是主码，但它与科室表中的主码——科室代码属性相对应，因此，医生基本情况表中的科室代码属性就是医生基本情况表的外码。

含有外码的表称为参照关系，如医生基本情况表；与其相对应的表称为被参照关系，如科室表。建立关系之间的参照与被参照关联，目的在于可以通过一个数据找到与之相关联的另一个数据，例如，可以通过医生基本情况表的“科室代码”（如：20030001）找到与之相关联的科室表中对应该科室的情况（如：神经内科，18，1979-01-01）。需要注意的是，外码并不一定要与相对应的主码同名，但类型和长度要相同。

关系模式是对关系的描述，一般表示为：

关系名（属性1，属性2，……，属性n）

按照上述定义，表4.2的关系可以用如下的关系模式来描述：

医生（医生编号，姓名，性别，出生日期，最高学历，职称，科室代码）

关系数据库就是数据库的模式均采用关系模式而得到的实例，即关系数据库是由各个关系模式所对应的关系的集合，而关系数据库中的数据是被存放在预先设计好的一张张的二维表中的。可见，要建立一个好的关系数据库的关键是要合理地设计数据库中的每一个关系模式。

2. 关系数据库的数据操作

关系模型的操作主要有查询和更新（包括插入、删除、修改）两大类，其中，查询是最重要、最基本的操作，它是更新操作的基础。

关系数据操作最终能够为用户提供的服务包括以下四项：

1）展示数据库中的数据。

2）将新的数据添加到数据库中。

3）清除数据库中的部分（或全部）数据。

4）对数据库中的数据进行更新。

3. 关系的完整性约束条件

存储在数据库中的所有数据必须是满足完整性要求的数据。完整性要求有以下三点。

- 数据的值正确无误。
- 数据的存在必须确保同一表格数据之间不存在完全相同的两条或多条数据。
- 数据的存在必须能维护不同表格数据之间的关联情况。

在数据库中，数据的完整性要求由完整性约束条件来保证的。在关系模型中有三类完整性约束：实体完整性、参照完整性和用户自定义的完整性。

（1）实体完整性（entity integrity）

实体完整性规则：如果属性 A 是基本关系 R 的主属性，则属性 A 不能取空值。这里的主属性指组成候选关键字的属性，而不仅仅是主关键字。

例如，在表 4.2 所示的关系中，主属性是医生编号，因此任何一个元组的医生编号属性不能取空值。

所谓空值，是指“不存在”或“不明确”的值，因为主属性是用来标识实体的基本属性，如果主属性取空值，就说明这个实体不可标识，这与现实世界的要求是相违背的。

（2）参照完整性（referential integrity）

现实世界中实体与实体之间往往存在某种联系，在关系模型中实体与实体间的联系都是用关系来描述的，这样存在关系与关系之间的属性引用。

例如，医生实体和科室实体可以分别用表 4.2 所示的关系 1 和表 4.3 所示的关系 2 表示，各关系的主关键字用下划线表示。可以发现，医生关系和科室之间的“属性引用关系”表现在医生关系引用了科室关系的主关键字“科室代码”。

医生关系中的科室代码值必须是确实存在的某个科室的科室编号，如果这个科室代码值在科室关系中不存在，则该科室代码值没有意义。

医生关系中的科室代码值也可以取空值，表示这个医生还没有分配科室。

在医生关系中，科室代码属性虽然不是主码，但它引用了科室关系中的主码，这样的属性既表达了医生和科室之间的联系，又限定了它的取值范围，这样的属性称为外码。

（3）用户自定义的完整性（user-defined integrity）

用户自定义的完整性是针对某一具体关系数据库的约束条件，它反映某一具体应用所涉及的一些特定的语义约束。例如，人的年龄属性，一般是在 0～110 之间；二代身份证号属性是 18 位；广州市的固定电话区号限定为 3 位——020。不同的应用会有不同的需求，其目的都是要能正确地反映现实世界，因而这些约束条件是由用户根据自己的需要来定义的。

4.1.4　数据库设计

数据库设计是指对于一个给定的具体应用环境，设计优化的数据库逻辑模式和物理结构，并据此建立数据库及其应用系统，使之能够高效地存储、管理和利用数据，满足各种用户的应用需求。数据库建立过程是一个从现实到抽象，再到具体实现的过程。

数据库从设计到实施可以分为需求分析、概念结构设计、逻辑结构设计、物理结构设计、数据库实施运行和维护 6 个阶段，如图 4.3 所示。

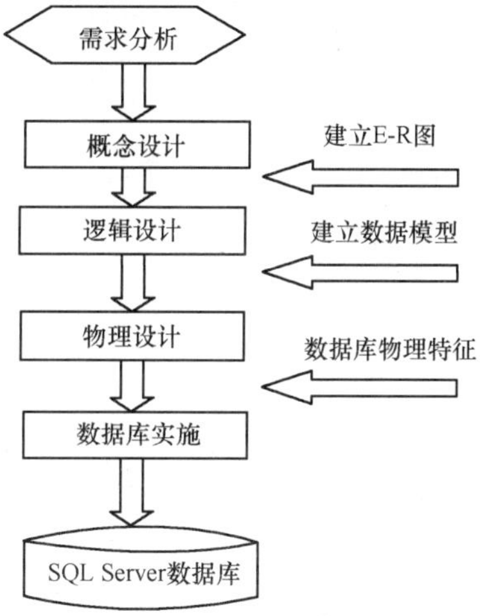

图 4.3　数据库系统设计阶段图示

在数据库设计之前，首先要进行需求分析，其目的是准确了解与分析用户需求。例如，在构建门诊管理系统数据库时，需要有系统分析人员、数据库开发人员和医护人员等一起分析门诊的业务流程、各部门的工作职责以及用户对数据库的要求等。最终明确数据库中需要存储哪些数据，用户需要数据库实现哪些处理功能，对处理的响应时间和处理方式有什么要求。此外，还要充分考虑数据的安全性，把握不同用户对数据的安全性需求，以实现数据的安全共享。

1. 建立概念模型

通过对用户需求进行综合与归纳，建立概念模型，并用实体—关系（entity-relationship）图来描述这个概念模型，该模型可称为 E-R 模型。

E-R 模型包括三个要素：实体、实体的属性和实体之间的联系。

1）实体。实体是指客观存在并可相互区别的事物。实体可以是具体的人、事、物，也可以是抽象的概念或联系。例如，在病人就诊的流程中，可以找出病人、病人就诊、处方、医生、四个实体。E-R 图中用矩形来表示实体。

2）实体的属性。实体的属性是描述每一个实体所具有的特性。例如，描述医生实体的属性是（医生工号、姓名、性别、出生日期、最高学历、职称、科室代码）。E-R 图中用椭圆形来表示实体的属性。

3）实体间的联系。实体之间的联系是反映事物之间的相互联系，共分为以下三类。

- 一对一联系。如一个病人在一次门诊过程结束后有一张处方明细单，而一张处方明细单也只对应一个病人，则病人和处方明细单之间具有一对一联系。
- 一对多联系。如在一个科室中有若干名医生，而一个医生只能供职于一个科室，则科室与医生之间具有一对多联系。
- 多对多联系。如一个医生可以看多个病人，而一个病人可以选择多个医生为其看病，则医生与病人之间具有多对多联系。

E-R 图中用菱形与无向边来表示实体之间的联系。

例 4.1 以病人就诊流程为主线，建立门诊管理系统数据库。其中病人、病人就诊、医生、科室和处方分别为五个实体，它们各自有不同的属性，且各实体之间存在一定的联系（实体的主码用下划线标示）。门诊管理系统实体关系 E-R 图和实体之间的联系 E-R 图如图 4.4 和图 4.5 所示。

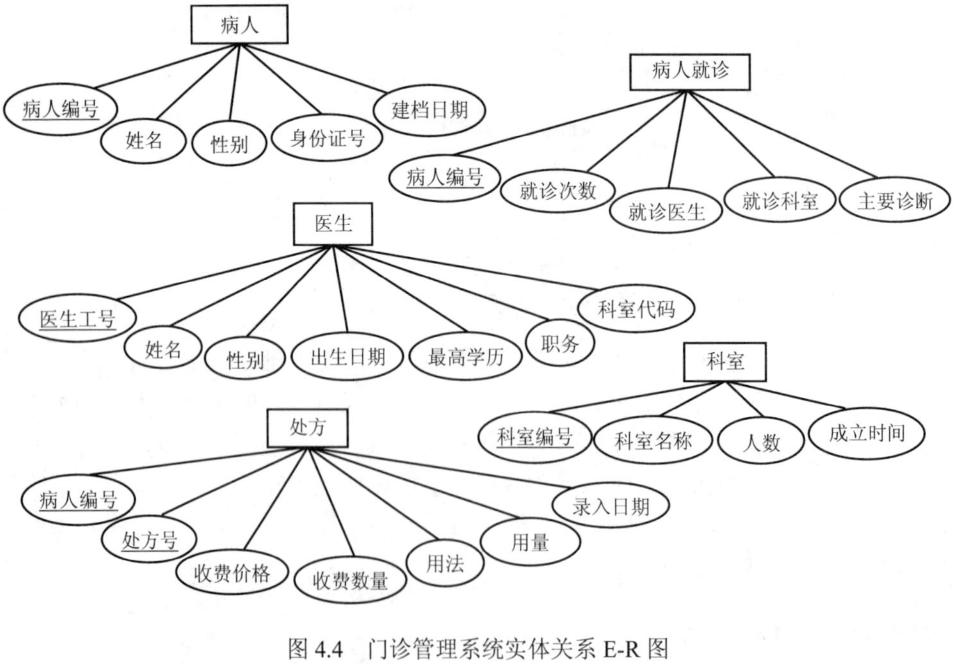

图 4.4 门诊管理系统实体关系 E-R 图

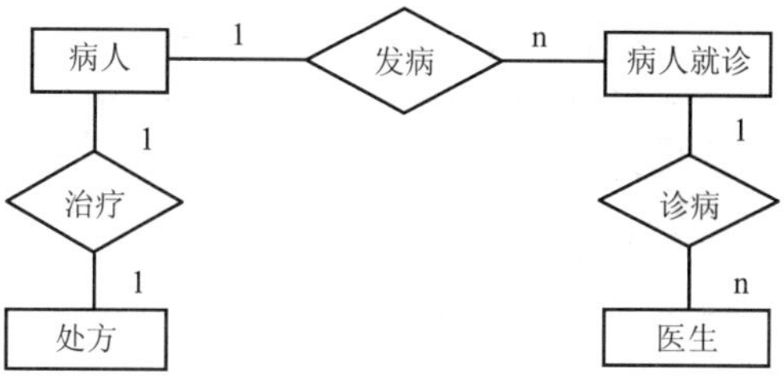

图 4.5　门诊管理系统实体间联系的 E-R 图

2. 建立逻辑模型

将概念模型转化为数据库管理系统支持的数据模型，从而形成数据库的逻辑模式。由 E-R 模型向逻辑模型转化需要遵循以下原则。

1）一个实体转换为一个关系模式，实体的属性就是关系的属性，实体的码就是关系的码。

2）一个 1∶1 联系可以转换为一个独立的关系模式，也可以与任意一端的实体型所对应的关系模式合并。若将其转换为一个独立的关系模式，则与该联系相关的各实体的主关键字以及联系本身的属性均转换为关系的属性，且每个实体的主关键字均为该关系的候选关键字。若将其与某一端实体型所对应的关系模式合并，则需要在被合并关系中增加属性，新增属性为联系本身的属性和与此联系相关的另一个实体型的主关键字。

3）一个 1∶n 联系的转换方式可以是将联系转换为一个独立的关系，其关系的属性由与该联系相连的各实体的主关键字以及联系自身的属性组成，而该关系的主关键字为 n 端实体的主关键字；也可以是与 n 端对应的关系模式合并，只需要在 n 端关系模式的属性中加入 1 端关系模式的主关键字和联系本身的属性。

4）一个 m∶n 联系转换为一个关系模式，与该联系相连的各实体的码以及联系本身的属性均转换为关系的属性，而关系的主码为各实体码的组合。

5）三个或三个以上实体间的一个多元联系转换为一个关系模式，与该多元联系相连的各实体的码以及联系本身的属性均转换为关系的属性，而关系的主码为各实体码的组合。

6）具有相同码的关系模式可合并。

例 4.2　根据门诊管理系统的 E-R 图，在 SQL Server 2008 数据库管理系统平台上建立对应的门诊管理数据库的逻辑结构，如表 4.4～表 4.8 所示（注：有下划线的属性表示是关系的主码）。

表 4.4　病人表的逻辑结构

<u>病人编号</u>	姓名	性别	身份证号	建档日期
字符型 12 位	字符型 8 位	字符型 2 位	单精度浮点型	字符型 11 位
主码		非空、男|女		

表 4.5　病人就诊表的逻辑结构

病人编号	就诊次数	就诊医生工号	就诊科室代码	主要诊断
字符型 12 位	字符型 2 位	字符型 11 位	字符型 8 位	变长字符型 50 位
主码	非空	非空		

表 4.6　医生基本情况表的逻辑结构

医生工号	姓名	性别	出生日期	最高学历	职务	科室代码
字符型 11 位	字符型 8 位	字符型 2 位	日期型	字符型 6 位	字符型 8 位	字符型 8 位
主码	非空	非空 男|女	1900-01-01 至当天			外码

表 4.7　科室表的逻辑结构

科室代码	科室名称	人数	成立时间
字符型 8 位	字符型 20 位	整型	日期型
主码	非空		1900-01-01 至当天

表 4.8　处方表的逻辑结构

病人编号	处方号	收费价格	收费数量	用法	用量	录入日期
字符型 12 位	字符型 11 位	单精度浮点型	单精度浮点型	字符型 10 位	单精度浮点型	日期型
主码	非空					

当逻辑模型建立起来后，就要根据所用数据库管理系统的特点和用户的处理需求，选择相应的存储结构和存取方法，这是物理结构设计阶段。然后，由数据库开发人员，根据逻辑结构设计和物理结构设计的结果，用数据库管理系统提供的数据定义语言（如 SQL 语言）建立数据库，并编制、调试应用程序，组织数据入库，进行试运行。

当数据库正式运行后，就进入数据库运行和维护阶段。数据库的维护工作是一项长期的任务，主要由数据库管理员负责完成。主要工作包括：针对不同的应用需求制定不同的转储计划，以保证一旦发生故障能尽快地将数据库恢复到某个正确状态，保证数据的安全性和完整性控制，对数据库的性能进行监督、分析和改造等。

3. 数据模型的规范化

为了进一步提高数据库应用系统的性能，还要根据具体的应用需求对数据模型进行优化调整，使得数据模型既能客观地描述各种实体，又能准确地反映实体间的联系，还能如实地体现出实体内部属性之间的相互依赖和制约。

当 E-R 模型向逻辑模型转换时，如果把太多的信息存放在一个关系，容易出现数据冗余和更新异常等问题。

如表 4.9 所示的病人就诊记录表中包含了病人的就诊信息和接诊医生的相关信息。

表 4.9　病人就诊记录表

病人编号	就诊次数	就诊医生工号	就诊医生姓名	就诊医生职称	就诊科室	挂号费	就诊日期	主要诊断
10020001	1	50010005	张风	副教授	内科	7	2012-7-17	
10020002	2	50020002	刘文远	教授	外科	14	2012-7-17	
10020003	1	50010005	张风	副教授	内科	7	2012-7-17	
10020004	1	50020001	周明	主治	外科	4	2012-7-17	
10020005	3	50020002	刘文远	教授	外科	14	2012-7-17	

从表中可以看出，该表主要存在如下问题。

1）数据冗余。医生的信息被多次重复存储，浪费了存储空间。

2）更新异常。当医生的相关信息，例如职称被改变时，就必须逐一修改相关的每个元组，如果更新不彻底，就会出现数据不一致的情况。

3）插入异常。新来的医生尚未安排接诊，医生的相关信息无法插入，或者无病人的医生的信息也无法插入。

4）删除异常。如果删除某个病人的信息，则为其接诊的医生的信息也会被删除。

在关系模型设计中，解决以上操作异常的根本方法是按照规范化理论对关系模式进行分析。规范化程度的高低是以范式来衡量的，分别为第一范式（1NF）、第二范式（2NF）、第三范式（3NF）、BC 范式（BCNF）、第四范式（4NF）和第五范式（5NF），最低的范式是 1NF，最高的范式是 5NF。一个低一级范式的关系模式，通过将其分解，可以转换为若干个高一级范式的关系模式。

对表 4.9 按照规范化理论来进行分解转换后，可以得到如下符合要求的表，如表 4.10～表 4.12 所示。

表 4.10　病人就诊记录表

病人编号	就诊次数	就诊医生工号	就诊科室	就诊日期	主要诊断
10020001	1	50010005	内科	2012-7-17	
10020002	2	50020002	外科	2012-7-17	
10020003	1	50010005	内科	2012-7-17	
10020004	1	50020001	外科	2012-7-17	
10020005	3	50020002	外科	2012-7-17	

表 4.11　医生基本信息表

医生工号	姓名	职称
50020001	周明	主治
50020002	刘文远	教授
50010005	张风	副教授

表 4.12　挂号表

职称	挂号费
教授	14元
副教授	7元
主治	4元

规范化的本质就是在设计关系模式时，通过模式分解来逐步消除因规范化程度较低所带来的各种异常问题，用等价的更高范式级别的若干个关系模式代替原有的关系模式，以尽可能地让一个关系描述一个实体集或实体间的一种联系。

4.2 SQL Server 中的数据库与数据表的操作

SQL Server是美国微软公司推出的一个关系型数据库管理系统，支持多种操作系统平台，性能可靠、易于使用。SQL Server提供两种方式来管理数据库，第一种方式是通过“Management Studio”提供的图形管理界面创建、修改和删除数据库对象；第二种方式使用T-SQL语句来管理数据库对象，T-SQL语句的语法规则复杂和严格，非专业人员不易使用。本章将以SQL Server 2008数据库为背景，介绍图形管理界面方式下的数据库管理操作。

4.2.1 数据库的创建与修改

创建SQL Server数据库是在SQL Server 2008的数据库管理系统软件上，将数据库的概念设计转换为数据库的逻辑设计实施，并完成其物理实现的过程。

1. 几个基本概念

（1）数据库与数据表

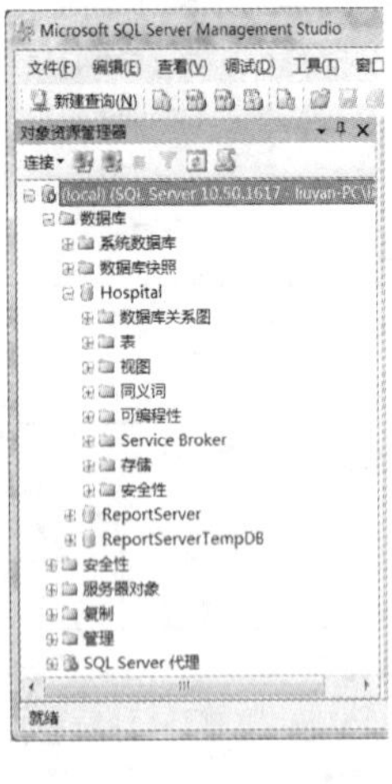

图 4.6 数据库对象

在数据库管理系统中，每个数据库实例都有一个唯一标识，这个标识就是数据库名称，是数据库的逻辑文件名。数据库名称必须符合SQL Server标识符规则，而且在数据库管理系统中数据库名称必须是唯一的。例如，可以创建一个“Hospital”数据库。同时SQL Server还具有一些其他的数据库，例如“系统数据库”和“数据库快照”等，如图4.6所示。

每个数据库实例中可以建立若干数据表，数据表是数据的集合，是用来存储数据和操作数据的逻辑结构。

（2）数据文件

数据文件是用来存放数据的文件。数据存储在数据库的表中，这里的表只是把数据按含义和逻辑关系组织起来，并不反映它的物理存储方式。数据经过有效地排列和压缩之后，形成存储在硬盘文件夹中的文件才称为数据文件，只有利用专门的数据库工具才能查看这些文件中的数据。

SQL Server将数据库映射为一组操作系统文件。数据和日志信息从不混合在相同的文件中，而且每个文件仅在一个数据库中使用。文件组是命名的文件集合，用于帮助数据布局和管理任务，例如备份和还原操作。SQL Server的数据文件不止一个，这些文件既可集中存放在一个硬盘分区上，也可分布在多个硬盘分区上。一个表中的数据分别存放在不同的数据文件中，在检索数据时，从多个文件中同时查找，可以提高查询效率。

SQL Server数据库具有主数据文件、次要数据文件和日志文件。

主数据文件是数据库的起点，指向数据库中的其他文件，其中包括数据库的初始信息和数据库所拥有的文件指针。每个数据库有且只有一个主数据文件。主数据文件的文件扩展名是“mdf”。

次要数据文件存储主数据文件未存储的所有其他数据和对象。某些数据库可能不含次要数据文件，而有些数据库则含有多个次要数据文件。次要数据文件的文件扩展名是“ndf”。

日志文件用于记录对数据库进行的所有修改信息。每个数据库至少拥有一个日志文件，当然也可以有多个。日志文件的文件扩展名是“ldf”。

SQL Server数据文件可以从最初指定的大小开始自动增长。在定义文件时，用户可以指定一个特定的增量。可以为每个文件指定一个最大容量。如果没有指定最大容量，文件可以一直增长到用完磁盘上的所有可用空间。

（3）数据文件组

为了便于数据布局和任务管理，用户可以将多个对象和文件划分为一个文件集合，即文件组。在创建表等数据库对象时，可以将对象创建在指定的文件组上。文件组分为主文件组、用户定义文件组和默认文件组。

主文件组：包含主数据文件和任何没有明确分配给其他文件组的其他数据库文件，系统表的所有页都分配在主文件组中，一个数据库有一个主文件组。

用户定义文件组：为用户创建数据库时或修改数据库时自定义的文件组，目的在于数据分配，以提高表的读写效率。

默认文件组：每个数据库中都有一个文件组被指定为默认文件组，如果在数据库中创建对象时未指定其所属文件组，则将其分配给默认文件组。数据库创建后，包含主数据文件的文件组被指定为默认文件组。

（4）系统数据库

在SQL Server数据库中，每个实例的数据库节点都有一个名为“系统数据库”的子节点，该节点下有4个系统数据库用于存储基本信息。其中，master数据库记录SQL Server实例的所有系统级信息；msdb数据库用于SQL Server代理计划警报和作业；model数据库用作SQL Server实例上创建的所有数据库的模板；tempdb数据库作为一个工作空间，用于保存临时对象或中间结果集。但必须注意不能修改和删除这些数据库。

2. 启动与关闭 SQL Server 的服务

如果 SQL Server 2008 按默认步骤安装，启动 Windows 操作系统后，通常自动启动 SQL Server 服务器服务。如果 SQL Server 服务器服务没有启动，在 Windows 中依次单击“开始 | 控制面板 | 管理工具”，在管理工具窗口中双击“服务”，在弹出的“服务”窗口右击“SQL Server(MSSQLSERVER)”服务，单击弹出菜单中的“启动”项，如果要关闭服务，单击弹出菜单中的“停止”项，如图 4.7 所示。

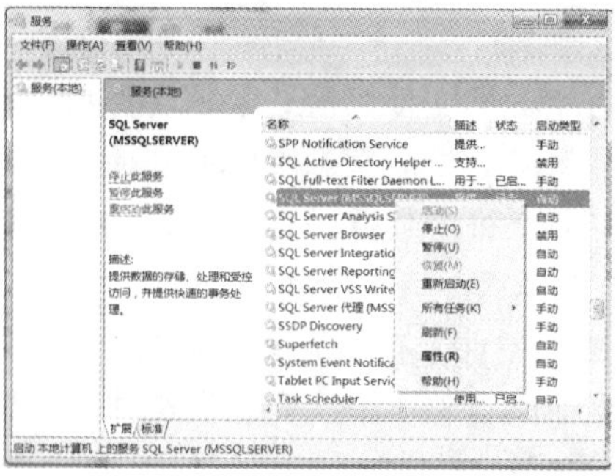

图 4.7　SQL Server 服务窗口

3. SQL Server Management Studio（SSMS）的使用

SQL Server 2008 将服务器管理和应用开发集成到数据管理平台（SQL Server Management Studio）和业务智能开发工具（SQL Server Business Intelligence Development Studio）中。它提供了完整的源代码控制功能，能够与 Microsoft Visual Studio .NET 集成。管理控制台主要用于支持业务应用开发，能够支持对 SQL Server、分析服务、数据转换服务和报表服务应用的开发。

（1）启动 SQL Server Management Studio

单击“开始 | 所有程序 | Microsoft SQL Server 2008 | SQL Server Management Studio”命令，即可启动 SQL Server 数据管理平台（见图 4.8）。

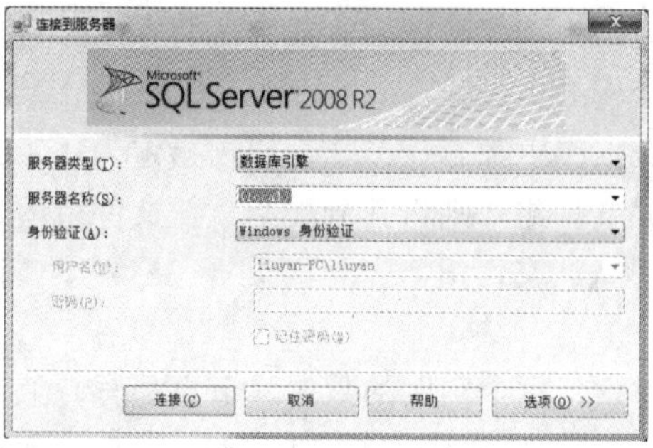

图 4.8　“连接服务器”对话框

（2）SQL Server Management Studio 工作环境

SQL Server Management Studio 是一个集成开发环境，提供了访问、配置、管理和维护 SQL Server 的工具。当数据管理平台连接数据库实例后，默认情况下主窗口中展现对象资源管理器子窗口、菜单栏和工具栏，工具栏包含标准和查询设计器工具条，如图 4.9 所示。通过“查看”菜单中的“其他窗口”菜单项可以打开其他子窗口，通过“查看”菜单中的“工具栏”菜单项可以显示或隐藏其他工具条。

1）对象资源管理器。对象资源管理器采用树形结构表示数据库实例拥有的对象和它们之间的从属关系。对象的根节点就是实例本身，树中每个节点代表一个数据库对象，叶节点是最小的数据库对象，如图 4.9 左边所示。

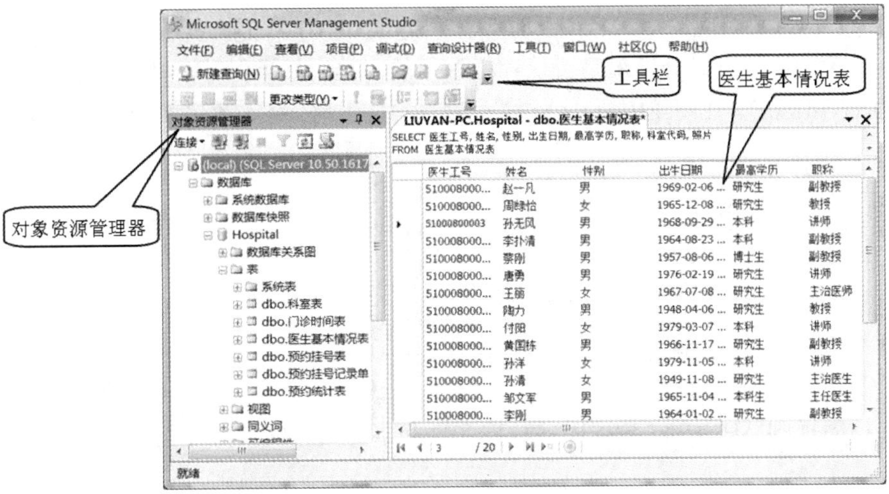

图 4.9　SQL Server 数据管理平台布局

在对象资源管理器中可以同时打开多个实例，启动 Management Studio 时可以选择连接的实例，启动后仍然可以连接其他实例。

2）SQLQuery 标签页。在“Management Studio”中，“SQLQuery”标签页是一个查询编辑器，用于编写 Transact-SQL、MDX、XMLA、XML、SQL Server 2008 Mobile Edition 查询和 SQLCMD 命令。

在“标准”工具条上单击[新建查询]按钮，可以打开当前实例的“SQLQuery”标签页，同时，在工具栏上将会增加一个“SQL 编辑器”工具条，如图 4.10 所示。一个实例允许拥有多个数据库，根据需要可以在“SQL 编辑器”工具条的“可用数据库”下拉列表框中选择当前使用的数据库。

每一“SQLQuery”标签页都有一个名称，名称的格式为“SQL 服务器名\实例名.数据库名-SQLQuery(n).sql”，如图 4.10 所示。

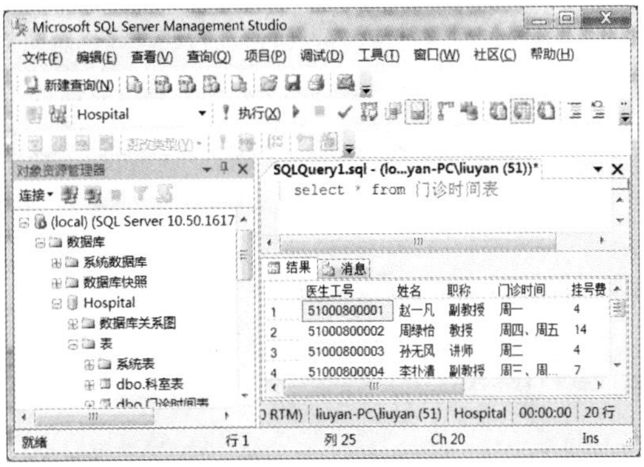

图 4.10　SQLQuery1 标签页的查询图示

名称包括两部分：一部分表示当前标签页属于哪台服务器、哪个实例和哪个数据库，当“SQL 编辑器”工具条上的“可用数据库”发生变化时，这部分内容也随之一起变化。

另一部分是标签页对应的文件名称，通常为“SQLQuery(n).sql”，其中（n）表示标签页的序号。在关闭标签页时会提示是否保存标签页的内容。如果保存，则缺省的文件名称为“SQLQuery(n).sql”。在图 4.10 SQLQuery 标签页中，还有一条 SELECT 语句及其执行结果。

4. 数据库创建与修改

以 Hospital 数据库为例，介绍如何在“Management Studio”窗口采用图形管理界面创建、修改、删除一个数据库。

（1）创建数据库

在 4.1 节介绍的数据库逻辑设计例子基础上，利用“Management Studio”数据管理平台定义数据库的基本属性，包括数据库名、具体数据库文件名以及所存的位置、文件大小和排序规则。Hospital 数据库的数据文件和事务日志文件定义见表 4.13 所列。

表 4.13 数据库文件定义

文件类型	文件组	逻辑名称	文 件 名	初始尺寸	增长尺寸
数据文件	PRIMARY	Hospital	D:\SQL DATA\ Hospital. mdf	12MB	1MB
事务日志文件		Hospital _log	D:\SQL DATA\ Hospital _log. ldf	2MB	10%

在“Management Studio”数据管理平台创建 Hospital 数据库：

① 在对象资源管理器中，右击 “数据库”节点，从弹出快捷菜单选择“新建数据库(N)……”菜单项，打开“新建数据库”窗口。

② 在“常规”选择页的数据库名称文本框输入新建的数据库名，如“Hospital”，输入名称的同时，“数据库文件”列表将会跟随建立两个缺省文件，如图 4.11 所示。

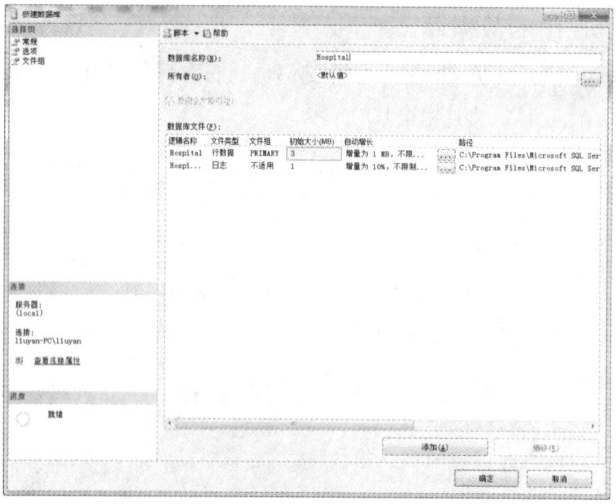

图 4.11 在“新建数据库”窗口中创建数据库

③“数据库文件”列表里每一个单元的内容都可以编辑。单击“常规”选择页下方的[添加]按钮可以追加数据文件和事务日志文件。

④ 选择“选项”选择页，在窗口右边显示其他需要定义的项目，在“排序规则”

下拉列表框中选择排序规则，如选择为“Chinese_PRC_CI_AS”，如图 4.12 所示。

⑤ 单击“新建数据库”窗口下方的[确定]按钮，在“新建数据库”窗口左下角的“进度”栏中显示创建进度。创建成功后自动关闭本窗口，并在“对象资源管理器”窗口的“数据库”节点下增加 Hospital 子节点。

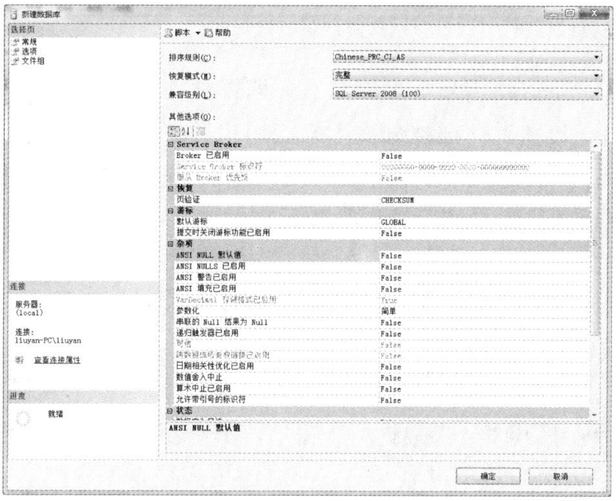

图 4.12　在“新建数据库”窗口定义排序规则

（2）修改数据库

数据库的每一个属性都可以进行修改，甚至数据本身的名称也可以修改。Management Studio 提供了“数据库属性”窗口来修改所选的数据库的各个属性，修改属性的操作方式与新建数据库的方法大致相同。例如，可在“对象资源管理器”窗口中，右击 Hospital 节点，从弹出菜单中选择“属性”菜单项，打开“数据库属性”窗口，如图 4.13 所示。此时，可根据需要修改数据库的属性和添加数据库文件。

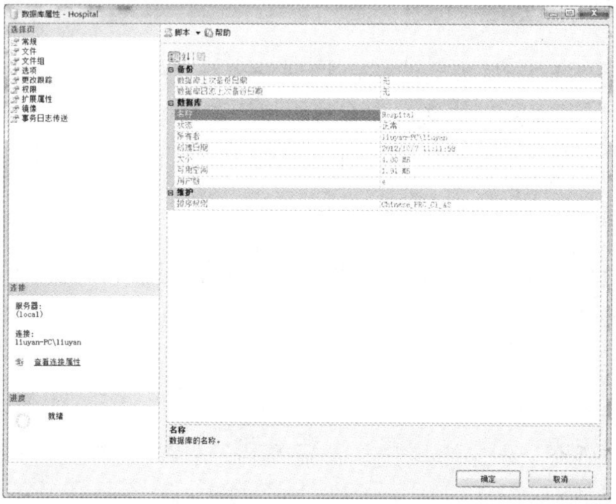

图 4.13　“数据库属性”窗口

（3）删除数据库

在“对象资源管理器”窗口中，右击要删除的数据库节点，如 Hospital；单击弹出快捷菜单中的“删除”项，打开“删除对象”窗口。在该窗口右侧的“要删除的对象”列表中选中 Hospital，单击[确定]按钮，即可删除指定的数据库。

5. 分离和附加数据库

在 SQL Server 中可以将用户数据库从服务器管理中分离出来，同时保持数据文和日志文件的完整性和一致性。同样被分离出来的用户数据库可以很方便地再附加到 SQL Server 服务器中。由于 SQL Server 数据文件的特殊性以及服务的严密性，当未分离用户数据库时，在计算机的磁盘之间不能进行数据文件（*. mdf）的复制和粘贴。

（1）分离用户数据库

分离用户数据库是将数据库从 SQL Server 服务器实例中移除，但数据库数据文件和事物日志文件仍保存在计算机磁盘上，具体操作如下。

在“对象资源管理器”窗口中，右击要分离的数据库节点，从快捷菜单中依次选择“任务 | 分离”命令，打开“分离数据库”窗口，单击[确定]按钮。数据库分离成功后，“对象资源管理器”窗口中将不再显示已被分离的用户数据库实例。

（2）附加用户数据库

用户可以将已被分离的数据库重新附加到 SQL Server 实例，具体操作如下。

在“对象资源管理器”窗口中，选择数据库节点并右击鼠标，从快捷菜单中选择“附加”命令，打开“附加数据库”窗口。单击该窗口中的[添加]按钮，打开“定位数据库文件”窗口，选择要附加数据库的数据文件（*. mdf），单击[确定]按钮，返回“附加数据库”窗口，再单击[确定]按钮。数据库附加成功后，“对象资源管理器”窗口中将显示已被附加的用户数据库。

4.2.2 数据表的管理和使用

表是存储数据的数据库基础结构，管理好表也就是管理好了数据库。例如，在 Hospital 数据库中，所有医生的信息都存放在一个表中，而所有科室的信息存放在另一个表中。本节介绍表的基础知识，以及在数据库中如何创建、修改和删除表。

1. 表的基础知识

表作为包含数据库中所有数据的数据库对象，是具有严谨规则的一个列集合，与电子表格相似，数据在表中是按行和列的格式组织排列的。每行代表唯一的一条记录，而每列代表记录中的一个域，例如：在“医生基本情况表”中每一行代表一名医生，各列分别表示医生的详细资料，如医生工号、姓名、性别等。在 Hospital 数据库下创建的“医生基本情况表”如图 4.14 所示。该表包含行和列信息，其中行表示数据，列表示数据域。

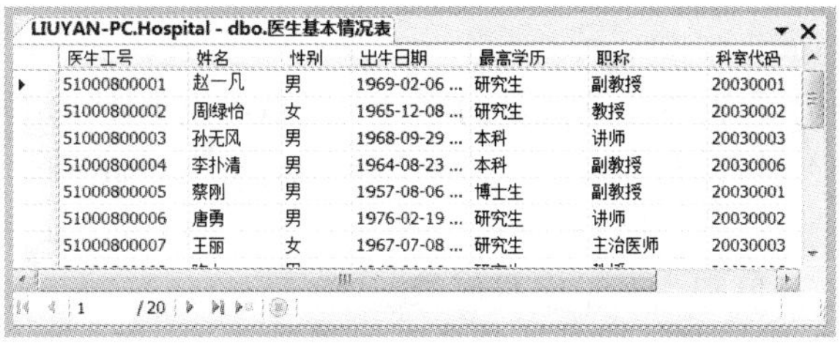

LIUYAN-PC.Hospital - dbo.医生基本情况表

医生工号	姓名	性别	出生日期	最高学历	职称	科室代码
51000800001	赵一凡	男	1969-02-06 ...	研究生	副教授	20030001
51000800002	周绿怡	女	1965-12-08 ...	研究生	教授	20030002
51000800003	孙无风	男	1968-09-29 ...	本科	讲师	20030003
51000800004	李扑清	男	1964-08-23 ...	本科	副教授	20030006
51000800005	蔡刚	男	1957-08-06 ...	博士生	副教授	20030001
51000800006	唐勇	男	1976-02-19 ...	研究生	讲师	20030002
51000800007	王丽	女	1967-07-08 ...	研究生	主治医师	20030003

1 /20

图 4.14 医生基本情况表

创建表需要遵循一定的设计原则，设计数据库时，应先确定需要什么样的表，各表中都有哪些数据，以及各个表的存取权限等。在创建和操作表过程中，要对表进行更为细致的设计。可以在创建表时把所需的信息一次定义完成，包括数据约束和附加成份。也可以先创建一个基础表，然后在表中添加数据并使用，然后再根据需求添加各种属性的设置。例如，我们根据 4.1 节设计好的“医生基本情况表”，在 SQL Server 2008 中可以采用“Management Studio”的表设计器创建表。

在数据库管理中，需要设计各种属性来描述现实世界的信息以及数据库表和表中的数据，以下介绍 SQL Server 2008 的有关属性类型的知识。

（1）数据类型

SQL Server 2008 的数据类型分为基本数据类型和用户定义数据类型，SQL Server 2008 共有 7 类基本数据类型。这些基本数据类型可以支持绝大部分数据库应用系统。按照描述的数据不同，这些基本数据类型可以分为字符、日期和时间、精确数字、近似数字、二进制、货币和专用数据等。

1）字符数据类型。字符数据类型以字符的形式存储数据，字符可以是 SQL Server 使用的字符集中任何一个有效字符。字符数据类型包括：固定长度的字符串、可变长度的字符串、文本型和 Unicode 字符串，字符串类型的声明语法如表 4.14 所示。

表 4.14 字符串数据类型

类　型	语法格式	取值范围	存储空间
固定长度的字符串	char(n)	n 的取值范围 1～8000	n 个字节
可变长度的字符串	varchar(n)	n 的取值范围 1～8000	最多 n 个字节
文本型	text	最多存储 2 147 48 3647 个字节	最多 2GB
固定长度的 Unicode 字符串	nchar(n)	n 的取值范围 1～4000	n 个字节×2
不固定长度的 Unicode 字符串	nvarchar(n)	n 的取值范围 1～4000	最多 n 个字节×2
大容量 Unicode 字符串	ntext	最多存储 2 147 48 3647 个字节	最多 2GB

使用说明：

- char 类型适用于声明表的列的值的长度完全相同，而且固定不变，如医生基本情况表中的医生工号。当输入的字符少于定义的字符时，剩余的长度将被右边的空格填满。
- varchar 类型适用于声明表的名称、地址等无法确定全部记录取值长度的列或变量。如门诊时间表中的专长。

- text 类型适用于在表中存储大量的字符，最多可提供 2GB 的文本类型。在 SQL Server 2008 中，text\ntext 可以用 varchar(max)\ nvarchar(max)来替代。
- Unicode 字符集涵盖了世界上所有语言的全部字符，Unicode 字符串类型同样有固定长度、可变长度和大容量字符串类型。

2）日期和时间数据类型。SQL Server 2008 提供了 5 种日期和时间型数据，其声明语法如表 4.15 所示。

表 4.15 日期和时间型数据类型

语法格式	取 值 范 围	存储空间
date	从 0001-1-1 到 9999-12-31 某一天的日期	
time	24 小时制，格式 hh:mm:ss[.nnnnnnn]	
datetime	从 1753-1-1 到 9999-12-31 某一天的日期和时间	8 个字节
datetime2	从 0001-1-1 到 9999-12-31 某一天的日期和时间，时间精度同 time	
smalldatetime	从 1900-1-1 到 2079-6-6 某一天的日期和时间	4 个字节

用 datetime\datetime2\smalldatetime 定义的列，如果只存入日期，其时间默认为 00:00:00。SQL Server 使用两个占用 4 字节的整数存储 datetime 类型的数据。第 1 个 4 字节的整数存放以 1900-1-1 为参照日期的向前或向后的天数；第 2 个 4 字节的整数存放自 00:00 点以后的毫秒数。使用字符串的形式表示日期，分隔年月日的符号有“-”、“.”和“/”。

3）精确数字数据类型。SQL Server 提供了许多不同精度、不同取值围的精确数字数据类型，其声明语法如表 4.16 所示。

表 4.16 精确数字数据类型

语法格式	取 值 范 围	存储空间
bigint	-9 223 372 036 854 775 808~9 223 372 036 854 775 807	8 个字节
int	-2 147 483 648~2 147 483 647	4 个字节
smallint	-32768~32767	2 个字节
tinyint	0~255	1 个字节
decimal(p,s) numeric(p,s)	p 为精度，包括小数点两边的位数之和。p 的取值范围 1～38，默认值为 18；s 为小数位数，s 的取值范围 0～p	5～17 个字节

4）近似数字数据类型。近似数字数据类型声明语法如表 4.17 所示。

表 4.17 近似数字数据类型

语法格式	取 值 范 围	存储空间
real	－3.40E±38～＋3.40E±38	4 个字节
float	－1.79E±308～＋1.79E±308	8 个字节

5）货币数据类型。货币数据类型声明语法如表 4.18 所示。

表 4.18　货币数据类型

语法格式	取值范围	存储空间
money	−922 337 203 685.5808～922 337 203 685 477.5807	8 个字节
smallmoney	−214 748.3648～214 748.3647	4 个字节

6）二进制数据类型。二进制数据包括固定长度、可变长度的二进制数据，还包括一种图像型数据，即用二进制方式存储图像，其声明语法如表 4.19 所示。

表 4.19　二进制字符串数据类型

类　　型	语法格式	取值范围	存储空间
固定长度的二进制字符串	binary(n)	n 的取值范围 0～8000	n 个字节
可变长度的二进制字符串	varbinary(n)	n 的取值范围 0～8000	最多 n 个字节
图像型	image	最多存储 2 147 483 647 个字节	最多 2GB

7）专用数据类型。专用数据类型声明语法如表 4.20 所示。

表 4.20　专用数据类型

类　　型	语法格式	取值范围	存储空间
位型数据	bit	0、1 或 null	1 个字节 1 位
全局唯一标示符	uniqueidentfier	16 位	16 位
XML	XML		最多 2GB

uniqueidentfier 用于存储 16 位全局唯一标示符（GUID）。另外，SQL Server 2008 使用了 max 说明符，增强了 varchar、nvarchar 和 varbinary 数据类型的存储能力。大值数据类型即是 varchar(max)、nvarchar(max)和 varbinary(max)，最多可以存储 $2^{31}-1$ 个字节的数据。大值数据类型在操作性质上和与之对应的较小数据类型 varchar、nvarchar 和 varbinary 相似，它们能使 SQL Server 更高效地存储和检索大型符串、Unicode 和二进制数据。

8）NULL 的含义。NULL（空值）表示数值未知、不可用或将在以后添加的数据。空值不是“空白”或“0”，没有两个相等的空值。比较两个空值或将空值与任何其他数值相比均返回未知，这是因为每个空值均为未知。在 SQL Server 2008 表里要尽量避免出现。

NOT NULL（不允许空值），即表示数据列不允许空值。这样可以确保数据列必须包含有意义的数据，从而可以保证数据的完整性。如果不允许空值，用户在向表中写数据时必须在列中输入一个值，否则该行不被接收入数据库。

（2）SQL Server 2008 表的类型

按照数据存储的时间分类，表可以分为永久表和临时表两类。永久表的数据建立后，除非人工删除，否则一直保存。在 master、model、msdb 系统数据表和用户数据库中建立的表都是永久表。临时表的数据只在数据库运行期间临时保存数据，在 tempdb 数据库建立的表为临时表。

按照表的用途分类，表又可以分为系统表和用户表两类。用户表是用户创建的、用于开发各种数据库应用的表。通常用户创建的表是永久的用户表。系统表是维护 SQL Server 2008 服务器和数据库正常工作的数据表。每个数据库都会建立很多系统表，系统表不允许用户进行更改，只能由数据库系统自行维护。对于用户，这些系统表是只读的。

（3）索引

在数据库管理系统中，索引提供了一种无需扫描整张表就能够实现对数据快速查询的途径，使用索引可以优化查询。索引是对数据表或视图中一列或多列的值进行排序的内部存储结构，它为表或视图中数据的快速查询和存取提供了一种有效组织的方式。创建了索引的列在检索时，会立即响应，而不创建索引的列，就需要较长时间的等待。

（4）约束

约束是确保数据库中的数据按所需要的形式存在的一种方法。约束可用来定义数据格式的规则，保证数据唯一性和准确性，保证多表间的列的完整性，在 SQL Server 2008 中共有 5 种约束：

① 非空（not NULL）。这种约束用来迫使用户一定要在表的指定列中输入一个值，每个表中可以有多个非空约束。

② 检查（check）。检查约束用来指定一个布尔操作，用来限制输入到表中的值。

③ 唯一性（unique）。唯一性约束用来规定列中只能输入一个唯一的值，即该列不能有重复值，但可以为空。

④ 主键（primary key）。主键约束用来建立一列或多列的组合来唯一标识每条记录，主键可以保证实体完整性，设为主键的字段，其值不能重复，也不能为空，并且一张表中只能有一个主键。

⑤ 外键（foreign key）。外键约束用来在两张表中建立一个链接，当一个表中作为主键的一列被添加到另一个表中，链接就建立了。外键约束的主要功能是阻止用户输入在另一张表中没有相关行的数据到表中。

2. 表的创建

"Management Studio"中的表设计器由表和列属性两个标签页组成。表标签页的名称随着表的名字而变化。新建表的默认名称为"<服务器名>.<数据库名>-dbo.Table_1"，在表标签页中可以定义各列的列名、数据类型和允许空 3 个主要的属性。

- 列名是可编辑的文本框，中文版 SQL Server 允许输入中文列名。
- 数据类型是下拉列表框，用来选择列的数据类型，以及编辑 char、varchar 类型数据的长度和 numeric、decimal 类型数据的精度。
- 允许空是复选框，选中表示该列在插入和修改记录时可以不赋值，否则必须赋予明确的取值。

列属性标签页中包括其他列属性的设置，其中"默认值或绑定"是指当向表中插入或修改记录时，如果未对列赋值，系统会自动为此列赋予此处定义的默认值；"说明"

是对此列的注释描述。

下面以 Hospital 数据库的医生基本情况表为列，说明如何利用“Management Studio”提供的表设计器来创建表。

1）在“对象资源管理器”窗口，展开已建立的 Hospital 数据库节点，右击“表”节点，单击快捷菜单的“新建表(N)...”命令项，如图 4.15 所示。

2）系统在“Management Studio”窗口的右边打开名为“<服务器>.Hospital-dbo.Table_1*”的标签页（“*”表示未被保存），同时工具栏中自动增加表设计器工具条，在主菜单中自动增加表设计器的菜单项，按照 4.1 节对医生基本情况表的设计要求，在“列名”列中输入列名，在“数据类型”下拉列表中选择数据类型并且修改长度或精度；在“允许空”复选框中选择该列是否允许空值。在“列属性”标签页中输入各列的说明，如图 4.16 所示。

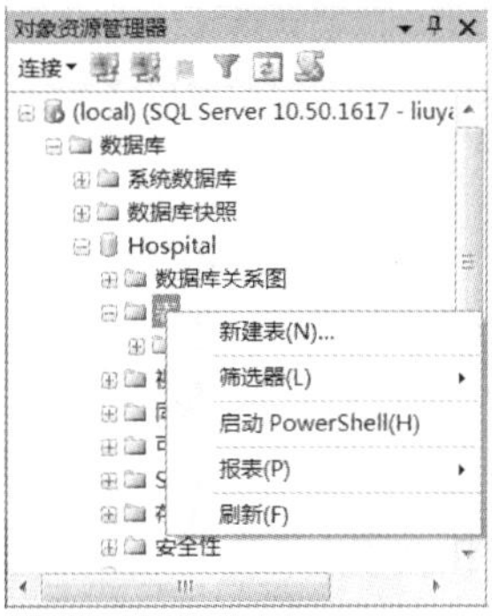

图 4.15　新建表

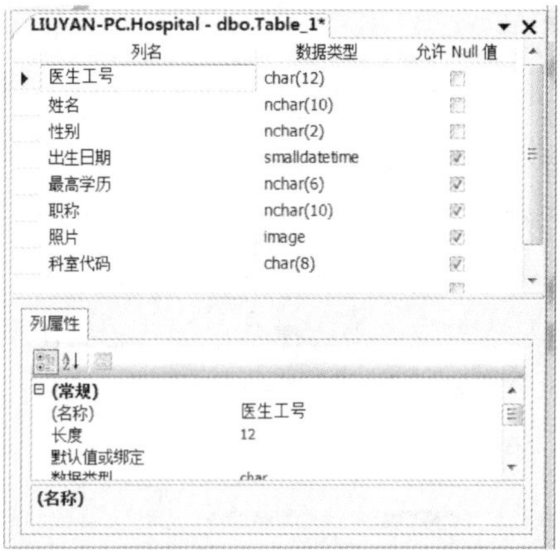

图 4.16　在“表-dbo.Table_1*”的标签页定义表

3）在“列属性”标签页中输入各列的说明，单击标准工具条中[保存]按钮，将会弹出“选择名称”对话框，如图 4.17 所示，此时在文本框输入表的名字，如“医生基本情况表”。

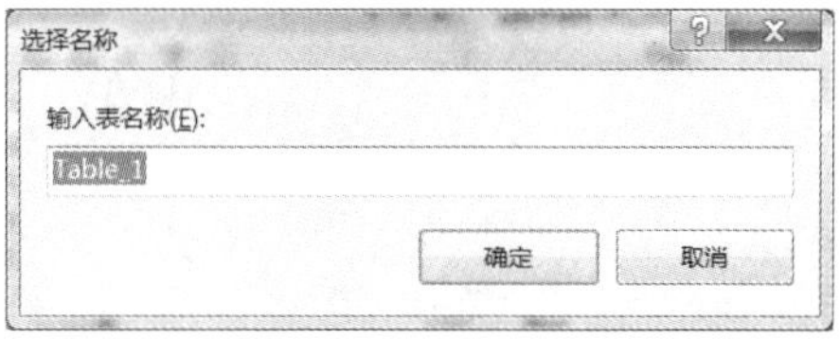

图 4.17　定义表名

4）单击[确定]按钮，完成“医生基本情况表”的创建，此时在 Hospital 数据库的表节点下增加了一个子节点“医生基本情况表”，同时相应的“表”标签页名称变为“<服务器>.Hospital-dbo.医生基本情况表”。

3. 修改表结构

在数据库应用过程中，经常会遇到表结构的最初设计与实际使用存在差距的情况，需要修改表的结构。以“医生基本情况表”的结构为例，利用表设计器修改表的结构。在表设计器中修改表的结构与创建表的方法基本相同。

1）在修改表结构之前，应检查“表设计器和数据库设计器”选项。在“Management Studio”的菜单中依次选择“工具 | 选项”命令，在弹出的“选项”对话框中，展开左

侧的“Designers”节点，单击“表设计器和数据库设计器”节点，观察“表选项”中“阻止保存要求重新创建表的更改”前的复选框，如果是打钩的状态，应再次点击该复选框，如图 4.18 所示。只有完成上述设置，在修改表结构之后才能正确保存表结构。

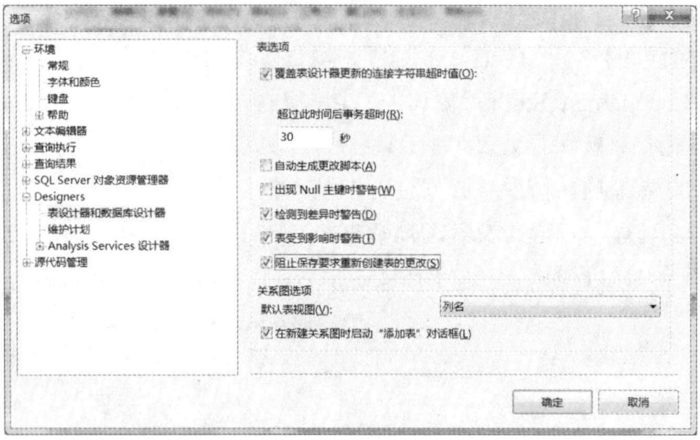

图 4.18　设置“表设计器和数据库设计器”属性

2）在“对象资源管理器”窗口，展开 Hospital 数据库节点，右击 “dbo.医生基本情况表”节点，单击快捷菜单的“设计(G)”命令项，如图 4.19 所示。

3）在“Management Studio”的表设计器中打开“-dbo.医生基本情况表”的表结构，进行结构修改，如图 4.20 所示。编辑修改完成后，保存结果。

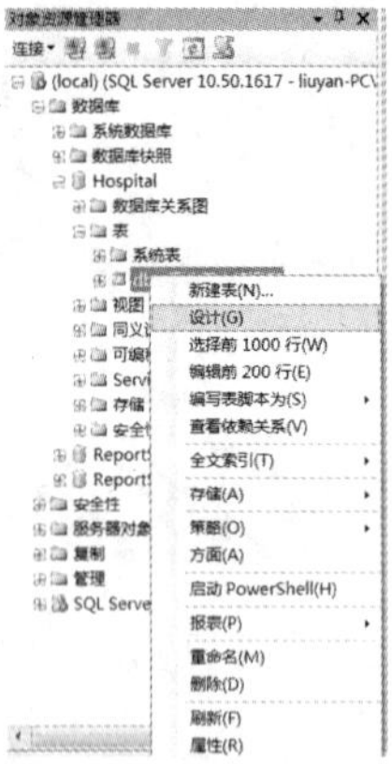

图 4.19　启动表设计器

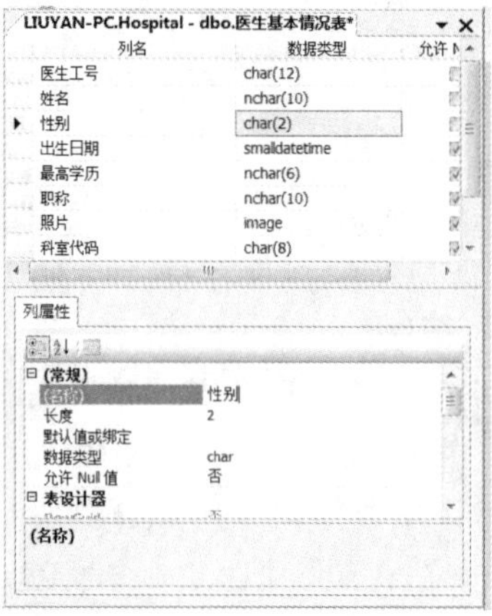

图 4.20　打开医生表和修改医生表结构

4）如果要删除表，则右击选定的表，单击快捷菜单的“删除(D)”命令项。（注意：在删除指定表之前，需要关闭与此表有关的表设计器、表编辑器和 SQLQuery 查询编辑器。）

注意：如果表中已经存在数据，则在修改列的数据类型以及字符串类型的长度时不能与已有的数据产生矛盾。

4. 记录的操作

创建表只是定义了表的结构，表中并没有任何数据记录。因此，表记录的操作就是利用“表编辑器”对表进行添加、修改、浏览和删除的数据记录操作。下面以医生基本情况表为例，介绍记录的操作。

表编辑器是“Management Studio”中的一个标签页，标签页的名称与所编辑表的名称相同。标签页含有一个列表框控件，列表框的列头为表的列名。在表编辑器中添加或修改记录的操作类似于在 Excel 文件中输入数据。

（1）添加或修改记录

在“对象资源管理器”窗口，展开上面建立的 Hospital 数据库节点，右击 “dbo.医生基本情况表”节点，单击快捷菜单的“编辑前 200 行(E)”菜单项，如图 4.21 所示。在“Management Studio”窗口右边打开表编辑器，并在表编辑器内展开“<服务器名>.Hospital-dbo.医生基本情况表”，在标签页单元格中输入和编辑记录，如图 4.22 所示。

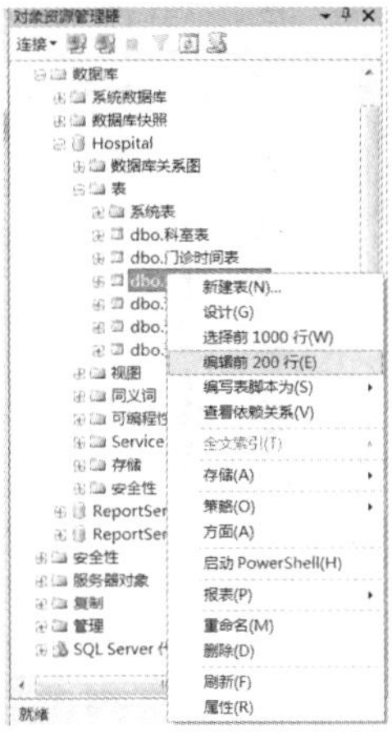

图 4.21　打开“医生基本情况表”

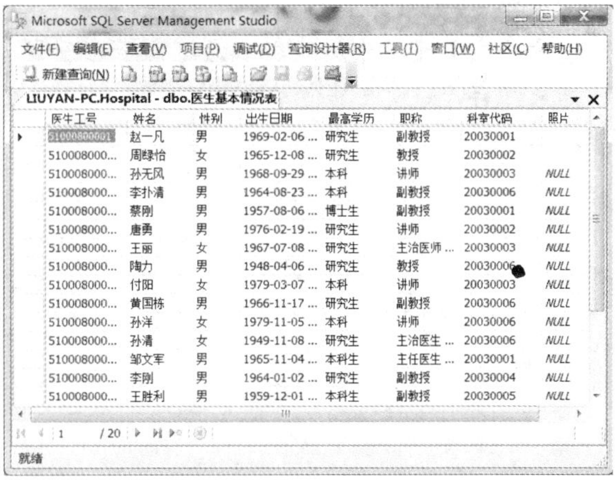

图 4.22　向表中添加记录

菜单命令“编辑前 200 行(E)”仅仅打开用户指定的数据表，并把该表前 200 行记录载入内存。如果该表中的记录在 200 条以内，则显示所有记录。如果表中的记录超过 200 条，而用户还需要编辑前 200 行以外的其他记录，则用户需要对“Management Studio”中显示记录的设置做调整。方法是：选择“查询设计器｜窗格｜SQL”菜单命令，或直接单击查询设计器工具栏上的[显示 SQL 窗格]按钮，此时在表标签页的上方会出现 SQL 窗格，其中有一条 T-SQL 语句，将该语句中的“TOP(200)”子句删除，再单击查询设计器工具栏上的[执行]按钮。现在表编辑器中就可显示该表的所有记录了，如图 4.23 所示。

“Management Studio”对编辑数据表记录的这种限制，主要是为了提高计算机对数据管理的执行效率。

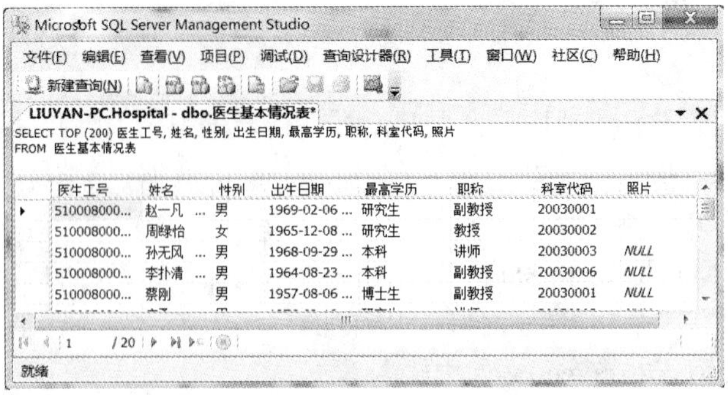

图 4.23 调整显示记录设置

（2）删除记录

当表处于编辑状态，用鼠标右击记录行最左边灰色方格，弹出快捷菜单，如图 4.24 所示，单击“删除(D)”菜单项，会弹出提示删除信息对话框，单击“是(Y)”按钮删除所选的记录。如果要删除多条记录，可按住【Ctrl】键来选择或取消多条记录，或按住【Shift】来选择连续的多条记录。

注意：在单元格中输入数据后可能会出现警告标志“!”，提醒用户此单元格中的数据尚未保存，继续在其他单元格中输入数据或按回车键即可自动保存数据。如果输入的数据类型与定义表时设置的数据类型不一致，则自动弹出错误提示对话框。

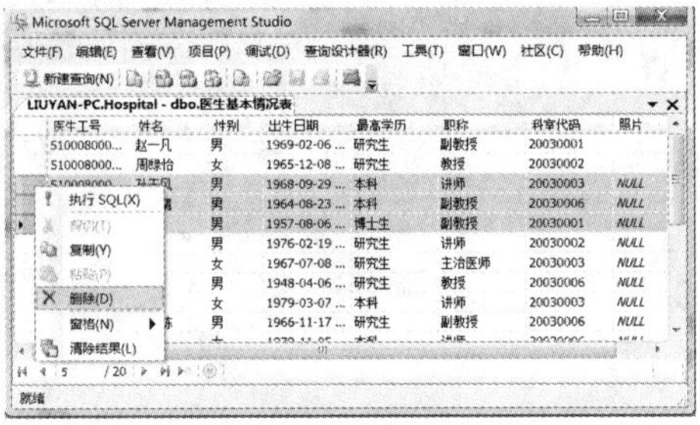

图 4.24 从“医生基本情况表”中删除记录

（3）浏览记录

在“对象资源管理器”窗口，展开上面建立的 Hospital 数据库节点，右击 “dbo.医生基本情况表”节点，单击快捷菜单中的“选择前 1000 行(W)”菜单项。窗口右边将打开“<服务器名>.Hospital-dbo.医生基本情况表”标签页，在该标签页上显示用户指定数据表的前 1000 行记录数据。如果该表的记录在 1000 条之内，则显示所有记录。如果表的记录超过 1000 条，而用户需要浏览超过 1000 条的记录，处理方式与编辑和修改记录操作一样，只需删除 T-SQL 语句中的“TOP 1000”子句，再单击查询设计器工具栏上的[执行]按钮。但必须注意，在浏览记录的模式下，表中的数据是只读的，不能修改。

4.2.3 数据库完整性设计

数据库完整性（database integrity）是指数据库中数据的正确性和相容性。数据库完整性由各种各样的完整性约束来保证，因此可以说数据库完整性设计就是数据库完整性约束的设计。数据库完整性约束可以通过数据库管理系统或应用程序来实现，基于数据库管理系统的完整性约束作为模式的一部分存入数据库中。通过数据库管理系统实现的数据库完整性按照数据库设计步骤进行设计。

1. 数据完整性

数据完整性也称为数据的有效性。保证数据完整性就是满足数据库设计规范第二范式。SQL Server 将数据完整性分为实体完整性、域完整性、引用完整性和用户定义完整性。

（1）实体完整性

实体完整性的对象是表中的行（记录）。实体完整性就是将行定义为表中的唯一实体，即表中不存在两条相同的记录。例如，在医生基本情况表中有且只能有一条医生工号为“510008100001”的记录。实体完整性通过定义表的“主键（primary key）”或“唯一索引（unique index）”来实现。

（2）域完整性

域完整性的对象是表的列（属性）。域完整性指特定列取值的有效范围。例如，在“预约挂号记录单”中挂号费必须是大于 0 的数值。域完整性可通过为列声明数据类型，以及为列定义默认值、规则和约束来实现

（3）引用完整性

引用完整性的对象是表与表之间的关系。以主键与外键之间的关系为基础，引用完整性确保键值在所有表中是一致的。这类一致性要求不引用不存在的值，如果表中某一个键值发生更改，则整个数据库对该键值的所有引用要进行一致性的更改。例如，在科室表的“科室代码”与医生基本情况表的“科室代码”分别是主键与外键的关系，向医生基本情况表插入记录时，“科室代码”的值必须是科室表中某一记录的数据；如果删除科室表中的某条记录，必须首先删除或修改医生基本情况表中的对应的“科室代码”的记录。

（4）用户定义完整性

SQL Server 允许数据库用户根据应用处理的需求编写规则、默认和约束来保证数据的完整性。

SQL Server 提供了 6 种常用的方式保证数据完整性，如表 4.21 所示。

表 4.21　常用的数据完整性

方法	实体完整性	域完整性	引用完整性	用户定义完整性
主键	√		√	
外键			√	
唯一索引	√			
规则		√		
默认		√		
约束		√		√

2. 主键和外键

主键是唯一能够区分表中每一行记录的一个或多个列。同一个表中不能存在主键完全相同的两条记录，例如，在医生基本情况表中每一位医生都有一个工号，不能存在工号相同的两条记录，“医生工号”就是医生基本情况表的主键。一个表只能有一个主键，主键不能为空值，通过主键可以强制表中记录的唯一性。

外键是表的一个或多个列，是其他表的主键。例如，科室表的主键是“科室代码”，而医生基本情况表中的“科室代码”与之对应，则医生基本情况表中的“科室代码”就是外键。

索引是由表中的一个或多个列生成的键值，是反映表中数据存储位置的指针。设计良好的索引可以快速确定表中数据的存储位置，提高数据库的查询速度。

（1）创建、移除主键

下面以医生基本情况表定义“医生工号”为主键为例，介绍如何在表设计器中创建和移除主键。

① 在“对象资源管理器”窗口，展开上面建立的 Hospital 数据库节点，右击“dbo.医生基本情况表”节点，从弹出快捷菜单中单击“设计(G)”菜单项，系统启动表设计器，并在其中打开“<服务器名>.Hospital-dbo.医生基本情况表”的结构。

② 用鼠标右击列名“医生工号”，从弹出的快捷菜单中单击“设置主键(Y)”菜单项，如图 4.25 所示。此时列名“医生工号”左侧的图标显示为“ ”。

③ 保存该表的修改。刷新该表的“键”子节点，就会增加一条“PK_医生基本情况表”的叶节点，这就是医生基本情况表的主键，如图 4.26 所示。

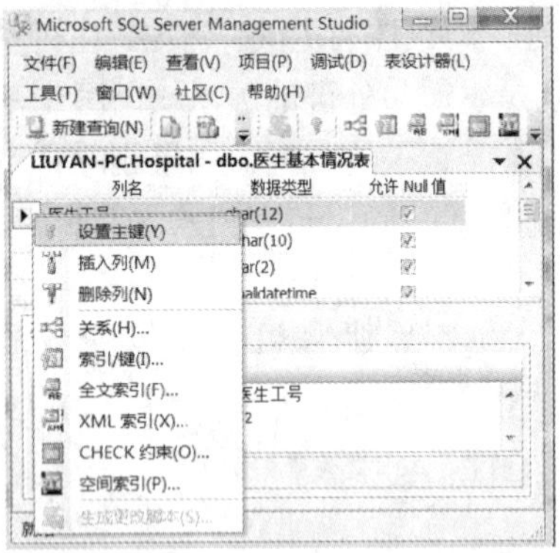

图 4.25 在表设计器中定义主键

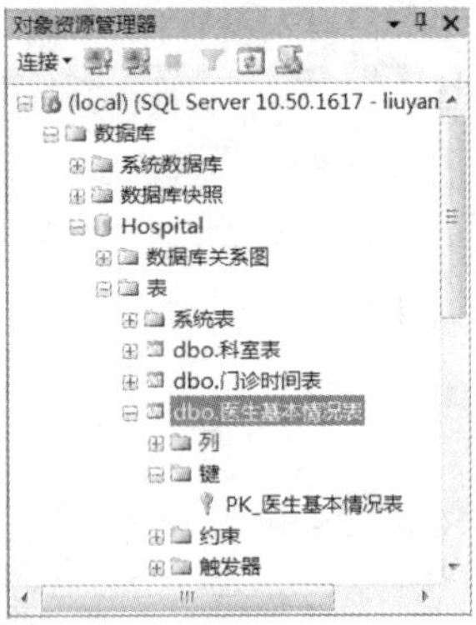

图 4.26 医生基本情况表的主键

④ 要移除主键与创建主键的方法相似，右击该列名，单击快捷菜单的“移除主键(Y)”菜单项。

⑤ 如果要将其他列定义为主键，操作方式与上面一样，但 SQL Server 会自动移除原先设计的主键定义。

（2）新建、删除外键

定义表的外键实质上就是定义表与表之间的关系，下面以将医生基本情况表的“科室代码”定义为科室表的外键为例，介绍在“外键关系”对话框中新建和删除外键。

① 在“对象资源管理器”窗口，逐级展开 Hospital 数据库中表节点下的“dbo. 医生基本情况表”的各级子节点，右击“键”子节点，单击快捷菜单的“新建外键(N)...”菜单项，如图 4.27 所示，打开“外键关系”对话框。

② 在“外键关系”对话框中单击列表框中“表和列规范”左侧的“+”按钮，展开子项目。子项目中为缺省定义，如图 4.28 所示。

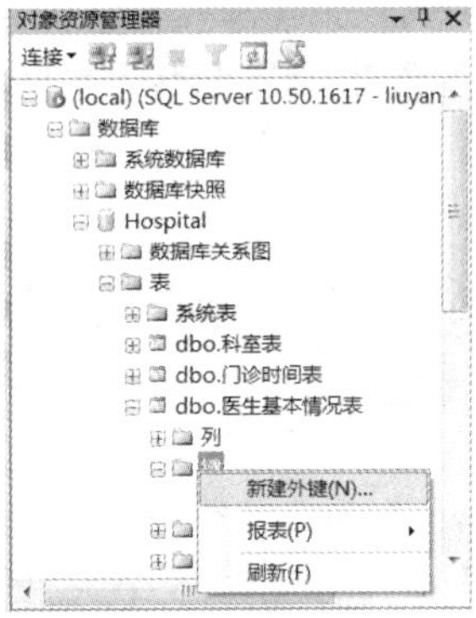

图 4.27 新建外键

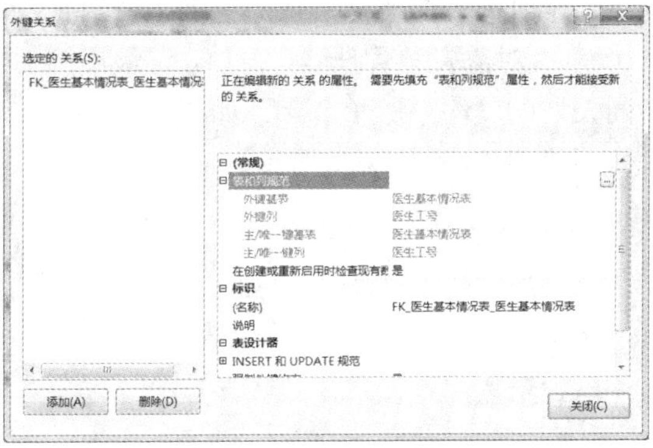

图 4.28 “外键关系”对话框

③ 如果缺省定义不符合要求，需要修改。单击“表和列规范”右边的[...]按钮，打开“表和列”对话框。在主键表和外键表的组合框中分别选择相对应的表及列，例如：在主键表下拉列表中选择科室表，选择列为“科室代码”；选择外键的列也为“科室代码”。此时“关系名”文本框的名称也将随之变化，可以使用缺省名称，也可以自己编辑名称，如图 4.29 所示。

④ 单击[确定]按钮，返回“外键关系”对话框。单击[关闭]按钮，按提示单击[保存]按钮，保存对外键的定义。在“对象资源管理器”窗口中刷新并展开医生基本情况表的“键”子节点，就会增加一条名为“FK_医生基本情况表_科室表”的外键，如图 4.30 所示。

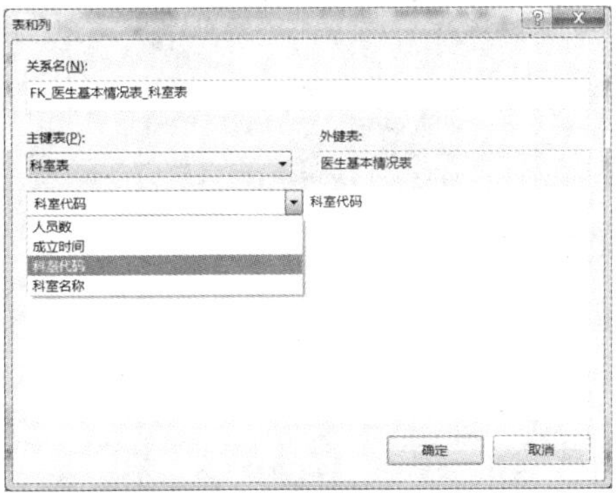

图 4.29 “表和列”对话框

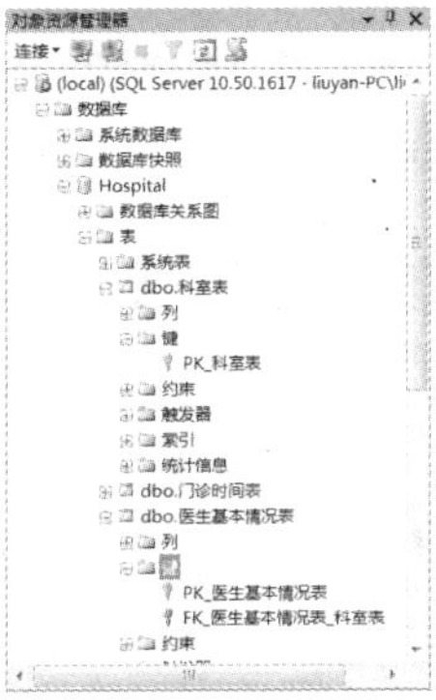

图 4.30 医生基本情况表外键

⑤ 删除外键的方法是展开该表的“键”子节点，右击“FK_医生基本情况表_科室表”节点，单击快捷菜单的“删除(D)”菜单项，就可以删除外键。

注意：主键和外键的作用是对表的完整性进行定义并反映表之间的关系，名称并不重要，可以使用缺省名称。

3. 约束

表的约束是检查列取值的有效性的条件，它可以保证表中数据的完整性和正确性。下面以门诊时间表的“挂号费”为例，介绍定义约束的操作方法。

① 在“对象资源管理器”窗口，逐级展开 Hospital 节点，右击表节点下的“dbo. 门诊时间表”的“约束”子节点，如图 4.31 所示，单击快捷菜单的“新建约束(N)”菜单项，打开“CHECK 约束”对话框，如图 4.32 所示。

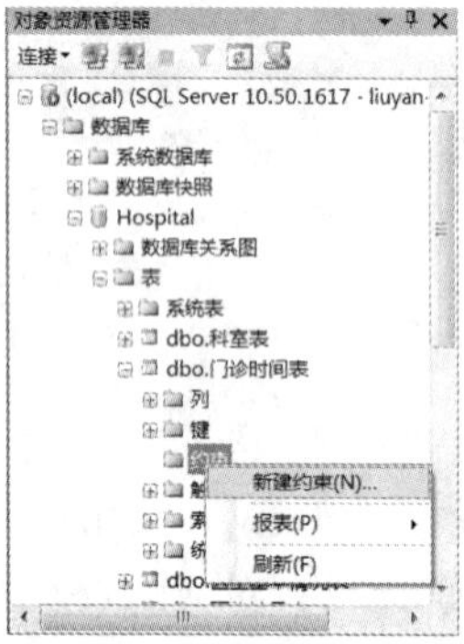

图 4.31 新建约束

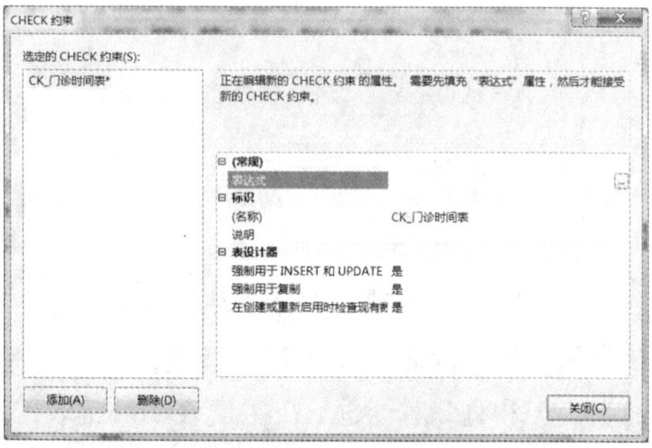

图 4.32 “CHECK 约束”对话框

② 在“CHECK 约束”对话框中，单击“表达式”框右侧的[...]按钮，打开“CHECK 约束表达式”对话框，在其中编辑约束条件，例如“挂号费>0”，如图 4.33 所示。

③ 单击[确定]按钮，返回“CHECK 约束”对话框。在“CHECK 约束”对话框中单击[添加]按钮，可以继续添加约束，单击[删除]按钮可以删除指定的约束。

④ 在“CHECK 约束”对话框单击[关闭]按钮，返回“Management Studio”窗口，选择保存菜单命令保存表，刷新“约束”子节点，在“约束”节点下就会增加一条“CK_门诊时间表”的叶节点，如图 4.34 所示。

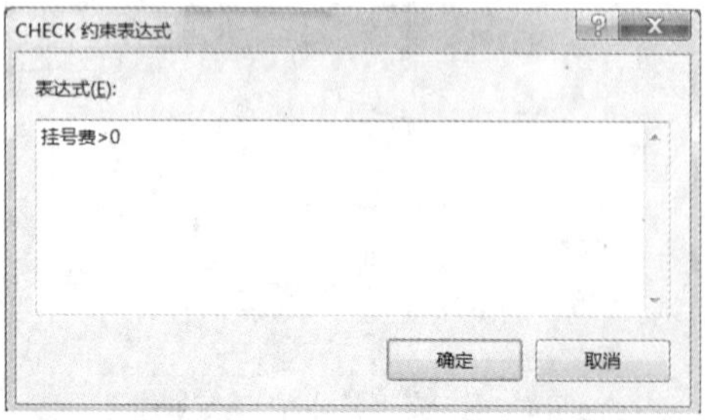

图 4.33 编辑约束

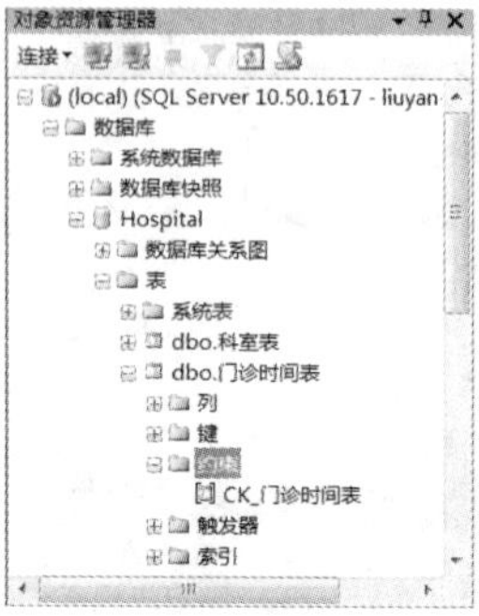

图 4.34 “CK_门诊时间表”约束

4.3　关系图、视图与数据查询

在 SQL Server 2008 系统中，主要的数据库对象除了数据库和数据表之外，还有数据库关系图、视图、同义词、存储过程、函数、触发器、程序集、类型、规则和默认值等。在某种程度上可以说，设计数据库的过程实际上就是设计和实现数据库对象的过程。在 SQL Server 2008 系统中可以为给定的数据库创建任意数目的关系图和视图。

4.3.1　关系图

1. 关系图的作用

关系图是 SQL Server 2008 中一种特殊的数据对象，它是以图形方式显示数据库结构、数据表之间的联系。通过关系图可以很直观地了解整个数据库的轮廓和关联。使用数据库关系图，用户可以创建和修改数据表、字段、关系、键、索引和约束，还可以更改数据表的显示模式。

2. 关系图的创建

在 SQL Server 2008 中，可以在对象资源管理器中创建和使用数据库关系图。下面以 Hospital 数据库为例，介绍如何创建新的数据库关系图，并在新的数据库关系图里添加数据表。

1）首先检查数据库所有者的设置。在“对象资源管理器”窗口里，展开 Hospital 数据库，右击 Hospital 节点，从快捷菜单中选择“属性”命令项，打开“数据库属性 - Hospital”窗口，如图 4.35 所示；单击选项页的文件项目，在该窗口右边所有者输入框内输入指定用户名，或单击该输入框右侧的[…]按钮，通过浏览查找指定用户来设定数据库的所有者。

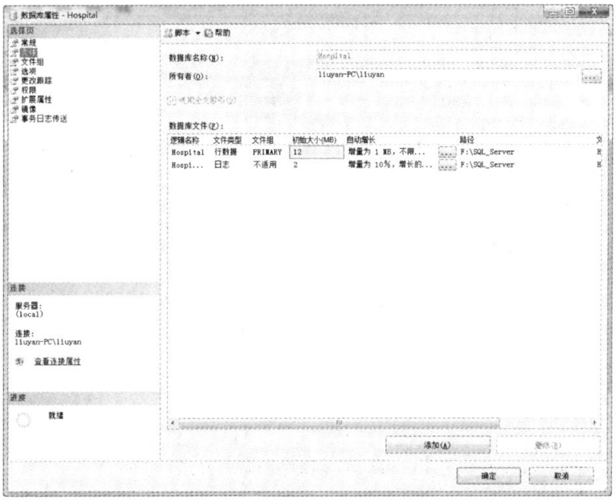

图 4.35　“数据库属性 - Hospital”窗口

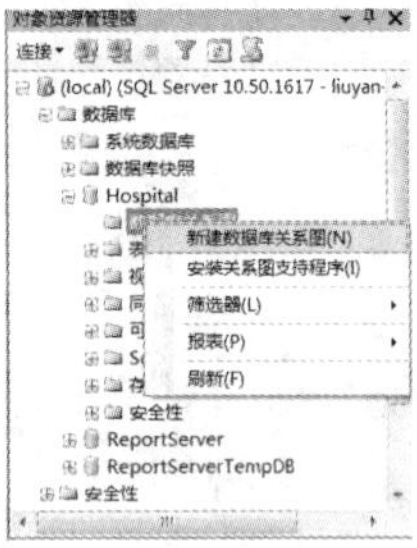

图 4.36 对象资源管理器窗口

2）右击 Hospital 数据库的“数据库关系图”节点，单击快捷菜单的“新建数据库关系图(N)”命令项，如图 4.36 所示。

3）如果是第一次使用，这时会弹出一个提示创建数据库关系图所需的支持对象的消息框，单击[是]按钮安装即可。安装完毕后，接下来弹出“添加表”对话框，如图 4.37 所示。使用该对话框，可以选择要在关系图中添加的数据表。在本例中，添加医生基本情况表和科室表。

4）单击[关闭]按钮，返回关系图标签页，如图 4.38 所示。

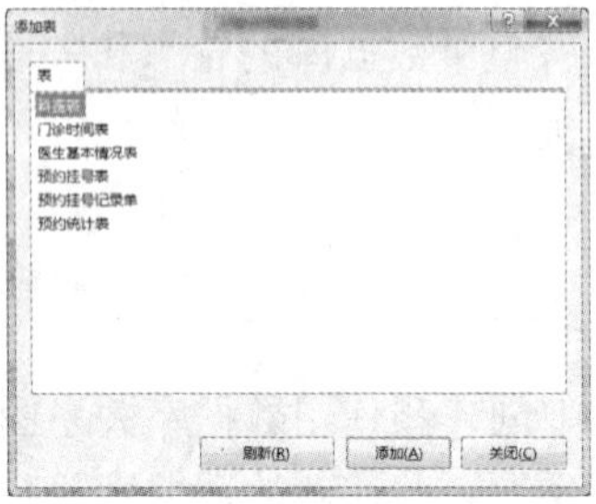

图 4.37 “添加表”对话框

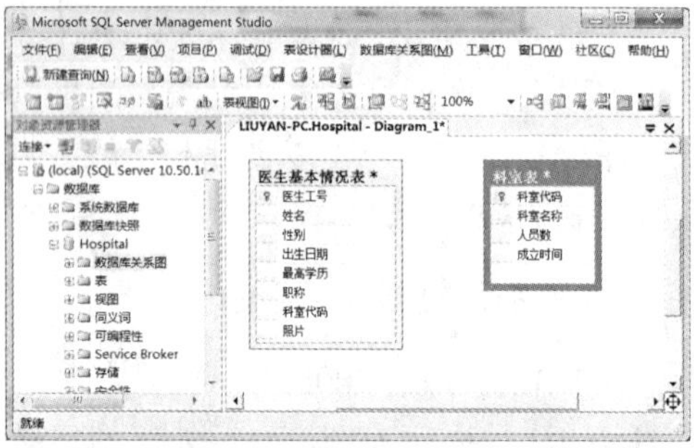

图 4.38 关系图标签页

5）按预先设计的各表之间的主键约束、UNIQUE 约束等关系，并规划好外键的关系。右击关系图标签页中的医生基本情况表，从快捷菜单中选择“关系”命令项，打开“外键关系”对话框，按照上节所述的方法设置外键。（注意：也可用鼠标拖动完成操作。）

6）单击[确定]按钮，则会出现如图 4.39 所示的设计好外键关系的图表。在该图中，可以看到医生基本情况表和科室表之间的联系，还可以看到这两个表哪个字段是主键。

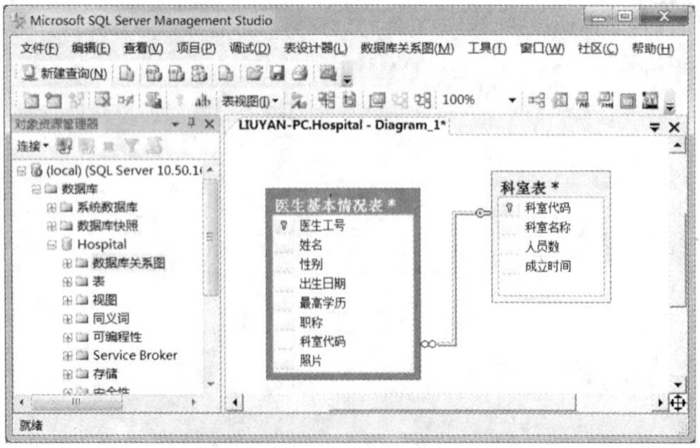

图 4.39 设计外键关系

7）如果还要再添加数据表到关系图中，则右击关系图的空白处，在弹出的快捷菜单里面选择“添加表”选项，然后可以选择需要添加到关系图中的表。

8）若要删除已经建立的外键关系可以单击连接各表的连线，从弹出快捷菜单中单击“从数据库中删除关系(D)”命令。

9）单击[保存]按钮，在弹出的“选择名称”对话框里输入关系图名称，然后单击[确定]按钮，完成关系图的创建。

3. 关系图与外键定义的等价作用

通过上面的描述，我们不难看出，建立关系图的过程基本上就是创建数据表外键的过程。实际上如果两个数据表如果已经预先创建了外键关系，那么当创建关系图时，两个表间的连线就已经存在了，从这个意义上讲，创建关系图与定义数据表外键的作用是等价的。

4.3.2 视图

在 SQL Server 中，数据库的表是独立存在的。一旦在数据库中创建了一个表，就意味着可以往该表里添加记录，并且这些记录存放在物理媒介（比如硬盘）上。而视图是从一个或多个表或视图中引用数据的虚拟表，其结构和数据是建立在对表的查询的基础上。因此，视图是确保数据库安全的数据对象，实质上它是保存在数据库中的 SELECT 查询，定义了如何从表中引用数据。

1. 视图的组成及其作用

一般来说，视图可能包括：基表列的子集或者基表行的子集、两个或者多个表的联合或者联结、基表的统计数据、另外一个视图的子集、视图和基表的混合。

和数据库的表一样，视图也包括几个被定义的数据列和多个数据行。但是视图中的这些数据列与数据行的数据是存储在它所引用的数据库的基表中，视图存储的仅仅是生成视图结构的查询语句而不是数据，所以视图是一张虚拟表。使用视图可以简化查询操作。由于视图能够从多个数据表中提取数据，并以单个表的形式显示查询结果，这样就可以把对多表的数据查询转化为对视图的单表查询。但必须注意使用视图的一些限制，对于简单的视图，可以进行更新操作，对于复杂的视图，则不允许进行更新或删除操作。

例如：有两个用户 A 和 B，他们都想看到“医生基本情况表”中的数据，而数据库管理人员希望 A 用户只能看到“医生工号”、“姓名”、“性别”和“职称”，希望 B 用户只能看到“医生工号”、“姓名”、“出生日期”。针对这种需求，可以通过视图来满足不同用户对数据不一样的需求。

视图的作用主要包括以下几个方面。

1）视图可以为用户只呈现他们所感兴趣的某些特定数据。

2）视图大大简化了用户对数据的查询操作。当需要进行多表、多条件的复杂查询时，只要定义一个视图，就可以重复执行一条简单的查询视图语句来进行相同的查询操作，而不必重写相同的复杂查询语句。视图向用户隐藏了表与表之间的复杂的连接关系。

3）视图可以实现让不同的用户以不同的方式看到不同或者相同的数据集功能，因此，当有许多不同水平的用户共同使用同一个数据库时，视图的作用就显得尤为重要。

4）视图提供了一个简单而有效的安全机制。通过视图用户只能查看和修改他们所能看到的数据，其他数据库或者表既不可见也不可访问。如果某一用户想要访问视图的结果集，必须授予其访问权限。视图所引用表的访问权限与视图权限的设置互不影响。

2. 视图的创建

在 SQL Server 2008 中可以利用“Management Studio”数据管理平台直接创建视图。

（1）创建视图的基本准则

定义视图时，一般应考虑如下准则。

1）只能在当前数据库中创建视图。如果使用分布式查询定义视图，则新视图所引用的表和视图可以存放在其他数据库甚至其他服务器中。

2）视图名称必须遵循标识符的规则，且对每个架构都必须唯一。此外，该名称不得与该架构包含的任何表的名称相同。

3）用户可以对其他视图创建视图。SQL Server 2008 允许嵌套视图，但这种嵌套不得超过 32 层。根据视图的复杂性及可用内存，视图嵌套的实际限制可能低于该值。

4）不能创建临时视图，也不能对临时表创建视图。

5）下列情况下必须指定视图中每列的名称：

- 视图中的任何列都是从算数表达式、内置函数或常量派生而来的。
- 视图中有两列或多列其源列具有相同名称。
- 希望为视图中的列指定一个与其源列不同的名称。

（2）创建视图基本步骤

在 SQL Server Management Studio 中，用户可以通过向导在图形界面环境下创建视图。下面以“基于 Hospital 数据库的医生基本情况表提取部分数据”为例，介绍创建视图的操作。

1）在“对象资源管理器”窗口中，展开 Hospital 数据库节点，右击其“视图”节点，单击快捷菜单的选择“新建视图”命令项，如图 4.40 所示，打开“添加表”的对话框。

2）在“添加表”对话框中，选择“表”选项卡，选择“医生基本情况表”，然后单击[添加]按钮，如图 4.41 所示。

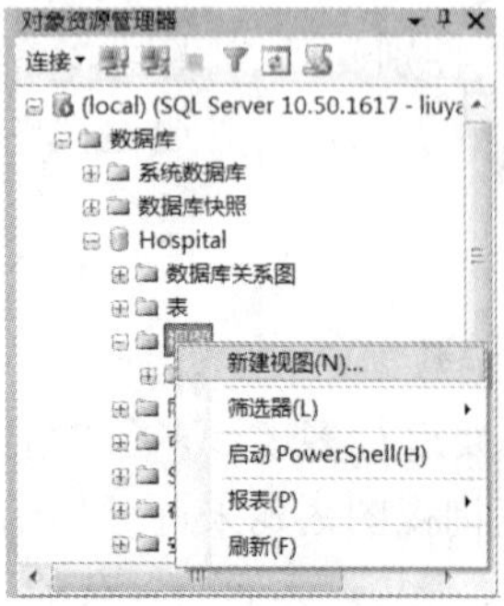

图 4.40　新建视图

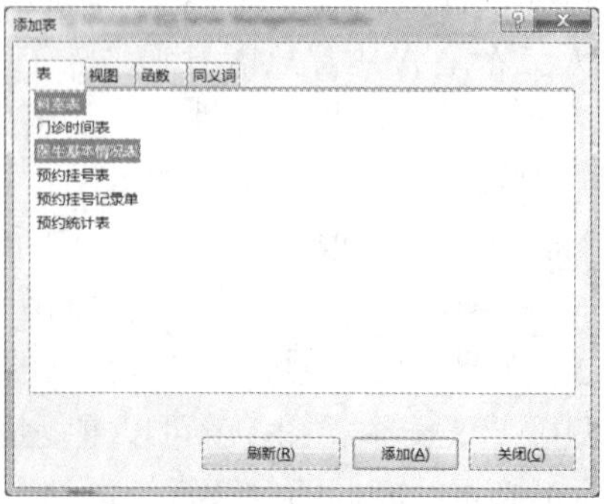

图 4.41　“添加表”对话框

3）出现如图 4.42 所示的视图设计器界面，该界面划分为 5 个主要区域，其中，①快捷按钮栏放置视图的常见操作工具按钮；②表选择区放置用于定义视图的表；③列选择区用于定义视图的表的列；④SQL 语句区用于定义视图的 SELECT 查询语句；⑤视图结果区用于显示视图的数据。

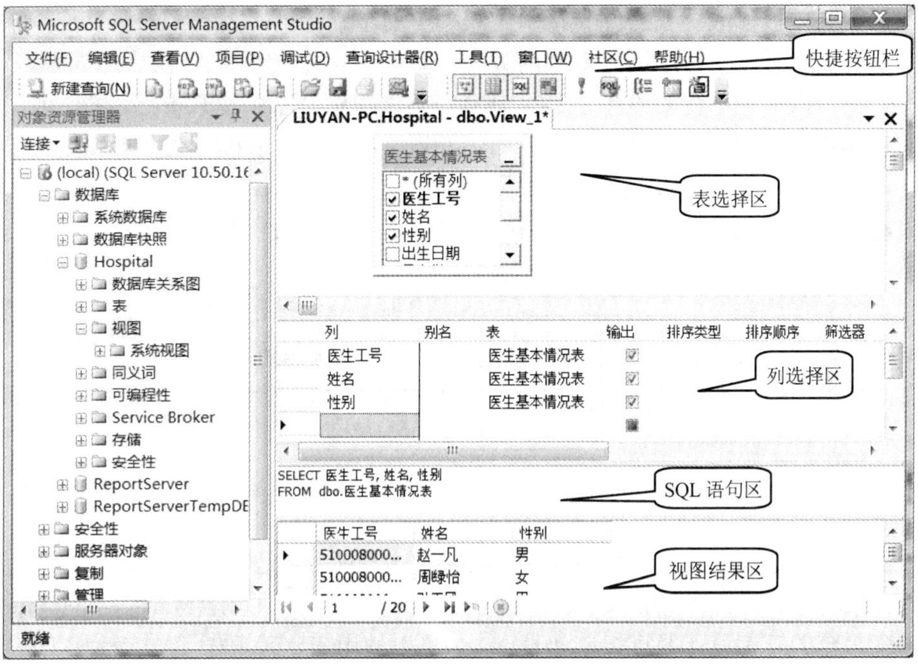

图 4.42 视图设计器界面

4）设置构成视图的参数并形成视图。

① 定义视图的列。方法一，在表选择区的指定基本表中，单击基表列名左侧的复选框选择视图要显示的列，也可选择所有的列。方法二，在列选择区中，通过从表列的下拉列表中选择数据来源的基表，从列的下拉列表中选择视图要显示的列。

② 在列选择区设置列是否显示，以及如何排序等信息。

此时，在 SQL 语句区可以看到随设置的不同，SELECT 查询语句在变化。用户也可以在语句区中，通过修改语句来设置视图的参数。

③ 单击快捷按钮栏中的[！执行]按钮执行 SQL 语句，将在视图结果区展现视图的结果。

5）单击快捷按钮栏中的[保存]按钮，在弹出的“选择名称”对话框中输入视图的名称（如“v_t_医生基本情况”），单击[确定]按钮，将以指定名称保存设计好的视图。

至此，完成了视图的创建。如果需要修改已存在的视图结构，可以在“对象资源管理器”窗口中，展开 Hospital 数据库节点，右击其“视图”节点下待修改的视图名称，从快捷菜单中选择“设计(G)”命令项，打开视图设计器，如图 4.42 所示，进行修改操作。

3. 视图的使用

视图作为数据库中的对象，无论是其外观，还是属性与数据表都很相似，因此对于视图的编辑、管理方式与数据库的基表的编辑、管理方式基本一致。但要注意以下限制：

- 任何修改（包括 UPDATE，INSERT 和 DELETE 语句）都只能引用一个基本表的列。
- 视图中被修改的列必须直接引用表列中的基础数据。不能通过任何其他方式对这些列进行派生，如通过聚合函数、计算（如表达式计算）、集合运算等。
- 被修改的列不受 GROUP BY、HAVING、DISTINCT 或 TOP 子句的影响。
- 如果字段的值是自动产生的，如带标识字段、计算字段等也不能编辑。
- 经编辑的字段内容必须符合引用表的字段定义。
- 在引用的表中可以不用输入内容的字段，如可以为 NULL 的或者有默认值的字段，在视图中也可以不输入内容。
- 在视图中修改的字段最好是同一个引用表中的字段，避免出现一些未知的结果。
- 在视图中修改的字段内容，实际上就是在数据表中修改的字段内容。

建立视图最重要的作用是将视图中数据用于查询，关于如何对视图中数据建立查询，我们将在后面做进一步说明。

4.3.3 数据查询

数据查询是数据库技术的一个最重要的基本功能，它是从数据库中检索符合条件的数据记录的选择过程。SQL Server 2008 的数据库查询可以利用“Management Studio”数据管理平台的查询设计器直接创建查询，也可以使用 T-SQL 语言建立查询。T-SQL 语言的基本查询语句是 SELECT 语句，使用该语句可以在数据库中方便地查询符合条件的数据。我们先介绍利用查询设计器创建查询的方法，再通过一些具体的例子解释 SELECT 语句的基本含义。

1. 查询设计器的使用

利用“Management Studio”数据管理平台的查询设计器创建查询，步骤如下：

1）在“对象资源管理器”窗口中选择数据库（如“Hospital”），右击选定的数据库对象，从弹出的快捷菜单中选择“新建查询”选项，此时在“Management Studio”窗口右侧会出现查询标签页，同时“Management Studio”菜单会增加一个“查询”菜单项。

2）从“Management Studio”菜单中依次选择“查询 | 在编辑器中设计查询”菜单命令，如图 4.43 (a) 所示。此时打开“查询设计器”和“添加表”两个对话框。在“添加表”对话框中依次添加建立查询所需的表（或视图），然后关闭“添加表”对话框。

3）“查询设计器”对话框分为上、中、下三个窗格，如图 4.43 (b) 所示。上面窗格是已经选择的表或视图显示区，中间窗格是查询中出现的列及其条件的设置区，下面窗格是 SQL 语句区。查询设计内的操作类同于视图设计器内的操作。

① 先在表或视图中选择建立查询所需要的数据列。

② 在列选择窗格中设置各数据列的属性，如排序的顺序、查询条件（筛选器）等。

③ 单击[确定]按钮，完成查询设计，此时在查询标签页出现设计好的 SELECT 语句。

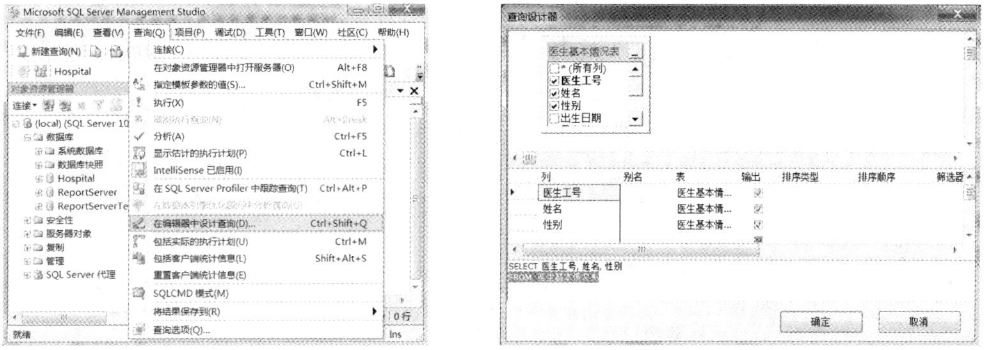

(a)　　(b)

图 4.43　启动查询设计器命令与“查询设计器”对话框

4）单击查询工具栏上的[执行]按钮，在查询标签页下方显示的就是查询结果。

2. 从单一数据表中获取局部数据记录

从单一数据表中获取局部数据记录，是指查询结果只来源于一个数据表，且只是其中的部分数据列。

例 4.3　查看 Hospital 数据库的医生基本情况表中所有男性医生的医生工号、姓名和性别。

1）在“对象资源管理器”窗口中，右击 Hospital 节点，单击快捷菜单的“新建查询”选项。

2）从“Management Studio”菜单中依次选择“查询 | 在编辑器中设计查询”命令。在“添加表”对话框中选择医生基本情况表，关闭“添加表”对话框，打开查询设计器。

3）在医生基本情况表中选择单击“医生工号”、“姓名”和“性别”列前的复选框。在列选择窗格中的“性别”行的筛选器中输入“='男'”，如图 4.44 所示。单击[确定]按钮。

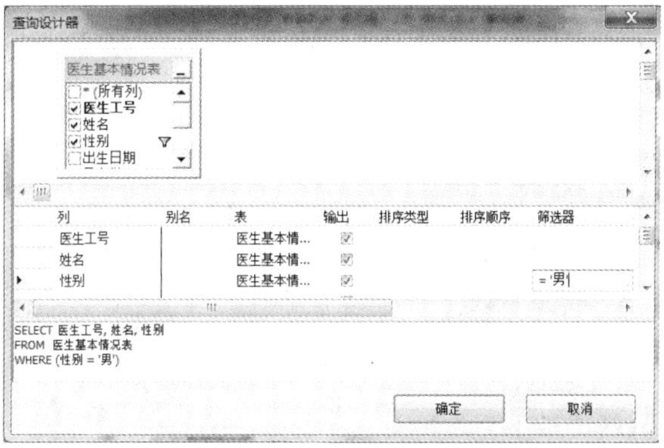

图 4.44　使用查询设计器建立查询

4）单击查询工具栏上的[执行]按钮，查询结果如图 4.45 所示。

如果需要添加查询中的数据列或修改查询条件，可以在查询标签页的 SQL 语句窗格中选中 SQL 语句，右击选择的内容，从快捷菜单中选择“在编辑器中设计查询”命令，如图 4.46 所示，此时可再次回到查询设计器中对查询进行编辑和修改。

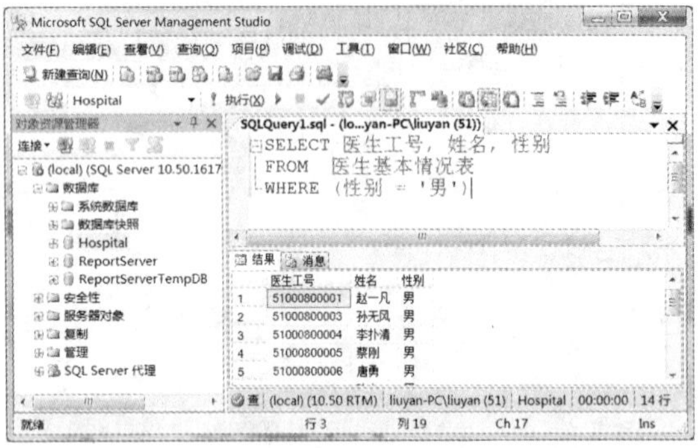

图 4.45 查询结果

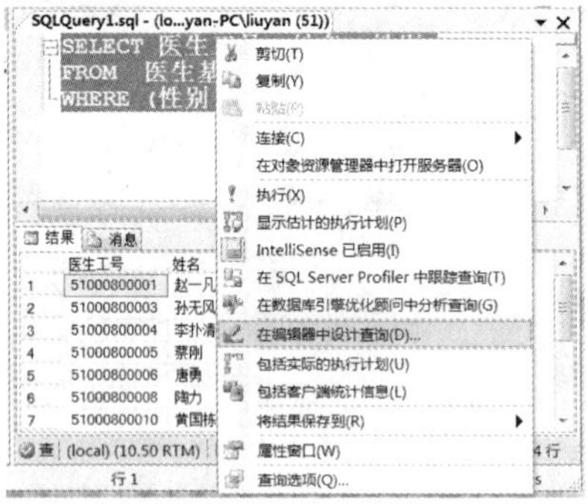

图 4.46 启动修改查询

3. 从多数据表中获取数据记录

从多数据表中获取数据记录，是指查询结果来源于多个数据表中的数据列。

例 4.4 查看 Hospital 数据库的医生基本情况表和科室表中所有医生的姓名、性别和所在科室。

1）参照例 4.3 的步骤 1）～2），打开查询设计器，注意添加到查询设计器的基表是医生基本情况表和科室表。

2）在医生基本情况表中选择“姓名”、“性别”，在科室表中选择“科室名称”，如图 4.47 所示，单击[确定]按钮。

3）单击查询工具栏上的[！执行]按钮，查询结果如图 4.48 所示。

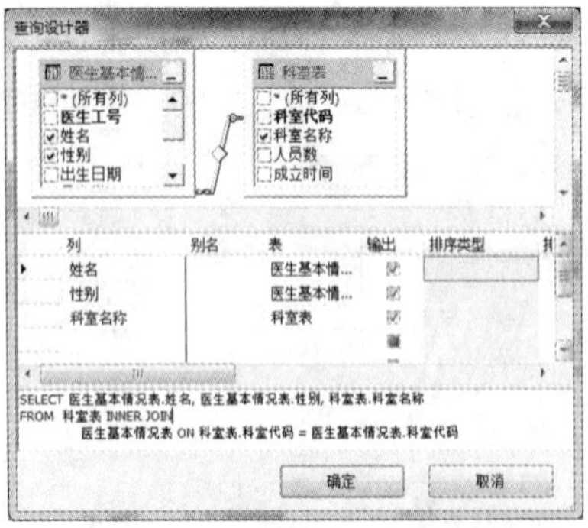

图 4.47 多表查询设计

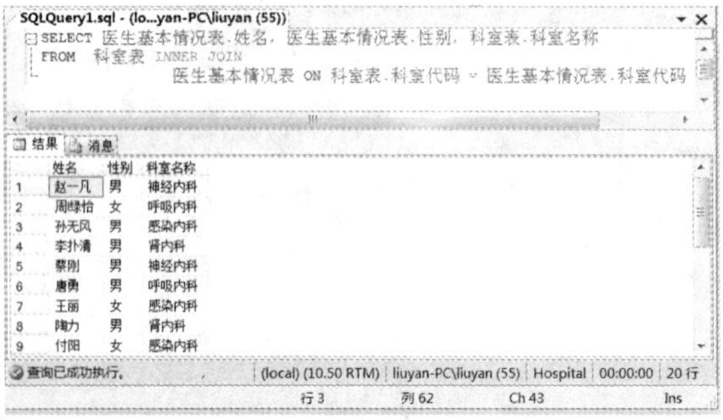

图 4.48 多表查询结果

4. 从视图中获取数据记录

由于视图是数据库中类似于数据表的对象，所以从视图中获取数据记录的方法与从数据表中获取数据记录的方法基本一致。只是要注意首先应按查询需求设计完成视图，再利用查询设计器完成对视图中数据的查询。另外，启动设计器后，应先在添加表对话框中点击视图选项卡，然后选择视图对象。

5. 综合查询案例

（1）概述

T-SQL 提供了 SELECT 语句进行数据库的查询。其基本语法格式如下：

```
SELCET [ALL | DISTINCT] [TOP n]  表达式列表
FROM   基表 | 视图 列表
 [WHERE  查询条件]
 [GROUP BY  分组列名表]
 [HAVING  逻辑表达式]
 [ORDER BY  排序列名表  [ASC | DESC]]
```

SELECT 语句用于查询数据库并检索匹配用户指定条件的数据。在 SELECT 语句中用方括号[]括住的内容是可选择的内容，该语句包含 5 个子句，含义如下。

① FROM 子句指定查询获取数据来源的基本表或视图。

② 如果有 WHERE 子句，根据 WHERE 子句的条件表达式，选择符合条件的记录。

③ 如果有 GROUP BY 子句，根据 GROUP BY 子句的列名，对记录进行分组；如果有 HAVING 子句，根据 HAVING 子句的条件表达式，选择满足条件的分组结果。

④ 如果有 ORDER BY 子句，根据 ORDER BY 子句的列名表，将按指定的列的取值排序。

在 SQL Server 2008 中，直接在查询标签页中编写 SELECT 语句并进行查询的方法如下。

① 在“对象资源管理器”中，右击要查询的数据库，从快捷菜单中选择“新建查询”(或直接单击标准工具栏上的[新建查询]按钮)，打开查询标签页。

② 在查询标签页中直接编写 SQL 语句，再单击查询工具栏中的[！执行]按钮，就可以观察到查询结果。

注意：利用查询设计器建立查询的过程也是执行查询语句后才有查询结果的，只不过查询设计器是自动生成查询语句。

（2）SELECT 语句简单查询实例

SELECT 语句有五个主要的子句可供选择，其中 FROM 是唯一必须要有的子句，用来指定被查询的数据表或视图，使用该子句可以查询单独表的数据也可以查询联合表的数据。其中联合表的查询的 FROM 子句比较复杂，有兴趣的读者可以参考前述多表查询例子中的 SQL 语句。

例 4.5　基于医生基本情况表创建 3 个简单查询。

① 查看医生基本情况表中所有记录，其代码如下：

```
SELECT *  FROM 医生基本情况表
```

其中“*”表示查询对象的所有字段。

② 查看医生基本情况表中姓名和职务，其代码如下：

```
SELECT  姓名,职务  FROM  医生基本情况表
```

③ 查看医生基本情况表中最前部的 5 条记录，代码如下：

```
SELECT TOP 5 *  FROM  医生基本情况表
```

在本例中，用“TOP 5 *”选项是显示表的前 5 条记录，但是如果要显示所有记录中的前 5%条记录，则可以用以下代码来查询：

```
SELECT TOP 5 PERCENT * FROM  医生基本情况表
```

（3）使用 WHERE 子句的查询实例

WHERE 语句是用来根据条件表达式来查询数据的语句。其基本格式如下：

WHERE [<condition >][AND|OR|NOT].. [<condition>]

Condition::=[[=|<>|!=|>|>=|!=|<|<=|!<] | [NOT]BETWEEN [AND]|[IS [NOT] NULL] [[NOT] IN] [ALL] [SOME] [EXISTS][[NOT]LIKE]]

其中参数含义如下。

- NOT：对指定的布尔表达式求反。
- AND：组合两个条件，并在两个条件都为 TRUE 时取值为 TRUE。
- OR：组合两个条件，并在任一个条件为 TRUE 时取值为 TRUE。
- =|<>|!=|>|>=|!=|<|<=|!<：分别为等于，不等于，不等于，大于，大于或等于，不大于，小于，小于或等于，不小于运算符。
- [NOT] BETWEEN [AND] ：用于指定值的包含范围，并使用 AND 分隔开始值和结束值。
- IS [NOT] NULL：根据使用的关键字，指定是否搜索空值或非空值。如果有任何一个操作数为 NULL，则包含位运算符或算术运算符的表达式的计算结果为 NULL。
- [[NOT] IN] [ALL] [SOME] [EXISTS]：一般都是在子查询中使用。
- [NOT]LIKE]：一般模糊查询使用。LIKE 关键字可以使用的通配符有%、_、[]、[^]。其中“%”替代零个或多个字符的任意字符串；“_”表示替代任何单个字符；“[]”表示替代指定范围（[a-f]）或集合（[abcdef]）中任何单个字符；“[^]”表示替代不属于指定范围（[a-f]）或集合（[abcdef]）中任何单个字符。

例 4.6 基于医生基本情况表创建有条件要求的查询。

① 从医生基本情况表中查询医生工号大于“51000800005”并且最高学历为“研究生”的所有医生的信息。代码如下：

```
SELECT *  FROM  医生基本情况表
WHERE 医生工号>'51000800005' AND 最高学历='研究生'
```

查询结果如图 4.49 所示。

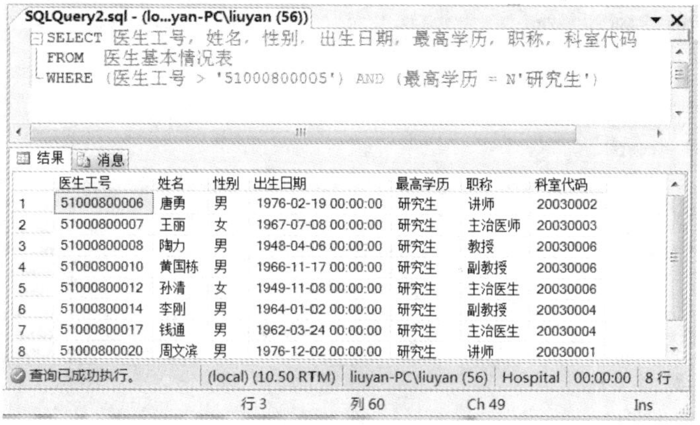

图 4.49　WHERE 子句单表查询结果

② 在 Hospital 数据库中，查询 1965 年和 1976 年之间出生并且在神经内科工作的医生信息。代码如下：

```
SELECT 医生基本情况表.姓名,医生基本情况表.出生日期,医生基本情况表.职称,科室表.科室名称
FROM  医生基本情况表,科室表
WHERE 出生日期 BETWEEN CONVERT(DATETIME,'1965-01-01') AND CONVERT (DATETIME,
'1976-12-31') AND 医生基本情况表.科室代码= 科室表.科室代码 AND 科室表.科室名称= '神经内科'
```

运行结果如图 4.50 所示。

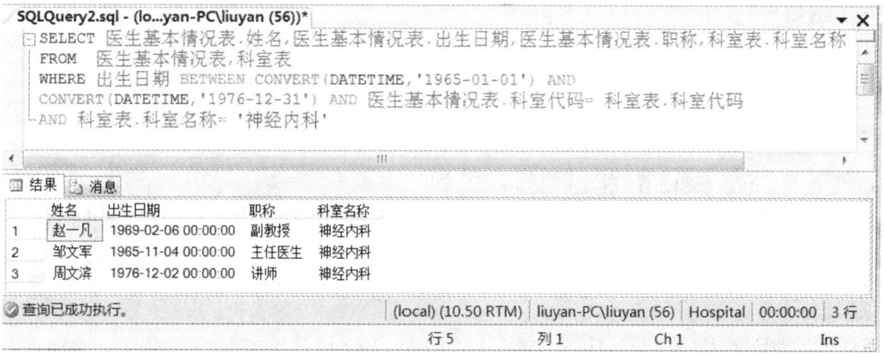

图 4.50　WHERE 子句多表查询结果

查询语句是从医生基本情况表和科室表表中根据 WHERE 语句表达式判断查询得到结果。其中 CONVERT(DATETIME,'1976-12-31')为日期转换函数，将字符串转换成 DATETIME 类型。

③ 在医生基本情况表中，使用模糊查询，查找姓“孙”的医生的信息。程序代码如下：

```
SELECT * FROM 医生基本情况表 WHERE 姓名 LIKE '孙%'
```

SQL语句执行结果如图4.51所示。

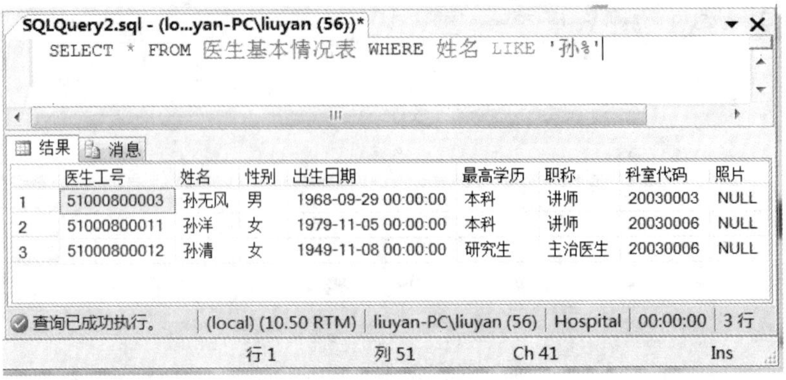

图 4.51　姓氏模糊查询结果

（4）使用 ORDER BY 子句的查询实例

ORDER BY 子句的作用是对 SELECT 语句返回的记录集进行排序，除非同时指定了 TOP，否则 ORDER BY 子句在视图、内联函数、派生表和子查询中无效。

ORDER BY 子句的语法格式如下：

```
[ ORDER BY
    {
      Order_by_expression                    '要排序的列
    [  COLLATE collation_name ]               '排序规则
    [  ASC | DESC ]                           '升序或降序
    }  [ ,...n ]
]
```

其中参数说明如下：

- Order_by_expression：指定要排序的列。
- COLLATE collation_name：指定根据 collation_name 中指定的排序规则来运行 ORDER BY 操作。collation_name 可以是 Windows 排序规则名称或 SQL 排序规则名称。
- ASC：排序指定方式为升序。默认情况是升序排序。
- DESC：排序指定方式为降序。

例 4.7　查看医生基本情况表中所有医生的记录，并且按照医生工号降序排序，其代码如下：

```
SELECT * FROM 医生基本情况表
ORDER BY 医生工号 DESC
```

本例中使用了 DESC 关键字，如果是按“医生工号”升序排序的话，关键字 ASC 可以省略。查询结果如图 4.52 所示。

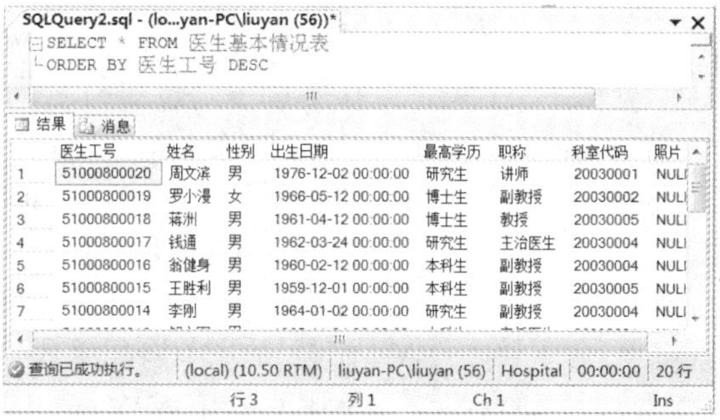

图 4.52 医生工号降序排序结果

例 4.8 查看医生基本情况表中的所有记录，并且按照医生工号和姓名排序，其代码如下：

```
SELECT * FROM 医生基本情况表
ORDER BY 医生工号,姓名
```

（5）使用 GROUP BY 子句分组统计

GROUP BY 子句的作用是依据设置的条件分成各个群组，同时在 SELECT 子句中使用汇总函数进行数据汇总。

GROUP BY 子句的基本语法格式如下：

[GROUP BY [ALL] group_by_expression [,...n]
[WITH { CUBE | ROLLUP }]
]

其中参数说明如下：

- ALL：用于指定包含所有组和结果集，甚至包含那些其中任何行都不满足 WHERE 子句指定的搜索条件的组合和结果集。
- group_by_expression：用于指定进行分组所依据的表达式，也称为组合列。group_by_expression 既可以是列，也可以是引用由 FROM 子句返回的列的非聚合表达式。
- CUBE：指定在结果集内不仅包含由 GROUP BY 提供的行，还包括汇总行。GROUP BY 汇总行针对某个可能的组和子组组合在结果集内返回。GROUP BY 汇总行在结果中显示 NULL，但用来表示所有值。使用 GROUPING 函数可确定结果集内的空值是否为 GROUP BY 汇总值。
- ROLLUP：指定在结果集内不仅包含由 GROUP BY 提供的行,还包括汇总行。按层次结果顺序，从组内的最低级别到最高级别汇总组。组的层次结构取决于列分组时指定使用的顺序。更改列分组的顺序会影响在结果集内生成的行数。

例 4.9 统计医生基本情况表中每个科室的总人数，其代码如下：

```
SELECT 科室代码,count(医生工号) as 总人数
FROM 医生基本情况表
GROUP BY 科室代码
```

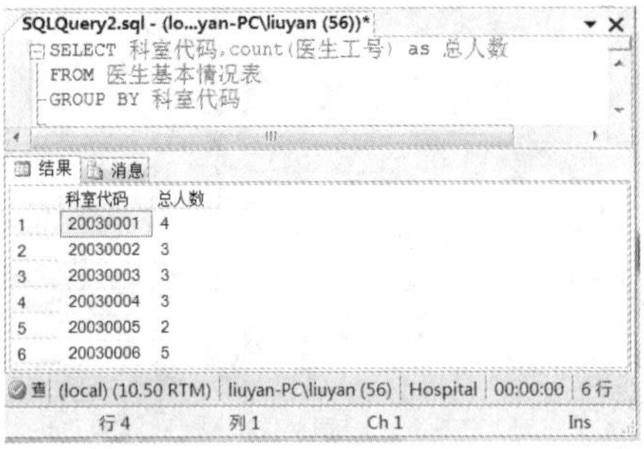

图 4.53　简单 GROUP BY 查询结果

其查询结果如图 4.53 所示。

在本例中，按照科室代码将“医生基本情况表”中的所有记录分成了若干个组，然后用 COUNT 函数统计每个组里面的记录数。

使用 GROUP BY 子句可以对表中的记录按子句后的条件分组，加上 WITH CUBE 会对 GROUP BY 所列出的所有分组字段进行汇总运算。

使用 GROUP BY 子句应该注意如下几点。

① GROUP BY 子句中可以包含字段名、字段值的表达式，但不能是汇总函数。

② 在 SELECT 子句中除了汇总函数之外，其他所有出现的字段一定要是在 GROUP BY 子句里曾经出现过的字段才行。

③ SELECT 子句中不一定要出现汇总函数，但至少要用到 GROUP BY 分组依据里的一项。

④ text、ntext、image、xml 数据类型的字段不能作为 GROUP BY 的分组依据。

例 4.10　按出生年份统计“医生基本情况表”中的总人数，其代码如下：

```
SELECT YEAR(出生日期) as 出生年份, count(医生工号) as 总人数
FROM 医生基本情况表
GROUP BY YEAR(出生日期)
ORDER BY YEAR(出生日期)
```

其查询结果如图 4.54 所示。

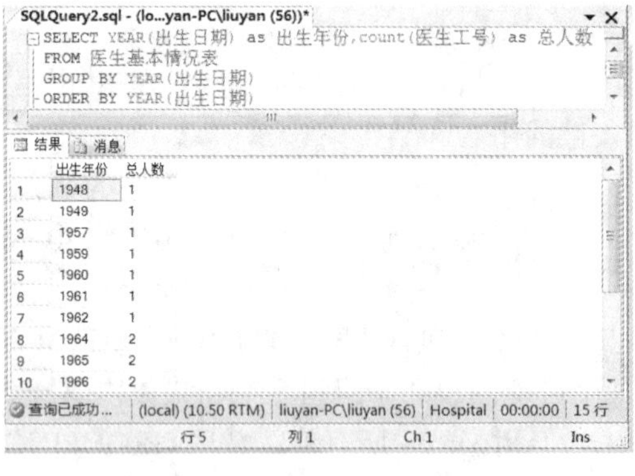

图 4.54　按出生年份分组查询结果

4.4　SQL Server 2008 的安全管理

数据库安全管理的目的在于要保证具有数据访问权限的用户能够登录到数据库服务器访问数据，对数据库对象执行各种权限范围内的操作，同时还要防止非授权用户的非法操作。

Microsoft SQL Server 2008 系统设置了三层安全管理模式。

1）服务器级别的安全管理。每个登录到 SQL Server 服务器的用户都需要有一个登录帐号，登录帐号包括登录名和登录密码。通过控制服务器的登录帐号，才能连接到相应的 SQL Server 服务器，以保证用户的合法性。

2）数据库级别的安全管理。当用户提供正确的服务器登录帐号，通过服务器级别的安全性验证之后，将被验证是否具有访问某个数据库的权限。如果该用户不具有访问某个数据库的权限，系统将拒绝该用户对数据库的访问请求。

3）数据库对象级别的安全管理。用户通过服务器和数据库级别的安全性验证之后，在对数据库中的数据进行访问或者对具体的对象进行操作时，还将接受权限检查，系统将拒绝不具有相应访问权限的用户。

总之，用户要访问 SQL Server 数据库中的数据，至少要经过身份验证、用户验证和用户对数据库数据或对象的操作许可验证的三个认证过程。

4.4.1　登录帐号管理

1. 身份验证模式

身份验证是用户访问 SQL Server 数据库的第一个认证过程，用来验证用户是否具有连接到数据库服务器的权利。SQL Server 2008 提供两种身份验证模式，即：Windows 身份验证模式和混合身份验证模式。

1）Windows 身份验证模式。用户可通过 Windows 帐号与 SQL Server 进行连接，该帐号是用户启动操作系统时输入的帐号名。用户身份由 Windows 进行确认，这时，用户不必提供 SQL Server 的帐号和口令就能连接到系统上。Windows 身份验证是默认身份验证模式。使用这种验证方式时，SQL Server 就可以利用 Windows 的安全特性，例如，安全验证和密码加密、审核、密码过期、最短密码长度、帐号锁定支持等。

2）混合身份验证模式。系统会同时启用 Windows 身份验证和 SQL Server 身份验证。用户既可以通过 Windows 帐号登录，也可以通过 SQL Server 专用帐号登录，该登录帐号名和密码均通过 SQL Server 创建并存储在 SQL Server 中。

2. 查看和设置身份验证模式

选择以某种身份验证模式登录，可以在安装 SQL Server 2008 时，通过安装程序提示用户选择服务器身份验证模式，然后根据用户的选择将服务器设置为两种验证模式之一。

此外，在使用过程中，用户也可以根据需要重新设置 SQL Server 服务器的身份验证模式。在 SQL Server Management Studio 的“对象资源管理器”窗口中，右击服务器节点，在弹出菜单中选择“属性”命令，打开服务器属性窗口，切换至“安全性”选择页。在“服务器身份验证”下，可以查看和改变身份验证模式，如图 4.55 所示。通过“服务器身份验证”单选按钮选择服务器的身份验证模式。

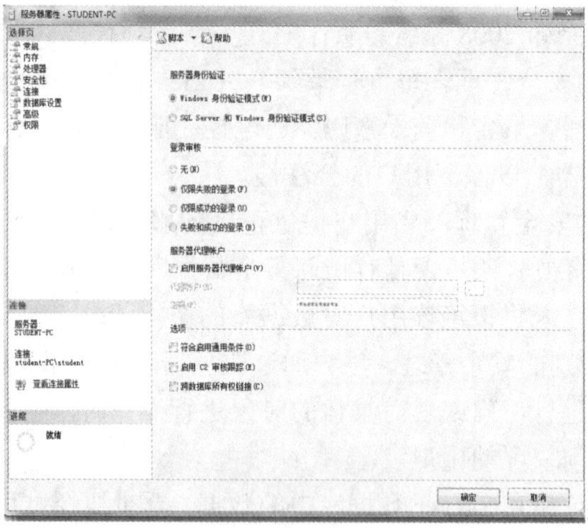

图 4.55　选择服务器的身份验证模式

3. 创建登录帐号

在 SQL Server 中创建登录帐号的步骤如下：

1）在 Microsoft SQL Server Management Studio 的“对象资源管理器”窗口中，展开“安全性”节点，右击“登录名”，在弹出菜单中选择“新建登录名”命令。在打开的“登录名 - 新建”窗口的“常规”选择页中选择和设置相关内容，如图 4.56 所示。

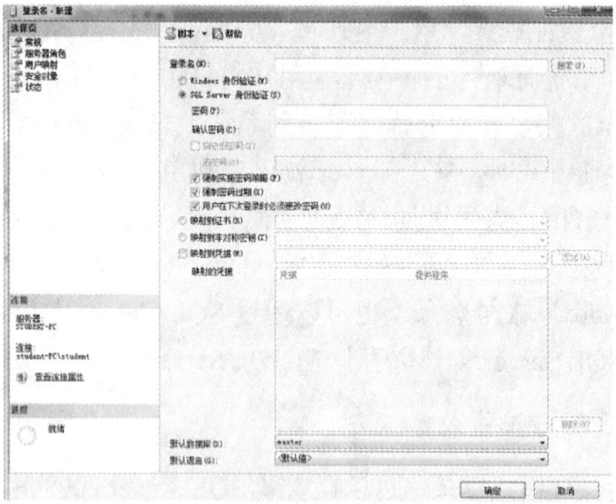

图 4.56　新建登录名“常规”页

- 登录名：输入要创建的登录帐号名。名称可以是 Windows 用户名或 Windows 组名，格式为“<域>\<名称>”。
- Windows 身份验证：指定该登录帐号使用 Windows 集成安全性。
- SQL Server 身份验证：指定该登录帐号使用 SQL Server 身份验证模式登录。
- 密码：必须为 SQL Server 登录指定非空的密码。

2）在“登录名 - 新建”对话框中，选择“服务器角色”页，可以选择将该登录帐号添加到某个服务器角色中成为其成员，并自动具有该服务器角色的权限。其中 public 是默认选择，不能删除。

3）在“登录名 - 新建”对话框中，选择“用户映射”页，指定该登录帐号可以访问的数据库。

4）在“安全对象”选择页，通过[搜索]按钮选择相应类型的安全对象添加到下面的“安全对象”列表中，然后可以对指定的安全对象的权限授予登录帐号或拒绝登录帐号获得安全对象的权限。

4.4.2　数据库用户管理

用户拥有登录帐号后只能连接到 SQL Server 服务器上，只有成为数据库的合法用户后，才能对数据库进行操作。用户是用于管理谁有权限使用某个数据库中的资源。数据库中的所有用户都存储在每个数据库的 Sysusers 表中。

服务器登录帐号和每个数据库用户之间存在一种映射关系，一个服务器登录帐号可以在不同的数据库中映射成不同的用户，从而具有不同的权限。这种映射关系为同一服务器上不同数据库的权限管理提供了很大的灵活性。管理数据库用户的过程实际上就是管理这种映射关系的过程。

每个数据库中都有两个默认用户：dbo 和 guest，可以在 Microsoft SQL Server Management Studio 的对象管理器窗口中查看数据库用户。

1. 创建数据库用户

以系统管理员身份连接到 Microsoft SQL Server Management Studio，在对象资源管理器窗口中展开要创建数据库用户的数据库，选择“安全性”节点，右击“用户”节点，在弹出菜单中选择“新建用户”命令。在弹出“数据库用户 - 新建”窗口的“常规”选择页中，在“用户名”文本框中输入要创建的数据库用户名。在“登录名”文本框通过单击右边的按钮选择映射到该数据库用户的登录帐号，如图 4.57 所示。

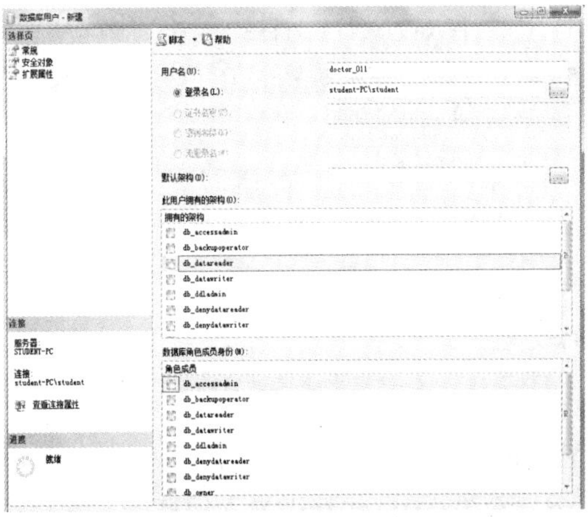

图 4.57　“数据库用户 - 新建”窗口的“常规”页

2. 用户管理

用户是用于管理谁有权限使用某个数据库中的资源。数据库中的所有用户都存储在每个数据库的 Sysusers 表中。在创建登录帐号时，如果在“用户映射”页中指定将登录帐号映射到某个数据库中的用户，则系统会自动在相应的数据库中创建用户。

4.4.3 权限管理

权限管理是指控制用户对数据库对象操作的权限。SQL Server 中的权限分为三种：对象权限、语句权限和隐含权限。

- 对象权限指用户对数据库中的表、存储过程和视图等对象的操作权限。如：是否可以查询、是否可以执行存储过程等。
- 语句权限指是否可以执行一些数据定义语句。
- 隐含权限指系统预定义的服务器角色或数据库拥有者和数据库对象拥有者所拥有的权限。隐含权限不能明确地授予和撤销。例如添加到角色 sysadmin 的成员就会自动继承并获得 SQL Server 的所有操作权限。

一个数据库角色或用户的权限可以有三种存在形式：授权（granted）、拒绝（denied）或取消（revoked）。如果用户被直接授予权限或者是被授予权限的角色，用户就可以执行动作。“拒绝”类似于“取消”权限，但拒绝具有最高的优先级，只要一个对象拒绝一个用户或对象访问，则即便该用户或角色被明确授予某种权限，仍不允许执行相应操作。

1. 进行对象权限的设置

对象权限的设置步骤如下：

1）启动 SQL Server Management Studio，展开需要设置权限的数据库节点，找到“安全性”、“用户”节点，在需要分配权限的数据库用户，如 doctor_011 上单击鼠标右键，在弹出的快捷菜单上选择“属性”命令。

2）打开“数据库用户”属性对话框，选择“安全对象页”。

3）单击右边的[搜索]按钮，将需要分配给该用户操作权限的对象添加到“安全对象”列表中。

4）在“安全对象”列表中，选中要分配权限的对象，则下面的“权限”列表中将列出该对象的操作权限，然后根据需要设置相应权限。如图 4.58 所示，为 doctor_011 用户设定对表 tab_ys 的更改权限。

2. 进行语句权限的设置

语句权限的设置步骤如下：

1）在 SQL Server Management Studio 的对象资源管理器中，鼠标右击需要修改权限的数据库名称，例如“医生数据库”，在弹出菜单中选择“属性”命令。

2）在弹出的“数据库属性”窗口中，切换到“权限”选择页，如图 4.59 所示。

3）在“权限”选择页中，列出了数据库中的用户和角色。下方列表中包含指定数据库用户或角色的各种语句权限，可以通过选择下方“显式权限”列表中的复选框进行权限设置。

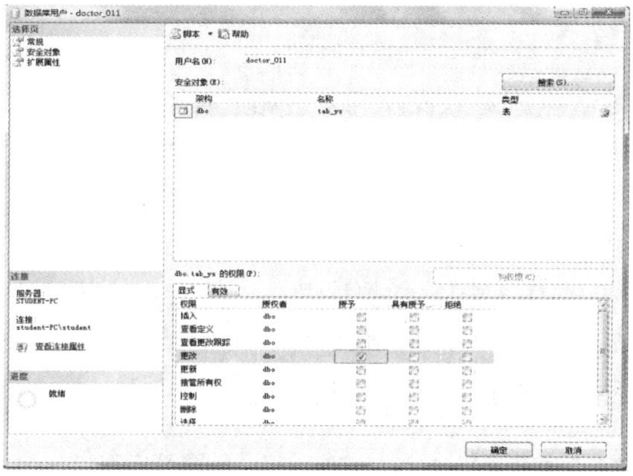

图 4.58　在“安全对象”选择页中设置权限

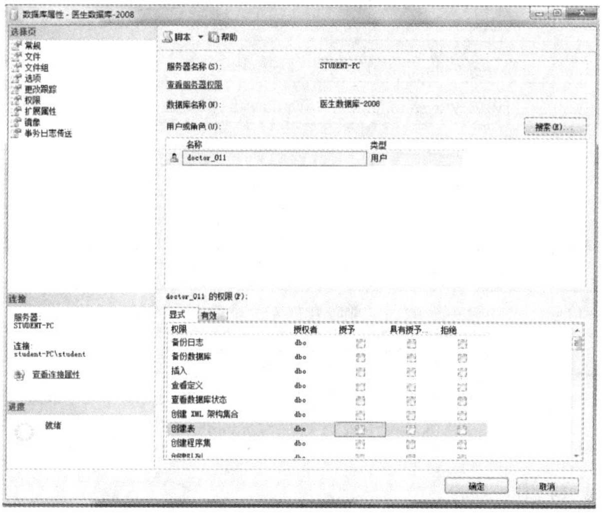

图 4.59　“数据库属性”窗口的“权限”选择页

4.4.4　角色管理

角色是一种权限机制，它可以方便管理员对用户权限的集中管理。当若干个用户都被赋予同一个角色时，他们都继承了该角色拥有的权限；一旦角色的权限改变了，与此相关的用户权限都会发生变更，因此省却了管理员逐个修改用户权限的麻烦。

1. 固定服务器角色

服务器角色是完成服务器级管理活动的具有相近权限的用户的集合。用户不能创建新的服务器角色，但可以通过向服务器角色中添加登录帐号，使其成为服务器角色中的成员，从而具有服务器角色的权限。由于固定服务器角色的作用域主要在服务器端，例如，作为数据库服务器的管理员就要限定一旦用户登录到 SQL Server 就拥有的管理性访问数量和安全性等。

2. 数据库角色

数据库角色是完成数据库对象操作的具有相近权限的用户的集合，作用范围是数据库。SQL Server 2008 中的数据库角色可分为两种：数据库中预定义的“固定数据库角色”和用户自定义的数据库角色。

（1）固定数据库角色

SQL Server 2008 提供 10 种固定数据库角色，如表 4.22 所示。前 9 个数据库角色的权限是系统预先设定好的，只有 public 角色的权限可以根据需要修改。对 public 角色设置的权限，当前数据库中所有的用户都会自动继承。

表 4.22 SQL Server 2008 的数据库角色

数据库角色名称	权　限
db_owner	可以执行数据库的所有配置和维护活动，还可以删除数据库
db_securityadmin	可以修改角色成员身份和管理权限
db_accessadmin	可以为 Windows 登录名、Windows 组和 SQL Server 登录名添加和删除数据库访问权限
db_backupoperator	可以备份数据库
db_ddladmin	可以在数据库中运行任何数据定义语言（DDL）命令
db_datawriter	可以在所有用户表中添加、删除或更改数据
db_datareader	可以从所有用户表中读取所有数据
db_denydatawriter	不能添加、修改或删除数据库内用户表中的任何数据
db_denydatareader	不能读取数据库内用户表中的任何数据
public	每个数据库用户都属于该角色，当尚未对某个用户授予或拒绝安全对象的特定权限时，则该用户将继承授予该安全对象的 public 角色的权限

（2）自定义数据库角色

数据库角色是针对具体的数据库作用的，用户可根据实际情况创建自己的数据库角色。创建数据库角色步骤如下。

在“对象资源管理器”中，展开需要创建数据库角色的数据库节点，单击“安全性”节点，展开“角色”节点，右击“数据库角色”节点，在弹出菜单中选择“新建数据库角色”命令，这时打开“数据库角色 - 新建”对话框。设置相应的选项：

- 角色名称：输入要创建的数据库角色名称。
- 所有者：输入该数据库角色的所有者。
- 在“此角色拥有的架构”列表中，选择此角色拥有的架构。
- [添加]按钮可以向该数据库角色中添加成员，添加的成员将自动获得该数据库角色的权限。
- [删除]按钮可以从该数据库角色中删除成员。

第 5 章　程序设计基础

在物理世界与信息世界高度融合的信息化社会里，医疗卫生的传统业务流程在专业信息系统支撑业务运转的数字化平台上，逐步形成医疗业务和卫生管理业务流程新的实施形式，给人们带来了高效、方便和舒适的医疗服务。目前有许多的软件技术可开发支撑业务运转的应用系统，本章基于 Visual Basic 2010 软件开发环境，介绍程序设计的基础知识，并以医院的局部业务实施为案例，介绍运用程序设计方法架构业务应用的小系统。

5.1　程序设计基础知识

Visual Basic 是一种可视化的、面向对象的程序设计语言。用 Visual Basic 程序设计语言可方便地设计出应用程序的图形界面以及和界面上对象操作有关的程序。

5.1.1　面向对象程序设计概述

在面向对象程序（Object-Oriented Programming，OOP）设计中，人们将对象看作是数据以及可以施加在这些数据之上的可执行操作所构成的统一体，而将整个程序看作是既相互协作而又相互独立的、具有各自工作能力的对象集合，OOP 应该做的是创建所需的各种对象，并按整个应用系统的需求而建立各个对象之间协同工作的能力。

面向对象程序设计的首要任务是从客观世界中抽象出为解决问题所需的对象，再为每个对象设置各种属性并制定其行为和方法，最后利用事件触发机制和消息传递机制使各个相关对象协同工作。因而对象、属性、事件和方法等是 OOP 中的基本概念。

1. *程序和程序设计*

程序是用计算机语言描述（编写）解决一个特定问题的算法（步骤）的有序集。

程序设计是针对需要计算机求解的问题，进行分析问题、确定算法、编写程序和上机调试程序的过程。其中“确定算法”是程序设计的关键环节，如没有“确定算法”就不要“编写程序”。通常采用流程图描述算法的逻辑步骤。程序设计者一般使用的流程图符号见图 5.1。

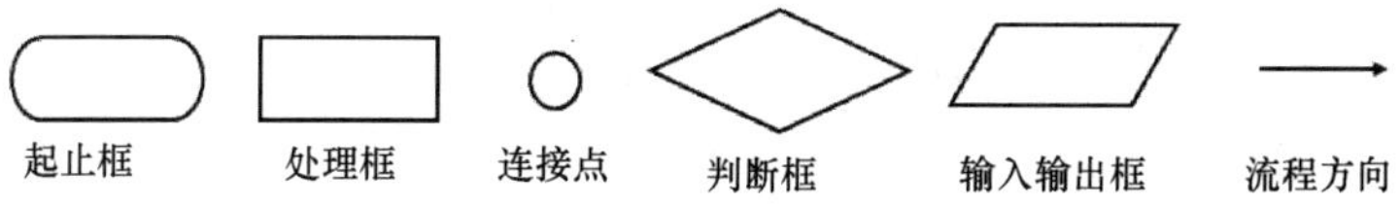

图 5.1　流程图常用符号

学习程序设计时应严格遵循该过程中各个步骤的基本要求，才能培养严谨的逻辑思维和规范的工程设计能力。

2. 面向过程和面向对象的程序设计

计算机完成任何任务，都需要执行相应的程序。系统程序和通用程序等通常由专业的软件人员设计；一般用户编写自己所需的有特别要求的程序。程序设计语言多种多样，各有特色，基本可将它们归类为面向过程的程序设计语言和面向对象的程序设计语言。

（1）面向过程的程序设计

传统的程序设计方式是面向过程的，它通过一系列的命令代码来实现某种程序功能。20 世纪 80 年代引入了结构化程序设计思想：即将一个规模较大、功能较复杂的程序系统，划分为若干个功能较为简单、相互关联又相对独立的程序模块，并根据需要对这些模块再作进一步的细分，然后将这些模块有机地组装起来构成一个大的、完整的程序系统。开发面向过程的应用程序大多数采用如 Basic、Fortran、Pascal、C 等的面向过程的程序设计语言。

（2）面向对象的程序设计

将系统中所有的资源都看成“对象”，使用对象来描述程序中的实体。程序设计主要针对对象可能发生的事件编写程序，即事件过程。程序的执行顺序取决于事件发生的先后。当某一事件发生了，就去执行处理该事件的相应程序；再等待下一个事件的发生。

面向对象的程序设计方式是当前程序设计的主流方向，开发面向对象的应用程序可以采用如 Visual Basic、Visual C++等程序设计语言。在面向对象的程序设计中，对象是将数据和功能封装为一体的编程结构，公开访问它的唯一方法是通过该编程结构的接口（属性、方法和事件）。而一个应用可以理解为是对所有对象的所有事件过程完成的功能的组合。因此，一个面向对象的程序设计的基础环节是为对象事件的响应操作设计程序代码。事件过程的程序设计依然是面向过程的程序设计。

3. 面向对象程序设计的基本要素

（1）对象（Object）、类（Class）

对象是面向对象程序设计的核心，Visual Basic 2010 中的对象是用类定义的。类是创建对象的模板，是同种对象的抽象。对象是类创建的实例。例如，自然界中的树和桃树的关系就是类和对象的关系：树是类的概念，它代表了自然界所有的树；桃树是树中的一种，它不仅具有树的所有性质，而且还有桃树本身的特性。

在 Visual Basic 2010 中，类通常是由系统设计好的，可供用户使用的模板。Visual Basic 2010 工具箱上的各种工具代表类，当用户用某一个工具在窗体上“画”了一个控件，即创建了控件对象，简称控件。控件对象包含描述其特征的数据，即属性和代码。每个对象不仅有自己的名字、特征（属性），而且用同一个类创建的每一个对象都具有这个类定义的公共特征和功能（属性、事件和方法）。

（2）对象的属性、事件、方法

对象是代码和数据的集合，是计算机系统的基本运行实体，对象是一些属性、方法和事件的集成。属性是描述对象的数据；事件是对象的响应；方法是对象进行的操作。

1）属性（Properties）。Visual Basic 2010 中的对象有很多属性，用它们来描述对象的特征。这些属性决定对象的外观和功能。不同的对象有各自不同的属性（如外观、形态、颜色、可用性、可见性等）。在程序运行时，可设置也可获取的属性为可读写属性。运行时，只能读取的属性为只读属性。

对象的有些属性可以在程序设计时通过“属性”窗口设置，也可在程序中通过代码设置，但有些属性在设计时不可用，只能在程序中通过代码设置。在程序中设置属性的语句格式为：

<对象名>.<属性名> = <属性值>

例如，设置表单 Form 的 Text 属性为“欢迎进入系统！”，使用的语句是：

```
Me.Text = "欢迎进入系统！"
```

上述语句代码中Me代表当前窗体。录入程序时，当输完Me，再输入点号时，将出现一个智能下拉列表框。Visual Basic 2010 自动识别Me代表当前窗体对象，在智能下拉列表框中显示包含该窗体的所有属性和方法，供用户选择录入。这种功能称为智能感知（IntelliSense）。当智能感知下拉框出现时，使用向上和向下箭头来导航列表，按Tab键来选择高亮显示的列表项。这样可以防止成员名拼写错误，从而减少编译错误。

2）事件（Event）和事件过程。Visual Basic 2010 采用事件驱动编程机制。所谓事件是发生在对象上的事情。例如：鼠标单击按钮。即在按钮（对象）上发生了鼠标单击（Click）事件。当系统响应用户的一些动作时，就触发了事件，并执行相应的过程代码。这些过程代码是处理事件的步骤，称为事件过程。

Visual Basic 2010 中的每一个事件都有一个固定的名称，如 Click、Load、TextChanged 等。这些事件的名称由系统统一预设，是 Visual Basic 2010 的保留字。不同类型的对象可识别的事件不一定相同，当某事件被触发时，系统会对该事件做出响应。如装载一个窗体时触发 Load 事件，单击按钮触发 Click 事件，双击按钮触发 DoubleClick 事件等。

3）方法（Method）。为完成某一目标，将一些通用过程和函数编写后封装起来供用户直接调用的程序代码称为方法。简而言之，方法是对象可以执行的操作行为。用户调用时，用相应过程和函数的名即可。不同的对象有不同的方法。

方法的调用与属性的引用类似，调用格式如下：

<对象名>.<方法名>( )

如设置一个按钮作为窗体的退出事件。设置的程序代码如下：

```
Private Sub Button1_Click(ByVal sender As System.Object, ByVal e As System. EventArgs)
    Me.Close()
End Sub
```

方法通常用于让对象来执行操作，属性用于获取和设置对象的特征。在代码中方法调用不同于属性引用之处是：方法名称后面有一对括号，如上面的Me.Close()。

5.1.2 工作平台与工程设计简介

Visual Studio 2010 是一个包括了 Visual Basic 2010、Visual C#、Visual C++、Visual F# 等一系列语言模版的集成开发环境（Integrated Development Environment，IDE），是一套完整的开发工具，可供开发人员生成 ASP.NET Web 应用程序、XML Web services、桌面应用程序和移动应用程序。Visual Studio 2010 简化了在各种平台（包括 SharePoint 和云）上创建、调试和开发应用程序的过程，其自带对测试驱动开发的集成支持以及调试工具，可以帮助确保提供高质量的解决方案。Visual Studio 2010 的多种语言共同基于.NET 框架、并集成在统一开发环境下的设计功能提供了简化 ASP Web 应用程序和 XML Web services 开发的关键技术，能够轻松地共享工具和创建混合语言解决方案。

1. 集成开发环境简介

单击“开始 | 所有程序 | Microsoft Visual Studio 2010 | Microsoft Visual Studio 2010”的菜单命令可以启动 Visual Studio 2010，进入到 Visual Studio 2010 的空环境。然后单击“文件 | 新建 | 项目”命令，打开“新建项目”对话框，在该对话框中选择 Visual Basic 模板下的“Windows 窗体应用程序”，可以创建具有 Windows 用户界面的应用程序，然后进入到 Visual Studio 2010 集成开发环境界面，并在设计窗格中打开一个默认名称为 Form1.vb 的空窗体，如图 5.2 所示。

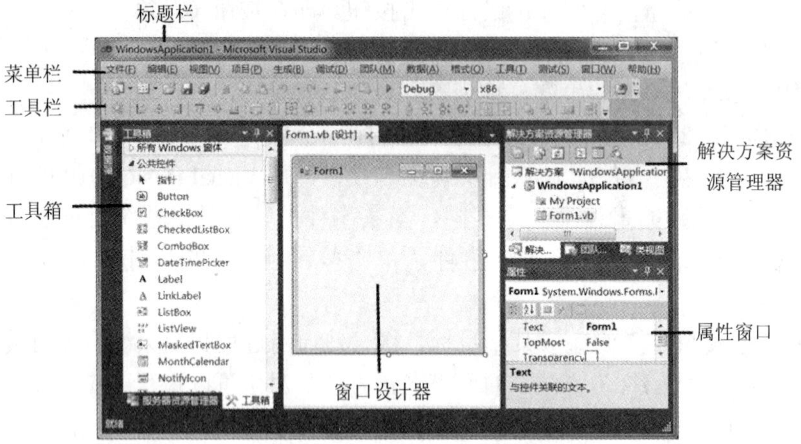

图 5.2 IDE 集成开发环境界面

Visual Basic 2010 工作环境不同于早期版本，它实际上已经融入 Visual Studio 2010 的统一集成开发环境中，该环境是一个集中了许多不同开发工具和设计功能的开发平台，用户可在其中进行程序设计、编辑、生成、调试、测试等。

（1）菜单栏

Visual Studio 2010 的菜单栏与其他应用程序菜单相似，它除了具有一般软件中的一些标准的菜单外，还提供了与编程和程序运行有关的菜单，如“项目”、“生成”、“调试”、

“数据”、“测试”等菜单。

（2）工具箱

Visual Studio 2010 的工具箱如图 5.3 所示。当需要使用“工具箱”的内容时，展开各项目节点下的相应内容即可使用。如使用公共控件，可以展开公共控件节点下的内容，从中选择“Button”、“Label”、“TextBox”等常用控件进行设计。

在工具箱内的所有类别项目下都包含了一个指针控件。指针控件的功能是对已生成的控件进行选定、移动、改变大小等的操作。

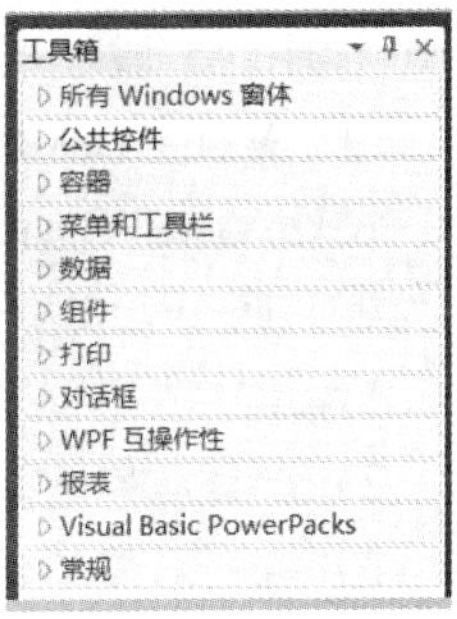

图 5.3 工具箱

（3）设计窗格

设计窗格（设计器）用于设计应用程序的界面。用户可以在设计窗格中打开窗体，在窗体上面设计各种控件、图形、图片等。每一个窗体必须有一个唯一的名字。建立窗体时的默认名称为：Form1、Form2……。一个应用程序由一个或一个以上的窗体组成。

（4）代码窗格

代码窗格（代码编辑器）用于输入程序、显示和编辑程序代码。每个窗体都有自己的代码窗格，如图 5.4 所示。打开代码窗格的方法有以下两种。

1）在设计窗格的窗体中，用鼠标双击一个控件或窗体，或按【F7】键。

2）用“视图”菜单中的“代码”命令。

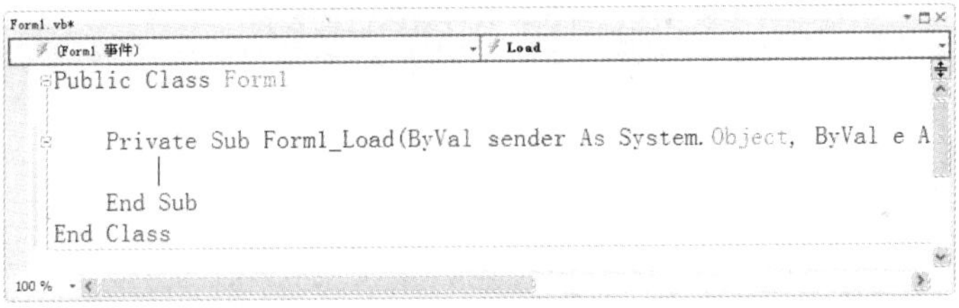

图 5.4 代码窗口

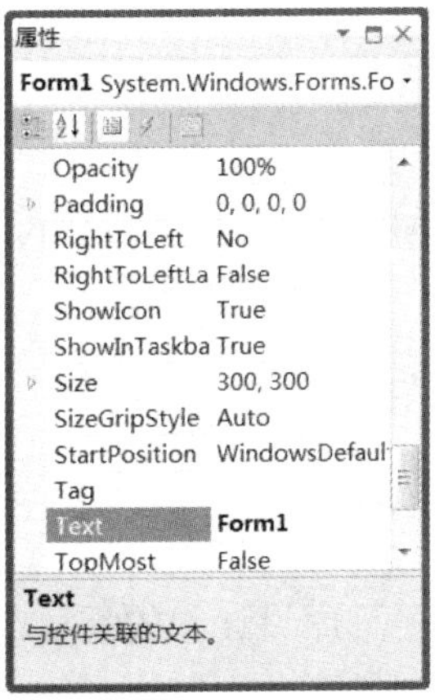

图 5.5 属性窗口

（5）属性窗格

通过属性窗格，选择已设计的窗体或控件，可设置或修改它们的属性值。属性窗格的属性列表有两种排列方式：按字母排序（默认设置）和按分类排序。按分类排列其属性可分为七类，分别是：布局、行为、焦点、可访问性、设计、数据、外观、杂项。

例如单击窗体任意地方，可以在“属性”窗格中浏览窗体的属性，窗体的名称 Form1 System.Windows.Forms.Form 将显示在“属性”窗格的下拉列表框中，如图 5.5 所示，其中 Form1 是对象的名称，System.Windows.Forms.Form 是对象的类型。

2. 一个简单的工程开发示例

下面以一个简单的工程开发示例，介绍开发 Visual Basic

2010 程序的一般过程和方法。

（1）Visual Basic 2010 应用程序设计的主要步骤

设计 Visual Basic 2010 的应用程序，不论应用程序是简单，还是复杂的，都可以归纳为下面四个主要步骤。

1）建立应用程序的交互界面（在窗体上创建控件对象）。

2）设置对象的属性。

3）编写对象事件过程代码。

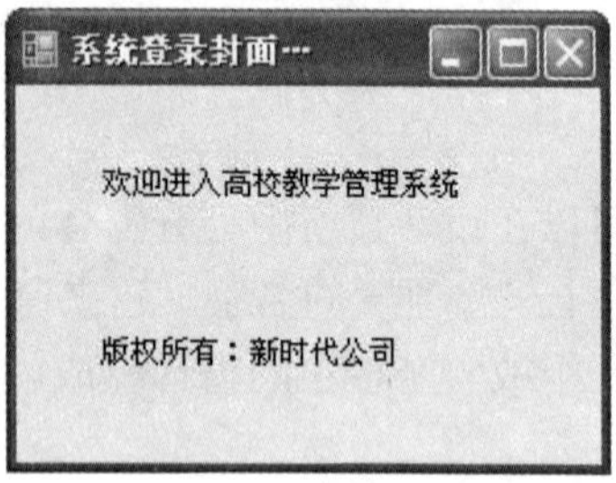

图 5.6 系统封面

4）调试、运行应用程序，保存。

（2）简单设计实例

例 5.1 制作一个系统封面，封面效果如图 5.6 所示。要求在窗体上设计两个标签，作为系统封面的说明。

程序设计的过程如下。

① 创建对象：启动 Visual Studio 2010，创建一个"Windows 窗体应用程序"项目。选定工具箱中的标签控件，在窗体上添加两个标签 Label1、Label2，并调整其位置。

② 右击选中的对象，打开该对象的属性窗格，设置相应对象的属性，属性设置内容见表 5.1。

表 5.1 例 5.1 中对象属性的设置

对 象	属 性	设 置 内 容
Form1	Text	系统登录封面…
Label1	Text	欢迎进入高校教学管理系统
Label2	Text	版权所有：新时代公司

③ 调试、存盘：单击工具栏上[启动调试]按钮（或按【F5】键），运行程序。在运行过程中，若程序出错，则需进行调试；最后保存程序。

5.1.3 程序语句的组成基本元素

程序是由一系列描述算法的语句代码组成，而每条程序语句是由命令代码、运算符号、数据、表达式、被操作对象等基本元素遵循 Visual Basic 语言规则编写所形成的。因此，学习程序设计，首先要求掌握 Visual Basic 2010 的语言的基本元素，包括数据类型、运算表达式以及代码编写规则。

1. 数据类型的描述

Visual Basic 2010 提供了多种标准的数据类型，用户可根据自己程序设计中的需要，选用相应的数据类型，表 5.2 列出了 Visual Basic 2010 常见的数据类型。

表 5.2　Visual Basic 数据类型

数据类型	取值范围
Byte	0 到 255（无符号），存储二进制数
String	0 到 20 亿个 Unicode 字符，字符型数据必须用双引号括起来
Char	单个 Unicode 字符
Date	0001 年 1 月 1 日 0:00:00（午夜）到 9999 年 12 月 31 日 11:59:59 PM， Date 文本括在数字符号(# #)内，必须以 M/d/yyyy 格式指定日期值
Integer	-2147483648 到 2147483647（有符号），这与数据类型 Int32 相同
Single	负值为-3.4028235E+38 到-1.401298E-45；正值为 1.401298E-45 到 3.4028235E+38
Double	负值为-1.79769313486231570E+308 到-4.94065645841246544E-324 正值为 4.94065645841246544E-324 到 1.79769313486231570E+308
Boolean	True 或 False
Object	可以存储任何数据类型

2. 常量与变量

（1）常量

常量就是在程序整个生命周期内都不变的量。引入常量的优点：一是消除或减少数据输入，如输入π值时，首先定义常量 c_pi=3.14159265358979，在以后的每次输入中，就可以用 c_pi 替代 3.14159265358979；二是代码容易更新，只需更新定义的常量即可；三是代码容易阅读。在 Visual Basic 中有三类常量：一类是直接常量；第二类是内部的和系统定义的常量，是应用程序和控件提供的；第三类是符号和用户用 Const 语句声明的常量。常数声明语句的语法：

Const <常量名> [As 类型]=<表达式>

例如，要定义存储 pi 的常量，可使用如下语句：

```
Const c_pi As single = 3.14159265358979
```

一行中有多个常量声明时，用逗号分隔，如：

```
Public Const Price = 3.21, Const pn = 12345, Const cc = "ABCD"
```

注意：常量声明后，在程序中只能在它的作用域内被引用，而不能改变其值。

（2）变量

在程序执行过程中，需要临时存储一些数据。Visual Basic 2010 使用变量来存储数据。变量有名字、数据类型和作用域。变量名用于引用变量；变量的数据类型用于确定变量所能存储的数据种类。变量是内存中存放未知值的容器，也是程序中最基本的存储单元。程序每次运行时，产生的值均存放到变量中。

1）变量的命名。变量名的命名规则：①必须以字母开头；②关键字不能作为变量名，例如 Dim、Print 和 For 等；③变量名不区分大小写，变量名必须唯一。定义变量称为声明，通常用 Dim 关键字来完成。例如：

```
Dim X As Integer
```

不一定要为变量指定初始值，但也可以在 Dim 语句中包含该值，例如：

```
Dim StrXm As String = "张小明"
```

2）变量声明。早期版本的 Visual Basic 允许用户对变量不声明而直接使用（变量直接出现在各种语句中），称为隐式声明。在 Visual Basic 2010 中要求在变量使用前，必须先定义变量名、指定它的数据类型和作用域，让系统为变量分配存储单元。在变量使用前用 Dim、Private、Public、Static 语句声明变量，其语法结构如下：

[Dim | Private | Public | Static] <变量名> [As <类型>]

说明：

① 可选子句[As <类型>]，用于定义被声明变量的数据类型。为了规范命名，可以在名前加前缀，具体使用方法请参考有关文献说明。一行中有多个常量声明时，用逗号分隔。例如：Dim Int_X as Integer, Sin_Y as single。该语句声明了整型变量 Int_X 和单精度变量 Sin_Y。

② 字符型变量的声明：Dim 字符型变量名 As String。

③ 变量的范围：变量的范围取决于变量声明时所用的方式。

过程内使用的变量：在过程内声明的变量，只能被该过程识别、使用，别的过程不能访问，这类变量称为局部变量。当调用过程时，系统为局部变量分配存储单元，并进行初始化。一旦过程体结束，占用的存储单元释放。因此，在不同的过程中可以使用同名的变量，这些变量彼此无关系。

模块内使用的变量：在模块顶部的通用声明段用 Dim 或 Private 语句声明的变量为模块级变量，模块内所有的过程都可使用。

所有模块使用的变量：在模块顶部的通用声明段用 Public 声明的变量为公用变量，即全局变量。全局变量的值对应用程序中的所有过程均有效。必须注意的是：不能在过程中声明全局变量，只能在模块的通用声明段中声明全局变量。

3. 数组

数组是一种特殊的变量。数组有一个数组名，用数组名和下标（元素在数组中的序号）来引用数组中的每个元素。数组有上下界，数组的元素在上下界中是连续的，系统为每个元素分配存储空间。

数组必须先声明后使用，数组声明中应包含数组名、类型、维数和数组的大小。数组的下标可以是整型常量、变量、表达式，或者是一个数组元素。数组的下标不能超出数组声明中的上下界，否则在程序运行中会产生“下标越界”的错误。

数组类型可声明为 Visual Basic 2010 中的所有基本的数据类型。数组中所有的元素具有声明的数据类型，任何元素都可以使用 Object 类型来存储任意类型的数据，但不推荐这样做。

数组分固定数组和动态数组两种。

（1）固定大小数组及声明

在程序设计时如能确定所用数组的大小，可用固定大小数组的声明方法。数组声明语句和变量声明语句一样，根据数组的有效范围选用 Dim、Private 或 Public 声明语句。

[Dim | Private | Public]　<数组名> ([下界 1 to] 上界 1[，[下界 2　to] 上界 2]…)[As 类型]

数组名：命名规则同变量的命名规则。

下界缺省时，默认值为 0。下界的最小值为 0，上界最大值为 32767。数组的大小为每一维大小的乘积。每一维的大小为（上界－下界＋1）。

类型为 Visual Basic 2010 中的基本的数据类型。

例如：

```
Dim A(0 to 8) As String          '声明一个有 9 个元素（8－0＋1）的一维的字符串数组
Dim B(4) As Integer              '声明一个有 5 个元素（4－0＋1）的一维的整型数组
Dim C(0 to 3,0 to 4) As Single   '声明一个有 4×5 个元素的二维的单精度数组
```

（2）动态数组

在程序设计时，当不能决定到底用多大的数组才合适时，可在声明阶段引入动态数组。动态数组可在任何时候改变大小，有助于内存的有效管理。可以在短时间内使用一个较大的数组，不使用时，将内存空间释放给系统。

动态数组在声明时不给出数组的大小，当需使用该数组时，用 ReDim 语句指出数组的大小，当程序执行 ReDim 语句时分配存储空间。

动态数组的声明与固定大小数组的声明语句相同。根据动态数组的有效范围选用 Dim、Private、Public 声明语句，在数组名后附一个空维数表，例如：

Dim Darray( ) As Integer

然后在需要使用该数组的过程中用 ReDim 指明数组的维数和大小。ReDim 语句形式为：

ReDim <数组名>(下标 1[，下标 2]…) [As 类型]

ReDim 语句中的下标可以是常量或是已有确定值的变量。类型可省略，如不省略，一定要和原声明语句中的类型相同。

下面声明的动态数组 DArray 在过程中用 ReDim 语句声明其大小，语句如下：

```
ReDim Darray(9)
```

程序执行 ReDim 语句时，给数组 DArray 分配 10 个元素的存储空间。在过程中可多次使用 ReDim 语句改变数组的大小，也可以改变数组的维数。每次执行 ReDim 语句时，数组中存储的数据全部丢失，Visual Basic 2010 将数组元素重新置初值。

4. 常用函数

Visual Basic 2010 提供了大量的内部函数（标准函数）。这些函数都是系统已编好的程序，放入库中供用户程序调用。函数库中的函数分为数值型函数、字符型函数、日期和时间型函数、类型转换函数和交互函数。以下将介绍一些常用的函数，其他的函数用户可浏览“帮助”菜单。

（1）数值型函数

数值型函数主要应用在数值计算中，完成相应的数值型运算。Visual Basic 2010 中的数学函数已经由.NET Framework 的 System.Math 类中的等效方法取代。表 5.3 列出了常用的数值型函数。

表 5.3 数值型函数

函数名称	说　明	应用示例	结　果
Abs	返回绝对值	Math.Abs(-2.5)	2.5
Exp	E（自然对数的底）的次方	Math.Exp(3)	20.0855369231877
Round	返回一个四舍五入函数	Math.Round(123.45678,2)	123.46
Sqrt	求平方根	Math.Sqr(4)	2
Sin	返回正弦值	Math.Sin(26)	0.762889450479603

（2）字符型函数

部分常用的字符型函数的定义与用例见表 5.4 字符型函数。

表 5.4 字符型函数

函数名称	说　明	应用示例	结　果
InStr	在字符串中查找子字符串开始出现的位置	InStr("临床医学院","医学 ")	3
Len	返回字符串的长度	Len("广东教育")	4
Ltrim	去掉字符串左边的空格	Ltrim("　　广东教育")	"广东教育"
Mid	取字符串中指定数量的字符	Mid("广东教育",3,1)	"教"
Space	产生指定个数空格的字符串	Space(3)	"□□□"
Replace	将指定的子字符串替换成另一子字符串，并且可指定替换次数	Replace("广东教育","广东","北京")	"北京教育"
UCase	转成大写的字符串	UCase("AbcdEF")	"ABCDEF"

（3）日期和时间函数

通过使用日期和时间函数，可以在程序中获取当前系统时间等相关信息。常用的日期和时间函数如表 5.5 所列。

表 5.5 日期型函数

函数名称	说　明	应用示例	结　果
Today	返回系统年、月、日的日期	Date.Today	2012-10-1
Now	返回当前的系统的日期与时间	Now	2012-10-1　15:10:18
Format	格式化日期和时间	Format(#9/23/2012#,"MM/dd/yyyy")	09-23-2012

这里 Format 函数功能强大，可通过帮助文档获取更多的信息。

（4）类型转换函数

转换函数主要用于几种常见数据类型之间的转换，表 5.6 列出了类型转换函数。

表 5.6 类型转换函数

函数名称	说　明	应用示例	结　果
Asc	将字符转换成 ASCII 码值	Asc("A")	65
CBool	字符型转换成逻辑型	Cbool("000")	False
Cdate	字符型转换成日期型	Cdate("august 1,2012")	2012-8-1
Chr	将 ASCII 码值转换成字符	Chr(65)	"A"
CStr	将数值型转换成字符串	CStr(3.1415926)	"3.1415926"
Val	数字字符串转换成数值	Val(“123.456”)	123.456

（5）交互函数 InputBox 和 MsgBox

Visual Basic 2010 利用交互函数与用户进行交互。用户可用 InputBox 函数输入数据，用 MessageBox.Show 函数返回用户操作的信息。

1）InputBox 函数。函数 InputBox 的功能是：打开一个对话框，等待用户输入内容；当单击对话框中的[确定]按钮或按回车键，函数返回输入类型为字符串的值。

① 函数格式：

InputBox(<提示>[,<标题>][,<默认值>][,x 坐标位置][,y 坐标位置])

② 函数中各参数的意义。

<提示>：字符串表达式，作为提示信息显示，中西文均可，但不能省略。要多行显示时，在每行行末加回车 Chr(13)和换行 Chr(10)控制符。

<标题>：字符串表达式。

<默认值>：在输入对话框中无输入时，将默认值作为输入内容。

x 坐标位置、y 坐标位置：整型表达式。坐标确定对话框左上角在屏幕上的位置，屏幕的左上角为坐标原点，单位为像素。

以上的参数除<提示>外，其他参数均可省略；中间的默认部分用逗号占位符跳过。

2）MsgBox 函数。函数 MsgBox 的功能是：打开一个信息对话框，在对话框中显示消息，等待用户单击按钮，然后返回用户所选按钮的整数值。除了显示文本外，该函数也可以用来显示图标。

① 函数格式：

变量[%]=MsgBox(提示[,按钮][,标题])

② 函数中各参数意义。<提示>和<标题>的含义与 InputBox 函数相同。按钮：整型表达式。决定信息框中按钮的数目和类型，以及信息框上的图标类型。信息框中按钮的值、图标类型可用表 5.7 的“常量”表示。按钮值、图标类型值用“+”连接。

表 5.7　MsgBox 函数的按钮参数

名　称	常　量	说　明
按钮数目	MsgBoxStyle.OkOnly	显示“确定”按钮
	MsgBoxStyle.OkCancel	显示“确定”、“取消”按钮
	MsgBoxStyle.AboutRetryIgnore	显示“终止”、“重试”、“忽略”按钮
	MsgBoxStyle.YesNoCancel	显示“是”、“否”、“取消”按钮
	MsgBoxStyle.YesNo	显示“是”、“否”按钮
	MsgBoxStyle.RetryCancel	显示“重试”、“取消”按钮
图标类型	MsgBoxStyle.Critical	关键信息图标　红色 STOP 标志
	MsgBoxStyle.Question	询问信息图标 ？
	MsgBoxStyle.Exclamation	警告信息图标 ！
	MsgBoxStyle.Information	信息图标
默认按钮	MsgBoxStyle.DefaultButton1	第一个按钮为默认
	MsgBoxStyle.DefaultButton2	第二个按钮为默认
	MsgBoxStyle.DefaultButton3	第三个按钮为默认
模式	MsgBoxStyle.ApplicationModel	应用模式
	MsgBoxStyle.SystemModel	系统模式

当用户从对话框中单击某一命令按钮后，MsgBox 函数返回一个函数值，系统根据返回的函数值执行不同的程序段，进行不同的处理。MsgBox 函数返回值的说明见表 5.8。

表 5.8 MsgBox 函数返回值

返回值	含　义	返回值	含　义
1	选中 OK 命令按钮	5	选中 Ignore 命令按钮
2	选中 Cancel 命令按钮	6	选中 Yes 命令按钮
3	选中 Abort 命令按钮	7	选中 No 命令按钮
4	选中 Retry 命令按钮	—	—

除了用 MsgBox 函数可以产生一个与用户交互的消息对话框外，在 Visual Basic 2010 中还可以通过 MessageBox 类引用 Show 方法来产生一个与用户交互的消息对话框，有关详细介绍可参阅在线帮助信息。

例 5.2 编写结束程序运行的窗体单击事件过程。

设计： 新建一个窗体，编写窗体单击事件程序如下。

```
Private Sub Form1_Click(ByVal sender As Object, ByVal e As System.EventArgs) Handles Me.Click
    Dim s1 As String, s2 As String, x As Integer
    s1 = "请结束程序运行前要先存盘！"
    s2 = "警告！"
    x = MsgBox (s1, MsgBoxStyle.Exclamation+MsgBoxStyle.OKCancel, s2)
End Sub
```

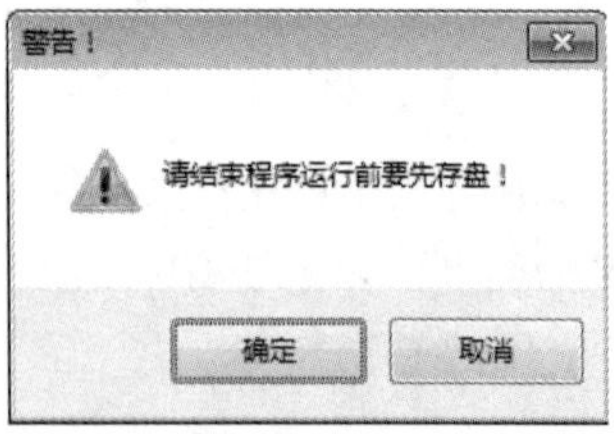

图 5.7 例 5.2 运行结果

程序运行结果如图5.7所示。

5. 运算符与表达式

程序中运算的表达式是由运算符和运算对象所组成的。Visual Basic 2010 中运算符和算式有自身的组成规则。

（1）运算符

运算符是对相同类型的数据进行运算操作的符号，在 Visual Basic 2010 中有四类运算符：算术运算符、字符串运算符、关系运算符和逻辑运算符。

1）算术运算符用于执行常量、变量、表达式、函数、属性值等数据之间的算术运算。算术运算符包括：加（+）、减（-）、乘（*）、除（/）、整除（\）、乘方（^）、取模（Mod）。

- 减号“-”有两个运算对象（双目运算）时，作减号；在单目运算时，作负号。
- 除法分为一般的除法和整除两种，并用不同的除号加以区分。使用“\”运算符执行整除。整除会返回商数，它是一个整数，例如：20\6 结果为 3。
- 乘方的符号（^）加在底数和幂之间。例如：5^3 表示 5^3。
- 取模（Mod）的结果是两个数相除的余数。例如：20 Mod 6=2。

算术运算符的优先级（高→低）：乘方→乘、除→整除→取模→加、减。

注意： 算术运算符两边的运算对象应是数值型。若是数字字符或逻辑型，则自动转换成数值型后再运算。若是非数字字符或其他类型，则产生“类型不匹配”的错误。例如：

```
100+"123"=223
100+"ab"                    '系统给出"类型不匹配"的信息
```

2）字符运算符用于将多个字符串连接起来，所以也叫连接运算符。字符运算符包括：&和+。其中“&”连接运算用于强制将两个表达式作为字符串连接。而“+”连接运算符则与它不同，当两个表达式都为字符串时，将两个字符串连接；如果一个是字符串而另一个是数字，则进行相加，结果是两个数字的和。例如：

```
a=2+3                  'a 值为 5
a="2"+"3"              'a 值为"23"
a="广东省"&"广州市"      'a 值为"广东省广州市"
a="x2"+3               '出现"类型不匹配"的错误提示信息
a="x2"&3               'a 值为"x23"
```

3）比较运算符用于对运算对象进行比较，当关系成立时，返回 True；关系不成立时，返回 False。在 Visual Basic 中，True 用-1 表示；False 用 0 表示。运算对象可以是数值型、字符型。

比较运算符包括：等于（=）、大于（>）、大于等于（>=）、小于（<）、小于等于（<=）、不等于（<>）、字符串匹配 Like。其中 Like 的功能是在运算符左边的字符串中查找运算符右边的字符串，有就返回“True”；没有就返回“False”。Like 可与通配符“?”、“*”、“#”、[字符列表]、[!字符列表]结合使用，进行模糊查询。关系运算符的优先级相同。

注意：比较运算符两边的运算对象是字符型时，按字符的 ASCII 码，字符串从左到右一一比较。汉字字符大于西文字符。

4）逻辑运算符用于多个关系表达式的逻辑判断。逻辑运算符包括：And、Or、Xor 和 Not。其中 Not 为单目运算。逻辑运算的结果返回逻辑值：True 或 False。

- Not：只有一个运算对象（单目运算），对运算对象取反。
- And：所有运算对象为 True 时，结果为 True；否则，结果为 False。
- Or：仅当所有的运算对象为 False，结果才会为 False；其他为 True。
- Xor：当且仅当表达式的一边为 True 时为 True。

例如：

```
Not  "abc">"ef"                                  '结果为：True
"abc">"ef" And 1234<2567 And "abc">"123"         '结果为：False
"abc">"ef" Or 1234<2567 Or "abc">"123"           '结果为：True
```

（2）表达式

1）表达式的定义：表达式是由常量、变量、运算符、函数和圆括号等组成。通过运算，表达式最终有一个结果，即表达式的值。表达式值的类型取决运算对象和运算符。

2）表达式的表示：表达式的书写应根据 Visual Basic 2010 中的规定。还应注意：

① 乘号不能省略。

② 只能使用圆括号，在一个表达式中可以出现多对圆括号，左右括号要配对。

③ 表达式所有内容在同一行上。

例如：$\frac{x^2+y^2}{2x}+\frac{1}{x+y}$ 表示成 Visual Basic 2010 中的表达式(x^2+y^2)/(2*x)+1/(x+y)。

3）表达式中不同数据类型的处理：在算术运行中，运算对象可能有不同精度的数据类型。Visual Basic 2010 中规定运算结果的数据类型用运算对象中精度高的数据类型。数据类型的精度高低排列如下：

Currency→Double→Single→Long→Integer

4）运算符的优先级：一个表达式中可能包含了多种类型的运算符。同一类运算符间的优先级前面已介绍过。不同类的运算符的优先级（在没有括号的情况下）：

算术运算符→字符运算符→关系运算符→逻辑运算符（高→低）

在表达式中，加圆括号可改变原有的优先级，也可使表达式更明了。

6. 语句书写的简单规则

Visual Basic 2010 的语句由命令代码、运算符号、数据、表达式、被操作对象或注释文本等基本元素组成。在语句中通常由命令代码引导语句的其他元素成分，说明语句命令执行的目标与施于的对象。Visual Basic 语句包括有：声明语句、赋值语句、输入/输出语句、条件语句、循环语句、注释语句等几种形式，在后续的章节将分别介绍这些语句的使用。Visual Basic 2010 基本沿用了以前 Visual Basic 的语法规则。

1）命令动词的第一个字母大写，其他字母小写；运算符前后加空格等。

2）一条语句跨行续写，上一行末尾需加上一个空格和一个下划线“_”，下划线是续行符。在许多情况下，可以在下一行中继续一条语句，而无需使用下划线字符，这称为隐式行继续。但必须注意，隐式续行只能用在语句中的一个组成部分结束后，另一个组成部分的起始位置前。

3）可以在一行中写多个语句，但各语句间要用冒号“:”分隔。

5.1.4 程序基本结构

结构化程序设计是面向对象程序设计的基础。结构化程序设计是采用自顶向下、逐步求精，将复杂的问题分解成一系列的相对独立的简单问题，编写成模块。一个程序就是由若干个不同层次结构的模块组成。

结构化程序设计的三种结构是：顺序结构、选择结构和循环结构。每种结构都与相应的命令语句对应，实现结构算法。

1. 顺序结构

顺序结构程序是程序运行时，按语句在程序中的先后次序执行。顺序结构中，主要语句是赋值语句、数据的输入/输出语句、声明语句和注释语句。

（1）赋值语句

1）赋值语句用于给变量和对象属性赋值。其语句格式：

<变量名> = <表达式>

在上述语句格式中，“表达式”为任何类型的表达式。应与变量名所表示的变量类型一致。符号“=”为赋值号，它实现将表达式的计算结果值赋给变量名所指定的变量或对象属性。

2）赋值语句使用说明：

① 当赋值号两边的量的类型不完全匹配时，如果表达式为数值型，将强制将其转换成与左边变量相同的精度。如果表达式为数字字符串，左边变量是数值型，自动转换成数值型后再赋值；表达式为非数字字符串时，出错。如果表达式为逻辑型，左边变量是数值型，将表达式的逻辑值转换成数值，True 转换成-1，False 转换成 0。如果表达式为数值型，左边变量是逻辑型，非 0 转换成 True，0 转换成 False。

② 赋值号与等号意义不同：例如赋值语句“x=y”表示将 y 的值赋给 x；而表达式“NOT x = y”表示比较 x 的值是否等于 y 值。等号只能用于关系运算。

③ 不能用一个赋值语句给多个变量赋值：例如“x=123,y=123,z=123，”用三个赋值语句给不同的变量赋相同的值，但语句不能写成 x=y=z=123。系统将 x=y=z=123 语句理解为，先将 y 和 z 后的“=”当作关系运算符“等号”处理，再把关系运算结果赋值给 x。

（2）输出语句

Visual Basic 2010 与早期版本的 Visual Basic 不同，不能直接使用 Print 语句在窗体或图片控件中输出文本信息，但可以通过交互函数或使用文本框与标签控件来辅助实现计算结果等信息的输出显示。

（3）注释语句

注释语句用于辅助读者阅读程序。该语句以撇号(')开头，引导注释内容，Visual Basic 在编译过程中忽略注释，并且注释不影响编译后的代码。注释内容可以添加在代码中的任意位置，但不能添加在字符串中。若要将注释追加到某语句，请在该语句后插入一个撇号，后面添加注释。Visual Basic 2010 代码窗口将注释的部分显示为绿色，这使程序更容易阅读和理解。

例 5.3　输入华氏温度，要求输出摄氏温度。公式为：$C=\frac{5}{9}(F-32)$。利用一个窗体的单击事件，进行输入与计算，并输出。输出要有文字说明，取 2 位小数。

设计：创建一个窗体，并放置一个标签 Label 控件；在 Form 的 Click 事件中编写代码如下。

```
Private Sub Form1_Click(ByVal sender As Object, ByVal e As System. EventArgs) Handles Me.Click
    Dim Sin_f As Single, Sin_c As Single
    Sin_f = InputBox("请输入华氏温度：", "输入窗口")
    Sin_c = 5 * (Sin_f - 32) / 9
    Sin_c = Format(Sin_c, "#.##")            '设定输出为二位小数
    Label1.Text = Sin_c
End Sub
```

2. 分支结构

根据选择结构中的条件判断结果，选择要执行的语句。程序中的选择结构通常用条件（分支）语句实现。

（1）单分支 If...Then 语句

语句格式：

```
If <条件> Then
    <语句块>
End If
```

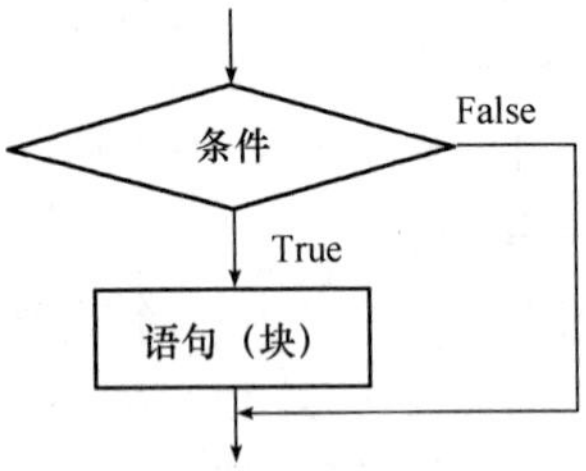

图 5.8 单分支流程图

条件：逻辑表达式，或者其值可以转换为逻辑值的其他类型表达式。

语句块：一个或多个语句。

功能：当<条件>为 True 时，执行 Then 后的语句或语句块；否则跳过该 If 语句。在 Visual Basic 2010 中，<条件>为算术表达式时，非 0 为 True，0 为 False。流程图见图 5.8。

例 5.4 一元二次方程：$Ax^2+Bx+C=0$，若 A=2，B=9，C=3，判断求解。

设计：由单击窗体事件触发方程求解的过程代码，启动事件过程后，首先分别给系数 A、B、C 赋值，然后通过两标签输出解的结果。

```
Private Sub Form1_Click(ByVal sender As System.Object, ByVal e As System.EventArgs) _
  Handles MyBase.Click
    Dim A As Single, B As Single, C As Single, Delta As Single
    A = 2 : B = 9 : C = 3
    Delta = B ^ 2 - 4 * A * C
    If Delta >= 0 Then                  '通过 Delta 来判断有解
        Label1.Text = (-B + Math.Sqrt(Delta)) / (2 * A) '函数 Math.Sqrt 是开平方根
        Label2.Text = (-B - Math.Sqrt(Delta)) / (2 * A)
    End If
End Sub
```

（2）双分支 If...Then...Else

语句格式：

```
If <条件> Then
    <语句块 1>
Else
    <语句块 2>
End If
```

语句功能：当<条件>为 True 时，执行 Then 后的<语句块 1>，否则执行后 Else 的<语句块 2>。流程图见图 5.9。

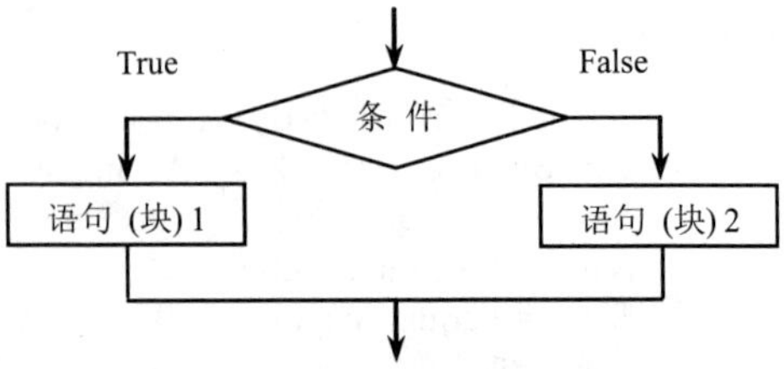

图 5.9 双分支流程图

例 5.5 求任意一元二次方程：$Ax^2+Bx+C=0$，判断是否有解，若有解并求解的结果。

设计：创建一个窗体，添加二个标签用于结果输出；通过窗体的单击事件触发方程求解的程序；启动程序后，首先输入任意的系数 A、B、C，然后判断根判别式△是否大于等于零，有解则求解，无解给出无解说明。

```
Private Sub Form1_Click(ByVal sender As Object, ByVal e As System.EventArgs) Handles Me.Click
    Dim A As Single, B As Single, C As Single, Delta As Single
    A = InputBox("请输入系数 A=", "系数输入")
    B = InputBox("请输入系数 B=", "系数输入")
    C = InputBox("请输入系数 C=", "系数输入")
    Delta = B ^ 2 - 4 * A * C
    If Delta >= 0 Then
        Label1.Text = (-B + Math.Sqrt(Delta)) / (2 * A)
        Label2.Text = (-B - Math.Sqrt(Delta)) / (2 * A)
    Else
        Label1.Text = "一元二次方程无实解"
        Label2.Text = ""
    End If
End Sub
```

（3）条件嵌套

可以在一个条件语句中包含另一个条件语句，称为条件语句嵌套。在使用条件语句嵌套时，应注意 If 与 End If 的配对。多个条件语句嵌套，End If 与最近的 If 配对。Visual Basic 2010 中没有限制嵌套层数。在含有多层嵌套的程序中，通常用层层缩进的形式书写，以增强程序的可读性。例如：

```
If...Then...
  If...Then
     ...
  EndIf
     ...
EndIf
```

例 5.6　求任意一元二次方程：$Ax^2 + Bx + C = 0$，判断根判别式Δ是否小于零，等于零，大于零三种情况，并显示求解的结果。

设计：利用分支嵌套来求解的三种情况。创建一个窗体，添加两个标签作为结果输出。

```
Private Sub Form1_Click(ByVal sender As Object, ByVal e As System.EventArgs) Handles Me.Click
    Dim A As Single, B As Single, C As Single, Delta As Single
    A = InputBox("请输入系数 A=", "系数输入")
    B = InputBox("请输入系数 B=", "系数输入")
    C = InputBox("请输入系数 C=", "系数输入")
    Delta = B ^ 2 - 4 * A * C
    If Delta >= 0 Then
        If Delta = 0 Then
            Label1.Text = "只有一个根!"
            Label2.Text = -B / (2 * A)
        Else
            Label1.Text = (-B + Math.Sqrt(Delta)) / (2 * A)
            Label2.Text = (-B - Math.Sqrt(Delta)) / (2 * A)
```

```
        End If
    Else
        Label1.Text = "无实解！ "
        Label2.Text =""
    End If
End Sub
```

（4）多分支 Select Case 语句

语句格式（流程见图 5.10）：

```
Select Case<测试表达式>
[Case<表达式列表 1>
    [<语句块 1>]]
[Case<表达式列表 2>
    [<语句块 2>]]
……
[Case Else]
    [<语句块 n+1>]]
End Select
```

说明：测试表达式必须是数值型或字符型表达式。

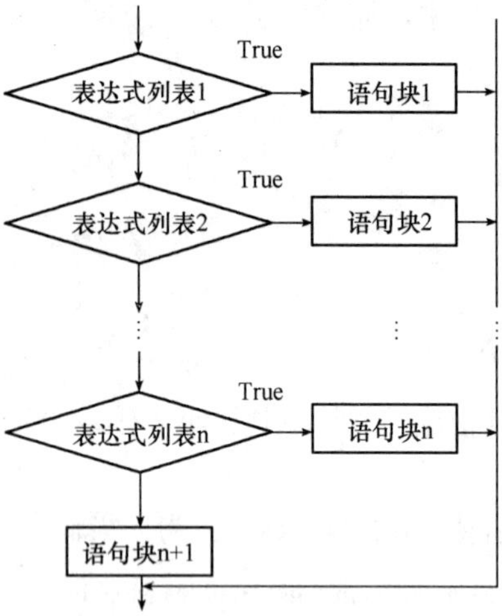

图 5.10 Select Case 语句

表达式列表：与测试表达式类型必须相同。

语句功能：Visual Basic 2010 对<测试表达式>只计算一次，然后将测试表达式的值逐个与 Case 的表达式列表的值比较，如果相等，则执行该 Case 后的语句块。必须注意：尽管会有不止一个 Case 与其相等，但只执行第一个匹配的 Case 后的语句块。如果与语句中所有的 Case 的值都不相等，则执行 Case Else 后的语句块（若无 Case Else，直接跳出该 Select Case 语句），最后跳出该 Select Case 语句。

例 5.7 设计一个窗体，其上有三个命令按钮，要求发生单击窗体事件时，触发一处理过程：从键盘输入一个整数，该数用 3 去除，若余数为 0，则第一个命令按钮获得焦点，若余数为 1，则第二个命令按钮获得焦点，若余数为 2，则第三个命令按钮获得焦点。

设计：新建一个窗体，按要求添加相应的按钮控件，编写 Form_Click 事件过程代码如下。

```
Private Sub Form1_Click(ByVal sender As Object, ByVal e As System.EventArgs) Handles Me.Click
    Dim Int_X As Integer
    Int_X = InputBox("请输入一个整数", "输入窗口")
    Select Case Int_X Mod 3
        Case 0
            Button1.Focus()        '按钮 1 获得焦点
```

```
        Case 1
            Button2.Focus()
        Case 2
            Button3.Focus()
    End Select
End Sub
```

3. *循环结构*

程序设计中，循环是指从某处开始有规则地重复执行某一程序段的现象，被重复执行的程序段称为循环体。使用循环结构编写程序，可以简化程序，提高效率。在 Visual Basic 2010 中提供三种不同格式的循环：For-Next 循环、While-Wend 循环和 Do-Loop 循环。

（1）For…Next 循环语句

For…Next 也称计数循环，在程序中实现固定次数的循环。语句流程见图 5.11。格式如下：

For <循环变量>=<初值> To <终值> [Step <步长>]

<循环体>

Next <循环变量>

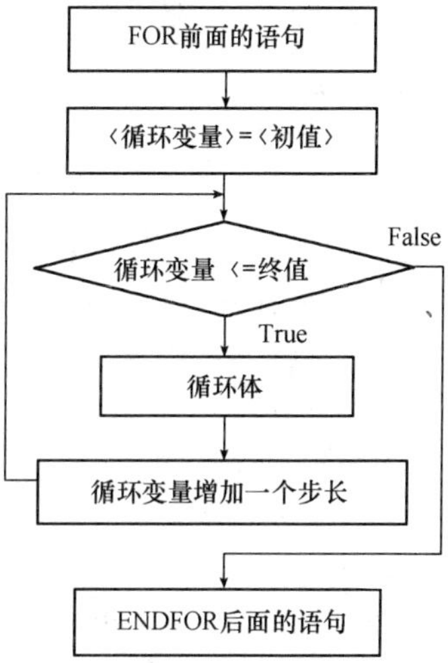

图 5.11　For 循环流程图

1）语句说明：

① 语句中的参数（循环变量、初值、终值、步长）都是数值型。

② 步长为正数时，初值<终值；步长为负数时，初值>终值。Step 缺省时，步长的缺省值为 1。

③ 循环体是循环多次执行的程序段。

④ 循环体循环的次数=Int((终值-初值) / 步长+1)。

2）语句执行过程：

① 给循环变量赋初值。

② 测试循环变量的值，是否超出终值的范围。如果在终值的范围内，执行循环体；如果不在终值的范围内，执行 Next 下面的语句（即跳出循环语句）。

③ 循环变量加步长，重复②～③步骤。

3）使用注意：

① 如果步长为零，将产生死循环，即程序一直重复执行循环体。

② 在循环体内可多次引用循环变量，但不能改变它的值，否则影响原有的循环规律。

③ 退出循环后，循环变量仍保持退出时的值。

例 5.8　计算 1～100 自然数的和。

设计：这是一个累加程序，即反复地在先前相加的基础上再加上一个新的加数。新建一个窗体；添加一个按钮控件，利用该按钮的单击事件触发累加程序的执行；添加一个标签控件用于显示结果；设定两内存变量 *i* 和 *s* 分别作为加数和累加数。程序编码如下。

```
Private Sub Button1_Click(ByVal sender As System.Object, ByVal e As System.EventArgs) _
  Handles Button1.Click
```

```
    Dim i As Integer
    Dim s As Integer  = 0              '定义变量并设初值
    For i = 1 To 100
        s = s + i                      '利用 i 的值累加 1～100 的自然数
    Next i
    Label1.Text = s                    '结果为 5050
End Sub
```

例 5.9 计算 99 以内的奇数的和。要求利用命令按钮单击事件启动求和程序。

```
Private Sub Button1_Click(ByVal sender As System.Object, ByVal e As System.EventArgs) _
  Handles Button1.Click
    Dim i As Integer
    Dim s As Integer = 0
    For i = 1 To 99 step 2             '步长为 2
        s = s + i
    Next i
    Label 1.Text = s
End Sub
```

（2）While…End While 循环语句

While…Wend 语句是 Visual Basic 2010 中另一种形式的循环结构，与 For…Next 循环语句不同的是：它是不确定循环次数的循环结构，而是根据给定“条件”的成立与否决定程序的流程。其格式如下：

```
While  <表达式>
        <循环体>
End While
```

语句功能：根据<表达式>的值决定是否执行循环体。

执行过程：首先计算<表达式>的值，<表达式>的值为 True，则执行循环体，当遇到 End While 语句时，控制返回 While 语句并对“条件”进行测试，如仍为 True，则继续执行循环体；否则退出循环体，执行 End While 后面的语句。

如果用 While…Wend 循环结构来处理上面例 5.9，试编写程序代码并上机测试结果。

例 5.10 从键盘输入 10 个数，找出这些数中的最大值和最小值并打印出来。要求设计按钮单击事件来进行数据处理。

设计：创建一个窗体，添加一个按钮作为计算处理按钮，添加两个标签作为结果输出。利用按钮的单击事件启动数据处理程序。编写过程代码如下。

```
Private Sub Button1_Click(ByVal sender As System.Object, ByVal e As System.EventArgs) _
  Handles Button1.Click
    Dim x As Single, Max As Single, Min As Single, k As Integer
    x = InputBox("请输入第 1 个数")
    Max = x : Min = x
    K=2
    While k <= 10
        x = InputBox("请输入"& Str(k) &"个数")
        If Max < x Then Max = x
        If Min > x Then Min = x
```

```
        k = k + 1
    End While
    Label1.Text = "最大值是"& Max
    Label2.Text = "最小值是"& Min
End Sub
```

（3）Do...Loop 循环语句

这种条件循环语句有若干种书写形式，因而功能更强。该结构与 While...Wend 语句相似，不必考虑循环体执行次数，只关注循环的终止条件。

1）格式 1：

```
Do While   <表达式>
           <循环体>
Loop
```

语句的执行过程：

① 测试 Do While 后的条件

② 当表达式为 True，执行循环体，然后执行步骤①；条件为 False，跳出该循环语句。

2）格式 2：

```
Do
    <循环体>
Loop While   <表达式>
```

格式 2 的 Do…Loop 语句，先执行一次循环体，再测试条件，其他与格式 1 语句相同。

注意：如果给出的条件不可能为 False，则产生死循环。

例 5.11　计算 1+1/2!+1/3!+…+1/n!，当 1/n!<10^{-6} 时，结束计算。

设计：设定达到结束条件为小于 10^{-6}。创建一个窗体，添加一个按钮，利用按钮的单击事件启动级数求和程序，添加一个标签控件用于显示结果。代码编写如下。

```
Private Sub Button1_Click(ByVal sender As System.Object, ByVal e As System.EventArgs) _
  Handles Button1.Click
    Dim i As Integer =0
    Dim t As Double =1
    Dim s As Double =0
    Do While t >= 0.000001
        i = i + 1
        t = t / i                    '累乘
        s = s + t                    '再累加
    Loop
    Label1.Text = s
End Sub
```

循环结构让用户能够编写更紧凑的代码，使程序更高效并更具可读性。在循环执行次数已知的情况下可用 For…Next 循环语句。若只知道循环结束条件而不清楚循环次数，就需要使用 Do…Loop 循环语句来编写程序。

4. 退出控制结构的语句

Exit 语句可直接从循环、子过程或函数过程中退出。当程序执行到 Exit 语句时，程序将终止执行循环体或过程体，直接跳出循环语句或过程，往后执行。Exit 语句的形式：

```
Exit For          '退出循环
Exit Do           '退出循环
Exit Sub          '退出过程
Exit Function     '退出函数
```

通常，Exit 语句总是出现在条件语句中。

5.1.5 过程

面向对象的编程是以类模块编程为中心的。将程序分割成较小的逻辑部件可以简化程序设计任务，称这些部件为过程。过程可用于压缩重复任务（共享任务）；例如，压缩频繁的计算、文本与控件操作和数据库操作。采用过程进行编程的优点：

① 过程将程序划分成离散的功能模块，独立的模块使整个程序容易调试。

② 一个程序中的过程，可以容易地成为另一个程序的构件。

在Visual Basic中有Sub（子过程）、Function（函数）过程和Event（事件）过程。当发生某事件（如Click、DoubleClick、Load等）时，对该事件做出响应的程序段称作事件过程。

设计应用程序的主要工作有两项：一是设计用户界面，二是编写过程的程序代码。要创建过程，无论它是子程序（不返回值的过程）还是函数（返回值的过程），首先必须在模块中声明它。

1. 子程序过程

子程序过程分为两种：事件过程和通用过程。前面例题中使用的都是事件过程。

（1）事件过程

定义事件过程的格式为

```
Private Sub < 控件名>_<事件名>([形参表])
    <语句序列>
End Sub
```

说明：

① 控件名是控件的名称，是一个控件的 Name 属性值。

② 事件名是该控件要触发的事件的名称，事件的名称是由 Visual Basic 2010 预先定义的。

③ 形参表是过程被调用时传送给该过程的形式参数（也称虚参）列表，形式参数可以是变量名或数组名，各参数项之间用逗号隔开。在过程中使用参数可以让调用过程的代码能够将数据传递给过程，参数定义由参数名、关键字 AS 和数据类型组成，参数间用逗号隔开。调用过程通过实参（Argument）将数据传递给形参（Parameter）。必须

注意：在 Visual Basic 2010 中传递参数时，参数是按值传递（参数定义前默认加 ByVal）而不是按引用传递。若要按引用传递，参数实际上是原变量的指针，在过程内对参数的修改将传递到原变量（参数定义前加 ByRef）。

例 5.12 求数 N!。

设计：新建一个窗体，添加一个标签文本用于显示结果，用窗体的 Click 事件触发阶乘处理过程。编写 Click 事件过程代码如下。

```
Private Sub Form1_Click(ByVal sender As Object, ByVal e As System.EventArgs) Handles Me.Click
    Dim N As Integer, K As Integer
    Dim T As Integer =1
    N = InputBox("请输入数 N")
    For K = 1 To N
        T =T *K
    Next
    Label1.Text = Str(N) & "！ =" & Str(T)
End Sub
```

（2）通用过程

通用过程是一种公用的，完成特定任务的程序过程；它不与任何特定的事件相联系，只能由其他过程显式调用。通用过程可以存储在窗体或标准模块中。在 Visual Basic 中，当输入“Public Sub MyProcedure()”的代码并按回车键，则系统智能引导创建一个无程序代码的空过程，如下所列。用户可以在空行中添加程序代码。

```
Public Sub MyProcedure()
    ……
End Sub
```

通用过程的语法格式如下：

```
[Private | Public] [Static] Sub <过程名>（[<参数表>]）
    <语句序列>
    [Exit Sub]
End Sub
```

说明：

① Private 用于定义 Sub 过程是局部（或私有）过程。如果一个过程作用范围是在它所在的模块内，这种过程称为局部过程，只有该过程所在模块中的程序才能调用它，不能被其他模块的过程访问。

② Public 用于定义 Sub 过程是全局的（或称公有）过程。如果一个过程的作用范围是全程的，这种过程称为全局过程。这样的过程可以在程序的任何地方被调用。

③ Static 用于指定过程中的局部变量在内存中的存储方式。变量的存储方式有两种：静态存储与动态存储。使用了关键字 Static，则过程中的局部变量是静态（Static）型，否则为动态型。静态型的特点是：局部变量的存储空间只能分配一次，且这些值在整个程序运行期间都存在。

1）创建通用过程常用方法。直接在代码窗口中创建，在“代码编辑器”中直接输入用户创建的过程。当输入 Sub 和过程名并按回车键后，系统会自动创建一个空过程。代码窗口中的“对象”列表框变为“通用”，“过程”列表框变为刚输入的新的过程名，用户只需在代码窗口内的空过程中输入过程代码即可。

2）查看过程。查看现有的通用过程，可在“代码编辑器”窗口的对象框中选择“通用”，在“过程”框中选择过程名即可查看。

3）调用过程。输入有效的过程名和括号，即实现了过程的调用。如果过程接受参数，还需在括号内指定参数，这时输入过程名和左括号，Visual Basic 2010 将显示提示工具，指出过程所有参数。

格式：<过程名>([<实参表>])

注意：调用 Sub 过程必须是一个独立的语句，不能在表达式中调用 Sub 过程。

例 5.13 输入圆柱的底半径和圆柱高，求圆柱体的表面和体积。

设计：创建一个窗体，添加两个标签文本用于显示结果，添加一个按钮，利用该按钮的单击事件启动圆柱体的表面和体积的计算程序。按钮的单击事件过程代码如下。

```
'窗体的按钮的 Click 事件过程******
Private Sub Button1_Click(ByVal sender As System.Object, ByVal e As System.EventArgs) _
  Handles Button1.Click
    Dim R As String
    Dim H As String
    R = InputBox("输入圆柱半径", "圆柱半径")
    H = InputBox("输入圆柱高度", "圆柱高度")
    R = Val(R)
    H = Val(H)
    Lenarea(R, H)                              '调用通用过程 Lenarea
End Sub
'通用过程 Lenarea******
Sub Lenarea(ByVal RR As Single, ByVal HH As Single)
    Const Pi As single = 3.14159265358979
    Dim A As Single
    Dim V As Single
    A = 2 * Pi * RR * HH + 2 * Pi * RR ^ 2     '圆柱的表面积
    V = Pi * RR ^ 2 * HH                       '圆柱的体积
    Label1.Text = "圆柱的表面积是：" & Str(A)
    Label2.Text = "圆柱的体积是：" & Str(V)
End Sub
```

2. 函数过程

Function 是有返回值的过程，它是由用户自己定义的函数过程。

（1）定义函数过程

格式如下：

```
[Private | Public][Static] Function <函数名> ([<形参表>])[As <类型>]
        <语句序列>
        Return <表达式>
```

End Function

说明：

① As <类型>是定义函数过程返回函数值的类型。若缺省 As 子句，则返回值的数据类型为 Object。

② Return <表达式>是使函数过程获得一个返回数值，即函数值。若缺省，则过程返回一个默认值：数值函数返回 0，字符函数返回一个空串。

③ End Function 是结束过程执行的语句。

④ 不能在事件过程中定义 Function 过程或 Sub 过程，也不能在 Function 过程中定义另一个 Function 过程或 Sub 过程。

（2）调用函数过程

调用方法与调用内部函数的方法一样。调用格式为

<函数名>(<参数表>)

由于函数过程要返回函数值，而 Sub 过程没有数值返回，所以 Sub 过程调用可以是一个独立语句，但函数过程作为一个独立语句调用没有意义，一般将函数调用的结果赋给一个变量或者直接参与到表达式的运算。

例 5.14　在窗体上设置三个文本框用来进行整数 x、y、z 输入，设置一个标签用来输出结果，通过窗体的单击事件来触发 $x!+y!+z!$的计算过程。

设计：打开窗体，按要求添加三个文本框控件，并放置到合适的位置。在通用的代码窗口编写自定义的阶乘函数 Fac，函数过程代码如下。

```
'自定义函数过程 Fac
Private Function Fac(ByVal N) As Integer
    Dim k As Integer =1
    Dim i As Integer
    For i = 1 To N
        k = k * i
    Next i
    Return k       '返回函数值
End Function
```

在窗体单击事件过程输入如下代码：

```
Label1.Text = Fac(TextBox1.Text) + Fac(TextBox2.Text) + Fac(TextBox3.Text)
```

例 5.15　编写一函数，使输入的一个字符串按反序输出。

设计：创建一个窗体，添加一个标签用于输出结果。利用窗体的单击事件启动反序排列字符串的处理过程。窗体单击事件中的代码如下。

```
ch = InputBox("请输入一字符串：", "输入窗口")
Label1.text = "反序输出为：" & Inverse(ch)
```

自定义反序函数 Inverse 代码如下。

```
Private Function Inverse(ByVal s) As String
    Dim i As Integer, K As Integer
    Dim d As String = ""
```

```
        K = Len(s)          '字符串的长度
        For i = 1 To K
            d = Mid(s, i, 1) + d
        Next i
        Return d
    End Function
```

5.2 面向对象程序设计的基础元素

控件是面向对象程序设计的基础元素。常用的控件模板在 Visual Basic 的工具箱中，可直接选择使用。另有一些用于增强用户界面和修饰界面的控件，可加载到 Visual Basic 的工具箱中，供选择使用。Visual Basic 具有定制控件的可扩展性，用户可根据自己的需要，购买和加载外部控件。Visual Basic 还为用户提供了自定义 ActiveX 控件的功能，帮助用户建立自己的 ActiveX 控件。

5.2.1 控件对象的常用属性、事件和方法

用面向对象编程技术开发应用项目，实际上是按照项目规划的流程，将控件对象作为组件元素搭建在一个窗体或多个窗体中，形成应用项目的用户界面，再采用事件驱动机制为每个控件对象建立实现目标的事件程序。因此，控件对象是应用程序中的基本实体。它包括按某种结构存储的数据（属性）、作用对象的操作（方法）和对象的响应事件。每种控件对象都有自己的属性、事件和方法，但也有一些属性、事件和方法是大多数控件对象所共有的。

1. 常用属性（Properties）

对象的属性是用来描述和反映对象特征的参数。下面是一些常见的对象属性。

1）Name：用于标识对象的名字；程序运行时，该属性是只读的。

2）BackColor：设置对象的背景颜色。

3）ForeColor：设置对象里显示的图片和文本的前景颜色。

4）Font：设置控件文本使用的字体、属性和字号。

5）Text：设置对象的标题。

6）Size：设置对象高度、宽度。单位是像素。

7）Visible：设置对象可见或隐藏的值。

8）Enabled：设置控件对象是否可以对用户交互作出响应的值。

2. 对象事件（Event）

事件由用户触发（如 Click）或由系统触发（如 Load）。当触发了事件，对象会对该事件做出响应。下面是常见的响应事件：

1）鼠标事件：鼠标操作触发事件是 Visual Basic 2010 中最为常见的事件。

① Click、DoubleClick 事件：Click 事件是用户单击鼠标触发的事件；DoubleClick 事件是用户双击鼠标触发的事件。

② MouseDown、MouseUp 事件：MouseDown 事件在按下鼠标时触发；MouseUp 事件在释放鼠标时触发。

③ MouseMove 事件：在鼠标经过对象时触发。

实际上，并不需要对所有鼠标事件编程。一般情况下，用户只要对 Click 事件编程。

2）键盘事件：键盘事件是由键盘输入产生的。常见的键盘事件有：

① KeyDown、KeyUp 事件：KeyDown 事件在键盘按下时触发；KeyUp 事件在键盘释放时触发。

② KeyPress 事件：通常用户不必关心 KeyDown 和 KeyUp 事件，只要使用 KeyPress 事件确定按下的是哪个键。

3）Load 事件：在窗体被载入工作区时自动触发的事件。

3. 对象方法（Method）

除了属性，大多数对象都有方法。方法是对象可以执行的行为，而属性只是描述了对象的特征。区分代码中的语句是属性引用还是方法调用的方法之一是：方法调用后面有一对括号，如 Button1.Focus()。以下是一些常用的方法。

1）Clear()：从文本框中清除所有的文本。

2）Close()：关闭窗体。

3）Focus()：为控件设置输入焦点。

4）Hide()：对用户隐藏控件。

5）Refresh()：强制控件使其工作区无效并立即重绘自己和任何子控件。

6）Show()：向用户显示控件。

5.2.2　用户与程序交互的基本元素

Visual Basic 2010 软件开发工具提供用户与应用程序进行交互的基本构件元素包括窗体、标签、文本框、按钮、列表框、组合框、单选按钮与复选框控件。

1. 窗体（Form）

窗体是所有控件的容器，是应用程序的一个重要组成部分。程序设计阶段，程序员将界面所需的控件“画”在上面，并在其上创建应用程序，进行各种相关的程序设计操作；程序运行时，窗体是应用程序与用户交互操作的窗口。

窗体除了具有公共的属性外，还具有自己的属性、方法和事件。窗体设计的第一步是通过定义其属性值来设计它的外观及基本控件按钮和窗体的工作状态。通常可以在设计阶段通过“属性”窗口完成；也可以通过程序代码在程序运行当中设置。

（1）窗体的主要属性

窗体的很多属性会影响窗体的外观，表 5.9 列出了窗体的常用属性。

表 5.9 窗体的属性

属性项	说　明	属性项	说　明
(Name)	设置对象的名称	MaximizeBox	True/False，窗体右上角最大化按钮是否显示
BackColor	背景色，可以弹出调色板选择	MinimizeBox	True/False，窗体右上角最小化按钮是否显示
BackGroundImage	用于该控件的背景图像	Size	控件的大小（以像素为单位）
FormBorderStyle	指示窗体的边框和标题栏的外观和行为	StartPosition	确定窗体第一次出现时的位置
Icon	设置窗体的图标，该图标位于标题栏的左端，以及在窗体最小化时显示	Text	窗体标题
Location	控件左上角相对其容器左上角的坐标	WindowState	设置窗体的初始可视状态（正常、最小、最大）

（2）窗体事件

窗体的事件比较多。常用有 Load（装入）、Activated（活动）、Click（单击）、DoubleClick（双击）等。

1）Load 事件。在装载一个窗体时触发 Load 事件，在该事件过程，通常可以给符号常量、属性变量和一般变量赋值。Load 是由系统自动触发。格式为

```
Private Sub Form1_Load(ByVal sender As System.Object, ByVal e As System.EventArgs) _
        Handles MyBase.Load
        ……
End Sub
```

2）Activated 事件。在 Load 事件发生之后，系统便自动触发 Activated 事件。发生 Load 事件时窗体是不活动的，而发生 Activated 事件时窗体被激活。

（3）窗体方法

1）Show 方法用来显示窗体。

格式：<窗体名>.Show ()

例如：Me.Show ( )

2）Hide 方法用以隐藏窗体对象。该方法使窗体在屏幕上消失，但仍然使窗体驻留在内存中。

格式：<窗体名>.Hide ()

3）Close 方法是关闭窗体。当窗体完成任务后，可调用窗体的 Close 方法将窗体从内存中释放。

格式：<窗体名>.Close()

2. 基本输入输出交互的控件

（1）标签（Label）

标签可用于在窗体上显示静态文本，但不能编辑该区域的文本。一般在程序运行过程中不想让用户修改的文本（如注释文字、提示信息等）可选用标签来显示。

1）标签的多数属性都是所有对象的共同属性，如 Location、Size、Font 等。其常用的部分属性如表 5.10 所列。

表 5.10　标签的属性

属 性 项	说　明
AutoSize	True/False，设置控件大小是否随标题内容的大小自动调整
Text	文本内容标题
TextAlign	确定标签文本中的位置

注意：标签会随着文本的输入自动调整大小。当需要使用多行文本，在属性窗口，单击 Text 属性旁的下拉箭头，打开文本编辑器，此时可输入文本并按回车来实现多行输入。

2）标签的常用事件有 Click、DoubleClick。但一般很少使用标签的各种事件。

（2）文本框（TextBox）

文本框常用于文本数据的输入、输出。用户可对其中的文本进行编辑。

1）文本框的常用属性见表 5.11 所列。

表 5.11　文本框的属性

属 性 项	说　明
ForeColor	前景色，用于显示文本
Locked	True/False，确定是否可以移动控件和调整控件的大小
MultiLine	True/False，控制编辑文本是否能够跨越多行
PassWordChar	将 Text 的内容全部显示为该属性值
ReadOnly	True/False，控制能否更改编辑控件中的文本
ScrollBar	指示对于多行编辑控件，将为此控件显示哪些滚动条
Text	与控件关联的文本
TextAlign	指定控件内文本的对齐方式
WordWrap	True/False，指示多行编辑控件是否自动换行

2）文本框的常用事件有 TextChange、Click、GotFocus、LostFocus。

① TextChange：在输入新内容或在程序中重新设置 Text 属性时，引发该事件。

② Click：当用户单击文本框时触发该事件。

③ GotFocus：当光标转到文本框（称为取得焦点）时触发该事件。

④ LostFocus：当光标离开文本框（称为失去焦点）时触发该事件。

3）文本框的主要方法有 Focus。该方法是为文本框控件设置输入焦点。当窗体上有多个文本框，可用 Focus 方法，让光标置于需要的文本框上。使用格式如下：

[<文本框名>.]Focus()

（3）按钮（Button）

用户与应用程序交互的最简单的方法是用按钮。

1）按钮的常用属性见表 5.12。

表 5.12 按钮的属性

属性项	说明	属性项	说明
Image	设置在控件上显示的图像	Enabled	True/False，指示是否已启用该控件，设为 False 时图标模糊
Text	与控件关联的文本	Visible	True/False，设置对象是否可见

2）按钮的主要事件有 Click 和 DoubleClick。

3. 可选择交互的控件

（1）单选按钮、复选框

单选按钮（RadioButton）和复选框（CheckBox）是应用程序中常用的输入工具。主要用于在少量的选项间进行单个和多个选择。还可以用分组框将单选按钮和复选框分别组合，形成分组选项。

单选按钮建立一组选项，但用户一次只能选择一个选项且必须选择一个选项。单选按钮总是成组出现的，可将同组的单选按钮放在同一分组框中，也可放在同一图片框中。

复选框也建立一组选项，用户可选定其中的一项或多项。多个复选框可同时存在，且相互独立。若复选框被选中，则中间以“√”符号标记，若再次单击被选中复选框，则取消该复选框的选择。

1）单选按钮与复选框的属性和事件基本相同，表 5.13 列出了它们的主要属性。

表 5.13 单选按钮、复选框的常用属性

属性项	说明	属性项	说明
Checked	True/False，指定组件是否被选中	Enabled	True/False，设置对象是否可用
Text	与控件关联的文本	—	—

2）单选按钮与复选框的主要事件是 Click。

（2）列表框

列表框（ListBox）用列表的形式显示一组数据，并接收用户的选择。当有多项数据，一次不能全部在列表框中显示时，系统自动增加滚动条。在程序运行时，用户只能从列出的数据中选择，而不能直接修改其中的内容。

1）列表框主要属性列于表 5.14。

表 5.14 列表框的属性

属性项	说明	属性项	说明
Cursor	指光标移过该控件时显示的光标	SelectionMode	指示列表框是单项选择、多项选择还是不要选择
FormatString	格式说明符，指示显示值的方式	Sorted	指定控件元素是否自动按字母顺序排列
Items	该控件中的项	—	—

2）列表框事件有 Click 和 DoubleClick。

3）列表框中 Items 属性的方法有 Add、Remove 和 Clear。

① 使用 Add 方法向列表框中添加一个新列表项。格式如下：

<对象>.Items.Add(StrItems)

其中对象为列表框名，StrItems 是要添加的列表项内容，为字符串表达式。例如：

```
ListBox1.Items.Add( "Sunday")
```

② 使用 Remove 方法删除列表框中的一个列表项，使用 RemoveAt 方法可删除列表中由索引号指定的元素项。它们的格式如下。

格式 1：<对象>.Items.Remove(StrItems)

格式 2：<对象>.Items.RemoveAt(Index)

其中，格式 1 中的 StrItems 是要移除的列表项内容，为字符串表达式；格式 2 中的 Index 是列表框中项目排列的索引号，索引号取值从 0 开始。例如，要删除列表中的第 2 个元素项，可用语句：<对象>.Items.RemoveAt(1)。

③ 使用 Clear 方法可清除列表框中的所有内容。格式如下：

<对象>.Items. Clear()

（3）组合框控件（ComboBox）

组合框是文本框与列表框特性的组合。用户可以直接从列表中选定项目，也可以在文本框中输入文本来选定项目。它具有文本框和列表框的多数属性。但必须注意，组合框有 Text 属性，而列表框没有。该属性与文本框 Text 属性的作用相同，当用户从下拉列表中选择一个元素时，选定元素的值将作为组合框的 Text 属性值。另外它特有的属性是 DropDownStyle 确定组合框的外观和功能。DropDownStyle 取值及其对应含义如下。

DropDown（默认值）：表示下拉式组合框，由一个文本框和列表框组成。用户可在文本框中输入文本；也可从列表框中选择列表项。

Simple：表示简单组合框，由一个文本框和标准列表框组成。列表框不能下拉，始终显示在屏幕上。用户可在文本框中输入文本；也可从列表框中选择列表项。

DropDownList：表示下拉列表框。用户不能在文本框中输入文本，只能从列表框中选择列表项。

组合框的事件与 DropDownStyle 的值有关。所有类型的组合框都有 Click 事件。简单组合框（DropDownStyle 属性值为 1）有 DblClick 事件。

列表框的方法适用于组合框。

组合框的应用较多，特别是输入规范化内容。用户在组合框输入的内容，放在组合框的 Text 属性中。程序中可读取 Text 属性的值。

4. 医院门诊信息录入和诊病开药案例

例 5.16　利用文本框、单选按钮、复选框和命令按钮控件来设计一个小应用程序，实现医生录入病人信息和病案信息，要求病史录入框的文字显示格式可以选择设置，并通过按钮激活显示设置效果。应用程序窗体的运行界面如图 5.12 所示。

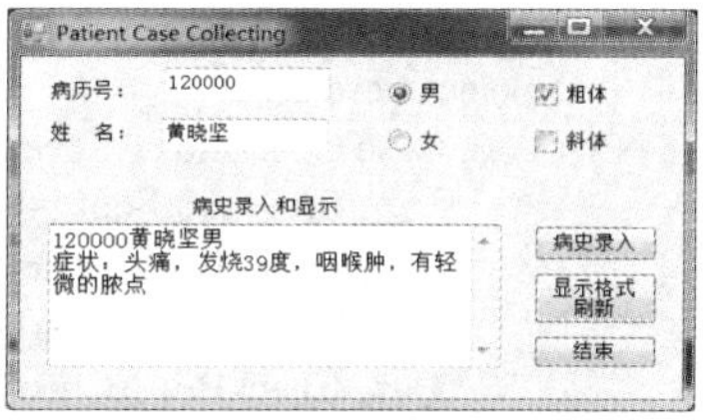

图 5.12　门诊病案信息录入界面

设计：创建一个窗体，添加 3 个标签、3 个文本框、2 个单选按钮、2 个复选框、3 个按钮，控件对象属性如

表 5.15 所列。

表 5.15 例 5.16 中的对象属性

对 象	属 性	设 置	备 注	对 象	属 性	设 置	备 注
Form1	Text	"Patient Case Collecting"		TextBox2	Text	""	姓名
Label1	Text	"病历号："		RadioButton1	Text	"男"	
Label2	Text	"姓名："		RadioButton2	Text	"女"	
Label3	Text	"病史录入和显示"		Button1	Text	"病史录入"	
TextBox1	Text	""	病历号	Button2	Text	"显示格式"	
TextBox3	Text	""	录入和显示病史	Button3	Text	"结束"	
	Multiline	True		CheckBox1	Text	"粗体"	
	ScrollBars	Vertical		CheckBox2	Text	"斜体"	

程序代码如下。

```
Dim x As Integer, varstring As String
Private Sub Button1_Click(ByVal sender As System.Object, ByVal e As System.EventArgs) _
  Handles Button1.Click
    TextBox3.Enabled = True
    TextBox3.Text = TextBox1.Text & TextBox2.Text
    If RadioButton1.Checked = True Then
        TextBox3.Text = TextBox3.Text & RadioButton1.Text
    ElseIf RadioButton2.Checked = True Then
        TextBox3.Text = TextBox3.Text & RadioButton2.Text
    End If
End Sub
Private Sub TextBox1_LostFocus(ByVal sender As Object, ByVal e As System.EventArgs) _
  Handles TextBox1.LostFocus
    x = Len(TextBox1.Text)
    If x <> 6 Then
        Beep() : TextBox1.Text = "" : TextBox1.Focus()
        TextBox3.Clear() : TextBox3.Text = "病历号为 6 位数字"
    Else
        TextBox3.Clear() : Button1.Enabled = True
    End If
End Sub
Private Sub Button3_Click(ByVal sender As System.Object, ByVal e As System.EventArgs) _
  Handles Button3.Click
    End
End Sub
Private Sub Button2_Click(ByVal sender As System.Object, ByVal e As System.EventArgs) _
  Handles Button2.Click
    Select Case True
        Case CheckBox1.Checked = True And CheckBox2.Checked = False
            TextBox3.Font = New Font("宋体", 10, FontStyle.Bold)
        Case CheckBox2.Checked = True And CheckBox1.Checked = False
            TextBox3.Font = New Font("宋体", 10, FontStyle.Italic)
        Case CheckBox1.Checked And CheckBox2.Checked
            TextBox3.Font = New Font("宋体", 10, FontStyle.Bold Or FontStyle.Italic)
        Case CheckBox1.Checked = False And CheckBox2.Checked = False
```

```
            TextBox3.Font = New Font("宋体", 10, FontStyle.Regular)
        End Select
    End Sub
    Private Sub Form1_Load(ByVal sender As System.Object, ByVal e As System.EventArgs) _
      Handles MyBase.Load
        Button1.Enabled = False
        TextBox3.Font = New Font("宋体", 10, FontStyle.Regular)
    End Sub
```

例 5.17　利用标签、组合框、列表框、文本框和按钮控件来设计一个门诊诊病开药的应用程序，应用程序窗体的运行界面如图 5.13 所示。

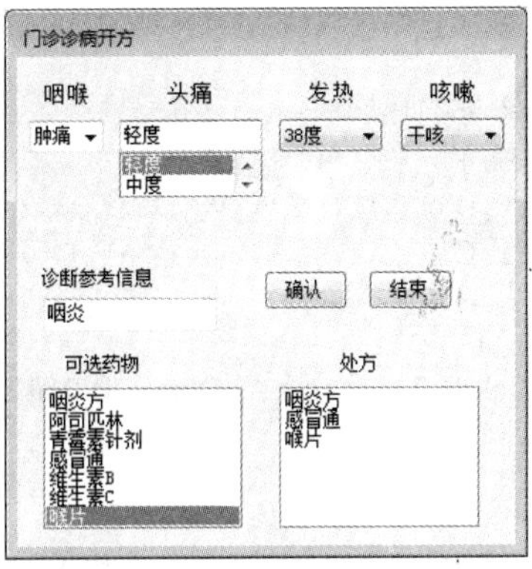

图 5.13　门诊诊病开药界面

设计：创建一个窗体，添加七个标签控件、四个组合框控件、两个列表框控件、一个文本框和两个按钮，各控件对象属性如表 5.16 所列。

表 5.16　例 5.17 中的对象属性

对　象	属　性	设　置	对　象	属　性	设　置
Form1	Text	"医院门诊诊病开药示例"	TextBox1	Text	""
Label1	Text	"咽喉"	Button1	Text	"确认"
Label2	Text	"头痛"	Button2	Text	"退出"
Label3	Text	"发热"	ComboBox1	DropDownStyle	DropDown
Label4	Text	"咳嗽"	ComboBox2	DropDownStyle	Simple
Label5	Text	"参考信息"	ComboBox3	DropDownStyle	DropDownList
Label6	Text	"可选药"	ComboBox4	DropDownStyle	DropDownList
Label7	Text	"处方"	—	—	—

程序代码如下。

```
Private Sub Form1_Load(ByVal sender As System.Object, ByVal e As System.EventArgs) _
  Handles MyBase.Load
    '*设置组合框 ComboBox1 的内容*
    ComboBox1.Items.Add("轻微红肿")
    ComboBox1.Items.Add("肿痛") : ComboBox1.Items.Add("化脓")
    '*设置组合框 ComboBox2 的内容*
    ComboBox2.Items.Add("轻度") : ComboBox2.Items.Add("中度")
```

```
        ComboBox2.Items.Add("重度") : ComboBox2.Items.Add("剧烈")
        ComboBox2.Items.Add("尖锐")
        '*设置组合框 ComboBox3 的内容*
        ComboBox3.Items.Add("36 度") : ComboBox3.Items.Add("37 度")
        ComboBox3.Items.Add("38 度") : ComboBox3.Items.Add("39 度")
        ComboBox3.Items.Add("40 度")
        '*设置组合框 ComboBox4 的内容*
        ComboBox4.Items.Add("干咳") : ComboBox4.Items.Add("有痰")
        ComboBox4.Items.Add("早起咳")
        '****************************
        '设置列表框 ListBox1 药品的可选项目
        ListBox1.Items.Add("咽炎方")
        ListBox1.Items.Add("阿司匹林")
        ListBox1.Items.Add("青霉素针剂")
        ListBox1.Items.Add("感冒通")
        ListBox1.Items.Add("维生素 B")
        ListBox1.Items.Add("维生素 C")
        ListBox1.Items.Add("喉片")
    End Sub
    Private Sub ListBox1_DoubleClick(ByVal sender As Object, ByVal e As System.EventArgs) _
      Handles ListBox1.DoubleClick
        ListBox2.Items.Add(ListBox1.Text)
    End Sub
    Private Sub ListBox2_DoubleClick(ByVal sender As Object, ByVal e As System.EventArgs) _
      Handles ListBox2.DoubleClick
        ListBox2.Items.Clear()
    End Sub
    Private Sub Button1_Click(ByVal sender As System.Object, ByVal e As System.EventArgs) _
      Handles Button1.Click
          Dim ans As String
          ans = ComboBox1.Text + ComboBox2.Text + ComboBox3.Text + ComboBox4.Text
          Select Case ans
              Case "肿痛轻度 38 度干咳"
                  TextBox1.Text = "咽炎"
              Case "化脓中度 39 度早起咳"
                  TextBox1.Text = "扁桃体发炎"
              Case "化脓重度 40 度有痰"
                  TextBox1.Text = "肺炎"
              Case Else
                  TextBox1.Text = "病情请重述，重选"
          End Select
    End Sub
    Private Sub Button2_Click(ByVal sender As System.Object, ByVal e As System.EventArgs) _
      Handles Button2.Click
        Me.Close()
    End Sub
```

5.2.3 图片承载组件

在某些应用程序中，通常需要用图像或图形元素进行界面、背景的动态修饰，或者它们是应用程序要分析和被操作的关键元素。Visual Basic 2010 提供了图片框控件来作为承载这些元素的组件。

1. 图片框（PictureBox）

图片框控件可加载的图形（图像）文件格式有：位图（bmp、dib、cur）、图标（ico）、图元文件（wmf）、增强图元文件（emf）、JPEG 或 GIF 文件。

图片框控件的主要属性是 Image 属性。通过控件的 Image 属性可设置或装载图形文件。Image 属性可以在属性窗口中设置，也可以在运行时用程序代码加载，格式为

<对象名>. Load ("路径\图像文件名")

表 5.17 列出图片框控件的部分属性。

表 5.17 图片框控件的常用属性

属性项	说　明
SizeMode	控制 PictureBox 将如何处理图像位置和控件的大小
BorderStyle	控制 PictureBox 应具有的边框类型
Image	在 PictureBox 中显示的图像

2. 医学影像片子的诊阅示例

例 5.18 在医院信息系统中，海量的图像信息经常需要进行诊阅和处理。利用图片框和按钮，创建一个简单的诊阅影像片的应用程序，要求可以提供看原片的功能，可以对片子旋转和缩小阅读，应用程序界面运行效果如图 5.14 所示。

设计：创建 2 个窗体，在 Form1 中添加 4 个按钮控件，分别作为“装载”、“原图”、“旋转”和“比例”，添加 3 个图片框控件，分别作为存放影像图片的控件；在 Form2 中添加 1 个图片框控件。R1.jpg 图片放在路径为“D:\VB\ImageCheck”的文件夹下。例中对象属性参见表 5.18。

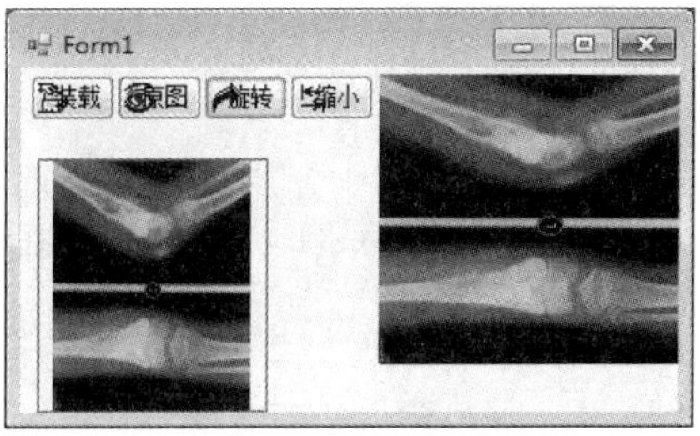

图 5.14 医学影像诊阅

表 5.18 例 5.18 中的对象属性

对　象	属　性	设　置	备　注	对　象	属　性	设　置	备　注
Form1	Text	"医学影像诊阅"		PictureBox2	SizeMode	AutoSize	Form1 的控件
Button1	Text	"装载"			Visible	False	
Button2	Text	"原图"		PictureBox3	SizeMode	StretchImage	
Button3	Text	"旋转"		Form2	Text	"原图"	
Button4	Text	"比例"			AutoScroll	True	
PictureBox1	SizeMode	Zoom	Form1 的控件		StartPosition	CenterScreen	
	BoderStyle	FixedSingle		PictureBox1	SizeMode	AutoSize	Form2 的控件

控件程序代码如下。

```
Private Sub Button1_Click(ByVal sender As System.Object, ByVal e As System.EventArgs) _
  Handles Button1.Click
    PictureBox1.Load("D:\VB\ImageCheck\ R1.jpg")
    Button4.Enabled = True : Button2.Enabled = True : Button3.Enabled = True
End Sub
Private Sub Button3_Click(ByVal sender As System.Object, ByVal e As System.EventArgs) _
  Handles Button3.Click
    PictureBox3.Image = PictureBox1.Image
    PictureBox3.Image.RotateFlip(RotateFlipType.Rotate90FlipNone)
End Sub
Private Sub Button4_Click(ByVal sender As System.Object, ByVal e As System.EventArgs) _
  Handles Button4.Click
    Dim x As Integer
    x = Val(InputBox("设置缩小比例系数 x="))
    PictureBox2.Image = PictureBox1.Image
    PictureBox3.SizeMode = PictureBoxSizeMode.StretchImage
    PictureBox3.Height = PictureBox2.Image.Height / x
    PictureBox3.Width = PictureBox2.Image.Width / x
    PictureBox3.Image = PictureBox1.Image
End Sub
Private Sub Button2_Click(ByVal sender As System.Object, ByVal e As System.EventArgs) _
  Handles Button2.Click
    Form2.PictureBox1.Image = _
    Image.FromFile("D:\VB\ImageCheck\ R1.jpg")
    Form2.Show()
End Sub
```

5.2.4 其他辅助控件元素

在应用程序中，用户通常会遇到需要对界面作一些布局分割，形成不同的功能区；需要定时监控一些进程；需要利用滚动滑块辅助数值量的输入或者辅助浏览超出视区的内容。Visual Basic 提供了大量的辅助控件元素，帮助用户在程序中实现上述功能。

1. *布局分隔控件元素*

（1）分组框控件（GroupBox）

分组框相当于早期版本的框架控件，是一种容器型的控件，用于对窗体上的控件进行分类整理。通常将同组的控件放在一分组框内，不仅可使用户对完成某种功能的控件一目了然，而且便于处理。创建分组框和其中各种控件时，应先创建分组框，再在分组框内创建所需的各种控件。分组框中的控件随分组框一起移动、显示、消失、屏蔽。

1）分组框属性，见表 5.19。

表 5.19 分组框控件的属性

属性项	说　明
Padding	指定控件内部的间距
Text	与控件关联的文本，Text 的内容为空时，框架是封闭的
Visible	True/False，设置对象是否可见

2）分组框事件。一般在应用程序中不需编写事件过程。

（2）面板（Panel）

面板控件的属性与分组框控件相似。如果只需简单地对控件分组而不需要在框架上提供额外的特性（如边框和标题），可使用面板控件。另外面板控件和窗体一样也提供了滚动功能，当需要在固定大小的视区内浏览诸如大图片的文档内容时，可以使用面板作为容器。表 5.20 列出了面板的常用属性。

表 5.20　面板的属性

属性项	说　明
AutoScroll	True/False，指示当控件内容大于它的可见区域时是否自动显示滚动条
BorderStyle	True/False，指示是否具有边框

（3）直线控件（LineShape）

直线控件 LineShape 位于 Visual Basic PowerPack 类组中。使用 LineShape 控件可在窗体或容器上绘制水平线、垂直线或对角线。通过在“属性”窗口中更改 X1、X2、Y1 和 Y2 属性来调整直线的大小以及定位直线。LineShape 控件的主要属性如表 5.21 所列。

表 5.21　直线控件的部分属性

属性项	说　明	属性项	说　明
BoderStyle	获取或设置形状或线条控件的边框样式	X1,Y1,X2,Y2	设置起点坐标和终点位置坐标
BorderWidth	设置或设置线条或形状控件的边框宽度	—	—

2. 滚动条

滚动条主要用于大文档在一固定视区内展示时，辅助用户在该区域连续调整文档内容的位移，使之可浏览全部文档。滚动条有水平滚动条（HScrollBar）和垂直滚动条（VScrollBar），它们的使用方法相同。

1）滚动条属性如表 5.22 所列。

表 5.22　滚动条的部分属性

属性项	说　明	属性项	说　明
LargeChange	设定单击滚动条或按 Page Up 或 Page Down，滚动框位置变动的幅度	Maximum	可滚动范围的上限值
SmallChange	设定鼠标单击滚动或按箭头时，滚动框位置变动的幅度	Minimum	可滚动范围的下限值
Value	滚动框位置表示的值	—	—

2）滚动条的主要事件有：Scroll。当拖动滚动条上的滑块时或滑块位置的改变时引发 Scroll 事件。

3. 计时器控件（Timer）

计时器控件是一种独立于用户，按一定时间间隔周期性地自动引发事件的控件。

程序运行时，计时器控件不显示在屏幕上，添加计时器时，自动添加到屏幕底部灰色区域中，而不是窗体。计时器控件的重要属性是 Interval，该属性决定了定时器触发的周期（毫秒数），取值范围：0～65535。当 Interval 属性值设为 0 时，屏蔽时钟（即时钟无效）。

1）计时器控件主要属性如表 5.23 所列。

表 5.23 计时器的属性

属 性 项	说 明
Enabled	True/False，指示是否启动计时
Interval	设置计时器触发 Timer 事件的时间间隔，计时单位为毫秒（1/1000 秒）

2）计时器控件主要有 Tick 事件。每当 Timer 控件计数到达 Interval 设定的时间间隔时，自动触发 Tick 事件。格式为

```
Private Sub Timer1_Tick(ByVal sender As System.Object, ByVal e As System.EventArgs) _
        Handles Timer1.Tick
    ……
End Sub
```

计时器控件是一个非常有用的控件。在程序设计时，设定 Interval 属性。在需要计时器控制的其他事件过程中，将计时器的 Enabled 属性设为 True，从而激活计时器控件，触发 Tick 事件。

4. 医疗病案采集及治疗案例

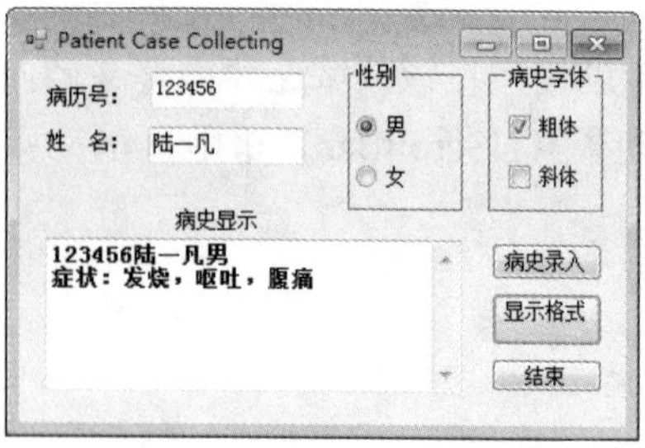

图 5.15 门诊病案信息录入界面

例 5.19 利用分组框控件，修改例 5.16 的病案信息录入界面。要求分别用 2 个分组框将 2 个单选按钮、2 个复选框组成性别组和病史字体组。应用程序窗体的界面如图 5.15 所示。

设计：在例 5.16 的病案信息录入界面上，添加 2 个分组框，将原界面上的 2 个单选按钮拖入 GroupBox1 内，将 2 个复选框拖入 GroupBox2 内，形成性别组和病史字体组的视觉分组效果，如图 5.15 所示。控件对象属性如表 5.24 所列。

表 5.24 例 5.19 中新增控件对象的属性

对象	属性	设 置
GroupBox1	Text	"性别"
GroupBox2	Text	"病史字体"

例 5.20 在例 5.17 诊病开药的设计基础上，利用计数器控件、标签增加一个当天日期

时间的显示；利用滚动条设置时间显示刷新的速度。应用程序运行效果如图 5.16 所示。

设计：①在例 5.17 诊病开药的界面上，增加 2 个 Panel 控件，分别将描述症状的 4 个标签和 4 个组合框移入 Panel1，将表达开药的 2 个标签框和 2 个列表框移入 Panel2。②在 Panel1 之上增加 1 个标签 Label8，用于显示当前日期时间；添加 1 个水平滚动条 HScrollBar1、1 个标签和 1 个计数器 Timer1，要求：当调整 HScrollBar1 的滚动滑块时，当前日期时间的显示刷新速度发生变化。应用程序运行效果如图 5.16 所示。增加的控件对象属性如表 5.25 所列。

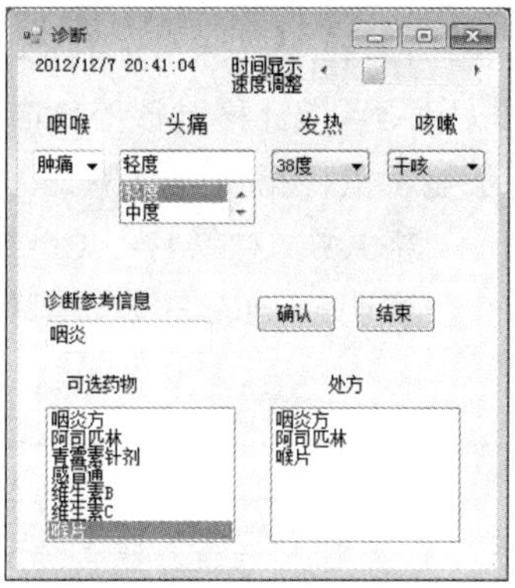

图 5.16　诊病开药时间显示效果

表 5.25　例 5.20 中新增控件对象的属性

对象	属性	设　置	对象	属性	设　置
Label8	Text	""	HScrollBar1	Maximum	10000
Label9	Text	"时间显示速度调整"		Minimum	5
Timer1	Interval	10		LargeChange	50
—	—	—		SmallChange	10

在Form1_Load事件过程增加语句：

```
Timer1.Enabled = True
```

新增控件程序的事件代码如下。

```
Private Sub Timer1_Tick(ByVal sender As Object, ByVal e As System.EventArgs) _
  Handles Timer1.Tick
    Label8.Text = Now
End Sub
Private Sub HScrollBar1_Scroll(ByVal sender As System.Object, _
  ByVal e As System.Windows.Forms.ScrollEventArgs) Handles HScrollBar1.Scroll
    Timer1.Enabled = False
    Timer1.Interval = HScrollBar1.Value
    Timer1.Enabled = True
End Sub
```

5.2.5　鼠标与键盘操作

键盘和鼠标是用户与计算机系统交互的主要工具。在应用程序中，窗体和大多数控件都能响应鼠标和键盘事件。利用鼠标事件，可以跟踪鼠标的操作，判断按下的是哪些鼠标键等；利用键盘事件，可以响应键盘的操作，解释和处理 ASCII 字符。

1. 用户与程序交互的操纵事件与方法

（1）鼠标事件

鼠标作为人机交互的主要操作，指定或设计一个有趣的鼠标指针变化可以使应用程序更加生动和有趣。

1）设置鼠标指针的形状。在 Visual Basic 2010 中，通过设置控件的 Cursor 属性可以定义当指针移过该控件时显示的形状。控件的 Cursor 属性返回或设置一个值，该值用于显示鼠标指针的类型。

格式：<对象名>.<Cursor> [=value]

说明：value 的设置值如表 5.26 所示。

表 5.26 鼠标指针形状的常数

常数	说　明	常数	说　明
Default	（默认值）形状对象决定	Arrow	箭头
SizeNESW	右上、左下尺寸线（指向东北和西南方向的双箭头）	SizeNWSE	左上右下尺寸线（指向西北和东南方向的双箭头）
SizeNS	垂直尺寸线（指向南和北的双箭头）	SizeWE	水平尺寸线（指向东和西的双箭头）
Ibeam	I 型	UpArrow	向上的箭头
SizeALL	尺寸线（指向东、南、西、北方向的双箭头）	WaitCursor	沙漏（表示等待状态）
Cross	十字线	Help	帮助

示例：

```
Label1.Cursor = Cursors.Help        '鼠标是帮助光标状
```

2）鼠标响应的事件。鼠标执行的每一个动作都是一个鼠标事件。鼠标的几个主要事件有：Click、DoubleClick、MouseDown、MouseUp 和 MouseMove。

① Click 事件是最常用的一个鼠标事件，通常默认按左键为单击。例如单击按钮控件的 Click 事件过程格式为

```
Private Sub Button1_Click(ByVal sender As System.Object, ByVal e As System.EventArgs) _
        Handles Button1.Click
    ……
End Sub
```

② MouseDown 事件是最容易发生的事件，当按下鼠标时就触发此事件。在窗体按鼠标键的事件过程格式为

```
Private Sub Form1_MouseDown ( ByVal sender As Object, ByVal e As System.   _
        Windows.Forms.MouseEventArgs) Handles Me.MouseUp
    ……
End Sub
```

③ MouseUp 事件也是最容易发生的事件，当释放鼠标按键触发该发生。事件过程格式类同于 MouseDown 事件过程。

④ MouseMove 事件是在窗体或控件上移动鼠标时被触发。只要鼠标位置在窗体或控件的边界范围内，该对象就能接收鼠标的 MouseMove 事件。事件过程格式类同于 MouseDown 事件过程。

例 5.21 设计一个程序，当在窗体中按下鼠标左键，窗体的背景色变为红色，释放鼠标时变为绿色。设置在一个标签上显示鼠标当前位置。

设计：创建一个窗体，在窗体上添加一个标签，用于显示鼠标在窗体的位置坐标（X,Y）。窗体 MouseDown 事件的代码如下。

```
'按下鼠标时的响应事件
Private Sub Form1_MouseDown(ByVal sender As Object, ByVal e As _
  System.Windows.Forms.MouseEventArgs) Handles Me.MouseDown
    Me.BackColor = Color.Red
    Label1.Text = "当前光标的位置为: " & Str(Cursor.Position.X) & ", " & Str(Cursor.Position.Y)
End Sub
'释放鼠标时的响应事件
Private Sub Form1_MouseUp(ByVal sender As Object, _
  ByVal e As System.Windows.Forms.MouseEventArgs) Handles Me.MouseUp
    Me.BackColor = Color.Green
End Sub
```

（2）键盘事件

当敲击键盘上的某个键时，会先后触发对应对象的 KeyDown、KeyPress 和 KeyUp 等一系列事件。根据不同的应用，可以选择对不同的事件编程。需要说明的是，对键盘的某个键进行操作时，触发的是目前具有输入焦点（Focus）对象的事件。

1）KeyDown 事件。在具有输入焦点的控件对象（如窗体）上按下键盘的某个键，则触发 KeyDown 事件。格式为

```
Private Sub Form1_KeyDown(ByVal sender As Object, _
    ByVal e As System.Windows.Forms.KeyEventArgs) Handles Me.KeyDown
    ......
End Sub
```

在该事件过程中，参数变量 e 的属性有以下意义：

① e.KeyCode：该参数用来返回一个键码。键码将键盘上的物理按键与一个数值相对应，并定义了对应的键码常数。详细的键码常数表可以参见 VB 帮助文件。

② e.Shift 参数是用来响应【Shift】键状态的一个整数，返回一个逻辑值；e.Alt 参数是用来响应【Alt】键状态的一个整数，返回一个逻辑值；e.Control 参数是用来响应【Ctrl】键状态的一个整数，返回一个逻辑值。

2）KeyUp 事件。在具有输入焦点的控件对象（如窗体）上释放键盘的某个键或者将窗体的 KeyPreview 属性设置为 True 时释放一个键，则触发 KeyUp 事件。格式为：

```
Private Sub Form1_KeyUp(ByVal sender As Object, _
        ByVal e As System.Windows.Forms.KeyEventArgs) Handles Me.KeyUp
    ......
End Sub
```

在该事件过程中，参数 e.KeycCode 与 e.Shift 等同上。

3）KeyPress 事件。在具有输入焦点的控件对象或窗体 KeyPreview 属性被设置为 True 时，用户按下和释放键盘上的某个字符键（ANSI 8 位字符集）时触发 KeyPress 事件。语法格式：

```
Private Sub Form1_KeyPress(ByVal sender As Object, _
```

```
        ByVal e As System.Windows.Forms.KeyEventArgs) Handles Me.KeyPress
    ……
End Sub
```

该事件过程的参数含义与Key Down事件的参数含义一致。

例 5.22 在窗体中按下键盘任意键（26 字母键为例），窗体的背景色变为红色，释放键时变为绿色。设置两个标签上分别显示按键码值和按键字符。

设计：创建一个窗体，添加两个标签，并设置键盘事件代码如下。

```
'按键事件，标签 1 输出键的键盘码值
Private Sub Form1_KeyDown(ByVal sender As Object, _
  ByVal e As System.Windows.Forms.KeyEventArgs) Handles Me.KeyDown
    Dim x As Single : Me.BackColor = Color.Red
    x = e.KeyCode : Label1.Text = x
End Sub
'释放键盘事件，在标签 2 上显示与按键对应的字符
Private Sub Form1_KeyUp(ByVal sender As Object, _
  ByVal e As System.Windows.Forms.KeyEventArgs) Handles Me.KeyUp
    Dim x As Single : Me.BackColor = Color.Green
    x = e.KeyCode : Label2.Text = Chr(x)
End Sub
```

2. 门诊药房发药动画示例

例 5.23 利用图片框、标签和面板控件设计一个门诊药房发药的动画演示应用程序。要求：①在药房后台配药时，右击药柜，打开药柜的一扇门；②单击并拖动药柜内的药瓶到药篮，触发处方图片自动移入药篮；③用键盘移动键控制拿放大镜的老人慢慢移到药房前台发药窗口排队。应用程序运行的界面如图 5.17 所示。

设计：创建一个窗体，添加 6 个图片框控件，添加 2 个标签控件，添加 1 个面板控件、1 个计数器，应用程序的界面布局如图 5.18 所示。控件的对象属性如表 5.27 所列。所有图片放在路径为“D:\VB\Dispensing\ Dispensing\Resources”的文件夹下。

表 5.27 例 5.23 中的对象属性

对 象	属 性	设 置	对 象	属 性	设 置
Form1	Text	"门诊药房配发药示例"	Timer1	Interval	100
Label1	Text	"药房窗口发药"	Panel1	Image	MC900250924.WMF
Label2	Text	"后台配药"		BackgroundImageLayout	Zoom
PictureBox1	Image	MP900431268.JPG	PictureBox4	Image	person.wmf
	SizeMode	StretcheImage		SizeMode	StretcheImage
PictureBox2	Image	MC900421732.WMF	PictureBox6	Size	(30,40)
PictureBox3	Image	Yaoguib.JPG	PictureBox5	Image	prescription.jpg
	SizeMode	StretcheImage		SizeMode	StretcheImage

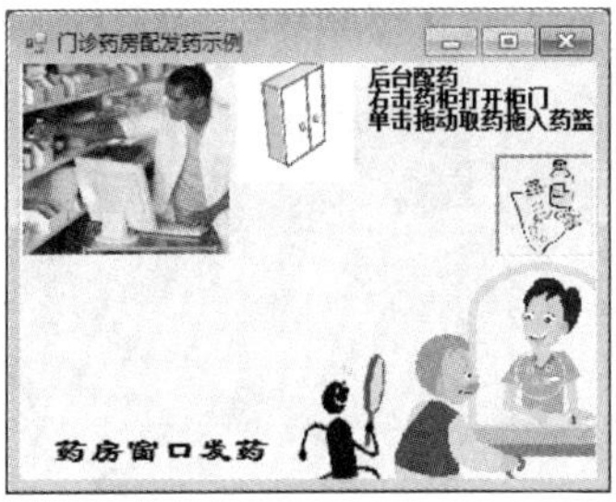

图 5.17　门诊药房发药动画运行效果

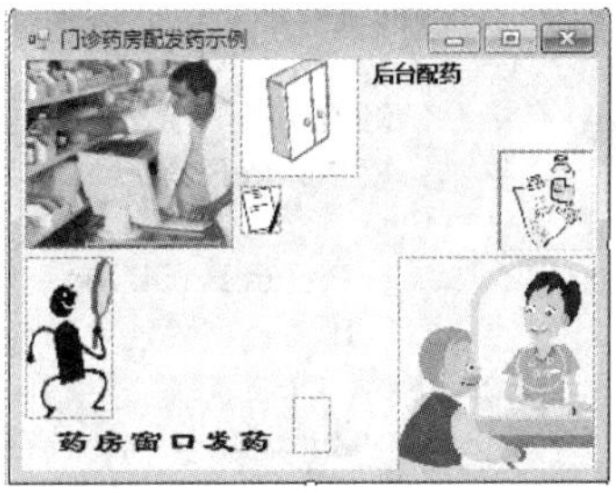

图 5.18　门诊药房发药设计布局图示

注意：如果所有图片在加载时采用导入资源（Resources）的方式管理，则在程序语句中可以把“Image.FromFile("F:\VB\Dispensing\Dispensing\Resources\yaogui.jpg")”简化为“My.Resources.yaogui”。

在声明段输入以下语句：

```
Public movstep As Integer, x1 As Integer, x As Integer, y1 As Integer, y As Integer
```

应用程序代码如下。

```
Private Sub PictureBox3_MouseDown(ByVal sender As Object, ByVal e As _
  System.Windows.Forms.MouseEventArgs) Handles PictureBox3.MouseDown
    If e.Button = Windows.Forms.MouseButtons.Right Then   '打开药柜
        PictureBox3.Image = My.Resources.yaogui
    ElseIf e.Button = Windows.Forms.MouseButtons.Left Then   '拿药移到药篮子
        Dim pic As PictureBox = CType(PictureBox6, PictureBox)
        pic.Image = My.Resources.Bottlepill
        If Not pic.Image Is Nothing Then
            pic.DoDragDrop(pic.Image, DragDropEffects.Move) '调用拖放操作
        End If
    End If
End Sub
Private Sub PictureBox3_MouseHover(ByVal sender As Object, ByVal e As _
  System.EventArgs) Handles PictureBox3.MouseHover
    PictureBox3.Cursor = Cursors.Hand       '鼠标进入药柜区形状设为手形
End Sub
Private Sub prescription_KeyDown(ByVal sender As Object, ByVal e As _
  System.Windows.Forms.KeyEventArgs) Handles Me.KeyDown
    Select Case e.KeyCode
        Case Keys.Right
            If PictureBox4.Left > PictureBox2.Left - 100 Then
                PictureBox4.Left = PictureBox4.Left
            Else
                PictureBox4.Left = PictureBox4.Left + 20
            End If
        Case Keys.Left
            If PictureBox4.Left <= 0 Then
                PictureBox4.Left = 0
            Else
                PictureBox4.Left = PictureBox4.Left - 20
```

```
                End If
            Case Keys.Down
                If PictureBox4.Top >= Me.Height - 100 Then
                    PictureBox4.Top = Me.Height - 140
                Else
                    PictureBox4.Top = PictureBox4.Top + 5
                End If
            Case Keys.Up
                If PictureBox4.Top <= PictureBox1.Height + 10 Then
                    PictureBox4.Top = PictureBox1.Height + 10
                End If
        End Select
End Sub
Private Sub prescription_Load(ByVal sender As System.Object, ByVal e As _
    System.EventArgs) Handles MyBase.Load
        Panel1.BackgroundImage = Nothing
        Dim pic As Object
        Panel1.AllowDrop = True
        PictureBox6.Visible = False             '设置中间传递图片的 PictureBox 控件
        Label2.Text = Label2.Text + Chr(13) + "右击药柜打开柜门" + Chr(13) + _
          "单击拖动取药拖入药篮"
        movstep = 10
        KeyPreview = True    '激活键盘事件已经向窗体注册
End Sub
Private Sub Panel1_DragDrop(ByVal sender As Object, ByVal e As _
    System.Windows.Forms.DragEventArgs) Handles Panel1.DragDrop
        If e.Effect = 2 Then
            Panel1.BackgroundImage = PictureBox6.Image
            Timer1.Interval = 200
            Timer1.Enabled = True
        End If
End Sub
Private Sub Panel1_DragEnter(ByVal sender As Object, ByVal e As _
    System.Windows.Forms.DragEventArgs) Handles Panel1.DragEnter
        e.Effect = DragDropEffects.Move
End Sub
Private Sub Panel1_DragOver(ByVal sender As Object, ByVal e As _
    System.Windows.Forms.DragEventArgs) Handles Panel1.DragOver
        Label1.Text = "正在分发一瓶药"
End Sub
Private Sub Timer1_Tick(ByVal sender As Object, ByVal e As System.EventArgs) Handles Timer1.Tick
        If PictureBox5.Left >= Panel1.Left Then
            Timer1.Enabled = False
            Panel1.BackgroundImage = My.Resources.MC900250924
            PictureBox3.Image = My.Resources.yaoguib
            Label1.Text = "药房窗口发药"
        Else
            PictureBox5.Left = PictureBox5.Left + movstep
        End If
End Sub
Private Sub PictureBox4_MouseHover(ByVal sender As Object, ByVal e As _
    System.EventArgs) Handles PictureBox4.MouseHover
```

```
        Label1.Text = "用键盘箭头键进行移动"
    End Sub
    Private Sub PictureBox4_MouseLeave(ByVal sender As Object, ByVal e As _
      System.EventArgs) Handles PictureBox4.MouseLeave
        Label1.Text = "药房窗口发药"
    End Sub
```

5.3　程序项目菜单设计和系统组装

建立一个较为复杂的系统解决方案时，需要将解决各个具体问题的窗体、类、模块和组件组装在一个统一的实施结构框架下。实际应用中，通常采用菜单的形式将它们组合连接在一起，实现系统功能的导航。

5.3.1　菜单设计

Visual Studio 2010 通过 MenuStrip 控件为应用程序添加菜单、菜单项和子菜单项。该控件提供了一个内置的菜单编辑器，可以方便地添加、编辑和删除菜单项。其创建的菜单可以包含图形、访问键、快捷键、复选标记和文本标签。

1. 菜单特性说明

① 菜单项中的图形可以增加对该菜单项功能的直观理解。MenuStrip 控件通过各菜单项的 Image 属性可以为菜单项添加图形。

② 访问键是利用【Alt】键和菜单项中带下划线的字母键来导航菜单。当在菜单中使用访问键后，用户可以在屏幕显示的菜单上使用方向键和鼠标来浏览这些菜单。在菜单设计时，访问键是通过菜单项的 Text 属性在该字母前输入“&”字符来设置的。

③ 快捷键是在无需显示菜单的条件下，通过使用控制键【Ctrl】和字母键来执行菜单项。在菜单设计时，快捷键是通过菜单项 ShortcutKeys 属性设置的。

④ 复选标记是菜单项旁边的复选标记符号，用于表明菜单项是激活的。在菜单设计时，复选标记是通过菜单项的属性设置的。

图 5.19 展示运行项目时的菜单，其上图示了可结合到菜单中的一些常用特性。

2. 菜单项属性窗格

当用 MenuStrip 控件为应用程序创建一个菜单后，设计者可以通过菜单项的属性窗格为被编辑的菜单项设置属性。图 5.20 展示了 Main 子菜单项的属性窗格。

3. 创建菜单

例 5.24　为一个最小应用系统程序创建菜单演示，要求应用程序包含一个菜单栏和一个工具栏。菜单栏包含 4 个菜单：Outpatient、View、Inpatient 和 System。其中 View 菜单包含 Toolbars 和 Arrange 菜单项，Toolbar 菜单项包含 Main、Formatting 和 Dictionary 子菜单项，如图 5.19 所示。

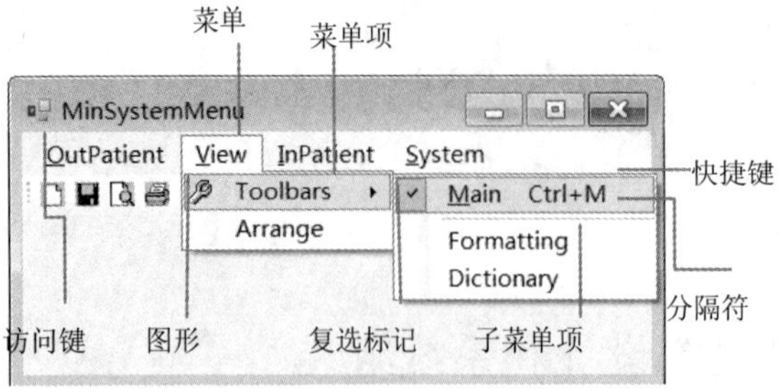

图 5.19 菜单常用特性图示

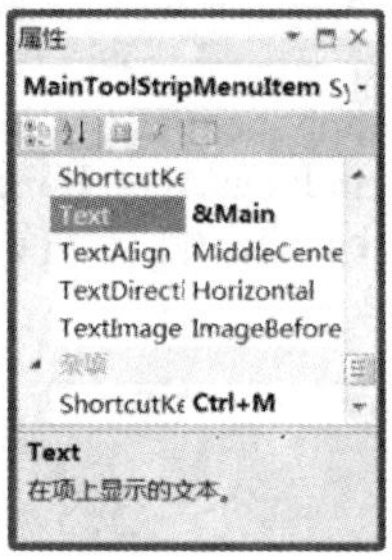

图 5.20 菜单项属性窗格

建立该应用程序的菜单按以下步骤进行。

（1）菜单设计

1）在 Visual Studio 2010 环境下，选择“文件 | 新建项目”命令，在新建项目对话框中，选择左侧已安装模板树状列表中的 Visual Basic，再选择其下的 Windows。其右侧的模板面板将列出所选项目类型的所有可用模板。此时，选择 Windows 窗体应用程序模板，在名称文本框中输入“MinSystemMenu”，单击[确定]按钮，至此创建了一个项目。

2）单击窗体设计器中的窗体，将工具箱中的 MenuStrip 控件拖放到窗体上，该控件自动置于窗体顶部，并命名为 MenuStrip1。

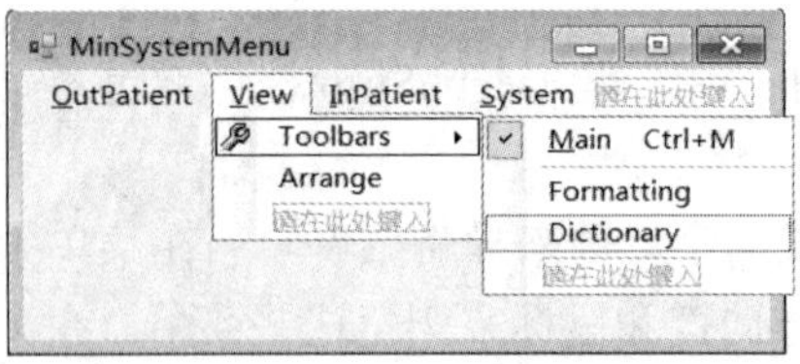

图 5.21 菜单设计直接编辑界面

3）右击 MenuStrip1 控件的非输入区，从弹出菜单（上下文菜单）选择“插入标准项”，则在菜单上会自动插入一些标准的菜单项（如：File、Edit、Tool、Help）。如果不需要这些标准项，则按照设计要求，在 MenuStrip1 控件的输入区逐一输入菜单和菜单项（如图 5.21 所示），并通过菜单项属性窗格中的 Image、Name、Text、ShortcutKeys、Checked、CheckState、ChecknOnClick 等属性设置菜单、菜单项和子菜单项的常用特性；或者通过 MenuStrip1 控件的 Item 属性和菜单项的 DropDownItems 属性，启动“项集合编辑器”（如图 5.22 所示）进行菜单项和子菜单项的编辑设置。

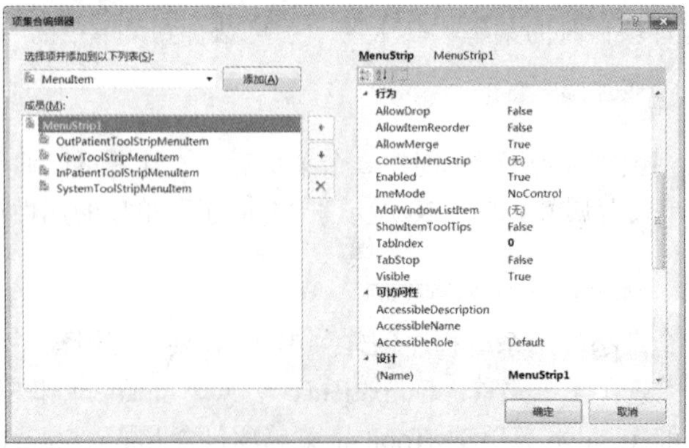

图 5.22 菜单的项集合编辑器界面

本例中，采用在 MenuStrip1 控件的输入区逐一输入菜单和菜单项，并通过菜单项属性窗格中的 Image、Name、Text、ShortcutKeys、Checked、CheckState、CheckOnClick 设置属性。菜单名称采用系统默认添加给予的名称，其他需要设置的属性如表 5.28 所列。

表 5.28　小型医院门诊应用系统菜单需设置属性列表

级属	菜单名称属性	其他属性			
	Name	Text	Image	CheckOnClick	ShortcutKeys
1 一级	OutPatientToolStripMenuItem	&OutPatient			
1.2-1 二级	DiagnosisToolStripMenuItem	&Diagnosis			
1.2-2 二级	ImageCheckToolStripMenuItem	Image&Check			
1.2-3 二级	PaCaseInputToolStripMenuItem	PaCase&Enter			
该二级菜单项的分隔器	ToolStripSeparator1				
1.2-4 二级	TheraphyToolStripMenuItem	&Therapy			
1.2-5 二级	DispensingToolStripMenuItem	&Dispensing			
1 一级	ViewToolStripMenuItem	&View			
1.2-1 二级	ToolbarsToolStripMenuItem	Toolbars	MinSystemMenu.My.Resources.Resources.WRENCH		
1.2-1-1 三级	MainToolStripMenuItem	&Main		True	Ctrl+M
该二级菜单项的分隔器	ToolStripSeparator1				
1.2-1-2 三级	FormattingToolStripMenuItem	Formatting			
1.2-1-3 三级	DictionaryToolStripMenuItem	Dictionary			
1.2-2 二级	ArrangeToolStripMenuItem	Arrange			
1 一级	InPatientToolStripMenuItem	&Inpatient			
1 一级	SystemToolStripMenuItem	&System			
1.2-1 二级	ExitToolStripMenuItem1	& Exit			

在进行 Toolbars 菜单项的 Image 属性设置时，如果希望该属性的图片资源加入本项目的资源文件管理，则按以下步骤操作。

选择 ToolbarsToolStripMenuItem 菜单项，在其属性窗格单击 Image 属性框侧的输入按钮，打开“选择资源”对话框，单击“项目资源文件”单选按钮，然后单击资源列表框下的[导入]按钮，选择导入图片文件资源，并按提示逐一操作，即可完成图片资源导入管理。以下各部分涉及的文件资源导入，方法类同。

（2）工具栏设计

为图 5.19 所示的应用系统程序的子菜单项 Main 添加常用工具栏。步骤如下。

1）单击窗体设计器中的窗体，将工具箱中的 ToolStrip 控件拖放到窗体上，该控件自动置于菜单下部，并命名为 ToolStrip1。

2）右击 ToolStrip1 控件的非输入区，从弹出菜单（上下文菜单）选择“插入标准项”，则在菜单上会自动插入一些标准的工具按钮。如果不需要这些标准按钮，则按照设计要

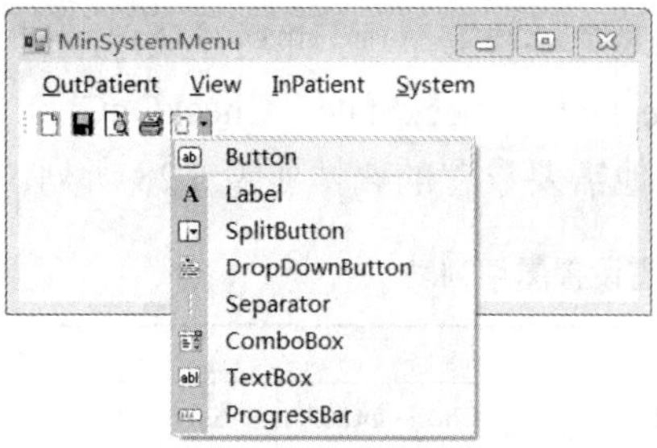

图 5.23 工具栏直接编辑

求，单击 ToolStrip1 控件输入区的下拉按钮，从下拉菜单中选择 Button 命令项，添加工具按钮（如图 5.23 所示），并通过按钮属性窗格中的 Image、Name、Text、Visible 等属性设置按钮的常用特性；或者通过 ToolStrip1 控件的 Item 属性，启动“项集合编辑器”，添加按钮和编辑设置 ToolStrip1 控件上的按钮属性。本例设置 ToolStrip1 控件的 Visible 属性为 False。

工具栏的更多设置操作类同于菜单设计。

（3）为菜单编写代码

完成系统应用程序的菜单界面设计后，需要为菜单项编写代码，实现触发某项任务程序的执行。以图 5.19 所示的应用系统程序的子菜单项 Main 为例，要求：①Main 子菜单项初始状态时，Checked 属性为 False，CheckState 属性为 Unchecked，CheckOnClick 属性为 True；②程序运行时，通过交替单击 Main 子菜单项，菜单下面交替呈现或不呈现 ToolStrip1 控件定义的工具栏，实现工具栏切换激活。步骤如下。

在窗体设计器中，展开 View 菜单下面的子菜单，双击 Main 子菜单项，进入代码编辑器，输入以下代码程序。

```
Private Sub MainToolStripMenuItem_Click(ByVal sender As System.Object, _
  ByVal e As System.EventArgs) Handles MainToolStripMenuItem.Click
    '设置 ToolStrip1 控件的 Visible 属性
    If MainToolStripMenuItem.Checked = True Then
        ToolStrip1.Visible = True
    Else
        ToolStrip1.Visible = False
    End If
End Sub
```

或者单击 Visual Studio 2010 IDE 环境下的“视图/代码”菜单项命令，启动窗体的代码编辑器，在代码编辑器顶部的 Class Name 组合框中选择 MainToolStripMenuItem，然后在 Method Name 组合框中选择 Click 事件。向 Click 事件程序添加上面的代码。

用同样的方法可以为工具栏按钮添加代码程序。

5.3.2 多窗体设计操作

在一个较复杂的系统应用程序中往往需要多个执行不同功能的窗体，或者会遇到要将许多独立设计的子应用方案组装成一个较大的系统应用方案。此时，需要采用多窗体的操作。

1. 添加窗体

（1）在现有项目添加窗体

用“项目”菜单中的“添加 Windows 窗体”命令或在解决方案资源管理器窗格中右

击当前解决方案下的某一项目名称，从弹出菜单（上下文菜单）中选择“添加 | Windows 窗体”命令，打开“添加新项”对话框，选择左侧已安装模板树状列表中的 Windows Forms。其右侧的模板面板将列出所选项目类型的所有可用模板。此时，选择 Windows 窗体模板，在名称文本框中输入窗体名称，单击[添加]按钮，至此创建了一个新窗体。

（2）添加其他现存项目的窗体

如果要将现存其他项目的窗体添加到当前编辑的应用项目中，用“项目”菜单中的“添加现存项”命令或在解决方案资源管理器窗格中右击当前解决方案下的某一项目名称，从弹出菜单（上下文菜单）中选择“添加 | 现有项”命令，打开“添加现有项”对话框，可将其他项目的窗体加载到当前项目中。因为每一个窗体都是以独立的 vb 文件保存的。加载现存项目的窗体时应注意：加载的窗体不能与项目中的窗体有相同的 Name 属性。例如：当前的工程中有一个 Form1 的窗体，加载的窗体也是 Form1，则加载出错。另外添加进来的窗体如含有当前项目没包含的资源（例如，菜单项和工具栏的图像），则在添加该窗体前，先把用到的资源加载到当前项目内，具体操作详见本节小系统范例设计的操作步骤。

2. 设置启动对象

在含有多窗体或多项目的程序运行时，需要将首先执行的对象设为启动对象。

（1）启动项目的设置

单击“项目”菜单中的“设为启动项目”命令，或在解决方案资源管理器窗格中右击当前解决方案下的某一项目名称，从弹出菜单（上下文菜单）中选择“设为启动项目”的命令。

（2）启动窗体的设置

选定启动项目后，使用“项目 | 属性”菜单项命令，或在解决方案资源管理器窗格中右击指定的项目名称，从弹出菜单（上下文菜单）中选择“属性”命令，在打开的项目属性对话框的“应用程序”选项卡上， 单击启动窗体下拉框，从中选择指定启动的窗体。

3. 有关窗体的操作方法

添加窗体后，可在屏幕上加载和显示（Show）、隐藏（Hide）、关闭窗体以及释放窗体的所有资源。

（1）在屏幕上加载并显示窗体

格式： [窗体名称.] Show()

[窗体名称.] ShowDialog()

① Show 方法：该方法有加载和显示窗体的两种功能。用 Show 方法，可将不在内存的窗体加载到内存，再显示。

② ShowDialog 方法是指定窗体以对话框模式加载，只有关闭此窗体，才可对其他窗口进行操作。窗体名称缺省时，为当前窗体。

（2）隐藏窗体

格式：[窗体名称.] Hide()

窗体名称缺省时，为当前窗体。Hide 方法只是将窗体暂时隐藏起来。

（3）关闭窗体

格式：[窗体名称.] Close()

窗体名称缺省时，为当前窗体。

（4）释放窗体所使用的资源

格式：[窗体名称.] Dispose()

窗体名称缺省时，为当前窗体。

4. 不同窗体间的数据存取

（1）存取控件中的属性

在当前窗体中存取另一个窗体中的控件的属性。

格式：另一个窗体名.控件名.属性

例如，在当前窗体 Form1 中取另一个窗体 Form2 中的文本控件 Text1 的属性值：Form2. Text1.Text。

（2）存取变量的值

存取的变量必须是在窗体内声明的全局（Public）变量。

格式：另一个窗体名.全局变量名

5.3.3 小系统设计范例

综合 5.1 节和 5.2 节的 4 个例子，应用本节介绍的菜单设计和多窗体操作的方法来构建一个小型应用系统。

例 5.25 在例 5.24 设计的菜单基础上（图 5.19 所示），将门诊问诊开方示例、医学影像片子的阅读示例、医疗病案数据采集实例、输液治疗示例（见实验教程内的实验）、门诊药房发药动画示例组装成一个医院门诊的应用系统。

（1）设计要求

应用程序主窗体包含一个菜单栏和一个工具栏。菜单栏包含 4 个菜单：Outpatient、View、Inpatient 和 System，其中 View 菜单包含 Toolbars 和 Arrange 菜单项，Toolbar 菜单项包含 Main、Formatting 和 Dictionary 子菜单项；Outpatient 菜单包含 Diagnosis、ImageCheck、PaCaseEnter 和 Therapy、Dispensing 两组菜单项；System 菜单包含 Exit 菜单项。各菜单和菜单项要设置的属性如表 5.28 所列。

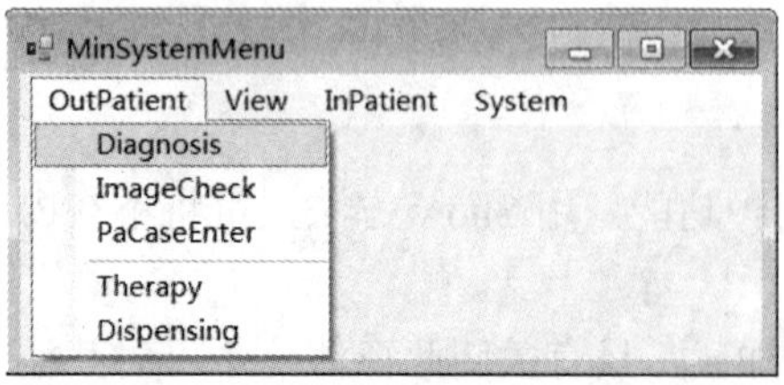

图 5.24 医院门诊应用系统菜单图示

（2）程序组装步骤

1）按照表 5.28 描述的属性，修改例 5.24 设计的菜单。

在 Visual Studio 2010 环境下，选择“文件 |

打开丨项目或解决方案”命令，在“打开项目”对话框中，选择 “MinSystemMenu”项目文件夹下的“MinSystemMenu.sln”，单击[打开]按钮，打开主窗体（启动窗体）的设计器。在该窗体的菜单栏上，依据表 5.28 给出的属性，按照本节介绍的方法，逐项设置，其运行效果如图 5.24 所示。

2）将 5.1 节和 5.2 节的应用项目的窗体加载到本应用系统。

① 加载资源。

第一种方法：在解决方案资源管理器窗格中右击当前解决方案下 MinSystemMenu 项目名称，从弹出菜单中选择“属性”命令，打开该项目的属性设计器，如图 5.25 所示。例如，添加已有图像文件资源，单击“资源”卡片，单击[资源类型]下拉按钮，从上下文菜单选择“图像”(或者按【Ctrl】＋【2】)；然后单击[添加资源]下拉按钮，从上下文菜单选择“添加现有文件”菜单项，打开“将现有文件添加到资源中”对话框，从列表框内选中所有需要用到的图像文件，单击[打开]按钮，即完成资源加载。用相同的方法，可以将其他项目的窗体使用到的其他外部文件资源逐一加载到本系统的资源集中。

第二种方法：通过某一对象属性窗格的 Image 属性设置按钮，进入“选择资源”对话框，选中[项目资源文件]单选按钮，单击其下的[导入]按钮，打开“打开”对话框（如图 5.26 所示)，从列表框内选择需要导入的资源文件名，单击[打开]按钮，即可完成导入。

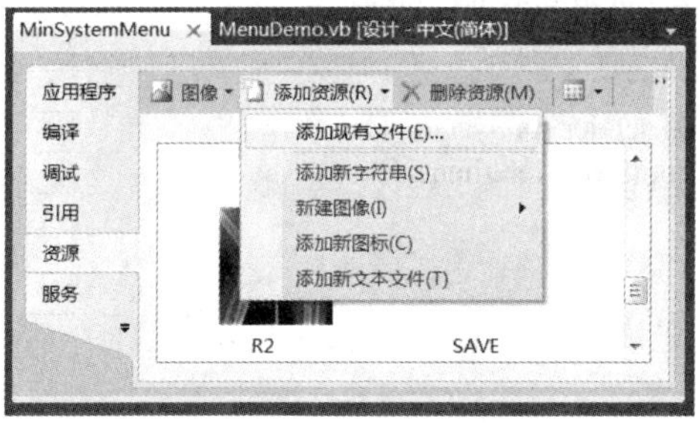

图 5.25　MinSystemMenu 项目属性设计器图示

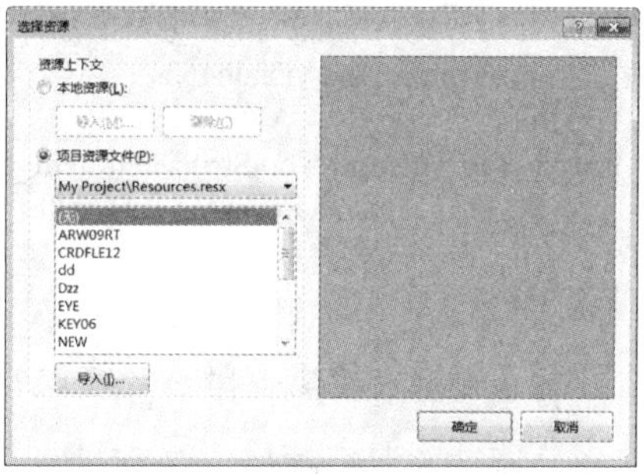

图 5.26　选择资源对话框中导入资源图示

注意：虽然在添加已有窗体之前已经将其所用到的图片等资源添加到现有项目资源中，但由于添加的窗体在原项目的编译中，已经初始化为原有项目的资源，例如：Therapy 项目中的 DropWin 窗体的 Dzz.bmp 图片文件，在原项目的初始化中，其图片引用资源位置均冠以 Therapy 项目名称，因此，加载到本项目中时，会在引用位置出现 Global.Therapy.My.Resource.Dzz，导致“Therapy”不是“<Default>”的成员的编译错误，此时可以接受系统给予的修正建议，或者，自行删除“Gobal.Therapy.”，或者将“Therapy”替换为“MinSystemMenu”，然后关闭所有出错提示卡片及窗格，重新打开加载进来的窗体，即可是正确的设计窗体效果。

② 加载其他项目的窗体。完成资源加载后，在解决方案资源管理器窗格中右击当前解决方案下 MinSystemMenu 项目名称，从弹出菜单中选择“添加/现有项”命令，打开“添加现有项”对话框，逐一将例 5.16、例 5.17、例 5.18、例 5.23 的应用项目的窗体文件以及其设计文件和资源文件加载到本应用系统中。

3）为各菜单项添加代码。

在解决方案资源管理器窗格中，双击“MenuDemo.vb”项，打开“MenuDemo.vb”窗体设计器。单击 OutPatient 菜单，在展开的下拉菜单中，双击“Diagnosis”项，打开代码编辑窗口，输入以下程序代码：

```
Private Sub DiagnosisToolStripMenuItem_Click(ByVal sender As System. Object, _
  ByVal e As System.EventArgs) Handles DiagnosisToolStripMenuItem. Click
    Diagnosis.Show()
End Sub
```

用同样的方法，分别为 ImageCheck、PaCaseEnter、Therapy、Dispensing 菜单项添加以下程序代码。

```
Private Sub PaCaseInputToolStripMenuItem_Click(ByVal sender As System. Object, _
  ByVal e As System.EventArgs) Handles PaCaseInputToolStripMenuItem. Click
    BasicEnter.Show()
End Sub
Private Sub ImageCheckToolStripMenuItem_Click(ByVal sender As System. Object, _
  ByVal e As System.EventArgs) Handles ImageCheckToolStripMenuItem. Click
    ReadEditImage.Show()
End Sub
Private Sub DispensingToolStripMenuItem_Click(ByVal sender As System. Object, _
  ByVal e As System.EventArgs) Handles DispensingToolStripMenuItem. Click
    prescription.ShowDialog()
End Sub
Private Sub TheraphyToolStripMenuItem_Click(ByVal sender As System. Object, _
  ByVal e As System.EventArgs) Handles TheraphyToolStripMenuItem. Click
    Cure.Show()
End Sub
```

注意：当有特定需要时，还可以修改添加进来的窗体的结束程序代码。

（3）调试并运行项目

至此完成整个系统的组装，可以通过调试工具进行系统程序调试。如果各窗体之间的变量需要传递数据，可返回代码窗口做必要的代码编辑和修改。

5.4 数据库应用基础编程

实际应用的信息系统大多与海量数据的管理应用密切关联，尤其医院的医疗业务每时每刻都需要处理文字、数据、图形、图像和声音等各种类型的数据。因此，现实的应用业务都是运行在以数据库为基础架构的信息系统之上。Visual Basic 2010 提供了与数据库连接、检索和更新的数据访问工具与向导，将这些控件工具和数据存取对象集成到应用程序中，用户可以在屏蔽了数据库管理系统的应用程序界面上方便地对数据库的数据进行录入、修改、删除、查询和统计等操作。

5.4.1　数据源访问组件和控件元素

Visual Basic 2010 提供了 BindingSource、TableAdapter 和 DataSet 三种主要的数据访问组件用于从数据库中检索和查看数据，提供 DataGridView 以及其他诸如 TextBox、ComboBox、ListBox 等控件来展示数据源的数据。

1. 数据源连接组件

（1）DataSet

DataSet 组件是存放在内存中的数据缓存，类似一个微型的数据库引擎，用来存储从数据库检索到的数据。它允许存储表、编辑数据，还可以使用 DataView 组件以各种方式查询数据。

DataSet 组件存储的数据包括表中的数据、表的结构、关系、约束条件，以及管理数据和撤销对数据的修改所需的信息。通常这些数据在内存中都以 XML 形式表示。因此，DataSet 可以存储在 XML 文档中，以 XML 形式通过 HTTP 在网络上传输，并被支持 XML 的平台上的任何应用程序使用。

（2）BindingSource

BindingSource 组件是数据源（DataSet）和数据绑定控件之间的桥梁。对控件中的数据交互操作是通过 BindingSource 组件与数据源进行通信。例如：在填充了数据的 DataGridView 控件上请求按某列数据排序时，DataGridView 控件首先会与 BindingSource 组件通信，BindingSource 组件再与数据源通信。因此，BindingSource 组件的作用是绑定到控件的 DataSource 属性上。

BindingSource 组件除了可以作为数据源和数据绑定控件的桥梁，也可以作为一个数据源，将其他控件绑定到该数据源。如果没有首先指定要绑定到的列表就开始将项添加到 BindingSource 组件，该组件将被用作列表样式的数据源，并接受添加的这些项。

（3）BindingNavigator 控件

对于需要在窗体上定位数据的用户，BindingNavigator 控件与 BindingSource 组件配合使您能够定位和操作数据。BindingNavigator 控件提供了一个标准的用户接口（UI），利用这个 UI 可以浏览数据源中的记录。当将 BindingNavigator 控件绑定到 BindingSource 组件上后，单击 BindingNavigator 控件中的 Next 按钮，会将对下一条记录的请求发送给 BindingSource 组件，然后 BindingSource 组件将该请求发送给数据源。

（4）TableAdapter

TableAdapter 组件是自动生成的一个组件，其存在方式取决于将数据访问组件添加到项目的方式。TableAdapte 组件包含用于从数据库中选择数据的查询，以及连接数据库的连接信息。该组件包含一些利用数据库数据填充项目中的 DataSet 组件的方法，可以根据选择数据的查询，让 TableAdapter 组件生成插入、更新或删除语句。

2. 数据源数据展示控件 DataGridView

DataGridView 控件是一个装载数据的容器，它可以将绑定数据源的数据以类似电子表格的形式显示出来，供用户浏览和编辑。它是通过 DataSource 属性的设置与数据源连接。DataGridView 控件还包含了一些用于定制控件外观的属性和一些快速链接，利用它们可以通过预定义的格式来定制该控件的外观。

3. 数据绑定应用

数据绑定是指将 BindingSource 组件引用的数据绑定到一个控件上并显示出来，供使用者浏览和处理。Visual Basic 2010 中的大部分控件都提供了某种数据绑定功能，它们可以使用 DataSource 或 Text 等属性通过数据源配置向导来设置项目数据源，完成其与 BindingSource 组件引用数据的绑定。

例 5.26 创建名为 MedicineBrow 的 Windows 窗体应用程序项目，使用 DataGridView 控件浏览 Access 数据库 test.mdb 的药品信息。要求可对表中的任意列排序操作。

设计：步骤如下。

1）创建项目窗体和加载控件。在 Visual Basic 2010 开发环境，创建 MedicineBrow 的 Windows 窗体应用程序项目，在窗体上添加一个名为 Panel1 的 Panel 容器控件，然后从工具箱的“数据”类别中，将 DataGridView 控件拖放到 Panel1 控件中，生成一个 DataGridView1 控件。单击 DataGridView 控件右上角的任务箭头按钮，弹出如图 5.27 所示的 DataGridView 任务对话框。

2）创建和配置数据源连接。

① 在 DataGridView 任务对话框中，单击“选择数据源”组合框的下拉箭头，然后单击下拉列表底部的“添加项目数据源”链接，打开“数据源配置向导”对话框，如图 5.28 所示。

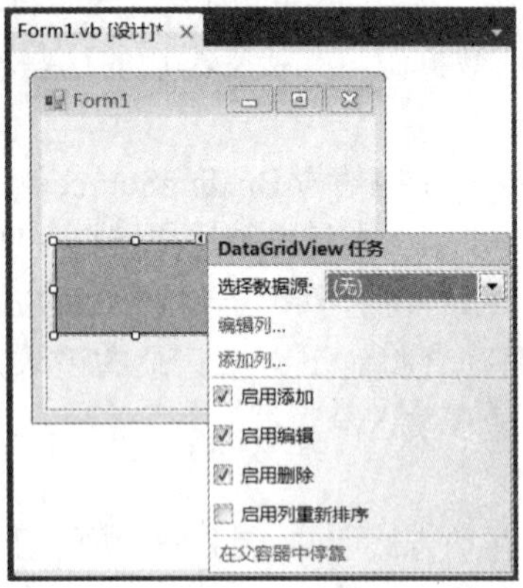

图 5.27 DataGridView 任务对话框

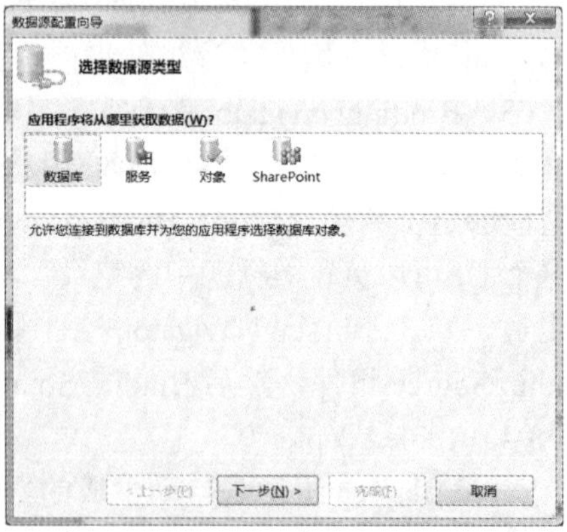

图 5.28 数据源配置向导”对话框

② 选择数据类型。在“数据源配置向导”对话框的数据源类型选项中，选择“数据库”图标，单击[下一步]按钮。注意，“数据库”图标选项可以连接 SQL Server、Oracle 和 Access 数据库，“服务”图标选项可以连接 Web 服务，“对象”图标选项可以连接业务逻辑组件。

③ 选择数据库模型。在“数据源配置向导”对话框的数据库模型选项中，选择“数

据集”图标，单击[下一步]按钮。

④ 选择数据连接。如果数据连接已经存在，则在“数据源配置向导”对话框中单击“应用程序连接数据库应使用哪个数据连接”文字下方的下拉按钮，从下拉列表中选择所需要的数据连接。如果数据连接不存在，则在“数据源配置向导”对话框中创建新的数据连接。操作如下。

单击“新建连接”按钮，打开“添加连接”对话框。然后在“添加连接”对话框内，选择数据源、服务器和测试连接。本例中，单击[更改]按钮，进入“更改数据源”对话框，选择“Microsoft Access 数据库文件”，单击[确定]按钮，返回“添加连接”对话框；单击[浏览]按钮，选择“test.mdb”数据库，单击[打开]按钮，返回“添加连接”对话框；单击[测试连接]按钮，数据库连接测试成功后，单击[确定]按钮，返回“添加连接”对话框，单击[确定]按钮，关闭“添加连接”对话框，返回“数据源配置向导”对话框，此时，新建的数据连接出现在列表框内。

⑤ 把数据库文件复制到项目内。在“数据源配置向导”对话框中单击[下一步]按钮，这时会出现一个提示对话框，说明数据文件不属于项目，并询问是否要添加它，此时单击[是]按钮。

⑥ 保存连接字符串。在“数据源配置向导”对话框中，选择将连接字符串保存到应用程序配置文件中，单击[下一步]按钮。

⑦ 选择数据库对象。在“数据源配置向导”对话框数据库对象列表框中（如图 5.29 所示），单击表、视图下面的具体对象，以选择需要绑定的数据对象。在本例中选择“药品信息”表，然后单击[完成]按钮，关闭“数据源配置向导”对话框，返回 DataGridView 任务对话框。在该对话框的选择数据源的列表框显示所选择的药品信息表名。

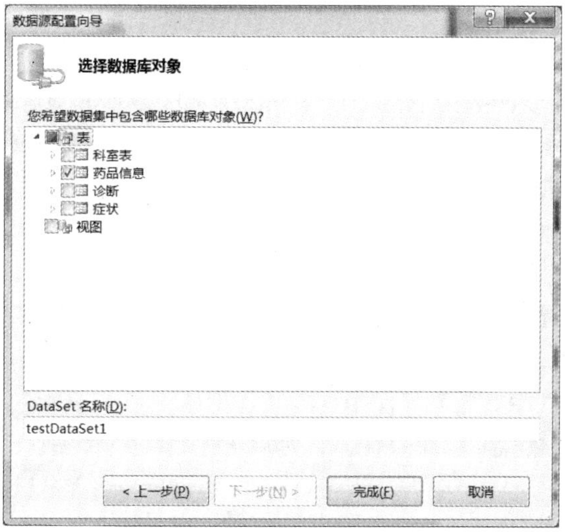

图 5.29　选择数据库对象列表图示

此时，数据配置向导生成一个名为“TestDataSet”的 DataSet 对象、一个名为“药品信息 BindingSource”的 BindingSource 对象和一个名为“药品信息 TableAdapter”的

TableAdapter 对象，并将它们显示在窗体设计器的底部。

3）设置 DataGridView1 控件的工作方式及外观特性。单击 DataGridView1 控件，打开其 DataGridView 任务对话框，在对话框中去除“启用添加”、“启用编辑”和“启用删除”旁边的复选框选择，选中“启用列重新排序” 旁边的复选框；在 DataGridView1 控件属性窗格中将 Dock 属性设置为 Fill。

4）启动项目运行，test.mdb 数据库的药品信息完全填充了 DataGridView1 控件，以电子表格的形式显示，用户可以通过滚动条和选择栏方便地定位在数据表的任意行和列。单击任意列标题，可以按该列的顺序重新排列表格行顺序。

由于 Visual Basic 2010 提供了很强的数据向导功能，因此，通过控件的任务对话框可以很方便的启动数据源配置向导，实现引导自动配置加载 DataSet 对象、BindingSource 对象和 TableAdapter 对象，完成数据源的连接和数据绑定。

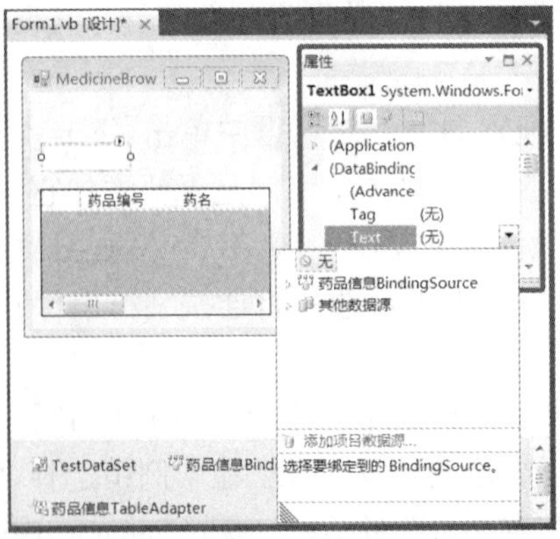

图 5.30 TextBox 控件的数据源窗格打开图示

例 5.27 在例 5.26 的基础上，使用 TextBox 控件浏览 Access 数据库 test.mdb 的诊断表中的 DiaDescrib 字段信息。

设计：步骤如下。

1）在窗体下部添加一个 TextBox 控件，自动命名为 TextBox1。单击 TextBox1 控件属性窗格中的“(DataBindings)”属性项旁的箭头，展开该属性。单击“(DataBindings)”属性项的 Text 属性旁的下拉箭头，打开数据源窗格，如图 5.30 所示，在数据源窗格中列出该项目已经存在的数据连接。

2）如果该项目需要的数据连接已经存在，绑定的数据库对象也包含在数据连接中，则在数据源窗格中选择所需要的数据连接。如果数据连接不存在或者需要绑定的数据库对象不包含在数据连接中，则单击数据源窗格底部的“添加项目数据源”链接，打开“数据源配置向导”对话框，按照例 5.26 中介绍的操作步骤创建新的数据连接。当新数据连接建立后，同样显示在数据源窗格内，供设计者进行最后的数据库数据对象绑定。

由于本例所用的数据库与例 5.26 的数据库是同一个，所以在启动“数据源配置向导”建立新的数据连接时，可以选择例 5.26 的数据连接，单击[下一步]按钮；在“数据源配置向导”的“选择数据库对象”界面中，展开数据库对象列表中的表节点，选中“诊断”表前的复选框，参看图 5.29 的选择图示，然后单击[完成]按钮。此时，建立了另一个新的数据连接“testDataSet1”，在内存为 test.mdb 数据库的诊断表数据创建了一个完全一致的副本；同时自动生成诊断 BindingSource 组件和配置了诊断 TableAdapter 组件。

3）选择绑定的数据对象。在 TextBox1 控件属性窗格中，单击“(DataBindings)”属性项下的 Text 属性旁边的下拉箭头，打开它的数据源窗格，展开“其他项目”节点下的 testDataSet1 节点及其下所有节点（如图 5.31 所示），然后选择所需的字段，完成数据对象与控件的绑定操作。本例将 DiaDescrib 字段与 TextBox1 控件绑定。

4）添加导航工具。从工具箱的 Data 类别中，将 BindingNavigator 控件拖放到窗体上，该控件被命名为 BindingNavigator1，并自动停靠在窗体的顶部。单击该控件属性窗格的 BindingSource 旁边的下拉箭头，从列表中选择“诊断 BindingSource”，则诊断表的数据与 BindingNavigator1 控件绑定。

启动项目运行，结果如图 5.32 所示。其中窗体上的 BindingNavigator1 控件除了导航诊断表的数据浏览，还可以利用该控件上的添加按钮向 testDataSet1 添加空白记录并用删除按钮删除 testDataSet1 中的记录。如果要刷新物理数据库，则需要通过程序代码，才能用 testDataSet1 的结果更新 test.mdb 数据库。

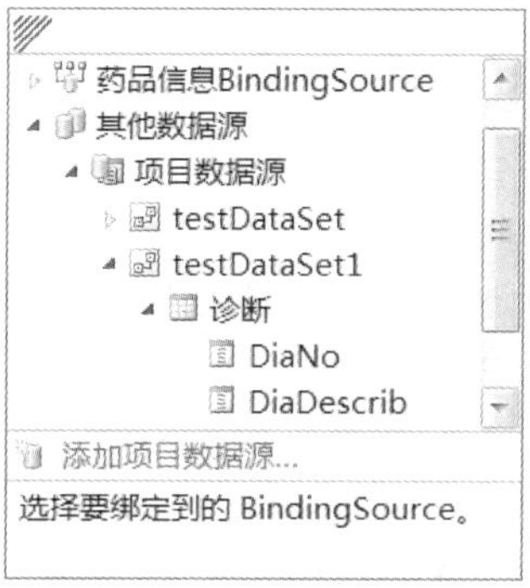

图 5.31　数据源窗格项目展开

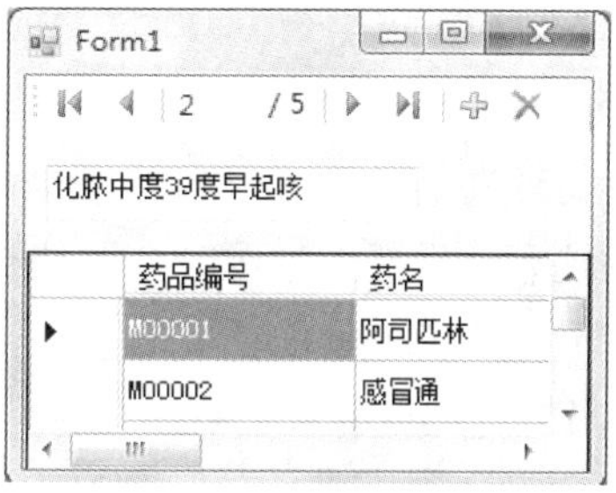

图 5.32　浏览诊断表数据的图示

5.4.2　SQL Server 与 ADO.NET 的数据库编程

System.Data 名称空间的 System.Data.SqlClient 和 System.Data.OleDb 提供了一些类分别用于访问和操作数据库。5.4.1 小节的例子通过组件、控件和工具向导的设计方法，使用 System.Data.OleDb 中的 OleDbConnection 和 OleDbDataAdapter 类来连接访问 Access 数据库。本小节在应用项目案例中，将通过组件、控件和工具向导的设计方法，并结合程序设计，使用 System.Data.SqlClient 提供的几个主要的 ADO.NET 类来访问操作 SQL Server 数据库。

1. 编程应用中部分主要的 ADO.NET 类简介

ADO.NET 提供了一个断开连接的体系结构，应用程序和数据库连接后，检索数据并把它们保存在内存中，然后断开与数据库的连接，处理数据在内存中的副本。如果数据库需要对内存副本所做的修改进行更新，就建立一个新的连接，并更新数据库。内存中主要的数据存储形式是 DataSet 对象。它包含了在内存中存储数据的 DataTable、DataColumn 和 DataRow 对象。还可以使用 DataView 对象过滤和排序 DataSet 中的数据。

位于 System.Data.SqlClient 名称空间中的几个主要的 ADO.NET 类是：SqlConnection、SqlDataAdapter、SqlCommand 和 SqlParameter。

（1）SqlConnection 类

SqlConnection 类提供了与 SQL Server 数据库的连接。在构造 SqlConnection 对象时，

可以把连接字符串指定为一个参数。该字符串包含了打开数据库连接所需的 SQL Server 实例名（计算机名）、数据库名、连接数据库的用户名和用户密码的所有信息。这一连接可以通过控件属性和数据配置向导来建立，也可以通过编程来实现。例如，要以 Windows 登录身份连接本地机的 Hospital 数据库，可以通过以下程序代码建立连接字符串、打开和关闭连接。

① 建立连接字符串。

```
Dim objConnection As SqlConnection=New _
  SqlConnection("Server=localhost;Database=Hospital; Integrated Security=True") .
```

② 打开数据库连接。

```
objConnection.Open()
```

③ 关闭数据库连接。

```
objConnection.Close()
```

如果要通过控件属性和数据配置向导来建立数据连接，则参照例 5.26 的方法设置，但必须注意在选择数据源时，要选择“Microsoft SQL Server”。

（2）SqlCommand 类

SqlCommand 类是对数据存储执行的一个 SQL 命令。该命令可以是插入、更新、删除或查询等操作，通常表示为 SQL 字符串或者对存储过程的调用。

使用 SqlCommand 类首先要初始化一个 SqlCommand 对象，然后通过设置该对象的属性来执行指定的操作任务。

① 初始化一个 SqlCommand 对象。

```
Dim objCommand As SqlCommand = New SqlCommand()
```

② 设置 Connection 属性，设置一个 SqlConnection 对象。

```
objCommand.Connection = objConnection
```

③ 设置 CommandText 属性，指定要执行的 SQL 语句或存储过程。

```
objCommand. CommandText = "Select * from 医生基本情况"
```

④ 调用 ExecuteNonQuery 方法，执行命令。

```
objConnection.Open()
objCommand. ExecuteNonQuery()
objConnection.Close()
```

（3）SqlDataAdapter 类

数据适配器是数据源和内存中数据对象（如 DataSet）之间的桥梁，它利用前面介绍的命令和连接对象来访问和处理数据源。其中 SqlDataAdapter 类只支持 SQL Server 数据库。可以使用数据配置向导或程序代码配置 SqlDataAdapter。

SqlDataAdapter 类主要的属性有：SelectCommand、UpdateCommand、DeleteCommand 和 InsterCommand 属性，它们是用于把对 DataSet 或 DataTable 所有的修改返回到数据源中。

① SelectCommand 属性。SqlDataAdapter 类的 SelectCommand 属性用于把 SQL Server 数据库中的数据填充到 DataSet 或 DataTable 中，它用来指定选取哪些数据以及如何选取这些数据。SelectCommand 属性是一个 SqlCommand 对象，所以它也具有 Connection、CommandText 和 CommandType 属性，其中 Connection 属性设置用来访问数据库的 SqlConnection 对象；CommandText 属性设置用来选取数据的 SQL 语句或存储过程名称；CommandType 属性用于指定 CommandText 属性的命令类型。

② 把 SelectCommand 属性设置为 SQL 文本，执行查询检索。

```
'声明一个 SqlDataAdapter 对象
Dim objDataAdapter As New SqlDataAdapter()
'将一个新的 SqlCommand 赋值给 objDataAdapter 对象的 SelectCommand 属性
objDataAdapter. SelectCommand=New SqlCommand()
'设置 objDataAdapter 对象的 SelectCommand 属性
objDataAdapter. SelectCommand.Connection=objConnection
objDataAdapter. SelectCommand.CommandText="Select * From 医生基本情况表"
objDataAdapter. SelectCommand.CommandType=CommandType.Text
```

③ 把 SelectCommand 属性设置为存储过程。存储过程是存储在数据库中的一组 SQL 语句，它有一个唯一的名称，并且作为一个单元来执行。如果 CommandText 使用的是存储过程，其属性值设置为加引号括住的存储过程名称，同时将 CommandType 属性设置为 CommandType.StoredProcedure。

```
'声明一个 SqlDataAdapter 对象
Dim objDataAdapter As New SqlDataAdapter()
'将一个新的 SqlCommand 赋值给 objDataAdapter 对象的 SelectCommand 属性
objDataAdapter. SelectCommand=New SqlCommand()
'设置 objDataAdapter 对象的 SelectCommand 属性
objDataAdapter. SelectCommand.Connection=objConnection
objDataAdapter. SelectCommand.CommandText="预约统计"
objDataAdapter. SelectCommand.CommandType=CommandType.StoredProcedure
```

④ 更新数据库的其他命令。

SelectCommand 是把数据库中的数据填充到 DataSet 中的命令。但用户修改了 DataSet 后，需要将修改后的数据来更新数据库。为此，可以建立命令对象，利用 UpdateCommand、DeleteCommand 和 InsterCommand 属性执行插入、删除或更新操作。

例如：对 Hospital.mdf 数据库的科室表在应用程序中建立 Hospital.DataSet、科室表 TableAdapter 对象，当对 Hospital.DataSet 中的数据记录进行修改编辑后，可以用科室表 TableAdapter 对象的 Update 命令更新数据库对应表的数据。

```
科室表 TableAdapter.Update(Hospital.DataSet)
```

⑤ 使用 Fill 方法，在 DataSet 对象中填充由 SqlDataAdapter 对象使用 SelectCommand 属性从数据库检索到的数据。

```
'声明一个 SqlDataAdapter 对象
Dim objDataAdapter As New SqlDataAdapter()
'将一个新的 SqlCommand 赋值给 objDataAdapter 对象的 SelectCommand 属性
```

```
objDataAdapter. SelectCommand=New SqlCommand()
'设置 objDataAdapter 对象的 SelectCommand 属性
objDataAdapter. SelectCommand.Connection=objConnection
objDataAdapter. SelectCommand.CommandText="Select * From 医生基本情况表"
objDataAdapter. SelectCommand.CommandType=CommandType.Text
'建立 DataSet
Dim objDataSet As DataSet=New DataSet()
'用 Fill 方法将数据源的数据填充 DataSet
objDataAdapter.Fill(objDataSet,医生基本情况表)
```

在上面的介绍中，以程序代码的编写的方法来解释 SqlConnection、SqlDataAdapter、SqlCommand 类的使用。但实际应用中，通常可以在窗体设计器和数据集设计器内，结合代码窗口的程序代码编写来完成上述功能操作的具体实现。

2. 门诊预约挂号记录管理程序设计示例

例 5.28 在 SQL Server 数据库 Hospital.mdf 基础上设计一个门诊预约挂号记录管理小系统。要求：①按指定职称的条件检索查询门诊时间表，并用 DataGridView 控件显示医生工号、姓名、职称、门诊时间、挂号费的信息；可用 TextBox 控件实现职称查询条件的输入。②用 DataGridView 控件和 Button 控件实现预约挂号表的数据录入、修改和浏览显示。系统设计运行图如图 5.33 所示。

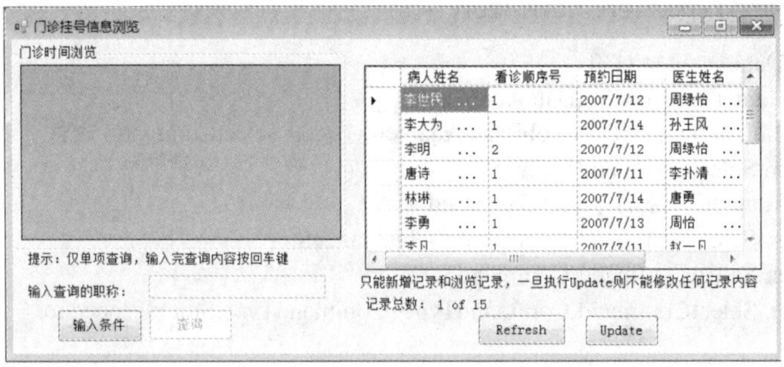

图 5.33 门诊预约挂号记录管理的设计图示

（1）设计

1）创建项目窗体。在 Visual Basic 2010 开发环境，创建 ClinicBrow 的 Windows 窗体应用程序项目，窗体的 Size 属性为 889,390；Text 属性为“门诊挂号信息浏览录入”。

2）按照图 5.33 的设计效果在 Form1 窗体上加载控件。

① 在窗体上添加 2 个名为 Panel1 和 Panel2 的面板容器控件，用来分割浏览门诊时间表的信息和录入修改预约挂号表的数据的两大功能区。

② 在 Panel1 控件中添加名为 GroupBox1 的 GroupBox 控件，设置 GroupBox1 的 Text 属性为“门诊时间浏览”；然后在 GroupBox1 控件中添加名为 DataGridView1 的 DataGridView 控件，但不要选择数据源；该控件用来显示查询检索到的门诊时间信息，数据源在程序代码中通过 SqlConnection、SqlDataAdapter 和 SqlCommand 类，按照上面介绍的方法生成。

③ 在 GroupBox1 控件下方添加 2 个名为 Label3 和 Label4 的标签控件、1 个名为 TextBox1 的文本框控件和 2 个名为 Button1 和 Button2 的命令按钮。控件属性设置如下：

- Label4 控件的 Text 属性为“提示：查询项目含多项内容时，用空格分隔它们”；Label3 控件的 Text 属性为“输入查询的职称：”。
- TextBox1 控件用来输入需要查询的职称。
- Button1 控件用来控制激活查询条件输入和禁止 Button2 控件有效，它的 Text 属性为“输入条件”；Button2 控件用来启动查询执行，它的 Text 属性为“查询”。

④ 在 Panel2 控件中添加 2 个名为 Label1 和 Label2 的标签控件、2 个 Button 控件和名为 DataGridView2 的 DataGridView 控件，用于控制数据集数据记录的浏览、添加、保存和数据库的更新操作。控件的基本属性设置如下：

- Label1 控件的 Text 属性为“记录总数：”；Label2 控件的 Text 属性为“只能新增记录和浏览记录，一旦执行 Update 则不能修改任何记录内容”。
- Button3 控件的 Text 属性为“Refresh”；Button4 控件的 Text 属性为“Update”。

3）为 DataGridView2 配置 SQL Server 数据库组件。

① 单击 DataGridView2 控件右上角的任务箭头按钮，在弹出的 DataGridView 任务对话框中，单击“选择数据源”组合框的下拉箭头，然后单击下拉列表底部的“添加项目数据源”链接，打开“数据源配置向导”对话框。

② 选择数据源类型。在“数据源配置向导”对话框的数据源类型选项中，选择“数据库”图标，单击[下一步]按钮。

③ 选择数据库模型。在“数据源配置向导”对话框的数据库模型选项中，选择“数据集”图标，单击[下一步]按钮。

④ 选择数据连接。如果数据连接已经存在，则在“数据源配置向导”对话框中单击“应用程序连接数据库应使用哪个数据连接”文字下方的下拉按钮，从下拉列表中选择所需要的数据连接，单击[下一步]按钮。

如果数据连接不存在，则在“数据源配置向导”对话框中创建新的数据连接。操作如下：

单击“新建连接”按钮，打开“添加连接”对话框。然后在“添加连接”对话框内，选择数据源、服务器和测试连接。本例中，单击[更改]按钮，进入“更改数据源”对话框，选择“Microsoft SQL Server(SqlClient)”，单击[确定]按钮，返回“添加连接”对话框；从服务器名列表框内选择指定连接的服务器；单击“选择或输入一个数据库名”的选择按钮，然后从下拉列表中选择 Hospital 数据库；单击[测试连接]按钮，数据库连接测试成功后，单击[确定]按钮，返回“添加连接”对话框，单击[确定]按钮，关闭“添加连接”对话框，返回“数据源配置向导”对话框，此时，新建的数据连接出现在列表框内。

保存连接字符串。在“数据源配置向导”对话框中，选择将连接字符串保存到应用程序配置文件中（即选中“是，将连接保存为：”复选框），单击[下一步]按钮。

⑤ 选择数据库对象。在“数据源配置向导”对话框数据库对象列表框中单击表、视图下面的具体对象，以选择需要绑定的数据对象。在本例中选择“预约挂号表”，然后单击[完成]按钮，关闭“数据源配置向导”对话框，返回到该控件的数据源窗格。

此时，数据配置操作生成一个名为“HospitalDataSet”的 DataSet 对象、一个名为“预约挂号表 BindingSource”的 BindingSource 对象和一个名为“预约挂号表 TableAdapter”的 TableAdapter 对象，并将它们显示在窗体设计器的底部。同时在数据源窗格生成一个“预约挂号表 BindingSource”的节点。

4）为各控件的事件过程添加操作程序代码

分别为窗体和其上的控件添加程序代码。为了在使用 ADO.NET 的核心类时无需输入类的全名，在窗体类外添加 2 行声明语句，以导入 System.Data 名称空间。

```
Imports System.Data
Imports System.Data.SqlClient
Public Class Form1
    Dim VSerConnection As New SqlConnection("Data Source=(local);Initial Catalog=Hospital; _
      IntegratedSecurity=True")
    Dim VSerDataAdapter As New SqlDataAdapter()
    Dim VSerDataSet As New DataSet()
    Private Property x As String
    Private Property s As String
    Dim d3 As String, d_L As String
    Private Sub Form1_Load(ByVal sender As Object, ByVal e As System.EventArgs) _
      Handles Me.Load
        'TODO: 这行代码将数据加载到表“HospitalDataSet.预约挂号表”中
        Me.预约挂号表 TableAdapter.Fill(Me.HospitalDataSet.预约挂号表)
        VSerDataAdapter.SelectCommand = New SqlCommand()
        VSerDataAdapter.SelectCommand.Connection = VSerConnection
        TextBox1.Enabled = False
        Label1.Text = "记录总数：" + Str(预约挂号表 BindingSource.CurrencyManager.Position + 1) _
          +" of" + Str(预约挂号表 BindingSource.CurrencyManager.Count())
    End Sub
    Private Sub TextBox1_KeyPress(ByVal sender As Object, ByVal e As _
      System.Windows.Forms.KeyPressEventArgs) Handles TextBox1.KeyPress
        If Asc(e.KeyChar) = 13 And Len(TextBox1.Text) >= 1 Then
            x = TextBox1.Text  '查询条件输入并按回车键后，接受输入查询的条件内容
            Button2.Enabled = True  '使查询按钮有效
        Else
            TextBox1.Focus()  '如果没有按回车键或没有输入查询条件，则强迫停留在输入状态
        End If
    End Sub
    Private Sub TextBox1_LostFocus(ByVal sender As Object, ByVal e As System.EventArgs) _
      Handles TextBox1.LostFocus
        If TextBox1.Text = "" Then
            TextBox1.Focus()  '使焦点回到 text1 文本框
        End If
    End Sub
    Private Sub Button1_Click(ByVal sender As System.Object, ByVal e As _
      System.EventArgs) Handles Button1.Click
        d_L = "" : Button2.Enabled = False: TextBox1.Text = ""
        TextBox1.Enabled = True : TextBox1.Focus()
    End Sub
    Private Sub Button2_Click(ByVal sender As Object, ByVal e As _
      System.EventArgs) Handles Button2.Click
```

```
        Dim d As String, d_L As String,
        x = TextBox1.Text : d = "职称='" & x & "'"
        d_L = "医生工号,姓名,职称,门诊时间,挂号费"
        s = "Select " & d_L & " From 门诊时间表 Where " & d '构造查询命令语句
        VSerDataSet.Clear()
        VSerDataAdapter.SelectCommand.CommandText = s
        VSerDataAdapter.SelectCommand.CommandType = CommandType.Text
        VSerConnection.Open()
        VSerDataAdapter.Fill(VSerDataSet, "门诊时间表")
        VSerConnection.Close()
        DataGridView1.AutoGenerateColumns = True
        DataGridView1.DataSource = VSerDataSet
        DataGridView1.DataMember = "门诊时间表"
    End Sub
    Private Sub Button4_Click(ByVal sender As System.Object, ByVal e As _
      System.EventArgs) Handles Button4.Click
        Me.DataGridView2.Refresh()
        Me.预约挂号表 BindingSource.MoveLast()
        Label1.Text = "记录总数: " + Str(预约挂号表 BindingSource.CurrencyManager.Position + 1) _
          +" of" + Str(预约挂号表 BindingSource.CurrencyManager.Count())
    End Sub
    Private Sub Button6_Click(ByVal sender As System.Object, ByVal e As _
      System.EventArgs) Handles Button6.Click
        Me.预约挂号表 TableAdapter.Update(HospitalDataSet)
    End Sub
End Class
```

第 6 章　程序设计应用

6.1　图形设计应用

Visual Basic 2010 提供了很强大的绘图功能。利用这些绘图工具和方法可以快速地绘制出各种图形。本节将介绍在窗体或其他图形表面绘制图形和文本的基本方法及应用。

6.1.1　图形设计基础

在屏幕上显示的任何图形，实际上都是由于屏幕上各像素（pixel）的颜色不同而构成。通过控制指定位置处的像素颜色，就能够在屏幕上绘出各种各样的图形，而确定像素在屏幕上的位置，就必须有一个确定的坐标系统。坐标和颜色是绘制一切图形的基础。

1. 坐标系

坐标系统是一个二维网格，用来确定像素在窗体、控件中的位置。VB 中的每一个图形操作（包括调整大小、移动和绘图），都要使用绘图区的坐标系统。每个绘图区的坐标系统都是独立的。图形的位置由相对于绘图区左上角的相对坐标来确定。以窗体 Form1 为例，其中任意一点的坐标，可用（x,y）来表示。窗体默认的坐标原点（0,0）位于窗体的左上角，x 轴水平向右，y 轴垂直向下。该坐标系统如图 6.1 所示。

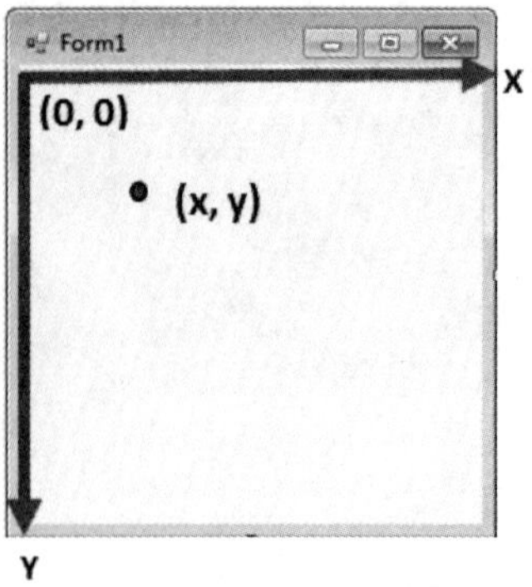

图 6.1　VB 窗体默认坐标系统

像素点的 x 坐标值增大，该点向右移动；x 坐标值减少，该点向左移动。像素点的 y 坐标值增大，该点向下移动；y 坐标值减少，该点向上移动。

x 和 y 坐标值以像素为单位。屏幕分辨率 1024×768 表示水平方向包含了 1024 个像素，垂直方向包含了 768 个像素，整个屏幕由 1024×768 个像素组成。

2. 颜色设置

颜色是进行图形操作的基本要素，任何一种颜色都可以看成 R、G、B 三分量的组合。R 代表红色（Red），G 代表绿色（Green），B 代表蓝色（Blue），其数值范围 0～255，其中 0 代表最小强度，255 代表最大强度。在 0～255 的范围内调整 R、G、B 的值，可以产生不同的颜色。理论上 R、G、B 三分量的组合最多可以产生 16777216 种颜色。表 6.1 显示了 9 种常见颜色的 RGB 值。

表 6.1　RGB 颜色表

Red	Green	Blue	颜色	Red	Green	Blue	颜色
0	0	0	黑色	255	255	0	黄色
255	255	255	白色	255	0	255	紫红色
255	0	0	红色	0	255	255	青色
0	255	0	绿色	128	128	128	灰色
0	0	255	蓝色	—	—	—	—

在颜色显示时，Alpha 值决定了颜色的透明度，其取值范围 0～255，0 为完全透明，255 为完全不透明。任何一种颜色，如果 Alpha 值为 0，则不显示；Alpha 值为 255，则完全显示。

在 VB 应用程序的界面设计阶段，用户可以改变对象的相关属性来设置对象的颜色。这种方法虽然比较简单，但无法适应程序运行后颜色可能发生变化的要求，因此在实际应用中，更多的时候是写程序代码来动态地改变颜色。

在 System. Drawing 名称空间下，有一个 Color 结构类型，用户可以使用 Color 预定义的颜色名或者用 FromArgb 函数来设置颜色。此外，VB 提供了颜色对话框 ColorDialog。

（1）颜色名

Color 结构中预定义了 141 种颜色，可以直接使用。例如：

```
Me.BackColor = Color.Blue     '将窗体的背景设成蓝色
```

如果要生成颜色对象，需要用 Color 结构来声明，例如：

```
Dim clr1 As Color = Color.Blue
```

clr1 是生成的颜色对象，在声明的过程中必须给它指定一个颜色。用户在代码窗口中输入“Color.”后，VB 内部敏感性自动显示一个颜色名列表，如图 6.2 所示。

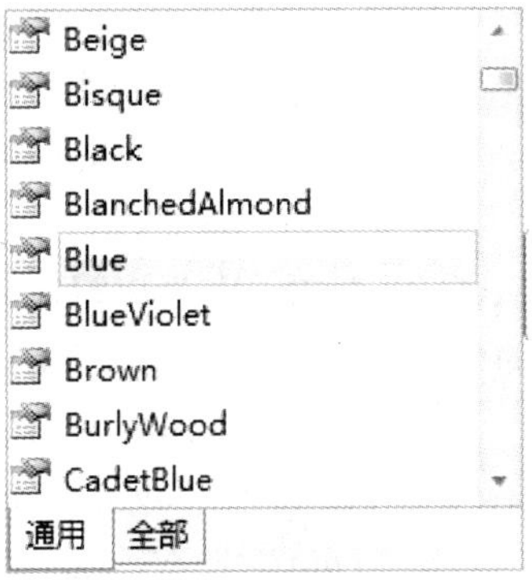

图 6.2　颜色名列表

（2）FromArgb 函数

如果用户需要的颜色不在 Color 对象的颜色名中，可以使用 FromArgb 函数来指定 R、G、B 的分量值。这个函数有以下两种常用的形式。

1）第一种形式是直接指定三种颜色，方法原型为：

Public static Color FromArgb(int red, int green, int blue)

这三个参数分别表示 R、G、B 三色，Alpha 值使用缺省值 255，即完全不透明。例如：

```
Me.BackColor = Color.FromArgb(0, 255, 255)
Dim clr2 As Color = Color.FromArgb(0, 0, 255)
```

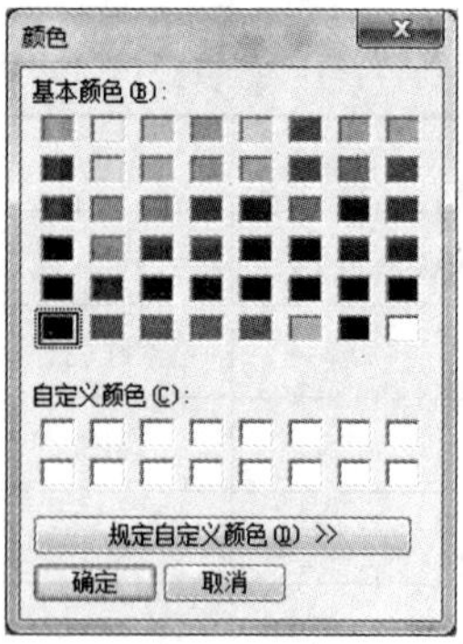

图 6.3 调色板

2）第二种形式是使用四个参数，格式为：

Public static Color FromArgb (int alpha, int red, int green, int blue)

四个参数分别表示透明度和 R、G、B 三色值。

（3）“颜色”对话框 ColorDialog

“颜色”对话框可以打开一个调色板，如图 6.3 所示。例如，通过“颜色”对话框来改变窗体的颜色，代码如下：

```
Dim clrDialog As ColorDialog = New ColorDialog
clrDialog.ShowDialog()
Me.BackColor = clrDialog.Color
```

6.1.2 绘图语句和方法

在 Windows 操作系统中，负责将文本、线条和图形等绘制到屏幕的代码称为图形设备接口（Graphics Device Interface，GDI）。GDI 处理来自 Windows 和应用程序的所有绘图指令，并输出到当前显示设备。用户只需要编写代码告诉 GDI 要输出什么，GDI 就会自动地完成具体的输出操作。Visual Basic 的程序代码主要通过 Graphics 对象与 GDI 通信，绘图的基本步骤是：①创建 Graphics 对象，指定绘图区域；②定义绘图工具；③绘制图形；④绘图完毕，销毁 Graphics 对象。

1. 创建 Graphics 对象

Graphics 类包含在 System.Drawing 名称空间下。要进行图形处理，必须首先创建 Graphics 对象，然后才能利用它进行各种画图操作。创建 Graphics 对象有以下几种方法。

（1）使用 CreateGraphics 方法直接创建

这是一种常见的创建方法，其格式为

Dim 绘图对象名 As Graphics

接着，用户还需要为绘图对象指定绘图区。绘图区通常是窗体或控件，其格式为：

绘图对象名＝窗体名（或控件名）. CreateGraphics

（2）利用 PaintEventArgs 参数传递 Graphics 对象

每一个窗体或者控件都有一个 Paint 事件，该事件的参数包含了当前窗体或控件的 Graphics 对象，在为该窗体或控件创建绘制代码时，一般使用此方法来获取对图形对象的引用。例如，在窗体的 Paint 事件中创建一个图形对象，并指定窗体为绘图区：

```
Private Sub Form1_Paint(ByVal sender As Object，ByVal e As _
  System.Windows.Forms.PaintEventArgs)Handles MyBase.Paint
    Dim 绘图对象名 As Graphics = e. Graphics
    ……
End Sub
```

（3）从 Image 对象创建 Graphics 对象

Graphics 对象可以将图形绘制在内存位图中。为此，必须首先创建新位图，其格式为

Dim 位图变量名 = New Bitmap(Width, Height, pixelfomat)

参数 width 和 height 是新位图的宽度和高度，pixelfomat 指定像素的颜色位数，例如，要创建一个颜色深度为 24 位的 640×480 新位图，可以使用下面的语句：

```
Dim myImage1 = New Bitmap(640, 480, Drawing.Imaging.PixelFormat. Format24bppRgb)
```

此时创建的位图是空的。如果需要将一副图像加载到位图中，可以使用下面的语句：

```
Dim myImage2 as New Bitmap("C:\myPic.bmp")
```

创建位图后，可以使用 Graphics.FromImage 方法创建一个引用位图的 Graphics 对象，如下代码所示：

```
Dim objGraphic1 As Graphics = Graphics.FromImage(myImage1)
```

现在，使用 objGraphic1 对象进行的所有绘制都将作用于内存位图 myImage1。要让用户看到位图，还要使用 Graphics.DrawImage 方法将位图绘制到窗体或控件，有关这个方法的使用将在绘制图形中详细解释。

使用内存位图的好处是：用户可以用内存位图来存储临时绘制的图形或图像，在需要的时候才显示到窗体或控件中。

2. 定义绘图工具

绘图工具分三类：画线条或边框、填充区域、输出文字。其中，画线条或边框需要定义画笔；填充区域需要定义画刷；输出文字需要定义字体。

（1）画笔

画笔是 Pen 类的一个实例。使用画笔可以绘制直线，曲线，以及矩形，圆形，多边形等形状的边框。其格式如下。

格式 1：Dim 画笔名 As New Pen(颜色[，宽度])

格式 2：Dim 画笔名 As Pen=New Pen(颜色[，宽度])

其中颜色即用画笔绘制线条的颜色，宽度是画笔绘制线条的宽度，单位是像素。宽度的默认值是 1。例如定义一支蓝色、宽度为 1 的画笔，代码如下：

```
Dim myPen1 As Pen = New Pen(Color．Blue)
```

创建画笔后，可以设置其属性来调整它的外观。所有 Pen 对象都有一个 DashStyle 属性，它决定了使用画笔画出的线条外观，表 6.2 列出了 DashStyle 的可能取值。

表 6.2 DashStyle 取值

值	说明	值	说明
Dash	虚线	Dot	点线
DashDot	点横线	Solid	实线
DashDotDot	由横线和两点组成的线条	Custom	自定义虚线

DashStyle 枚举位于 Drawing.Drawing2D 命名空间中。例如，设置 myPen1 绘制点线，

可以使用如下代码：

```
myPen1=Drawing.Drawing2D.DashStyle.Dot
```

Visual Basic 提供了很多定义好的标准画笔，可以通过 System.Drawing.Pens 类来使用，如创建一支标准的深蓝色画笔的代码如下：

```
Dim myPen2 as Pen=System.Drawing.Pens.DarkBlue
```

（2）画刷

画刷是 Brush 类的一个实例。如果要在闭合图形中填充颜色或图案，必须先创建画刷。VB 提供了 5 种画刷，这里只介绍两种常用的。

格式 1：Dim 画刷名 As New SolidBrush(颜色)

利用 SolidBrush 类可以定义单一颜色的画刷，如定义一个紫色的画刷工具的代码如下：

```
Dim myBrush As New SolidBrush(Color.Purple)
```

格式 2：Dim 画刷名 As New Drawing2D.HatchBrush(类型,前景色[,背景色])

利用 HatchBrush 类可以定义一个用特定图案填充的画刷。类型用来指定填充的图案，它是 HatchStyle 枚举类型，该枚举类型有 50 多个成员，每个成员提供一种图案。当在代码编辑窗口中输入“HatchStyle.”后，系统会自动弹出一个 HatchStyle 枚举类型成员列表供用户选择。如定义一支 HatchBrush 画刷，前景色与背景色的比例是 90:100，白色是前景色，黑色是背景色，代码如下：

```
Dim myBrush2 As New Drawing2D.HatchBrush(Drawing2D.HatchStyle.Percent90, _
  Color.White, Color. Black)
```

（3）字体

字体是 Font 类的一个实例。输出文字前要先创建字体对象，并先指定字体的名称，大小，样式等。

格式：Dim 字体对象 As New Font(名称,大小[,样式[,量度单位]])

其中，名称是指定字体名称的字符串，如隶书，Symbol 等；大小是字号；样式是 FontStyle 枚举类型，其成员有：Bold（粗体）、Italic（斜体）、Regular（常规）、Strikeout（中划线）、Underline（下划线）；量度单位是用来指定字体大小的单位，它是 GraphicsUnit 枚举类型。其成员有：Display 1/75 英寸、Document 文档单位（1/300 英寸）、Inch 英寸、Millimeter 毫米、Pixel 像素、Point 打印机点（1/75 英寸）、World 通用。定义字体时，样式和量度可以省略，字体的缺省值为常规样式和 Point 大小单位。样式可以同时指定多个，之间用 Or 连接。如定义隶书、8 号、常规字体，语句如下：

```
Dim f As New Font("隶书", 8, FontStyle.Regular)    '定义字体对象
```

3. 绘图方法

Graphics 类提供了多种方法用于绘制图形、图像和文字。图形可以分成两类：空心和实心。空心的图形只有轮廓，实心的图形将填充颜色或图案。

（1）画直线——DrawLine 方法

格式：Graphics 对象名.DrawLine(画笔名,X1,Y1,X2,Y2)

其中，（X1，Y1）和（X2，Y2）是直线的起始点和终止点的坐标，他们可以是 Integer 值，也可以是 Single 值。当直线很短时，可以近似为点。

（2）画空心矩形和正方形——DrawRectangle 方法

格式：Graphics 对象名.DrawRectangle(画笔名,X,Y,宽度,高度)

其中，（X，Y）是矩形左上角的坐标，宽度和高度指定矩形的宽和长。当宽度和高度相同时，所绘制的就是正方形，否则就是矩形。

（3）画空心多边形——DrawPolygon 方法

格式：Graphics 对象名.DrawPolygon(画笔名,顶点)

其中，顶点是一个数组，该数组类型是 Point 或 PointF 结构，数组的各元素用来指定多边形各顶点的坐标。由 Point 结构指定的是 Integer 类型，而由 PointF 指定的是 Single 类型。DrawPolygon 方法的功能是按数组顶点的顺序连接成一个多边形，两个连续的顶点之间绘制一条边。用 Point 或 PointF 结构来定义一个点的格式是：

Dim 点名 As New Point/PointF(x,y)

（4）画空心圆和空心椭圆——DrawEllipse 方法

格式：Graphics 对象名.DrawEllipse(画笔名,X,Y,宽度,高度)

方法中的 x，y，宽度，高度定义了圆或椭圆的外切矩形，它决定了所画椭圆的大小和形状。当宽度和高度相等时，所画的就是圆，否则就是椭圆。

（5）画弧——DrawArc 方法

格式：Graphics 对象名.DrawArc(画笔名,X,Y,宽度,高度,起始角,扫描角)

该方法与 DrawEllipse 方法相比多了起始角和扫描角两个参数，这可以看作是在截取圆或椭圆而形成的一段弧。起始角是开始画弧的角度，扫描角是顺时针方向增加的角度。当扫描角为 360 度时，画出的就是一个圆或者椭圆。起始角和扫描角都是以度为单位的，一般以水平向右的半径为 0 度，然后按顺时针方向画弧。

（6）画空心饼图——DrawPie 方法

格式：Graphics 对象名.DrawPie(画笔名,X,Y,宽度,高度,起始角,扫描角)

饼图也称扇图。该方法与 DrawArc 方法的参数一样，但是饼图比弧多出两条半径。

（7）画实心矩形和正方形——FillRectangle 方法

格式：Graphics 对象名.FillRectangle(Brush, x, y, width, height)

Brush 是填充的画刷。x、y 为要填充的矩形的左上角的坐标点，width 和 height 是要填充的矩形宽度和高度。

（8）画实心圆和椭圆——FillEllipse 方法

格式：Graphics 对象名.FillEllipse(Brush, x, y, width, height)

Brush 是填充的画刷；x，y，宽度，高度定义圆或椭圆外切矩形的位置和大小。

（9）画实心饼图——FillPie 方法

格式：Graphics 对象名.FillPie(Brush, x, y, width, height, startAngle, sweepAngle)

FillPie 方法填充一个椭圆所定义的扇形区内部，即填充一个饼状图。Brush 是填充的画刷；x，y，宽度，高度定义圆或椭圆外切矩形的位置和大小；扇形区由 startAngle 和 sweepAngle 参数定义。startAngle 定义起始角度（相对于 x 轴），sweepAngle 定义扫描角度，两者都沿顺时针方向。

（10）画实心多边形——FillPolygon 方法

格式：Graphics 对象名.FillPolygon(Brush, Point(), FillMode)

FillPolygon 方法可以填充 Point 结构指定的点数组所定义的多边形的内部，Point 数组中每两个相邻点指定多边形的一个边，如果最后一个点和第一个点不重合，则这两个点指定多边形的闭合边。Brush 是填充的画刷；FillMode 参数可以缺省，它用于确定填充样式的 FillMode 枚举的成员。

（11）绘制文字——DrawString 方法

格式 1：Graphics 对象名.DrawString(字符串,字体,画刷,点)

格式 2：Graphics 对象名.DrawString(字符串,字体,画刷,矩形)

格式 3：Graphics 对象名.DrawString(字符串,字体,画刷,X,Y)

点用来指定文本输出的开始位置，它是 PointF 结构类型。矩形指定文本输出位置，它是 RectangleF 结构类型。X，Y 指定文本输出的起始位置，都是 Single 类型。

（12）绘制图像——DrawImage 方法

Graphics 类的 DrawImage 方法用于在指定位置显示原始图像或者缩放后的图像。该方法的重载形式非常多，比较常见的形式如下：

格式：Graphics 对象名.DrawImage(Image image,int x, int y, int width, int height)

该方法在（x,y）指定的位置，输出宽度为 width，高度为 height 的 image 图像。利用这个方法可以直接显示缩放后的图像。

4. 删除 Graphics 对象和清屏

（1）删除 Graphics 对象——Dispose 方法

Graphics 对象使用完后应及时删除，以释放该对象占用的资源。

格式：Graphics 对象名.Dispose()

（2）清屏——Clear 方法

利用 Graphics 类的 Clear 方法可以清除画图工作区的所有内容，并用指定的背景颜色进行填充。

格式：Graphics 对象名.Clear(颜色)

5. 绘图实例

例 6.1 设计一个绘图程序，要求绘制实心和空心的矩形、椭圆、直线以及文字，并能够设置颜色和字体。软件的界面如图 6.4 所示。界面控件的名称属性如表 6.3 所示。

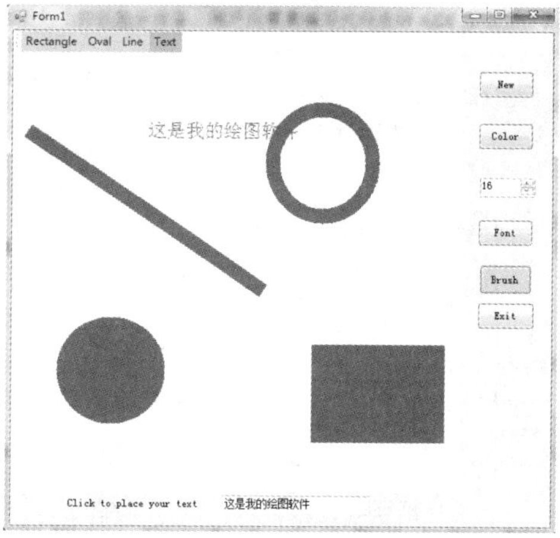

图 6.4　程序界面

表 6.3 控件属性

控　件	属　性	控　件	属　性
工具栏	名称：tlsShapes Enabled：False	New 按钮	名称：btnNew Enabled：False
工具栏按钮 Rectangle	名称：tlsShapesRectangle	Color 按钮	名称：btnColor Enabled：False
工具栏按钮 Oval	名称：tlsShapesOval	数字控件	名称：nudBrushSize Enabled：False
工具栏按钮 Line	名称：tlsShapesLine	Font 按钮	名称：btnFont Enabled：False
工具栏按钮 Text	名称：tlsShapesText	Brush 按钮	名称：btnBrush Enabled：False
Exit 按钮	名称：btnExit	文本框	名称：txtText Text：这是我的绘图软件
标签控件	名称：Label1	窗体	名称：frmPaintTutorial

1）首先声明一些窗体级的变量。

```
Dim mgrfPainter As Graphics
Dim xDown As Integer
Dim yDown As Integer
Dim xUp As Integer
Dim yUp As Integer
Dim mBrush As Boolean = False
Dim mblnCanPaint As Boolean = False
Dim mblnDrawShape As Boolean = False
Dim mblnDrawRectangle As Boolean = False
Dim mblnDrawOval As Boolean = False
Dim mblnDrawLine As Boolean = False
Dim mblnWriteText As Boolean = False
Dim mrecPainter As System.Drawing.Rectangle
```

```
Dim mclrSelected As Color = Color.Black
Dim mstrText As String
Dim mstrFont As String = "Arial"
Dim mSize1 As Integer = 1
Dim mSize2 As Integer = 1
```

2）在窗体的 Load 事件中初始化 Graphics 对象 mgrfPainter。

```
Private Sub frmPaintTutorial_Load(ByVal sender As Object, ByVal e As System.EventArgs) _
  Handles Me.Load
    mgrfPainter = Me.CreateGraphics          '设置绘图到窗体上
    mrecPainter.Height = 500                 '绘图区的大小
    mrecPainter.Width = 500
End Sub
```

3）在 New 按钮事件中给绘图区填充白色，设置一些控件的 Enabled 属性，使之能够响应用户事件。

```
Private Sub btnNew_Click(ByVal sender As System.Object, ByVal e As System.EventArgs) _
  Handles btnNew.Click
    mgrfPainter.FillRectangle(Brushes.White, mrecPainter)
    tlsShapes.Enabled = True
    btnBrush.Enabled = True
    btnColor.Enabled = True
    btnFont.Enabled = True
    nudBrushSize.Enabled = True
End Sub
```

4）在 Color 按钮的单击事件中，调用颜色对话框，选择颜色。代码如下：

```
Private Sub btnColor_Click(ByVal sender As System.Object, ByVal e As System.EventArgs) _
  Handles btnColor.Click
    Dim clrDialog As ColorDialog = New ColorDialog
    clrDialog.ShowDialog()
    mclrSelected = clrdialog.Color
End Sub
```

5）在 Font 按钮的单击事件中，调用字体对话框，选择字体、字号。代码如下：

```
Private Sub btnFont_Click(ByVal sender As System.Object, ByVal e As System.EventArgs) _
  Handles btnFont.Click
    Dim fntDialog As FontDialog = New FontDialog
    fntDialog.ShowDialog()
    mstrFont = fntDialog.Font.Name
    mSize2 = fntDialog.Font.Size
End Sub
```

6）在 Brush 按钮的单击事件中，设置 mBrush 变量的值，其为真，则 Brush 按钮蓝色，绘制的图形将是实心的；为假，则 Brush 按钮深灰色，绘制的图形将是空心的。代码如下：

```
Private Sub btnBrush_Click(ByVal sender As System.Object, ByVal e As System.EventArgs) _
  Handles btnBrush.Click
    mBrush = Not (mBrush)
    If mBrush Then
```

```
            btnBrush.BackColor = Color.LightBlue
        Else
            btnBrush.BackColor = Color.DarkGray
        End If
    End Sub
```

7）自定义一个过程，设置工具栏的颜色。当用户单击某个工具栏按钮时，整个工具栏显示亮蓝色。初始化控制绘图的几个逻辑型变量。

```
    Private Sub ChangeButton()
        tlsShapesRectangle.BackColor = Color.LightBlue
        tlsShapesOval.BackColor = Color.LightBlue
        tlsShapesLine.BackColor = Color.LightBlue
        tlsShapesText.BackColor = Color.LightBlue
        mblnDrawShape = False
        mblnDrawRectangle = False
        mblnDrawOval = False
        mblnDrawLine = False
        mblnWriteText = False
    End Sub
```

8）在 4 个工具栏按钮的单击事件中，设置当前选中的工具栏按钮为深灰色，其他工具栏按钮为蓝色。并设置相应的变量值。代码如下：

```
    Private Sub tlsShapesRectangle_Click(ByVal sender As Object, ByVal e As System.EventArgs) _
      Handles tlsShapesRectangle.Click
        ChangeButton()
        If mblnDrawRectangle Then
            tlsShapesRectangle.BackColor = Color.LightBlue
            mblnDrawShape = False
            mblnDrawRectangle = False
        Else
            tlsShapesRectangle.BackColor = Color.DarkGray
            mblnDrawShape = True
            mblnDrawRectangle = True
        End If
    End Sub
    Private Sub tlsShapesOval_Click(ByVal sender As Object, ByVal e As System.EventArgs) _
      Handles tlsShapesOval.Click
        ChangeButton()
        If mblnDrawOval Then
            tlsShapesOval.BackColor = Color.LightBlue
            mblnDrawShape = False
            mblnDrawOval = False
        Else
            tlsShapesOval.BackColor = Color.DarkGray
            mblnDrawShape = True
            mblnDrawOval = True
        End If
    End Sub
    Private Sub tlsShapesText_Click(ByVal sender As Object, ByVal e As System.EventArgs) _
      Handles tlsShapesText.Click
        ChangeButton()
```

```
    If mblnWriteText Then
        tlsShapesText.BackColor = Color.LightBlue
        mblnWriteText = False
        mblnDrawShape = False
    Else
        tlsShapesText.BackColor = Color.DarkGray
        mblnDrawShape = True
        mblnWriteText = True
    End If
End Sub
Private Sub tlsShapesLine_Click(ByVal sender As Object, ByVal e As System.EventArgs) _
  Handles tlsShapesLine.Click
    ChangeButton()
    If mblnDrawLine Then
        tlsShapesLine.BackColor = Color.LightBlue
        mblnDrawLine = False
        mblnDrawShape = False
    Else
        tlsShapesLine.BackColor = Color.DarkGray
        mblnDrawShape = True
        mblnDrawLine = True
    End If
End Sub
```

9）在窗体的鼠标按下事件中，获取当前鼠标的坐标，并设置变量值。代码如下：

```
Private Sub frmPaintTutorial_MouseDown(ByVal sender As Object, ByVal e As _
  System.Windows.Forms.MouseEventArgs) Handles Me.MouseDown
    xDown = e.X
    yDown = e.Y
    If xDown > 500 Then xDown = 500
    If yDown > 500 Then yDown = 500
    mblnCanPaint = True
End Sub
```

10）在鼠标的释放事件中，绘制相应的图形。如果选中的是工具栏按钮中的Rectangle，则绘制矩形。如果Brush按钮是蓝色的，绘制的是实心矩形；如果Brush按钮是深灰色的，绘制的是空心矩形。代码如下：

```
Private Sub frmPaintTutorial_MouseUp(ByVal sender As Object, ByVal e As _
  System.Windows.Forms.MouseEventArgs) Handles Me.MouseUp
    Dim xStart As Integer
    Dim yStart As Integer
    Dim xEnd As Integer
    Dim yEnd As Integer
    Dim xDistance As Integer
    Dim yDistance As Integer
    Dim bshFill As SolidBrush
    Dim penLine As Pen
    bshFill = New System.Drawing.SolidBrush(mclrSelected)     '定义画刷
    mSize1 = nudBrushSize.Value
    penLine = New Pen(mclrSelected, mSize1)
    xUp = e.X
```

```
    yUp = e.Y
    If xUp > 500 Then xUp = 500
    If yUp > 500 Then yUp = 500
    '绘制矩形和圆
    If mblnDrawShape Then
        If xUp < xDown Then
            xEnd = xDown
            xStart = xUp
        Else
            xEnd = xUp
            xStart = xDown
        End If
        If yUp < yDown Then
            yEnd = yDown
            yStart = yUp
        Else
            yEnd = yUp
            yStart = yDown
        End If
        xDistance = xEnd - xStart
        yDistance = yEnd - yStart
        '绘制矩形和正方形
        If mblnDrawRectangle Then
            If mBrush Then
                mgrfPainter.FillRectangle(bshFill, xStart, yStart, xDistance, yDistance)
            Else
                mgrfPainter.DrawRectangle(penLine, xStart, yStart, xDistance, yDistance)
            End If
        End If
        '绘制椭圆和圆
        If mblnDrawOval Then
            If mBrush Then
                mgrfPainter.FillEllipse(bshFill, xStart, yStart, xDistance, yDistance)
            Else
                mgrfPainter.DrawEllipse(penLine, xStart, yStart, xDistance, yDistance)
            End If
        End If
    End If
    '绘制直线
    If mblnDrawLine Then
        mgrfPainter.DrawLine(penLine, xDown, yDown, xUp, yUp)
    End If
    '绘制文本
    If mblnWriteText Then
        mstrText = txtText.Text        '将文本框内文字写到鼠标单击处
        mgrfPainter.DrawString(mstrText, New System.Drawing.Font(mstrFont, _
          mSize2), bshFill, xUp, yUp)
    End If
End Sub
```

11）在 Exit 按钮的单击事件中添加一条语句 End。

6.1.3 医学数据分析的图形绘制

以图形方式显示数据，使人们能更直观地了解数据分析和处理的结果。下面结合一些医学数据来介绍绘制折线图和扇形图。如，某家医院门诊部要求统计 2009 年、2010 年、2011 年 4 个季度的门诊挂号病人数，数据如表 6.4 所示。

表 6.4 门诊病人统计表

季度	年	病人数（万）	季度	年	病人数（万）	季度	年	病人数（万）
1	2009	50	1	2010	140	1	2011	190
2	2009	105	2	2010	187	2	2011	167
3	2009	150	3	2010	200	3	2011	195
4	2009	128	4	2010	232	4	2011	202

这些数据保存在 Patient.txt 文件中，要求：第一列数据是季度，第二列数据是年，第三列数据是病人数；每一行是一个季度的统计数，数据以英文的逗号间隔，换行按回车键，比如第一行数据是：1,2009,50，第二行的数据是：2,2009,105，依此类推。为了程序能够访问数据，文件必须存放在工程文件夹的 Debug 里面。程序界面添加两个按钮控件：Plot 按钮的名称是 btnPlot，Exit 按钮的名称是 btnExit。窗体的名称是 frmChart。

1. 折线图

例 6.2 设计一个程序，根据表 6.4 给出的数据画出 2009～2011 年 4 个季度病人数的折线图，要求数据增加时用绿色线条，数据减少时用红色线条。数据要标注在折线上。程序运行结果如图 6.5 所示。

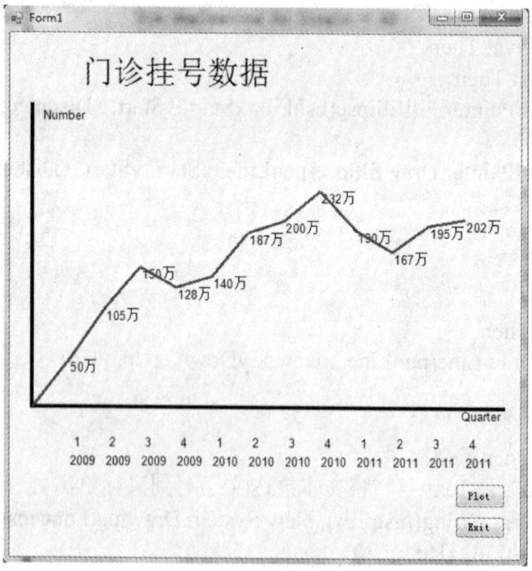

图 6.5 折线图

1）首先声明一个窗体级的 Graphics 对象，代码如下：

```
Dim mgrfChart As Graphics
```

2）在窗体的 Load 事件中，将窗体指定为绘图区，代码如下：

```
mgrfChart = Me.CreateGraphics
```

3）在 Plot 按钮的单击事件中绘制折线图，代码如下：

```
Private Sub btnPlot_Click(ByVal sender As Object, ByVal e As System.EventArgs) _
  Handles btnPlot.Click
    Dim srdRegister As System.IO.StreamReader
    Dim strQuarter As String
    Dim strYear As String
    Dim decData As Decimal
    Dim decChange As Decimal
    Dim strRecord() As String
    Dim decOldPrice As Decimal = 30
    Dim strLine As String
    Dim sngSpacing As Single = 40
    Dim penChartLines As New Pen(Color.Black, 4)
    Dim penPlotLines As New Pen(Color.Black, 3)
    Dim sngX As Single
    Dim sngXOld As Single = 25
    Dim sngY As Single
    Dim sngYOld As Single = 400
    '输出标题
    mgrfChart.DrawString("门诊挂号数据", New System.Drawing.Font("Arial", _
      24), Brushes.Black, 75, 25)
    '画坐标线
    mgrfChart.DrawLine(penChartLines, 25, 75, 25, 400)
    mgrfChart.DrawLine(penChartLines, 23, 400, 550, 400)
    mgrfChart.DrawString("Quarter", New System.Drawing.Font("Arial", _
      10), Brushes.Black, 500, 400)
    mgrfChart.DrawString("Number", New System.Drawing.Font("Arial", 10), Brushes.Black, 35, 80)
    '读数据文件
    srdRegister = New System.IO.StreamReader("Patient.dat")
    Do Until srdRegister.Peek = -1
        strLine = srdRegister.ReadLine '读每行数据
        strRecord = strLine.Split(",")  '按逗号切割数据，放到数组中
        strQuarter = strRecord(0)
        strYear = strRecord(1)
        decData = Convert.ToDecimal(strRecord(2))
        'decChange = Convert.ToDecimal(strRecord(3))
        '描线时水平间隔相同 sngSpacing=40
        sngX = sngXOld + sngSpacing
        '垂直间隔 sngChange，因为窗体的垂直坐标向下所以是减号
        sngY = 400 - decData            '折线图以垂直坐标 400 为基准线
        decChange = sngYOld - sngY
        If decChange >= 0 Then
            penPlotLines = New Pen(Color.Green, 3)    '如果数据增大，画绿线
        Else
            penPlotLines = New Pen(Color.Red, 3)    '如果数据减少，画红线
        End If
        mgrfChart.DrawLine(penPlotLines, sngXOld, sngYOld, sngX, sngY)
        mgrfChart.DrawString(Convert.ToString(decData) & "万a··o", _
```

```
            New System. Drawing. Font ("Arial", 10), Brushes.Black, sngX, sngY)
        mgrfChart.DrawString(" " & strQuarter, New System.Drawing.Font("Arial", _
            10), Brushes.Black, sngX, 430)
        mgrfChart.DrawString(strYear, New System.Drawing.Font("Arial", _
            10), Brushes.Black, sngX, 450)
        sngXOld = sngX
        sngYOld = sngY
    Loop
    srdRegister.Close()
End Sub
```

4）在 Exit 按钮的单击事件中添加一条语句 End。

2. *扇形图*

例 6.3 设计一个程序，要求统计 2009、2010、2011 每年的病人总数，并用扇形图显示出来。与折线图程序所不同的是，本程序首先将图绘制到内存位图中，再将内存位图绘制到窗体上。当窗体最小化最大化时，窗体上图形仍然显示。程序运行结果如图 6.6 所示。

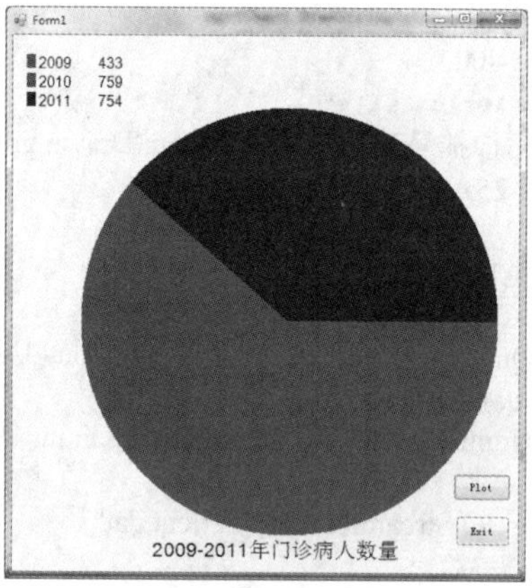

图 6.6 扇形图

1）首先声明一个窗体级变量。

```
Private m_objDrawing As Bitmap
```

2）在窗体的Load事件中，创建位图，再从Image 对象创建Graphics对象，代码如下：

```
Private Sub frmChart_Load(ByVal sender As Object, ByVal e As System.EventArgs) Handles Me.Load
    Dim mgrfChart As Graphics
    m_objDrawing=New Bitmap(Me.ClientRectangle.Width, _
      Me.ClientRectangle.Height,    Drawing.Imaging.PixelFormat.Format24bppRgb)
    mgrfChart = Graphics.FromImage(m_objDrawing)      '从内存中读
    mgrfChart.Clear(System.Drawing.SystemColors.Control)
End Sub
```

3）在Plot按钮的单击事件中，计算每年病人总数，在位图中绘制扇形图。代码如下：

```
Private Sub btnPlot_Click(ByVal sender As System.Object, ByVal e As System.EventArgs) _
```

```
Handles btnPlot.Click
    Dim mgrfChart As Graphics
    Dim srdPatient As System.IO.StreamReader
    Dim strRecord() As String
    Dim strLine As String
    Dim strYear() As String
    Dim oldYear As String = ""
    Dim newYear As String
    Dim decData() As Decimal
    Dim decTotal As Decimal
    Dim newData As Decimal
    Dim i As Integer
    Dim j As Integer
    Dim sngOldArc As Single
    Dim sngArc As Single
    Dim shoYChange As Short = 20
    mgrfChart = Graphics.FromImage(m_objDrawing)     '加载位图到 Graphics 对象中
    '读文件
    srdPatient = New System.IO.StreamReader("Patient.dat")
    Do Until srdPatient.Peek = -1
        ReDim Preserve strYear(i)
        ReDim Preserve decData(i)
        strLine = srdPatient.ReadLine
        strRecord = strLine.Split(",")
        newYear = strRecord(1)   '年度
        newData = Convert.ToDecimal(strRecord(2))   '门诊病人数据
        If newYear = oldYear Then
            decData(i) = newData + decData(i) '价格
        Else
            decData(i) = newData
        End If
        strYear(i) = newYear
        j += 1
        If (j Mod 4) = 0 Then i += 1
        oldYear = newYear
    Loop
    srdPatient.Close()
    For i = 0 To strYear.GetUpperBound(0)     '数组上限的值
        decTotal += decData(i)
    Next i
    '画扇形图
    For i = 0 To strYear.GetUpperBound(0)
        sngArc = (decData(i) / decTotal) * 360   '分配角度
        Select Case i
            Case Is = 0
                mgrfChart.FillPie(Brushes.Red, 75, 75, 450, 450, sngOldArc, sngArc)
                mgrfChart.FillRectangle(Brushes.Red, 15, shoYChange, 10, 15)
                mgrfChart.DrawString(strYear(i), New System.Drawing.Font _
                  ("Arial", 12), Brushes.Black, 25, shoYChange)
                mgrfChart.DrawString(decData(i).ToString, New System.Drawing.Font _
                  ("Arial", 12), Brushes.Black, 90, shoYChange)
            Case Is = 1
```

```
                mgrfChart.FillPie(Brushes.Green, 75, 75, 450, 450, sngOldArc, sngArc)
                mgrfChart.FillRectangle(Brushes.Green, 15, shoYChange, 10, 15)
                mgrfChart.DrawString(strYear(i), New System.Drawing.Font _
                  ("Arial", 12), Brushes.Black, 25, shoYChange)
                mgrfChart.DrawString(decData(i).ToString, New System.Drawing.Font _
                  ("Arial", 12), Brushes.Black, 90, shoYChange)
            Case Is = 2
                mgrfChart.FillPie(Brushes.Blue, 75, 75, 450, 450, sngOldArc, sngArc)
                mgrfChart.FillRectangle(Brushes.Blue, 15, shoYChange, 10, 15)
                mgrfChart.DrawString(strYear(i), New System.Drawing.Font _
                  ("Arial", 12), Brushes.Black, 25, shoYChange)
                mgrfChart.DrawString(decData(i).ToString, New System.Drawing.Font _
                  ("Arial", 12), Brushes.Black, 90, shoYChange)
        End Select
        sngOldArc += sngArc
        shoYChange += 20
    Next i
    mgrfChart.DrawString("2009-2011 年门诊病人数量",  New System.Drawing.Font _
      ("Arial", 16),  Brushes.Black, 150, 530)
    mgrfChart.Dispose()
    Me.Invalidate()    '重绘窗体，触发 Paint 事件
End Sub
```

4）在窗体的Paint事件中，将位图绘制到窗体上。

```
Private Sub frmChart_Paint(ByVal sender As Object, ByVal e As _
  System.Windows.Forms.PaintEventArgs) Handles Me.Paint
    Dim mgrfChart As Graphics
    mgrfChart = e.Graphics
    '绘制位图到窗体上
    mgrfChart.DrawImage(m_objDrawing, 0, 0, m_objDrawing.Width, m_objDrawing.Height)
End Sub
```

5）在Exit按钮的单击事件中添加一条语句End。

6.2 文件管理应用

文件管理是应用程序活动中的一项重要任务，Visual Basic 提供了多种方法来处理不同类型的文件并管理文件中的信息，其中最基本的文件类型是文本文件。Visual Basic 2010 提供了 3 种方法来实现文件管理，即 Visual Basic 的传统方法、文件系统对象模型、.NET Framework 中的 System.IO 对象模型。本节将介绍使用控件对象来创建实现文件浏览和选择的对话框，采用 System.IO 对象模型来对文件、目录进行创建、移动、复制和删除等管理操作，以及实现对各种类型文件的读写操作。

6.2.1 文件目录管理

大多数 Windows 应用程序都要处理文件的数据，所以需要一个接口来选择或保存文件。VB.NET Framework 提供了 OpenFileDialog、SaveFileDialog 和 FolderBrowserDialog

控件类来实现该功能。

1. OpenFileDialog 控件

OpenFileDialog 控件用于打开一个对话框，让用户能够浏览和选择文件，该控件实际上并不打开文件，而仅仅是让用户选择文件，以便在应用程序中对选择的文件进行处理，如图 6.7 所示。

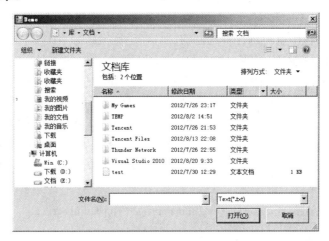

图 6.7　选择文件对话框

OpenFileDialog 控件本身没有设计界面，因此它显示在窗体设计下面，要执行文件打开对话框，必须通过 OpenFileDialog 的属性和方法来设置和执行。

（1）创建文件过滤器

不同类型的文件有不同的扩展名。Filter 属性决定了哪些类型的文件可显示在 OpenFileDialog 中。

Filter 过滤器格式：Description|*.extension

在管道符号“|”前的文本是对要筛选的文件类型的说明，后面是筛选文件的模式。例如，要只显示 Windows 的位图文件，可使用如下过滤器：“Windows Bitmaps|*.bmp”。也可以指定多个过滤器，在过滤器之间也是通过管道符号“|”来分隔，如：“Windows Bitmaps|*.bmp|JPEG Files|*.jpg”。

有多个过滤器时，可使用 FilterIndex 属性来指定默认选中哪个过滤器。

（2）ShowDialog 方法

可以通过 ShowDialog 方法来显示“打开”对话框，通过 OpenFile 方法以只读方式打开一个选定的文件。如果需要进行写操作，则必须使用 StreamReader 类的实例打开文件。下面的代码是通过 OpenFileDialog 控件建立一个选择文本文件，并把选择的文件名及目录显示到文本框的程序。其中，通过判断 DialogResult 属性的值来确定用户单击的是[确定]按钮还是[取消]按钮。

```
OpenFileDialog1.Filter = "Text Files|*.txt|All Files|*.*"
If OpenFileDialog1.ShowDialog() = DialogResult.OK Then
```

```
    TextBox1.Text = OpenFileDialog1.FileName
Else
    TextBox1.Text = ""
End If
```

2. SaveFileDialog 控件

SaveFileDialog 控件和 OpenFileDialog 控件功能相似，但它用来浏览目录并将文件保存。同样 SaveFileDialog 控件实际上并不保存文件，它只是用来指定要保存文件的文件名，也必须编写程序来对该控件返回的文件名进行操作。

SaveFileDialog 控件的属性、方法和 OpenFileDialog 控件类似，但 OverwritePrompt 属性是 SaveFileDialog 控件特有的，该属性设置为 True 时，如果选择了已有的文件，会弹出用户确认对话框，所以一般将该属性设置为 True。FileDialog 类的 FilterIndex 属性使用从 1 开始的索引，如果您通过编写代码以特定格式保存数据（例如，以纯文本而不是二进制格式保存文件），那么就可以根据这属性值来确定用什么格式来保存。

下面代码通过 saveFileDialog 控件建立一个保存文件，并把用户选择的文件类型显示到文本框的程序。

```
saveFileDialog1.Filter= "Jpeg Image|*.jpg|Bitmap Image|*.bmp|Gif Image|*.gif"
saveFileDialog1. OverwritePrompt=True
saveFileDialog1.Title = "Save an Image File"
saveFileDialog1.ShowDialog()
If SaveFileDialog1.FileName <> "" Then
    TextBox2.Text = SaveFileDialog1.FileName
    Select Case SaveFileDialog1.FilterIndex
        Case 1
            TextBox3.Text = "jpeg 格式图像文件"
        Case 2
            TextBox3.Text = "bmp 格式图像文件"
        Case 3
            TextBox3.Text = "gif 格式图像文件"
    End Select
    fs.Close()
End If
```

3. FolderBrowserDialog 控件

Windows 窗体 FolderBrowserDialog 控件显示了一个用户可以用来浏览和选择文件夹或新建文件夹的模式对话框。它是对 OpenFileDialog 组件的补充。

使用 ShowDialog 方法，可在运行时显示 FolderBrowserDialog 组件。设置 RootFolder 属性可确定将出现在对话框的树状视图中的顶级文件夹和任何子文件夹。在对话框显示后，就可以使用 SelectedPath 属性获取所选文件夹的路径。

4. File 类

Visual Basic 包含一个功能强大的命名空间 System.IO，System.IO 命名空间包含允许读写文件和数据流的类型以及提供基本文件和目录支持的类型。其中对象 File 类和 Directory 类提供了丰富的文件和目录（文件夹）操作功能，提供用于创建、复制、删除、移动和打开文件的静态方法。也可将 File 类用于获取和设置文件属性或有关文件创建、访问及写入操作。并协助创建 FileStream 对象。

（1）判断文件是否存在

对文件进行各种操作（如复制、移动或删除等）前，最好确定文件是否存在。例如，如果用户不是通过 OpenFileDialog 的对话框选择文件，而是直接在文本框输入路径和文件名，就有可能输入无效或不存在的文件名。试图对不存在的文件进行操作可能导致异常，所在要使用 File 类的 Exists 方法来判断文件是否存在。如果存在返回 True，否则返回 False。

（2）复制文件

复制文件是一项常见的操作，如在应用程序中要把重要的数据文件复制到另一个地方进行备份，当然还要考虑是否可以覆盖已经存在的文件。File.Copy(String, String)将现有文件复制到新文件，不允许覆盖同名的文件；File.Copy(String, String, Boolean)允许覆盖同名的文件。

（3）移动和重命名文件

通过 File 对象的 Move 方法实现移动和重命名文件。移动文件时，文件将移出当前文件夹并放到其他文件夹，可以为文件指定新文件名，也可以使用原来的文件名。重命名文件时，文件仍保留在原来文件夹下。

（4）删除文件

通过 File 对象的 Delete 方法实现删除文件，Delete 方法将文件永久删除，它并不将文件放到回收站。因此，在编写程序时，一定要设置一个消息框来确认用户的删除操作。

（5）获取文件属性

File 类提供获取文件的创建日期、最后访问日期和最后修改日期的方法，其他不能通过 File 对象的属性获取的属性，可以通过 GetAttributes 方法返回一个 Long 值。这个 Long 值是一组各种属性的标志。

首先用 GetAttributes 方法获取包含文件属性标志的 Long 值。定义一个 Long 变量，并调用 GetAttributes 方法，如下所示：

```
Dim ingAttributes As Long
ingfile = File.GetAttributes("文件标识")
```

将文件属性标志赋给变量后，将变量和 FileAttributes 特性成员执行逻辑 And 运算，以判断文件是否设置了特定的属性。例如，要确定文件的只读标志是否设置，采用如下代码：

```
ingAttributes And FileAttributes.readOnly
```

如果上述变量中包含该标志，将返回 True，否则返回 False。FileAttributes 文件属性标志如表 6.5 所示。

表 6.5　常用的文件属性标志

成员名称	说　明
ReadOnly	文件为只读
Hidden	文件是隐藏的，因此没有包括在普通的目录列表中
System	文件为系统文件。文件是操作系统的一部分或由操作系统以独占方式使用
Directory	文件为一个目录
Archive	文件的存档状态。应用程序使用此属性为文件加上备份或移除标记
Normal	文件正常，没有设置其他的属性。此属性仅在单独使用时有效
Temporary	文件是临时文件。文件系统试图将所有数据保留在内存中以便更快地访问，而不是将数据刷新回大容量存储器中。不再需要临时文件时，应用程序会立即将其删除
Encrypted	该文件或目录是加密的。对于文件来说，表示文件中的所有数据都是加密的。对于目录来说，表示新创建的文件和目录在默认情况下是加密的

5. Directory 类

Directory 类用于复制、移动、重命名、创建和删除目录等典型操作，也可将 Directory 类用于获取和设置与目录创建、访问及写入操作相关的 DateTime 信息。

Directory 类的目录操作与 File 类的文件操作类似，对这些方法使用可参考 File 类的内容。

6. 文件管理实例

例 6.4　编写一个程序，用 File 类实现文件复制、移动、删除、读写文件以及显示文件属性。程序运行界面如图 6.8 所示。

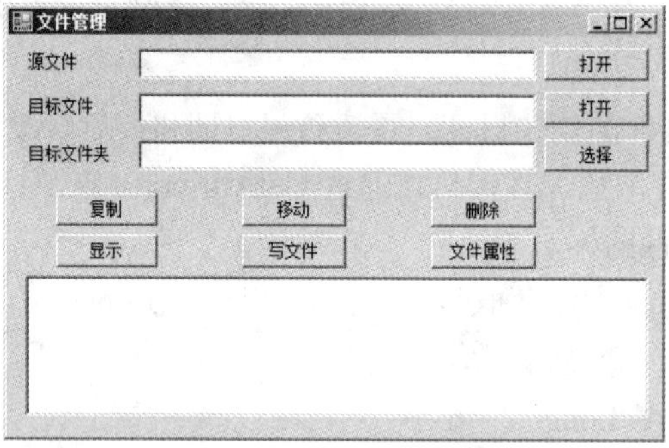

图 6.8　文件管理界面

```
Private Sub Button3_Click(ByVal sender As System.Object, ByVal e As System.EventArgs) _
  Handles Button3.Click
    File.Copy(TextBox1.Text, TextBox2.Text)
    MessageBox.Show("文件复制成功")
End Sub
Private Sub Button4_Click(ByVal sender As System.Object, ByVal e As System.EventArgs) _
  Handles Button4.Click
    File.Move(TextBox1.Text, TextBox2.Text)
    MessageBox.Show("文件移动成功")
```

```
End Sub
Private Sub Button5_Click(ByVal sender As System.Object, ByVal e As System.EventArgs) _
  Handles Button5.Click
    File.Delete(TextBox1.Text)
    MessageBox.Show("文件已经删除")
End Sub
Private Sub Button6_Click(ByVal sender As System.Object, ByVal e As System.EventArgs) _
  Handles Button6.Click
    Dim objfile As New StreamReader(TextBox1.Text)
    TextBox3.Text = objfile.ReadToEnd
    objfile.Close()
End Sub
Private Sub Button7_Click(ByVal sender As System.Object, ByVal e As System.EventArgs) _
  Handles Button7.Click
    Dim objfile As New StreamWriter(TextBox2.Text)
    objfile.WriteLine(TextBox3.Text)
    objfile.Close()
End Sub
Private Sub Button8_Click(ByVal sender As System.Object, ByVal e As System.EventArgs) _
  Handles Button8.Click
    Dim strfile As String = TextBox1.Text
    Dim strproperties As String
    Dim ingfile As Long
    ingfile = File.GetAttributes(strfile)
    strproperties = "创建时间：" & File.GetCreationTime(strfile) & vbCrLf & _
      "修改时间：" & File.GetLastWriteTime(strfile) & vbCrLf & _
      "访问时间：" & File.GetLastAccessTime(strfile) & vbCrLf & _
      "只读：" & vbCrLf & _
      "隐藏：" & vbCrLf
    TextBox3.Text = strproperties
End Sub
```

6.2.2 顺序文件操作

在 Visual Basic 中，引入了一种新的数据格式——流，流是字节序列的抽象概念，例如文件、输入/输出设备、内部进程通信管道或者 TCP/IP 套接字。Stream 类及其派生类提供这些不同类型的输入和输出的接口，使程序员不必了解操作系统和基础设备的具体细节。所有流都支持读写操作，在打开文件时将返回对应的流对象，用户可以对流对象进行读写操作。

1. FileStream 类

FileStream 类同 File 类一起可以用来读取、写入、打开和关闭操作，并对其他与文件相关的操作系统句柄进行操作，如管道、标准输入和标准输出。读写操作可以指定为同步或异步操作，其中同步操作是指将整个文件提取出来再显示给用户，当一个文件很大或程序需要很长时间才能读取完整的文件时，可以使用异步操作，异步操作可以只读取文件的一部分就显示给用户。FileStream 对输入输出进行缓冲，从而提高性能。

FileStream 类常用的构造函数 FileStream(String, FileMode, FileAccess, FileShare)，使用指定的路径、创建模式、读/写权限和共享权限创建 FileStream 类的新实例。具体参

数的值如表 6.6 所示。

表 6.6 FileStream 类参数的值

参数	值	说明
FileMode	CreateNew	创建新文件
	Create	创建新文件
	Open	打开现有文件
	OpenOrCreate	打开文件（如果文件存在）；否则，应创建新文件
	Truncate	打开现有文件。文件一旦打开，就将被截断为零字节大小
	Append	若存在文件，则打开该文件并查找到文件尾，或者创建一个新文件
FileAccess	Read	对文件的读访问
	Write	文件的写访问
	ReadWrite	对文件的读访问和写访问
FileShare	None	谢绝共享当前文件
	Read	允许随后打开文件读取
	Write	允许随后打开文件写入
	ReadWrite	允许随后打开文件读取或写入

利用 FileStream 类打开和关闭文件：

```
Dim fs as FileStream
Fs = new FileStream("文件路径及名称",FileMode.值,FileAccess.值,FileShare.值)
'打开文件
Fs.close()  '关闭文件
```

2. StreamReader 类

StreamReader 旨在以一种特定的编码输入字符，而 Stream 类用于字节的输入和输出。可以使用 StreamReader 读取标准文本文件的各行信息，StreamReader 类默认使用 UTF-8 编码输出。

在创建 StreamReader 类的对象时，可以指定一个流对象，也可以指定一个文件路径，创建对象之后就可以调用对象的方法从流中读取数据。StreamReader 类提供了一些从流中读取数据的常用方法，如表 6.7 所示。

表 6.7 StreamReader 类常用方法

方法	说明
Close	关闭 StreamReader 对象和基础流，并释放与读取器关联的所有系统资源
Read	读取输入流中的下一个字符并使该字符的位置提升一个字符
ReadLine	从当前流中读取一行字符并将数据作为字符串返回
ReadToEnd	从流的当前位置到末尾读取流

3. StreamWriter 类

StreamWriter 类是以一种特定的编码输出字符。StreamWriter 类将字符写入流或文件中时默认使用 UTF-8 编码输出，而不是当前系统的 ANSI 代码。UTF-8 可以正确处理 Unicode 字符并在操作系统的本地化版本上提供一致的结果。StreamWrite 类常用方法如表 6.8 所示。

表 6.8　StreamWrite 类常用方法

方法	说　明
Close	关闭当前的 StreamWriter 对象和基础流
Write	写入流，向流对象中写入字符并移动流或文件指针
WriteLine	将行结束符写入文本流

4. 文本文件读写实例

例 6.5　编写一个程序，用 StreamReader 和 StreamWrite 类方法把一条病人的记录写到文本文件，然后把这条记录显示在文本框。

```
Private Sub Button1_Click(ByVal sender As System.Object, ByVal e As System.EventArgs) _
  Handles Button1.Click
    Using sw As StreamWriter = New StreamWriter("d:\TestFile.txt")
        sw.WriteLine("医疗证号  姓名      性别  年龄  挂号日期")
        sw.WriteLine("A0022241  刘大山  男      40     " & DateTime.Now)
        sw.Close()
    End Using
End Sub
Private Sub Button2_Click(ByVal sender As System.Object, ByVal e As System.EventArgs) _
  Handles Button2.Click
    Dim st As String
    Using sr As StreamReader = New StreamReader("d:\TestFile.txt")
        st = sr.ReadLine() & vbCrLf
        st = st & sr.ReadLine()
    End Using
    TextBox1.Text = st
End Sub
```

6.2.3　XML 文件的操作

XML（Extensible Markup Language，可扩展标记语言）是一种用于应用程序交换数据的语言。XML 是互联网应用程序之间的一种数据交换标准，也适用于不同平台和应用程序之间的数据交换。目前医院信息系统中需要解决的核心问题是医院内部各信息系统、异地医院之间、医院与外部实体间的数据共享问题，针对这些问题，可以采用基于 XML 的形式来构建信息存储和传递的方法。

1. XML 简介

XML 和 HTML 都是由 SGML（Standard Generalized Markup Language，标准通用标记语言）发展而来的，与 HTML 不同，XML 定义用户自己的标记语言以进行数据交换。XML 文档是由包含数据的标记组成的，下面的代码说明了如何用 XML 描述一个病人。

```
<Patients>
    <tPatient>
        <ID> P120121323<ID>
```

```
        <Name>张三</Name>
        <Sex>男</Sex>
        <HomeAddress>广州市越秀区东川路 21 号 406 房</ HomeAddress >
        <HomeZip>510100</ HomeZip >
    </ tPatient >
    <tPatient>
        <ID> P120121324<ID>
        <Name>李四</Name>
        <Sex>男</Sex>
        <HomeAddress>广州市越秀区中山二路 25 号 403 房</ HomeAddress >
        <HomeZip>510089</ HomeZip >
    </ tPatient >
<Patients>
```

在 XML 中，以“<”和“>”符号来界定标记。标记有两种，一种是开始标记，一种是结束标记。例如：<姓名>是开始标记，而</姓名> 是结束标记，这两个标记以及两个标记之间的内容称为元素。元素还可以包含子元素。元素中可以嵌套其他元素的结构称为树。一个完整 XML 结构应该具备如下规则。

① 文档的开始必须是 XML 声明，如<?xml version="1.0" encoding="UTF-8">，version 定义 XML 规范的版本号，目前只有一个版本号。Encoding 指定文档的编码系统，要想处理 XML 文档，就要用相对应的 encoding 格式处理，否则会出现诸如乱码问题等。

含有数据的元素必须有起始标记和结束标记，不含数据并且仅使用一个标记的元素必须以“/>”结束。

② 每个 XML 文档都需要一个根元素，并且只能有一个根元素，它包含其他所有元素。如<Patients>……</Patients>。

③ 元素只能嵌套不能重叠。

④ 每个元素都可以设置一个或多个属性，属性值必须加引号。如<Patients PatientID=" P120121323" sex="男">，元素和属性都可以表示信息，属性信息表现能力有限，它只能表示字符串。一般把信息主体放到元素中，属性只放一些注释或额外的信息。

2. XmlTextReader 类

XmlTextReader 类提供对 XML 数据进行快速、非缓存、只读访问的读取器。XmlTextReader 的技术类似于读取其他任何文件，首先打开文件，然后从文件中读取信息，最后关闭文件。每次从文件中读取信息时，它在文件中的位置都会前移，到达文件结尾时结束读的操作。

XmlTextReader 有各种不同的建构函数，可以用来指定 XML 数据的位置。例如：

```
Dim xtr As XmlTextReader = New XmlTextReader ("文件名.xml")。
```

XmlTextReader 加载之后，会执行循序读取以在 XML 数据中移动，并使用 Read 方法来取得下一条记录。如果已无其他记录，Read 方法就会传回 false。

```
Do While (xtr.Read())
……
```

Loop

为了处理 XML 数据，每个记录都有节点类型，可以从 NodeType 属性判断其类型。Name 和 Value 属性（Property）会传回目前节点（或记录）的节点名称（元素及属性（Attribute）名称）和节点值（节点文字）。NodeType 枚举值可以决定节点类型。

```
Dim xt as string
xt=""
Do While (xtr.Read())
    Select Case reader.NodeType
        Case XmlNodeType.Element
            xt=xt & "<" &  reader.Name &">" & vbcrlf
        Case XmlNodeType.Text
            xt=xt & reader.Value & vbcrlf
        Case XmlNodeType.EndElement
            xt=xt & "</" &  reader.Name &">" & vbcrlf
    End Select
Loop
```

关闭 XmlTextReader 对象的方法是调用 xtr.Close()。

3. XmlTextWriter 类

XmlTextWriter 类可以把 XML 写入一个流或文件中。XmlTextWriter 类以只向前、未缓存的方式进行写入。XmlTextWriter 的可配置性很高，可以指定是否缩进文本、缩进量、在属性值中使用什么引号以及是否支持命名空间等信息。

XmlTextWriter 有不同的构造函数可用来指定将 XML 数据写入的位置，如：

```
Dim XTW As XmlTextWriter = new XmlTextWriter ("文件名.xml", System.Text.Encoding.UTF8)
```

该构造函数将获取要写入的那个文件的文件名和希望生成的编码。

使用 Formatting 属性可以指定将 XML 设定为何种格式。这样子元素就可以通过使用 Indentation 和 IndentChar 属性来缩进，如：

```
XTW.Formatting = System.Xml.Formatting.Indented
```

通过使用 WriteStartDocument 方法，从 XML 声明开始编写 XML 文件，如：

```
xtw.WriteStartDocument(false)
```

根据需要，可以使用 WriteComment 方法编写注释，如：

```
xtw.WriteComment("This is a comment")
```

使用 WriteStartElement、WriteEndElement、WriteString 和 WriteElementString 方法可以创建 XML 元素节点和文本节点。WriteElementString 方法将开始元素的编写，写出作为参数提供的字符串（如果有），并在一行之内结束此元素。

```
xtw.WriteStartElement("Patients")
xtw.WriteStartElement("tPatient")
xtw.WriteStartElement("ID")
xtw.WriteString("P120121323")
```

```
xtw.WriteEndElement()
tw.WriteElementString("Name", "张三")
xtw.WriteElementString("Sex", "男")
xtw.WriteElementString("HomeAddress", "广州市越秀区东川路 21 号 406 房")
xtw.WriteElementString("HomeZip", "510100")
xtw.WriteEndElement()
xtw.WriteEndElement()
```

4. XML 文件读写实例

例 6.6 编写一个程序，用 XmlTextWriter 类把病人表的两条记录用 XML 格式生成 XML 文件，然后用 XmlTextReader 类从 XML 文件读出这两条记录并显示到文本框。

```
Imports System.Xml
Public Class Form1
    Private Sub Button1_Click(ByVal sender As System.Object, ByVal e As System.EventArgs) _
      Handles Button1.Click
        Dim xtw As XmlTextWriter = New XmlTextWriter("D:\Patients.xml", _
          System.Text.Encoding.UTF8)
        xtw.Formatting = Formatting.Indented
        xtw.WriteStartElement("Patients")
        xtw.WriteStartElement("tPatient")
        xtw.WriteStartElement("ID")
        xtw.WriteString("P120121323")
        xtw.WriteEndElement()
        xtw.WriteElementString("Name", "张三")
        xtw.WriteElementString("Sex", "男")
        xtw.WriteElementString("HomeAddress", "广州市越秀区东川路 21 号 406 房")
        xtw.WriteElementString("HomeZip", "510100")
        xtw.WriteEndElement()
        xtw.WriteStartElement("tPatient")
        xtw.WriteStartElement("ID")
        xtw.WriteString("P120121324")
        xtw.WriteEndElement()
        xtw.WriteElementString("Name", "李四")
        xtw.WriteElementString("Sex", "男")
        xtw.WriteElementString("HomeAddress", "广州市越秀区中山二路 25 号 403 房")
        xtw.WriteElementString("HomeZip", "510089")
        xtw.WriteEndElement()
        xtw.WriteEndElement()
        xtw.Close()
    End Sub
    Private Sub Button2_Click(ByVal sender As System.Object, ByVal e As System.EventArgs) _
      Handles Button2.Click
        Dim xtr As XmlTextReader = New XmlTextReader("d:\Patients.xml")
        Dim xt As String
        xt = ""
        Do While (xtr.Read())
            Select Case xtr.NodeType
                Case XmlNodeType.Element
                    xt = xt & xtr.Name & "："
                Case XmlNodeType.Text
```

```
                xt = xt & xtr.Value
            Case XmlNodeType.EndElement
                xt = xt & vbCrLf
        End Select
    Loop
    TextBox1.Text = xt
  End Sub
End Class
```

6.2.4　门诊病案记录管理

本节将结合 DataGridView 控件和文件管理功能，实现对门诊病案记录的打开和保存功能，实现对文本文件和 XML 文件的文件管理操作。

1. 设计要求

应用程序主窗体包含一个 DataGridView、OpenFileDialog、SaveFileDialog 控件和两个命令按钮，通过命令按钮打开文件选择对话框，选择有数据表的文本或 XML 文件，然后把记录显示在 DataGridView 控件。通过保存按钮，把当前 DataGridView 控件记录保存到文本或 XML 文件。其运行效果如图 6.9 所示。

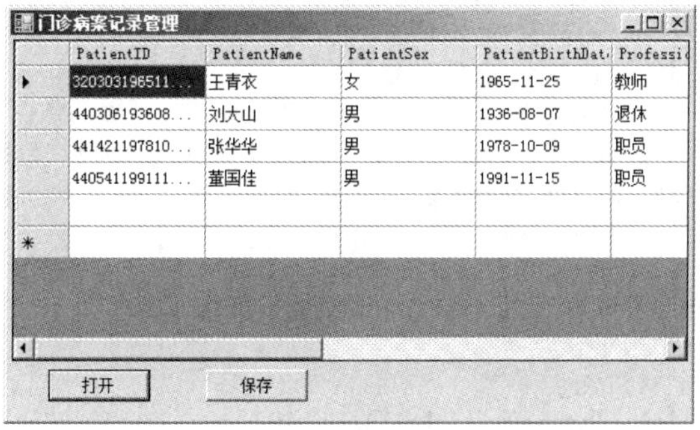

图 6.9　门诊病案记录管理界面

2. 程序代码

```
Imports System.IO
Imports System.Xml
Public Class Form1
    Private Sub Button1_Click(ByVal sender As System.Object, ByVal e As System.EventArgs) _
      Handles Button1.Click
        Dim str As String
        Dim st() As String
        Dim dt As New DataTable
        Dim ds As New DataSet()
        Dim FilePath As String
        OpenFileDialog1.Filter = "Text Files|*.txt|XML Files|*.xml"
        OpenFileDialog1.Title = "打开文件"
        If OpenFileDialog1.ShowDialog() = DialogResult.OK Then
            FilePath = OpenFileDialog1.FileName
```

```
                Select Case OpenFileDialog1.FilterIndex
                    Case 1
                        Dim rd As New StreamReader(FilePath)
                        st = rd.ReadLine().Split(",")
                        For i = 0 To st.Length - 1
                            dt.Columns.Add(st(i))
                        Next
                        Do
                            Dim dr As DataRow = dt.NewRow()
                            str = rd.ReadLine()
                            If str Is Nothing Then Exit Do
                            st = str.Split(",")
                            dt.Rows.Add(st)
                        Loop
                        ds.DataSetName = "Patients"
                        ds.Tables.Add(dt.Copy())
                        ds.Tables(0).TableName = "tPatient"
                    Case 2
                        '打开 xml 文件并且填充到数据集 DataSet1 中
                        ds.ReadXml(FilePath)
                End Select
                '设置 DataGridView1 的自动生成行为 true
                DataGridView1.AutoGenerateColumns = True
                '对 DataGridView1 的数据源进行关联
                DataGridView1.DataSource = ds
                '置 DataMember 为 Item 告诉 DataGridView 将要显示的数据是 _
                  tPatient 条目中的内容，系统自动绑定数据到 DataGridView
                DataGridView1.DataMember = "tPatient"
            End If
        End Sub
        Private Sub Button2_Click(ByVal sender As System.Object, ByVal e As System.EventArgs) _
          Handles Button2.Click
            Dim FilePath As String
            SaveFileDialog1.Filter = "Text Files|*.txt|XML Files|*.xml"
            SaveFileDialog1.OverwritePrompt = True
            SaveFileDialog1.Title = "保存文件"
            SaveFileDialog1.ShowDialog()
            If SaveFileDialog1.FileName <> "" Then
                FilePath = SaveFileDialog1.FileName
                Select Case SaveFileDialog1.FilterIndex
                    Case 1
                        Dim str As String
                        Using sw As StreamWriter = New StreamWriter(FilePath)
                            str = ""
                            For i = 0 To DataGridView1.Columns.Count - 1
                                str = str & DataGridView1.Columns(i).HeaderText
                                If i < DataGridView1.Columns.Count - 1 Then
                                    str = str & ","
                                End If
                            Next
                            sw.WriteLine(str)
                            For i = 0 To DataGridView1.Rows.Count - 1
```

```
                        str = ""
                        For j = 0 To DataGridView1.Columns.Count - 1
                            str = str & DataGridView1.Rows(i).Cells(j).Value
                            If j < DataGridView1.Columns.Count - 1 Then
                                str = str & ","
                            End If
                        Next
                        sw.WriteLine(str)
                    Next
                End Using
            Case 2
                Dim ds As DataSet = New DataSet()
                ds = DataGridView1.DataSource
                ds.WriteXml(FilePath)
        End Select
    End If
  End Sub
End Class
```

6.3　ASP.NET Web 编程

由于互联网的高速发展，Web 应用已经成为人们生活中的重要组成部分，利用 VB.NET，可以采用基于 windows 窗体的应用程序设计方式来编写 Web 应用程序。本节利用网上挂号预约应用系统设计案例来学习 Web 编程的特点和技巧。

6.3.1　Web 编程基础

1. ASP.NET 介绍

ASP.NET 是一个统一的 Web 开发平台，提供了一种新的编程模型和底层结构，它为创建 Web 应用程序和 Web 服务提供高级服务，从而可以用快速、灵活和简易的方法创建功能强大的 Web 应用程序。

Web 服务是 ASP.NET 框架中的一个重要内容，主要用于程序和程序之间的通信，可以从根本上改变设计应用程序的方式。传统的应用程序只能运行在离散的、受控制的服务器组上。而基于 Web 服务的应用程序可以运行在相同或不相同类型的、且分布广泛的服务器和操作系统资源集上。Web 服务为应用程序提供了通过互联网使用简单对象访问协议进行通信的机制，它支持分布式环境，而且不再需要关心应用程序使用什么技术。

2. Web 窗体

Windows 窗体可以完全在客户端计算机上运行，它们能够为需要高度交互的应用程序提供最快的响应速度。窗体不仅包括了处理事件的代码，同时也包括了执行数据检索的代码。

Web 窗体应用程序，仅需将其安装到 Web 服务器上，无需为 Windows 的每个版本创建一个安装程序并安装更新到每个客户机，只需更新到 Web 服务器上，当用户下次访问站点时，就会使用最新的应用程序。Web 窗体应用程序具有平台的独立性，这与用户的计算机系统无关，只要存在一个浏览器并连接到 Web 服务器，用户就可以访问应用程序。

Web 编程与 Windows 编程有很多相同之处，即使不熟悉 HTML 网页设计，通过本节学习可以很快熟悉动态网站的创建。

3. 构建 Web 站点

在 Visual Studio 2010 中创建网站，单击“文件丨新建网站”命令，选择 Visual Basic 语言，选择“ASP.NET 网站”可以创建具有 Web 用户界面的应用程序的项目，选择“ASP.NET 空网站”是创建空站点，如图 6.10 所示。

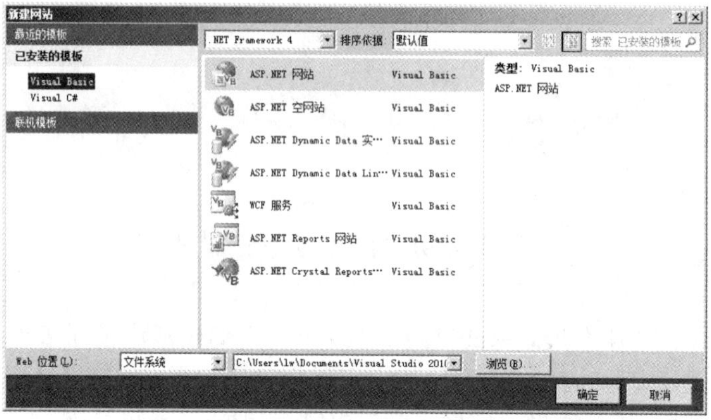

图 6.10 新建 ASP.NET 网站

然后在解决方案资源管理器新建 Web 窗体、母版页、HTML 等网页文件，这些网页集中起来就构成网站，每个 Web 窗体包括两部分：一个 Web 窗体页，包含 HTML 和实现用户界面的控件；另一个后台代码文件，包含 Web 窗体页后台程序代码的代码模块。这种划分在概念上类似于在 Windows 窗体，有一个用户界面组件和一个代码模块组件。Web 窗体页面代码存储在一个 aspx 文件中，后台代码文件则存储在一个 aspx.vb 文件中。

除 Web 窗体之外，网站可以包含代码模块(vb 文件)、HTML 网页（htm 文件）、配置信息（Web.config 文件）、全局 Web 应用程序信息（Global.asax 文件）和其他组件。可以利用网页设计器和解决方案资源管理器在这些组件之间切换。

和 Windows 窗体一样，网页可以包括文本、图形图像、按钮、各种控件，这些对象通过工具箱添加到网页上。这些控件的应用和 Windows 窗体控件有许多类似之处。控件有服务器控件和 HTML 控件，其中，服务器控件有 asp 前缀，在 Web 服务器上运行；HTML 控件只能在用户浏览器中运行。服务器控件比 HTML 控件的功能更为强大，并且与 Windows 窗体控件有很多相同之处，不但名称相同，还具有很多相同的属性、方法和事件。

4. 网站的调试和部署

单击“调试丨启动调试(F5)”，如果未启用调试，会显示调试消息，选择修改 Web.config 文件以启用调试，然后就可以在浏览器中显示打开的网页，关闭浏览器可以结束对网站的测试。网站的构建与运行基本上和 Windows 应用程序一样，不同的是最终应用程序是在浏览器上运行的，也可以设置断点并对应用程序进行调试。

网站创建成功后就可以部署在实际的 Web 服务器上。部署网站的基本过程就是将 aspx 文件和所有该网站必须支持的文件复现到 Web 服务器配置好的虚拟目录中，并且该 Web 服务器还需运行 IIS 和.NET Framework。在 Visual Studio 中发布网站的方法有两种：使用“网站 | 复制网站”命令或者“生成 | 发布网站”命令。

6.3.2　预约挂号实例

本小节通过网络预约挂号系统为例，利用 Visual Studio 建立网站，实现用户注册、登录、查询和预约挂号功能，展开从数据库设计到 Web 界面设计、代码编写的全过程。

1. 数据库结构

本系统包含的 3 个数据表(医生表 DoctorDaiyPlan、病人表 Patient、挂号表 Register)，这三张表的结构分别如表 6.9～表 6.11 所示。

表 6.9　医生表 DoctorDaiyPlan

字 段 名	类　型	说　明
ID	int	ID 号
Department	nvarchar(50)	挂号科室
DoctorNO	int	就诊医生编号
DoctorEmployee	nvarchar(50)	就诊医生
RegisterType	nvarchar(50)	挂号类型
TimeSegment	nchar(10)	时间段
RegisterDate	smalldatetime	挂号日期
LimitCount	int	总号数
Remainder	int	余号数
Sequence	int	当前顺序号

表 6.10　病人表 Patient

字 段 名	类　型	说　明
ID	decimal(18, 0)	ID 号
UserName	nvarchar(50)	用户名
Passwd	nvarchar(50)	密码
PatientID	char(20)	身份证号
PatientName	nvarchar(50)	姓名
PatientSex	nvarchar(4)	性别
PatientBirthDate	smalldatetime	出生日期
Profession	nvarchar(50)	职业
NatlvePlace	nvarchar(50)	籍贯
HomeAddress	nvarchar(255)	家庭住址
HomeZip	char(6)	家庭邮编
HomePhone	nvarchar(50)	家庭电话
E_mail	nvarchar(255)	电子信箱

表 6.11 挂号表 Register

字 段 名	类 型	说 明
ID	Int	预约 ID 号
UserName	nvarchar(50)	用户名
DoctorDaiyPlanID	Int	医生表 ID
Department	nvarchar(50)	挂号科室
DoctorEmployee	nvarchar(50)	就诊医生
RegisterType	nvarchar(50)	挂号类型
RegisterDate	smalldatetime	就诊日期
TimeSegment	nchar(10)	时间段
Sequence	int	当前顺序号

2. 母版页设计

在大多数 Web 应用程序中，多个页面之间基本上存在一定的格式，例如，网站各网页使用同一标题，相同导航栏、广告和页脚等。在设计 Web 应用程序最好能够使用一个通用的母版。在 ASP.NET 采用“Master 页面”功能，就可以设计好网站母版页，母版页文件扩展名为 master。

在 Visual Studio 2010 中创建的 ASP.NET 网站下创建 Master 页面，右击“解决方案资源管理器”，选择“添加 | 新建项”，选择母版页。母版页类似标准的 aspx 页面，可以像处理普通的 Web 窗体一样，直接把控件拖放到设计界面上。

用表格或 DIV 控件把网页分成标题、导航、内容页面三部分，分别设置好网页和各部分的背景色。网页界面如图 6.11 所示。

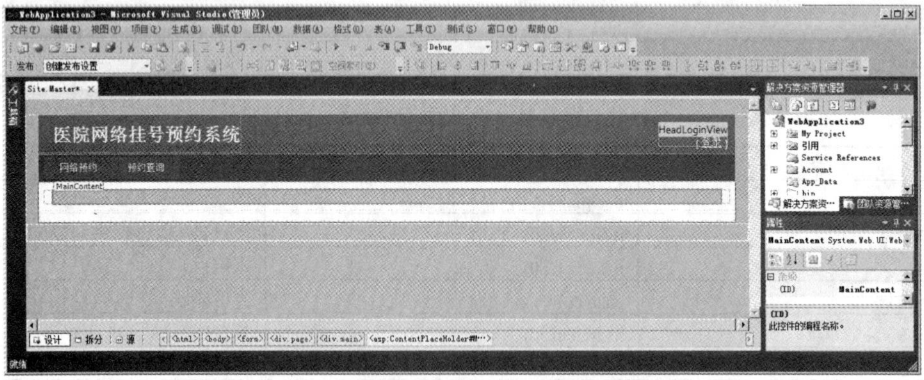

图 6.11 母版页界面

标准栏左边输入“医院网络挂号预约系统”，右边显示用户登录状态，采用 LoginView 控件分别显示已登录的用户名和提示登录信息。LoginView 控件包含了两个模板：AnonymousTemplate 模板和 LoggedInTemplate 模板，如图 6.12 所示。

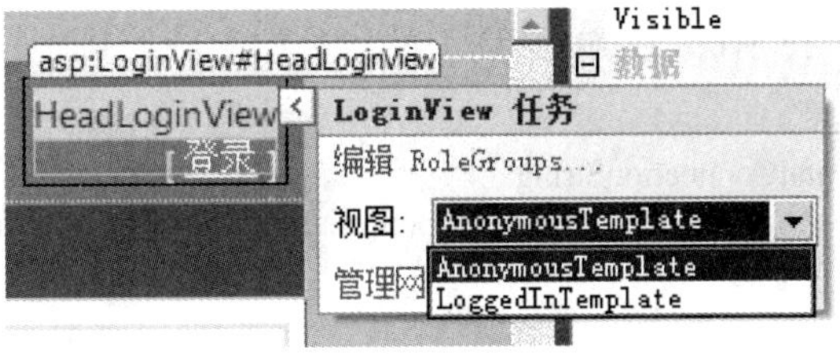

图 6.12 LoginView 模板

在 AnonymousTemplate 模板输入“登录”，然后选中，选择“格式 | 转换成超链接”，在 URL 输入登录网页文件名，如 login.aspx。

在 LoggedInTemplate 模板显示登录的用户名和注销按钮，显示登录用户名用 LoginName 控件，注销用 LoginStatus 控件。

导航按钮采用导航工具箱 Menu 控件生成，在 Menu 任务添加两个菜单项：网络预约和预约查询，并分别设置好菜单项的 URL，如网络预约的 NavigateUrl 属性为"Default.aspx"，预约查询的 NavigateUrl 属性为"RegisterQuery.aspx"。

在内容页面使用 ContentPlaceHolder 服务控件定义，在以后创建页面时，内容页面只能在这 ContentPlaceHolder 控件指定的区域编辑。

3. 注册登录

(1) 用户注册

预约挂号的用户注册使用 DetailsView 控件和 SqlDataSource 控件来实现。首先，利用母版创建一个新的页面，并拖放一个 SqlDataSource 控件设计界面上，这是一个中间层组件，配置 SqlDataSource 控件的第一步是选择要使用的 SQL Server 实例。在配置过程中，需要选择一个数据连接，并决定是否把该连接存储在 Web.config 文件中，推荐将连接信息存储在 Web.config 文件里，方便在每个网页数据库连接都可以采用 Web.config 文件中连接字符串。

最后，选择要使用的表，如 Patient 表，因为注册要向 Patient 表追加记录，所以要在高级选项里设置 SQL 生成选项为生成 INSERT、UPDATE 和 DELETE 语句，如图 6.13 所示。

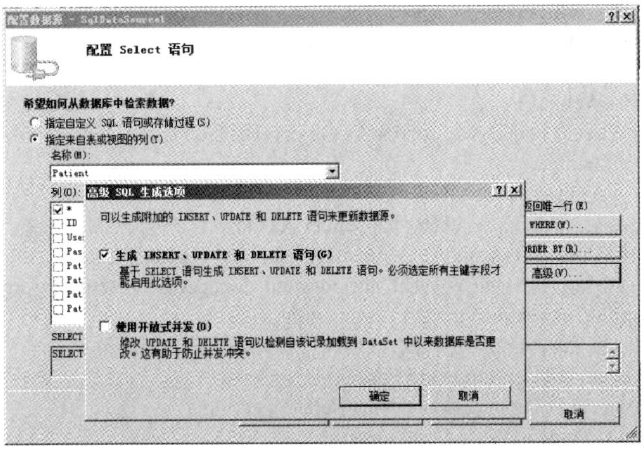

图 6.13 SQL 生成选项

配置过程结束后，在 Web.config 文件中就包含如下的连接字符串：

```
<connectionStrings>
    <add name="HospitalConnectionString"
        connectionString="Data Source=User-pc;Initial Catalog=Hospital;Integrated Security=True"
        providerName="System.Data.SqlClient" />
</connectionStrings>
```

然后把 DetailsView 控件拖放到页面上，把该控件数据源绑定到这个 SqlDataSouce 控件实例上，然后刷新架构，并启用插入功能，设置 DefaultMode 属性为 Insert。选择编辑字段，在编辑字段对话框里设置每个字段的属性，如 HeaderText 属性设置用中文显示字段名。最后注册页面设计如下图 6.14 所示。

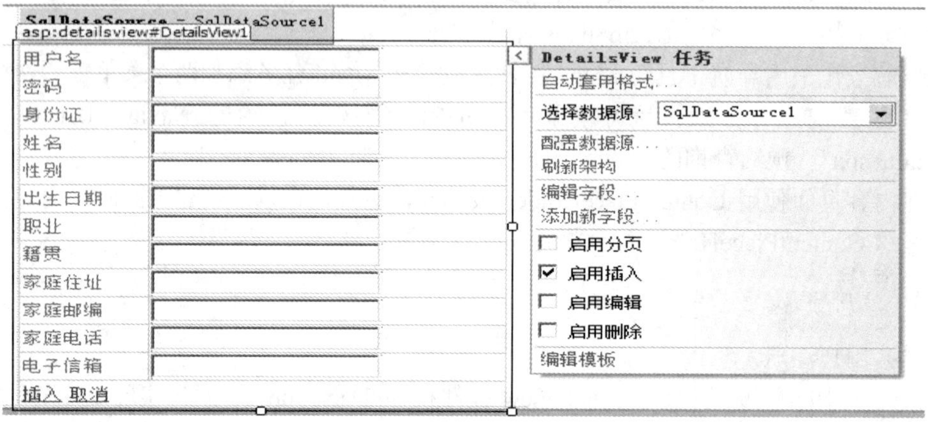

图 6.14 用户注册设计界面

（2）用户登录

用户登录用 Login 控件来实现，首先，利用母版创建一个新的页面，并拖放一个 Login 控件设计界面上，然后打开代码文件登录控件的 Authenticate 事件编写代码，根据 Login 控件输入的用户名和密码查询病人表，根据查询结果返回设置登录验证。

```
Imports System.Web.Configuration
Imports System.Data.SqlClient
Public Class Login
    Inherits System.Web.UI.Page
    Protected Sub Page_Load(ByVal sender As Object, ByVal e As System.EventArgs) _
      Handles Me.Load
    End Sub
    Private Sub Login1_Authenticate(ByVal sender As Object, ByVal e As _
      System.Web.UI.WebControls.AuthenticateEventArgs) Handles Login1.Authenticate
        Dim connstring As String = WebConfigurationManager.ConnectionStrings _
          ("HospitalConnectionString").ConnectionString
        Dim queryString As String = "SELECT * FROM Patient Where _
          UserName=@UserName and Passwd=@Passwd "
        Using conn As SqlConnection = New SqlConnection()
            conn.ConnectionString = connstring
            conn.Open()
```

```
            Dim comm As SqlCommand = New SqlCommand(queryString, conn)
            comm.Parameters.AddWithValue("@UserName", Login1.UserName.ToString())
            comm.Parameters.AddWithValue("@Passwd", Login1.Password.ToString())
            Dim read As SqlDataReader = comm.ExecuteReader()
            If read.HasRows Then
                e.Authenticated = True
            Else
                e.Authenticated = False
            End If
            read.Close()
        End Using
    End Sub
End Class
```

4. 预约挂号

1）新建一个 Web 窗体显示门诊信息，用 GridView 控件和 SqlDataSource 控件来实现，数据连接到医生表 DoctorDaiyPlan。在 GridView 控件任务上编辑字段，设置好每个字段显示的格式。然后添加一个 HypeLinkField 字段实现预约功能，设置 HypeLinkField 的 HeaderText 的属性为“预约”，DataNavigateUrlFields 的属性为“ID”（ID 是医生表的主键字段），DataNavigateUrlFormats 的属性为“Register.aspx?id={0}”（Register.aspx 为处理预约挂号的 Web 窗体），如图 6.15 所示。

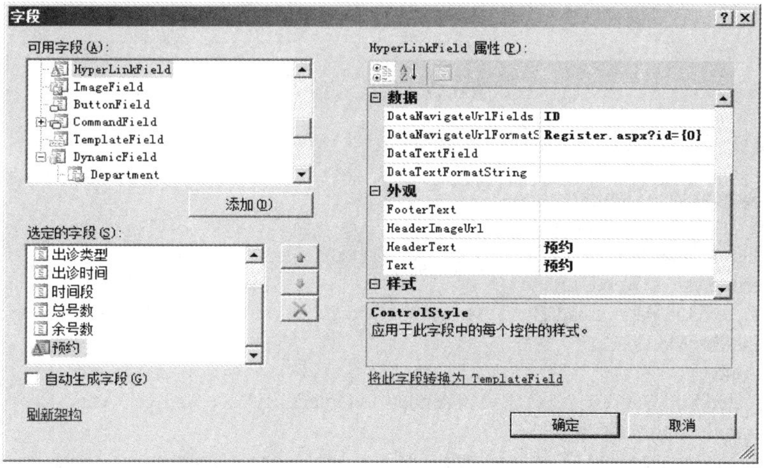

图 6.15　编辑字段

2）新建一个 Web 窗体（文件名为预约字段设置的 DataNavigateUrlFormats 的属性值），使用 DetailsView 控件和 SqlDataSource 控件来实现用户预约的信息。SqlDataSource 控件连接数据表为医生表 DoctorDaiyPlay，在配置 Select 语句，设置 Where 子句：“Sql 表达式为[ID]＝@ID，值为 Request.QueryString("id")”，如图 6.16 所示。

3）在 Register.aspx 的 Web 窗体下再添加一个按钮，用来确定预约，确定预约界面如图 6.17 所示。

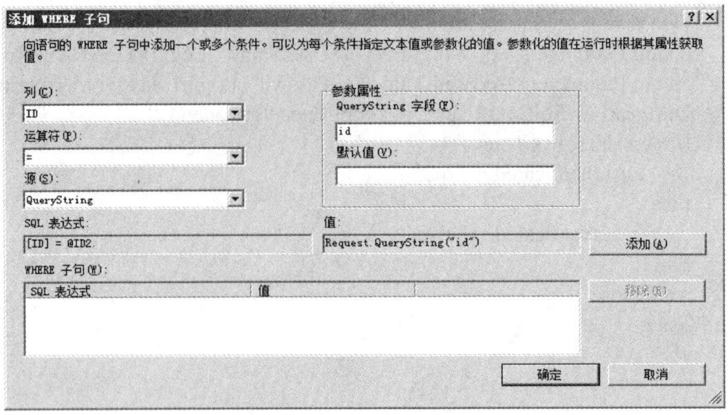

图 6.16 设置 WHERE 子句

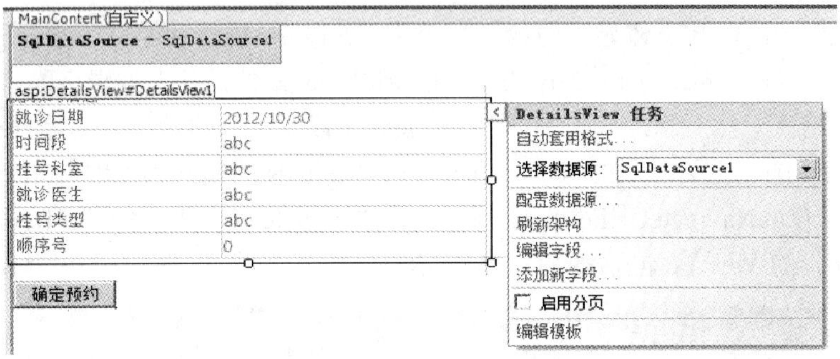

图 6.17 确定预约界面

对该按钮添加 Click 事件，代码如下：

```
Imports System.Web.Configuration
Imports System.Data.SqlClient
Public Class Register1
    Inherits System.Web.UI.Page
    Protected Sub Page_Load(ByVal sender As Object, ByVal e As System.EventArgs) _
      Handles Me.Load
    End Sub
    Protected Sub Button1_Click(ByVal sender As Object, ByVal e As EventArgs) _
      Handles Button1.Click
        Dim connstring As String = WebConfigurationManager.ConnectionStrings _
          ("HospitalConnectionString").ConnectionString
        Dim commString As String = "INSERT INTO Register (UserName, _
          DoctorDaiyPlanID,Department,DoctorEmployee,RegisterType,RegisterDate,TimeSegment, _
          Sequence) VALUES (@UserName,@DoctorDaiyPlanID,@Department,@DoctorEmployee, _
          @RegisterType,@RegisterDate,@TimeSegment,@Sequence)"
        Dim updaString As String = "UPDATE DoctorDaiyPlan SET Remainder = _
          Remainder -1,Sequence=Sequence+1 WHERE ID= @id"
        Using conn As SqlConnection = New SqlConnection()
            conn.ConnectionString = connstring
            conn.Open()
            Dim comm As SqlCommand = New SqlCommand(commString, conn)
            comm.Parameters.AddWithValue("@UserName", _
```

```
        HttpContext.Current.User.Identity.Name.ToString())
      comm.Parameters.AddWithValue("@DoctorDaiyPlanID", Request.QueryString("ID"))
      comm.Parameters.AddWithValue("@RegisterDate", _
        DetailsView1.Rows(0).Cells(1).Text.ToString())
      comm.Parameters.AddWithValue("@TimeSegment", _
        DetailsView1.Rows(1).Cells(1).Text.ToString())
      comm.Parameters.AddWithValue("@Department", _
        DetailsView1.Rows(2).Cells(1).Text.ToString())
      comm.Parameters.AddWithValue("@DoctorEmployee", _
        DetailsView1.Rows(3).Cells(1).Text.ToString())
      comm.Parameters.AddWithValue("@RegisterType", _
        DetailsView1.Rows(4).Cells(1).Text.ToString())
      comm.Parameters.AddWithValue("@Sequence", _
        DetailsView1.Rows(5).Cells(1).Text.ToString())
      comm.ExecuteNonQuery()
      comm.CommandText = updaString
      comm.Parameters.AddWithValue("@ID", Request.QueryString("ID"))
      comm.ExecuteNonQuery()
    End Using
    Response.Redirect("RegisterQuery.aspx")
  End Sub
End Class
```

5. 预约查询

参照显示门诊信息的方法创建预约查询窗体，数据连接到挂号表 Register，要查询当前登录用户的预约信息，先插入一个 HiddenField 控件，在 Form_Load 事件设置 HiddenField1.Value = HttpContext.Current.User.Identity.Name.ToString()，在 SqlDataSource 控件配置 Select 语句，设置 Where 子句：“Sql 表达式为[UserName]=@UserName，值为 HiddenField1.Value”。查询预约设计界面如图 6.18 所示。

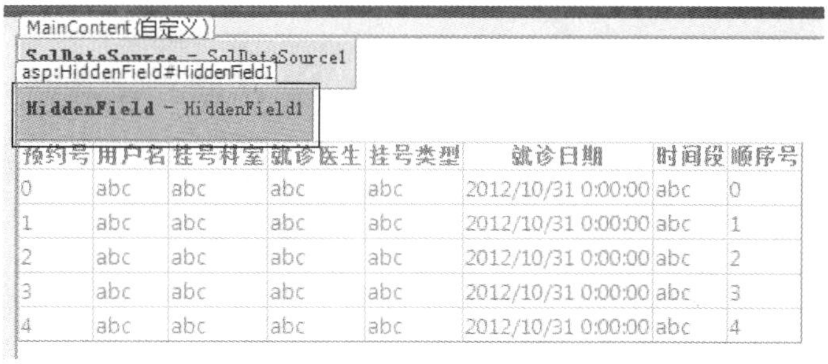

图 6.18　查询预约设计界面

参 考 文 献

卞诚君．2011．完全掌握 Office 2010 高效办公超级手册[M]．北京：机械工业出版社.

冯天亮．2012．医院信息系统教程[M]．北京：科学出版社.

巩建华．2011．Visual Basic 学习手册[M]．北京：电子工业出版社.

关敬敏，唐家渝．2011．SQL Server 数据库应用教程[M]．北京：清华大学出版社.

杰创文化．2011．Excel 2010 从入门到精通[M]．北京：科学出版社.

邵超，张斌，张巧荣．2009．数据库实用教程[M]．北京：清华大学出版社.

王清．2008．计算机应用基础实验教程[M]．北京：冶金工业出版社.

王珊，萨师煊．2006．数据库系统概论[M]．4 版．北京：高等教育出版社.

王世伟．2011．医学计算机与信息技术应用基础[M]．2 版．北京：清华大学出版社.

王祖卫．2005．全国计算机等级考试二级教程：Visual Basic 2010 程序设计[M]．北京：中国铁道出版社.

谢永红．2009．Visual Basic .NET 程序设计案例教程[M]．北京：清华大学出版社.

周猛．2006．计算机应用基础教程[M]．北京：冶金工业出版社.

邹赛德，杨长兴．2008．计算机应用基础[M]．4 版．北京：人民卫生出版社.

邹赛德．2008．计算机应用基础实验指导[M]．4 版．北京：人民卫生出版社.

Excel Home．2012．Word 2010 实战技巧精粹[M]． 北京：人民邮电出版社.

James Foxall．2011．Visual Basic 2010 入门经典[M]． 梅兴文译．北京：人民邮电出版社.

Thearon Willis. Bryan Newsome．2011．Visual Basic 2010 入门经典[M]．6 版．吴伟敏, 李周芳译．北京：清华大学出版社.